高等中医药院校"十四五"规划新形态教材

# 中 药 学

Zhongyao Xue

第 2 版

(供中医药类专业用)


主　　编　张廷模　邹文俊

副 主 编　聂　晶　秦华珍　王加锋　高慧琴　卫　昊　余林中

编　　者　(按姓氏拼音排序)

陈立军(南京中医药大学)　高慧琴(甘肃中医药大学)

李会芳(山西中医药大学)　李卫真(湖南中医药大学)

聂　晶(江西中医药大学)　朋汤义(安徽中医药大学)

秦华珍(广西中医药大学)　尚　坤(长春中医药大学)

王加锋(山东中医药大学)　王英豪(福建中医药大学)

卫　昊(陕西中医药大学)　吴建明(西南医科大学)

杨　敏(成都中医药大学)　余林中(南方医科大学)

云雪林(贵州中医药大学)　曾祥法(湖北中医药大学)

张廷模(成都中医药大学)　邹文俊(成都中医药大学)

编写秘书　闵志强(成都中医药大学)　瞿礼萍(成都中医药大学)

蒋　淼(成都中医药大学)

中国教育出版传媒集团

高等教育出版社·北京

内容提要

本书分为上篇和下篇两部分。上篇为总论，主要介绍《中药学》的基础理论，分为五章：第一章“中药与中药学”，介绍中药、中药学及其相关术语的概念，历代有代表性的本草著作及其价值。第二章“中药的功效”，介绍功效的含义与分类。第三章“中药的性能”，介绍四性、五味、归经、升降浮沉等主要性能的含义、确定依据及临床意义。第四章“中药的有毒无毒”，介绍毒药与毒性的含义，以狭义的毒性为重点，主要介绍临床安全用药的相关知识。第五章“影响临床效应的药物因素”，介绍中药的品种、产地、采集、贮存、炮制、配伍、用药禁忌、剂量与用法等知识。下篇为各论，介绍《中药学》教学大纲要求的常用或有代表性的中药318味、附药97味，按照药物的主要功效分为22章。为了与执业中医师和执业药师考试衔接，本教材收录了《中华人民共和国药典》2020年版（一部）除民族药以外的全部中药品种。其中，不属于教学要求的药物，以列表方式作为参考药，附于相关章节之后。每一味正药包括出处、基原、产地、主要药性、基本功效、临床应用、用法用量、使用注意、本草摘要、现代研究等内容，均分项罗列，条理清晰，方便学习。

本书配有数字课程（基础版），包括拓展阅读、彩图、微视频、自测题等数字资源，利于学生自主学习。

本书适用于全国高等中医药院校中医学、中药学及中西医结合等专业本科教学，亦可供广大中医、中药和中西医结合工作人员和自学中医者阅读参考。

**图书在版编目（C I P）数据**

中药学 / 张廷模，邹文俊主编．-- 2版．-- 北京 ：高等教育出版社，2024.1
供中医药类专业用
ISBN 978-7-04-061467-1

Ⅰ．①中… Ⅱ．①张… ②邹… Ⅲ．①中药学 Ⅳ．①R28

中国国家版本馆CIP数据核字（2023）第234226号

策划编辑 杨 兵 尹 璐　　责任编辑 尹 璐　　封面设计 李卫青　　责任印制 刁 毅

出版发行 高等教育出版社
社　　址 北京市西城区德外大街4号
邮政编码 100120
印　　刷 北京玥实印刷有限公司
开　　本 787 mm×1092 mm 1/16
印　　张 26.75
字　　数 700千字
购书热线 010-58581118
咨询电话 400-810-0598
网　　址 http://www.hep.edu.cn
　　　　 http://www.hep.com.cn
网上订购 http://www.hepmall.com.cn
　　　　 http://www.hepmall.com
　　　　 http://www.hepmall.cn
版　　次 2010年8月第1版
　　　　 2024年1月第2版
印　　次 2024年10月第3次印刷
定　　价 66.00元


物 料 号 61467-00

新形态教材·数字课程（基础版）

# 中药学

（第2版）

主编　张廷模　邹文俊

**登录方法：**

1. 电脑访问 http://abooks.hep.com.cn/61467，或微信扫描下方二维码，打开新形态教材小程序。
2. 注册并登录，进入“个人中心”。
3. 刮开封底数字课程账号涂层，手动输入 20 位密码或通过小程序扫描二维码，完成防伪码绑定。
4. 绑定成功后，即可开始本数字课程的学习。

绑定后一年为数字课程使用有效期。如有使用问题，请点击页面下方的“答疑”按钮。

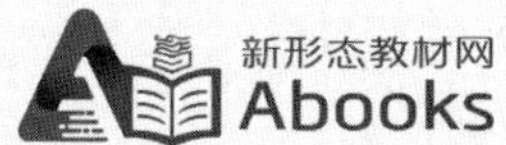


关于我们 | 联系我们　登录/注册

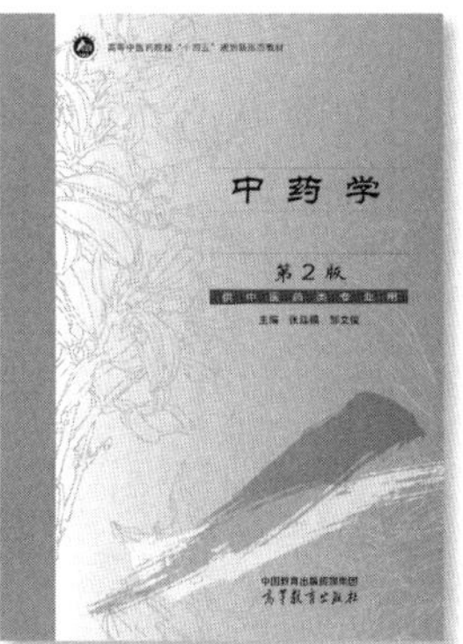


中药学（第2版）

张廷模　邹文俊

开始学习　收藏

中药学（第2版）数字课程与纸质内容一体化设计，紧密配合。数字课程资源包括拓展阅读、彩图、微视频、自测题等，丰富了知识的呈现形式，在提升学习效果的同时，为读者提供思维与探索的空间。

http://abooks.hep.com.cn/61467

# 前言

中医药学专业的本科学生在学习了“中医基础理论”和“中医诊断学”之后，再通过“中药学”课程的学习，进而掌握本学科的基础理论和常用（或有代表性）药物的临床应用知识，为学习“方剂学”和各门临床课程打下基础。本课程和“方剂学”一起，在中医基础学科和临床学科之间，起着承前启后的作用，使中医学理、法、方、药成为一个有机的整体。

本版教材在编写中，既注意本学科基础理论和应用知识的基础性、实用性、简明性、系统性、整体性，又力求保持本学科教材的延续性，充分吸收各种版本《中药学》教材的优点，又结合学科进展，在第 1 版的基础上进行全面订正、补充，守正创新。

本教材的总论部分，介绍“中药学”的基础理论和临床应用原则，分为中药与中药学、中药的功效、中药的性能、中药的有毒无毒和影响临床效应的药物因素五章。将论述中药有效性的性能与论述中药安全性的有毒无毒，各自独立成章，不但具有理论的创新性，而且更加实用。

各论部分，按照药物的主要功效分为 22 章。每一章节的概述部分，介绍该类药物的含义，以及主要药性、基本功效与主治、配伍应用和使用注意方面的共性。

具体药物的正名及拉丁学名，以《中华人民共和国药典》（以下简称《中国药典》）2020 年版（一部）为准。基原相同，而教学大纲分别作为不同药物要求者，如生地黄与熟地黄、陈皮与青皮等，单独分列；不是教学大纲要求者，一律作为附药，如紫苏梗附于紫苏叶、生姜皮附于生姜。《中国药典》单列的炮制品，一律作为附药，如焦栀子、制何首乌等；炮制品未单列者，其个性特点则介绍于该药的用法项下。

药物出处以最早收载的本草为准，一般可参考现有教材，但对于其中有误者，力求更正。产地全部列出道地药材主产地，一般药物罗列 3~5 个代表性的省区，后面加上“等地”二字；地域广者，可表述为华北、东北、西南或全国多数地区等。药材采收、加工从略。性状只介绍药材的气味特点，以《中国药典》的性状鉴别为准。

【主要药性】包括四气、五味、归经、升降浮沉四种主要性能（附：润燥）与毒性。主要性能参考《中国药典》，确有必要者可以增减或修订。生用与炮制品作为同一味药物使用而性味不同者，分别表述。毒性分为三级：中华人民共和国国务院发布《医疗用毒性药品管理办法》中的品种一律标为大毒，其余的酌情标为有毒或有小毒。

【基本功效】因为中药的功效内容是动态而相对不完整的，所以称为“基本功效”。其内容参考《中国药典》,如其确有欠妥者,予以补充和订正。如桂枝的"温阳化气"宜修订为"温助阳气"。天麻应增加"益气补虚"等。此外,同一类药物的共有功效相对统一,以方便记忆。本教材力求功效术语规范,如蕤仁、木贼、谷精草等药的"疏散风热",本草中是基于"肝为风木之脏",将肝热也称为"风热"提出的,本版改称为"清肝明目",以免与解表药的相同术语混淆。又如,驱虫药的功效一律称为驱虫,外用于皮肤寄生虫者称为杀虫。祛痰特指治疗肺窍之痰,消痰特指治疗肺窍以外之痰,化痰包括祛痰与消痰等。

【临床应用】力求文字简练,阐述前详后略,同类药物的性能特点避免过多重复。列举的方名,必须是后置学科要求的经典名方。方名已经或基本能反映其主要组成者,如苓桂术甘汤、枳实薤白桂枝汤,只列出方名及出处,不再罗列具体药物(如果方中有尚未学习的药物应该列出)。其他则表述为主治什么病证,常与某某类或某某药配伍,可略其方名与出处。

【用法用量】因为中药的用量只是提供参考的常用有效量,故依据《中国药典》,汤剂用量前省略"煎汤"二字。丸散一律为每次的服用量。用法部分除特殊煎服法外,还须介绍仍作一味药使用的生品与炮制品的区别,如麻黄、麻黄绒与炙麻黄等。对于水溶性差或珍稀名贵等不宜煎服的药物,应规定或适当增加"宜为丸散"的内容。

【使用注意】重点介绍该药特有的注意事项,一般不再涉及各类药共性的证候禁忌,如清热药的各药项下,均不再强调章节概述已经归纳的"虚寒者忌用等"。因为配伍禁忌是相对的,涉及十八反、十九畏的药物,表述为"《中国药典》规定不宜与某某同用"。

【参考资料】

1. 本草摘要:展示性选择最有代表性的本草论述2~3条,只摘取精辟的文字,不罗列全文。

2. 现代研究:包括化学研究和药理研究。化学成分只列大类物质,一般不涉及单体化合物。药理研究,只罗列具体作用,不细化具体实验方法。

其他资料还包括只限于药性、功效增减与修订有关的说明,以利于使用本教材的学生适应全国性的统一考试。其他内容均作为"拓展阅读",这部分文字内容丰富,与《中药学》教材同步学习,可以相得益彰,并拓展学术视野,启迪创新思维,利于守正创新。

本书配有数字课程,包括拓展阅读、药物的植(动)物及药材或饮片图片、微视频、自测题等数字资源。

本教材由16所高校的中药学专家组成编委会,大家团结协作,共同完成编写。高等教育出版社、成都中医药大学和参编人员所在院校对教材的编写给予了大力支持,在此我们一并表示感谢。

由于编写时间仓促,主编水平所限,书中不足之处在所难免,敬请批评指正。

张廷模　邹文俊

2023年10月

# 目录

## 上篇　总　论


第一章　中药与中药学……3
第一节　中药……3
第二节　中药学……5

第二章　中药的功效……11
第一节　功效的含义……11
第二节　功效的分类……11

第三章　中药的性能……14
第一节　四性……15
第二节　五味……17
第三节　归经……19
第四节　升降浮沉……20

第四章　中药的有毒无毒……24

第五章　影响临床效应的药物因素……27
第一节　中药的品种、产地、采集和贮存……27
第二节　炮制……30
第三节　配伍与用药禁忌……33
第四节　剂量与用法……37


## 下篇　各　论


第六章　解表药……45
第一节　发散风寒药……46
麻黄……47
桂枝……48
羌活……49
藁本……50
防风……50
荆芥……51
附：荆芥穗……52
荆芥炭……52
紫苏叶……52
附：紫苏梗……53
香薷……53
生姜……54
附：生姜皮……55
细辛……55
白芷……56
苍耳子……57

辛夷 …… 58
第二节　发散风热药 …… 59
薄荷 …… 59
牛蒡子 …… 60
蝉蜕 …… 61
附：蝉花 …… 62
桑叶 …… 62
菊花 …… 63
蔓荆子 …… 64
柴胡 …… 65
葛根 …… 66
附：粉葛 …… 67
葛花 …… 67
升麻 …… 67
淡豆豉 …… 68
附：大豆黄卷 …… 68

第七章　清热药 …… 70
第一节　清热泻火药 …… 71
石膏 …… 72
附：煅石膏 …… 73
知母 …… 73
芦根 …… 74
天花粉 …… 75
淡竹叶 …… 76
栀子 …… 77
附：焦栀子 …… 78
夏枯草 …… 78
决明子 …… 79
谷精草 …… 80
密蒙花 …… 80
熊胆粉 …… 81
附：猪胆粉 …… 82
第二节　清热燥湿药 …… 83
黄芩 …… 83
黄连 …… 84
黄柏 …… 86
附：关黄柏 …… 87
穿心莲 …… 87
龙胆 …… 88
苦参 …… 89
秦皮 …… 90
白鲜皮 …… 91
第三节　清热解毒药 …… 92
金银花 …… 92
附：山银花 …… 93
忍冬藤 …… 93
连翘 …… 94
大青叶 …… 95
附：蓼大青叶 …… 95
板蓝根 …… 96
附：南板蓝根 …… 96
青黛 …… 97
野菊花 …… 98
绵马贯众 …… 98
附：绵马贯众炭 …… 99
紫萁贯众 …… 99
鱼腥草 …… 99
蒲公英 …… 100
紫花地丁 …… 101
败酱草 …… 102
大血藤 …… 102
土茯苓 …… 103
白花蛇舌草 …… 104
重楼 …… 105
射干 …… 105
附：川射干 …… 106
山豆根 …… 106
附：北豆根 …… 107
马勃 …… 107
青果 …… 108
马齿苋 …… 109
白头翁 …… 109
第四节　清热凉血药 …… 113
地黄 …… 113
玄参 …… 114

牡丹皮……115
赤芍……116
水牛角……117
紫草……118
第五节　清虚热药……119
青蒿……120
地骨皮……121
白薇……121
胡黄连……122
银柴胡……123

**第八章　泻下药**……125
第一节　攻下药……126
大黄……127
芒硝……128
附：玄明粉……129
西瓜霜……129
番泻叶……129
芦荟……130
第二节　润下药……131
火麻仁……131
郁李仁……132
第三节　峻下药……132
甘遂……133
京大戟……133
附：红大戟……134
芫花……134
牵牛子……135
商陆……136
巴豆霜……136
附：巴豆……137

**第九章　祛风湿药**……139
第一节　祛风湿止痛药……140
独活……141
威灵仙……142
川乌……143
附：草乌……143
防己……144
第二节　祛风湿舒筋活络药……145
秦艽……146
豨莶草……147
臭梧桐……147
络石藤……148
木瓜……149
乌梢蛇……150
附：蕲蛇……150
金钱白花蛇……151
桑枝……151
第三节　祛风湿强筋骨药……152
五加皮……152
附：刺五加……153
香加皮……153
桑寄生……153
附：槲寄生……154
狗脊……154

**第十章　化湿药**……156
广藿香……157
附：藿香……158
佩兰……158
苍术……159
厚朴……160
附：厚朴花……161
白豆蔻……162
附：白豆蔻壳……163
砂仁……163
草豆蔻……164
草果……165

**第十一章　利湿药**……166
第一节　利水消肿药……167
茯苓……168
附：茯苓皮……169
茯神……169
薏苡仁……169

猪苓……170
泽泻……171
第二节 利尿通淋药……172
车前子……172
附：车前草……173
滑石……173
木通……174
附：川木通……175
通草……175
石韦……176
萆薢……176
海金沙……177
瞿麦……178
萹蓄……179
地肤子……179
第三节 利湿退黄药……181
茵陈……181
金钱草……182
附：广金钱草……182
虎杖……183

第十二章 温里药……185
附子……186
肉桂……188
干姜……189
高良姜……190
附：红豆蔻……190
吴茱萸……191
小茴香……192
附：八角茴香……192
丁香……193
附：母丁香……193
花椒……194
胡椒……194
附：荜茇……195
荜澄茄……195

第十三章 行气药……197
陈皮……198
附：橘核……199
橘络……199
化橘红……199
青皮……200
枳实……201
附：枳壳……201
佛手……202
附：香橼……202
木香……203
附：川木香……203
土木香……204
香附……204
沉香……205
附：檀香……206
乌药……206
川楝子……207
附：苦楝皮……207
荔枝核……208
薤白……208
柿蒂……209

第十四章 消食药……212
山楂……213
附：山楂叶……214
神曲……214
附：建神曲……215
麦芽……215
稻芽……216
附：谷芽……217
莱菔子……217
鸡内金……218

第十五章 驱虫药……219
槟榔……220
附：焦槟榔……221
大腹皮……221
使君子……221

雷丸 ……… 222
榧子 ……… 223

第十六章　止血药 ……… 225
第一节　凉血止血药 ……… 226
小蓟 ……… 227
大蓟 ……… 227
地榆 ……… 228
槐花 ……… 229
附：槐角 ……… 230
侧柏叶 ……… 230
白茅根 ……… 231
苎麻根 ……… 232
第二节　化瘀止血药 ……… 233
三七 ……… 233
茜草 ……… 234
蒲黄 ……… 235
五灵脂 ……… 236
降香 ……… 236
第三节　收敛止血药 ……… 237
白及 ……… 238
仙鹤草 ……… 239
棕榈炭 ……… 239
血余炭 ……… 240
紫珠叶 ……… 241
附：大叶紫珠 ……… 241
广东紫珠 ……… 241
第四节　温经止血药 ……… 242
艾叶 ……… 242
炮姜 ……… 243

第十七章　活血化瘀药 ……… 245
第一节　活血止痛药 ……… 246
川芎 ……… 246
延胡索 ……… 247
附：夏天无 ……… 248
郁金 ……… 248
姜黄 ……… 250
乳香 ……… 250
没药 ……… 251
第二节　活血调经药 ……… 252
丹参 ……… 253
红花 ……… 254
附：西红花 ……… 254
桃仁 ……… 255
益母草 ……… 256
附：茺蔚子 ……… 256
牛膝 ……… 257
附：川牛膝 ……… 258
鸡血藤 ……… 258
附：滇鸡血藤 ……… 258
第三节　活血疗伤药 ……… 259
土鳖虫 ……… 259
自然铜 ……… 260
苏木 ……… 261
骨碎补 ……… 262
马钱子 ……… 262
血竭 ……… 263
第四节　破血消癥药 ……… 264
莪术 ……… 265
三棱 ……… 265
水蛭 ……… 266

第十八章　化痰药 ……… 268
第一节　温化寒痰药 ……… 269
半夏 ……… 270
附：法半夏 ……… 271
姜半夏 ……… 271
清半夏 ……… 271
天南星 ……… 271
附：胆南星 ……… 272
白附子 ……… 272
芥子 ……… 273
旋覆花 ……… 274
附：金沸草 ……… 275
白前 ……… 275

第二节　清化热痰药……276
川贝母……277
浙贝母……278
瓜蒌……279
附：瓜蒌皮……280
瓜蒌子……280
竹茹……280
竹沥……281
天竺黄……282
桔梗……282
前胡……283
附：紫花前胡……284
蛤壳……284
昆布……285
附：海藻……286

**第十九章　止咳平喘药**……288
苦杏仁……289
紫苏子……290
百部……291
紫菀……292
款冬花……293
马兜铃……293
枇杷叶……294
桑白皮……295
葶苈子……296
白果……297
附：银杏叶……297
矮地茶……298
洋金花……299

**第二十章　平肝潜阳药**……301
石决明……302
珍珠母……303
附：珍珠……304
牡蛎……304
赭石……305
蒺藜……306

**第二十一章　息风止痉药**……308
羚羊角……309
牛黄……310
附：体外培育牛黄……311
人工牛黄……311
钩藤……311
地龙……312
天麻……313
僵蚕……314
全蝎……315
蜈蚣……316

**第二十二章　安神药**……318
酸枣仁……319
柏子仁……320
远志……321
合欢皮……322
附：合欢花……322
朱砂……323
磁石……324
琥珀……325

**第二十三章　开窍药**……327
麝香……328
冰片……329
苏合香……330
石菖蒲……331
蟾酥……332

**第二十四章　补虚药**……334
第一节　补气药……335
人参……336
附：红参……337
人参叶……337
西洋参……337
太子参……338
党参……339
黄芪……340

附：红芪 ······ 341
白术 ······ 341
山药 ······ 342
甘草 ······ 343
大枣 ······ 344
蜂蜜 ······ 345
第二节　补阳药 ······ 347
鹿茸 ······ 347
附：鹿角 ······ 348
鹿角胶 ······ 348
鹿角霜 ······ 349
肉苁蓉 ······ 349
附：锁阳 ······ 350
巴戟天 ······ 350
淫羊藿 ······ 351
附：巫山淫羊藿 ······ 351
补骨脂 ······ 352
益智 ······ 353
菟丝子 ······ 353
沙苑子 ······ 354
杜仲 ······ 355
续断 ······ 356
蛤蚧 ······ 357
冬虫夏草 ······ 358
第三节　补血药 ······ 359
当归 ······ 360
熟地黄 ······ 361
白芍 ······ 362
制何首乌 ······ 363
附：何首乌 ······ 363
阿胶 ······ 364
第四节　补阴药 ······ 365
南沙参 ······ 365
北沙参 ······ 366
百合 ······ 367
麦冬 ······ 368
附：山麦冬 ······ 368
天冬 ······ 369
石斛 ······ 370
附：铁皮石斛 ······ 370
玉竹 ······ 371
黄精 ······ 371
枸杞子 ······ 372
墨旱莲 ······ 373
女贞子 ······ 374
龟甲 ······ 374
附：龟甲胶 ······ 375
鳖甲 ······ 375

**第二十五章　收涩药** ······ 378
第一节　固表止汗药 ······ 379
麻黄根 ······ 380
浮小麦 ······ 380
附：小麦 ······ 381
第二节　涩肠止泻药 ······ 381
五味子 ······ 381
附：南五味子 ······ 382
乌梅 ······ 383
诃子 ······ 384
附：西青果 ······ 384
石榴皮 ······ 385
肉豆蔻 ······ 385
赤石脂 ······ 386
附：禹余粮 ······ 387
五倍子 ······ 387
附：百药煎 ······ 388
第三节　涩精缩尿止带药 ······ 389
山茱萸 ······ 389
覆盆子 ······ 390
桑螵蛸 ······ 391
金樱子 ······ 391
海螵蛸 ······ 392
莲子 ······ 393
附：莲须 ······ 394
莲房 ······ 394
莲子心 ······ 394

荷叶……394
荷梗……394
石莲子……394
芡实……395

**第二十六章　涌吐药**……397
常山……398
瓜蒂……399
胆矾……400

**第二十七章　攻毒杀虫去腐敛疮药**……402
蛇床子……403
土荆皮……404
硫黄……405
雄黄……405
砒石……406
升药……407
轻粉……408
铅丹……408
白矾……409
炉甘石……410
硼砂……411

**参考文献**……413

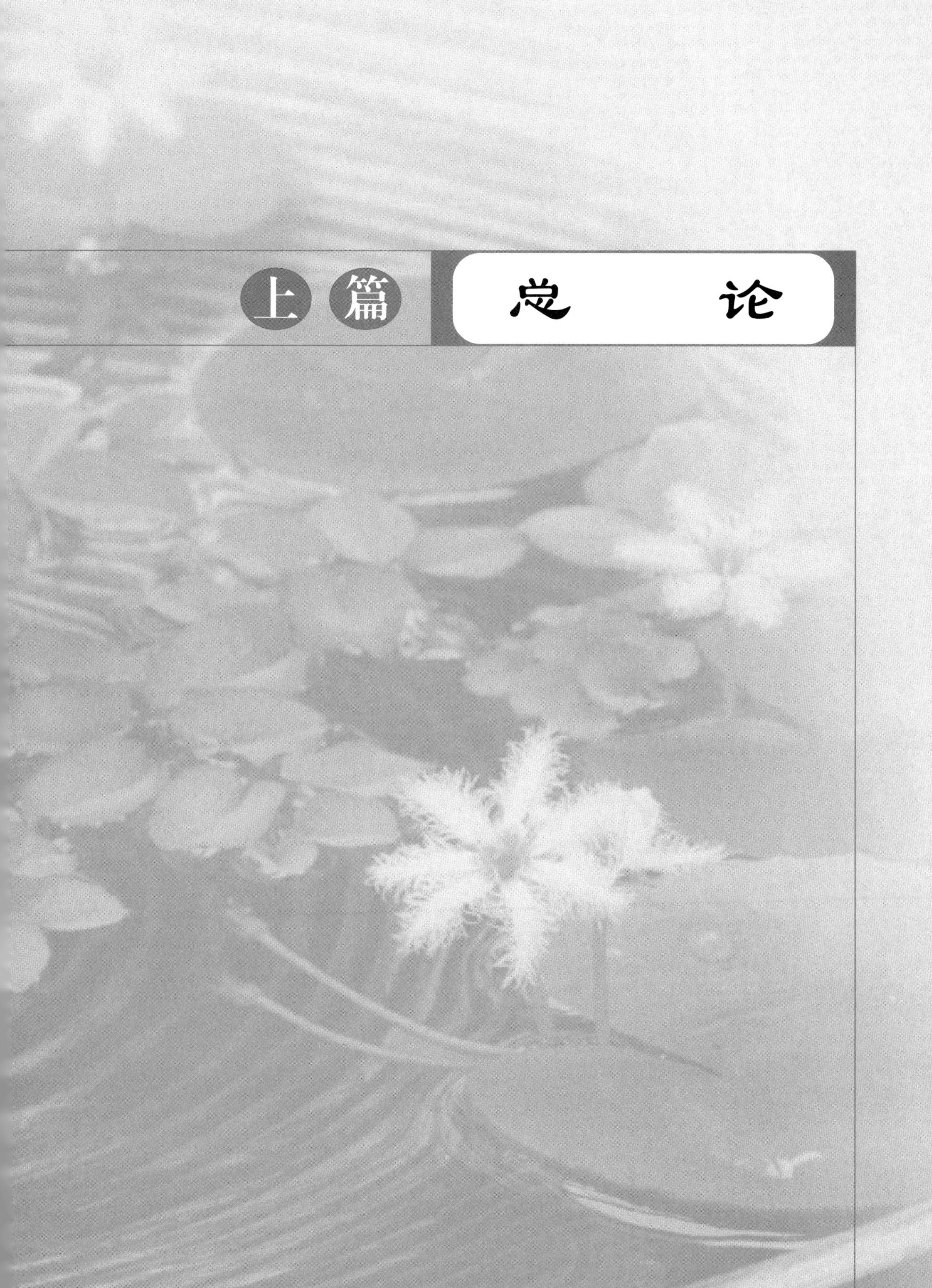

# 上篇 总论

# 第一章

# 中药与中药学

【教学要求】

掌握:中药、中药学和本草的概念。

熟悉:《神农本草经》《本草经集注》《新修本草》《证类本草》《本草纲目》等历代主要本草著作的成书年代、作者、内容概况和学术价值;《中华人民共和国药典》的性质和价值。

了解:中药材、饮片、中成药等相关术语的含义;中药学与本草、中药学与临床中药学的联系和区别。

## 第一节 中　　药

中药是中医用以治疗疾病和养生保健的主要物质,对中华民族的健康和繁衍起着重要的作用。古人在生活和生产实践中,相继发现了一些植物、动物和矿物的防病治病作用,并口耳相传,文字出现后加以记载而传承。在现有文献中,"药"字最早见于数千年前钟鼎上之铭文。《说文解字》将其训释为:"治病草,从草,乐声",准确反映了我国传统药物以植物类居多的客观事实。在西方医药系统地传入我国以后,在19世纪末到20世纪初期,为了将我国传统的医药与西医药相区别,才出现了中药的称谓。

1. 中药　是在中医药理指导下认识和使用的药品。中药具有中药材、中药饮片和中成药三种形态。

中药主要来源于天然的植物、动物、矿物及其加工品,在制剂之前,必须经过必要的加工炮制,使之符合临床用药的需要。

中药理论不能离开中医理论,并具有特殊的表述语言,如性能、功效等。这是中医认识和使用中药的重要依据,并反映了我国历史、哲学、文化、自然资源等方面的若干特点。

2. 中药相关术语

**中药材:**是指从自然界收集的植物、动物和矿物的天然产物,属于加工炮制中药饮片的原料,按目前的法规要求只能作为农副产品在中药材专业市场销售,不允许将其用于临床配方和制剂。

**中药饮片:**简称饮片。是指根据中药材自身的性质,以及调剂、制剂和临床应用的需要,由中药饮片生产企业按照法定标准加工炮制，成为片、丝、块、段、粉末等形状，可直接用于制剂的一种中药形态，因其便于煎汤饮服而称为“饮片”。

此外，中药配方颗粒是一种新型的饮片；《中华人民共和国药典》(以下简称《中国药典》)(一部)在“药材和饮片”与“成方制剂和单味制剂”之间，专列“植物油脂和提取物”一类，收载八角茴香油、人参总皂苷、大黄浸膏、水牛角浓缩粉、肉桂油、莪术油、茵陈提取物、薄荷脑等。这些物品主要作为制备中成药的原料，一般不用于中药配方，但就其本质属性而言，也属于中药饮片的范畴。

**中成药：**是指以中药饮片为原料，在中医药理论指导下，将中医处方制成汤剂以外各种剂型的现成制剂。包括国家药品监督管理局批准注册，由药品生产企业按照国家标准生产并上市销售的制剂；医疗机构根据本单位临床需要，经过省、自治区、直辖市药品监督管理部门批准，由医院按照省级标准制备，并在本医院内使用的“医疗机构制剂”；也包括国家中医药管理局《关于印发加强医疗机构中药制剂管理意见的通知》(国中医药医政发〔2010〕39号)中允许“受患者委托，按医师处方(一人一方)应用中药传统工艺加工而成的制品。”

**草药：**其含义在不同时代不尽相同。《本草经集注》云：“若筛散草药，用轻疏绢，于酒中服即不泥；其石药亦用细绢筛，令如丸药者。”指的是植物药。宋代，主要是相对于国家药局专卖的“官药”而言，指的是民间之药。其后，将主流本草尚未记载，多为民间医生所习用的药物称为草药，其中也有动物药和矿物药。历史上，草药只是中药的初级形式，二者没有贵贱优劣之分。依照现有药品监管的法律法规，没有标准的草药要变身为中药，需要研究申报，并获得相应的批准文件。

另外，还有一种“中草药”的说法，其使用一直不够规范，有的是中药与草药的合称，有的则是作为中药的同位语。为了避免引起歧义，其实没有必要这样标新立异。

**民族药：**习惯上是指我国除汉族以外各兄弟民族使用的传统药。各民族在长期的医疗实践中，形成了具有民族特色的医药体系，如藏药、蒙药、维药、壮药、苗药等。

**中药参考相关术语**

**药品：**是指用于预防、治疗、诊断人的疾病，有目的地调节人的生理功能并规定有适应证或者功能主治、用法和用量的物质，包括中药材、中药饮片、中成药、化学原料药及其制剂、抗生素、生化药品、放射性药品、血清、疫苗、血液制品和诊断药品等(《中华人民共和国药品管理法》)。

**处方药：**是指凭执业医师和执业助理医师处方可购买、调配和使用的药品(《中华人民共和国药品管理法实施条例》)。这类药品通常都具有一定的毒性或其他潜在的安全隐患，服用方法会有特殊要求，必须在医生指导下使用。

**非处方药：**是指由国务院药品监督管理部门公布的，不需要凭执业医师和执业助理医师处方，消费者可以自行判断、购买和使用的药品(《中华人民共和国药品管理法实施条例》)。这类药毒副作用较少、较轻，而且也容易察觉，不会引起耐药、成瘾，与其他药物相互作用也小，主要用于病情较轻、稳定、诊断明确的疾病。

**劣药：**按照《中华人民共和国药品管理法》规定，有下列情形之一的，为劣药：(一)药品成份的含量不符合国家药品标准；(二)被污染的药品；(三)未标明或更改有效期的药品；(四)未注明或更改产品批号的药品；(五)超过有效期的药品；(六)擅自添加防腐剂、辅料的药品；(七)其他不符合药品标准的药品。

**假药**：按照《中华人民共和国药品管理法》规定，有下列情形之一的，为假药：(一) 药品所含成份与国家药品标准规定的成份不符；(二) 以非药品冒充药品或者以他种药品冒充此种药品；(三) 变质的药品；(四) 药品所标明的适应证或者功能主治超出规定范围。

## 第二节　中药学

中药学历来被称为"本草"，其始于西汉，已经沿习使用了两千多年。这一称谓的由来，五代后蜀时韩保昇《蜀本草》认为："药有玉石、草木、虫兽，而直云本草者，为诸药中草类最众也。"反映了中药以"草类"(植物药)居多的客观事实。

### 一、中药学的学科性质

中药学是研究中药基本理论，临床应用知识和技能，以及各种中药的品种来源、药材鉴别、种植(或养殖)、采收、贮存、加工炮制、制剂、性能、功效、应用、药理、化学成分等一切中药有关知识的一门学科。在《中华人民共和国国家标准学科分类与代码》(GB/T 13745-2009)中，中药学既是与中医学并列的一级学科，又是一级学科中医学之下的一门二级学科。

古代的综合性本草，凡有关中药的知识，无不涉猎。随着现代科学的发展，中药学研究内容的日趋丰富，各相关学科相互渗透，一级学科的中药学分化出中药鉴定学、中药炮制学、中药制剂学等二级学科。根据国家中医药管理局重点学科建设的设置，临床中药学属于其中的一门二级学科，因此，《中药学》教材也可以叫作《临床中药学》。

**临床中药学**：是以临床安全、有效、合理使用中药为目的，主要研究中药基本理论和各种中药临床应用的一门学科。该学科在中医学学科群中，承担提供用药理论和知识的职责，使中医学理、法、方、药成为有机的整体。临床中药学在中药学二级学科群中是一门龙头学科，为其他二级学科提供现代研究的依据；同时又将其他二级学科分化深入研究后的成果在新的层面上进行综合，以不断促进中药学以效用为主的全面发展，并且将这些新成果再转化为临床中医师的用药知识。

### 二、中药学的发展

原始社会时期的先民，在生产和生活实践中发现了药物，逐渐积累了用药知识，并从野果与谷物的自然发酵现象中发明了酒的酿制，对医药产生了深远影响。文字出现后，用药知识被记录传承，不断发展。

西汉时期，"本草"已经成为与天文、历算、钟律、方术等并列的一门学科，并出现了一批专门研习该学科的"本草待诏"。下述各历史时期的代表性药学著作，是中药学发展成就的集中体现。

#### (一) 秦、汉(公元前 221—公元 220 年)

秦汉时期，边远地区的羚羊角、麝香等药材进入中原内地；西域的胡麻、大蒜，越南的薏苡仁等物相继传入我国。炼丹术的兴起，开启了化学药物的制备和使用。《黄帝内经》等医学典籍促进了中医基础理论和临床医学的发展，也促进了药学理论的提高。据现有史料记载，药学专著的出现不晚于西汉。

代表著作:《神农本草经》,又称《本草经》《神农本经》,简称《本经》。

作者:托名于传说中的神农,真正作者不详。

成书时间:虽有不同观点,但多数赞同并非出自一时一人之手,最终成书不会晚于公元二世纪,现在传世的不同版本皆是主要依据陶弘景整理后内容辑佚而成。

主要内容:"序例"部分,总结了中药四气、五味、有毒无毒、七情配伍、药物对剂型的要求等方面的内容。各论按药物治病的特点,将 365 种药物分为上、中、下三品。每药之下,主要记述其性、味、主治与功效等内容。

学术价值:①我国现存最早的药学专著,具有重要的文献价值:该书代表了秦汉时代的药学成果,为研究当时的医药提供了重要资料。②初步奠定了本草理论基础,具有重要学术价值:中药学理论,皆是在其序例基础上发展而来,对后世本草的发展贡献巨大,成为中医学"四大经典"之一。③传承用药经验,具有重要实用价值:所记药物主治功效大多朴实有验,如麻黄平喘、黄连止痢等,至今仍十分实用。

**(二)三国、两晋、南北朝(220—581 年)**

在这一时期内,由于相关科学技术进步,南北及中外交流的扩大,本草学的内容和学术水平明显提高。

代表著作:《本草经集注》。

作者:陶弘景(或称陶宏景)。

成书时间:南北朝梁代 500 年左右。

主要内容:该书由《神农本草经》《名医别录》(为陶弘景将前人采用"附经为说"方式增补《神农本草经》的内容整理汇集之书)和陶氏的注释三部分组成。其"序例"部分,对《神农本草经》原文逐一加以注释,增补了大量药物采收、品种鉴别、加工、炮制、制剂、配伍、配方取量等方面的理论和操作原则,使药学总论的内容更加详实。各论收录药物增至 730 种,并首先采用按药材来源的自然属性分类的方法,分列为玉石、草木、虫兽等七大类,各类中再以三品为序排列药物。

学术价值:①全面总结了汉末以来的药学成就:在全面整理《神农本草经》和汇集《名医别录》的基础上,增加大量自注以反映作者的用药经验和见解,对丰富本草理论和药物应用,厥功甚伟。②开创药物的自然属性分类先例:初步确立了综合性本草的合理体例,为后世主流本草构建了基本框架。③发明以病证归类药物的索引:书后附列的 80 多种病证"诸病通用药",以病证归类药物,为临床用药提供了检索方便。

这一时期出现的本草已具有多种形式。其中,《炮炙论》对后世影响较大。全书介绍了约 300 种药物的炮制方法,总结了水飞、煨制等炮制技术,标志着本草又一新兴分支学科的诞生。

**(三)隋、唐(581—907 年)**

盛唐之时,综合性大型本草的编修成为国家的指令性行为。本草图谱、食疗及外来药等专门性著作的出现,构成了当时本草的重要特色。

代表著作:《新修本草》,又名《唐本草》。

作者:苏敬(或称苏恭)等 23 人奉命编纂。苏敬为修订该书的倡议者和主要编修者。

成书时间:唐代(659 年)。

主要内容:全书共 54 卷。分为正文、药图和图经三部分。"正文"即通常所说的《新修本草》,

其在《本草经集注》的基础上,加以整理补充,原书称载药 844 种(因分条等原因,现统计为 851 种)。这部分内容仅有少量残卷遗留于世,目前所见为尚志钧先生等人的辑复本。"药图"为精美的彩绘,绘制考究,"丹青绮焕,备庶物之形容。"已经亡佚。"图经"为药图的文字说明,着重"释其异同",即以辨别药物基原为主,与药图相辅而行,其部分内容经《本草拾遗》《蜀本草》转引而保留于宋代《证类本草》之中。

学术价值:①唐代本草的最高成就:该书在"普颁天下,营求药物"的基础上,根据原有文献和全国性的药物调查资料,集南北朝以来药学发展之大成。②世界第一部药典或我国第一部官修本草:书成后由国家颁布发行,初步具备药典性质,早于国外最早的欧洲《纽伦堡药典》800 多年。也有人认为其与药典制定药品质量标准的属性尚有差异,称为我国第一部官修本草。③开创图文对照新体例:其"药图"和"图经"相对应,可用于识别和考证药物来源,既实用又有创新性。④国内外影响深远:该书以其崭新的内容和形式,广为流传,成为唐王朝及当时日本等国医生的必修课本。

唐代比较重要的本草还有陈藏器的《本草拾遗》,新增了 600 多种药物,以补前人本草之未逮。该书提出药有宣、通、补、泻、轻、重、滑、涩、燥、湿"十类",成为日后中药、方剂按功效分类的发端。李时珍评价说:"藏器著述,博极群书,精核物类,订绳谬误,搜罗幽隐,自本草以来,一人而已。"其考订精细、博物存古的学风对《本草纲目》产生了直接影响。韩保昇的《蜀本草》,统计和整理了《神农本草经》中涉及的药物配伍资料,指出:"凡三百六十五种,有单行者七十一种,相须者十二种,相使者九十种,相畏者七十八种,相恶者六十种,相反者十八种,相杀者三十六种。凡此七情,合和视之。"为研究中药的"七情",提供了不可多得的参考。后世"十八反"之说也源于此。

**(四)宋、金、元(960—1368 年)**

宋代初年,通过皇帝诏令,又一次全面考订药物来源,整理文献。加之雕版印刷等技术的应用,《开宝本草》《嘉祐草本》及《本草图经》等大型官修本草相继问世。官方创办出售药物的"惠民局"及修合药物的"和剂局",促进了药材检验、加工炮制、处方优选、成药生产、药品营销及药事管理等方面的发展。

金元时期的本草,多出自张元素、李杲、王好古、朱震亨等临床医家,一般只收录临床常用之药,内容简要。主要学术价值有二:一是发展了升降浮沉、归经性能;二是根据中医理论和临床用药经验,精炼药物的主治并注意总结功效,增强了本草著作的临床实用性。

代表著作:《经史证类备急本草》,简称《证类本草》。

作者:唐慎微。

成书时间:宋代(1082 年)

主要内容:以官修《嘉祐本草》和《本草图经》为基础,并参考医方、经、史、子、集等有关药物内容,由个人编纂而成。载药数量达 1 700 余种,药后附列单方 3 000 多首,转绘药图 900 余幅。

学术价值:①原貌传世的最早综合性本草:原书由于采用雕版印刷得以原貌流传至今,集中体现了北宋时期的本草成就,是研究古代医药发展的重要文献。②留存诸家本草及各药单方:北宋以前的本草和方书多已佚失,后世依据唐氏摘引的文字而得以辑复。李时珍对此予以极高评价,称:"使诸家本草及各药单方,垂之千古,不致沦没者,皆其功也。"

此外,寇宗奭的《本草衍义》,其总论对医药理论进行了较为深入的探讨,主张改药之"四气"

(寒热温凉)为“四性”之说,颇有影响。各论记药470种,结合用药实际,独见颇多。清人杨守敬评价说:“寇氏辨正药品……发明良多。盖翻性味之说,而立气味之论。东垣、丹溪之徒,多尊信之,本草之学,自此一变。”

**(五)明(1368—1644年)**

明代的本草著作,数量大增,形式多样,内容丰富。唯一的官修本草《本草品汇精要》,资料多取自前代本草,新的内容增益不多,难觅作者见解,反映不了明代中前期的本草学真实水平。加之书成之后,因故稿存府内,未予刊行,直到1937年始由商务印书馆出版,因此该书不曾在历史上发挥其应有的作用。

代表著作:《本草纲目》。

作者:李时珍。

成书时间:明代(1578年)

主要内容:全书200余万字,分52卷,16部,60类,以作为“纲”的药名计数,载药1 892种(其中新增374种),如果加上“纲”下为“目”的药物,则超过3 000种;附方11 000余首,附图1 300余幅。前4卷对中药理论进行了全面、系统、深入的总结和发挥,创见颇多。各药之下,分正名、释名、集解、正误、修治、气味、主治、发明、附方诸项,逐一介绍,纲振目张,条理清晰。其“发明”一项,集中体现作者的新见解、新经验,尤其难能可贵。

学术价值:①集我国16世纪以前药学成就之大成:该书由李时珍“渔猎群书,搜罗百氏”“书考八百余家”,并亲身实践,以毕生精力编写而成,在本草文献整理、品种考辨、药性理论、功效应用、医学理论和临床方面,都取得了巨大的成功。其规模之大,内容之广,体例之新,见地之高,光前裕后,从此开始了我国本草以该书为中心的历史时期。②享誉海外的百科全书:李时珍将渊博的知识,广泛的涉猎,融合于《本草纲目》之中,其“虽命医书,实该物理”,在训诂、历史、地理、植物、动物、矿物、冶金、物理、化学、地质等方面,也有突出的成就,被生物学家达尔文评价为“中国古代的百科全书”;李时珍本人则被科学史学家李约瑟评价为“达到了同伽利略、维萨里科学活动隔绝的任何人不能达到的最高水平。”《本草纲目》对世界自然科学也有举世公认的卓越贡献。③古代本草最为完整的自然属性分类:其各论分为水、火、土、金石、草、谷、菜、果、木、服器、虫、鳞、介、禽、兽、人十六部,每部有概论一篇,部下再分为六十类,纲目分明,便于查阅。④中国传统文化的杰出代表:2011年,该书作为世界物质文化遗产,入选《世界记忆名录》,对于弘扬中医药文化发挥了巨大作用。

这一时期较有特色的本草还有兰茂的《滇南本草》,记载以云南地区为主的习用药物400余种,堪称内容最丰富的古代地方性本草。缪希雍的《本草经疏》和《炮炙大法》,则分别为阐释药理及专论炮制的代表著作。陈嘉谟《本草蒙筌》虽然以启蒙读物为名,但对药物辨识、炮制理论等颇有发明,所载百药煎的制备,先于欧洲人制取没食子酸200余年。

**(六)清(1636—1911年)**

清代没有出现官修本草,但本草著作的数量是空前的,有400余种之多。其中注重临床实用性,以撷取《本草纲目》精粹为主,旁引众家,兼抒已见者,质量较高,流传最广,影响尤大。尤其是一些本草将药物功效内容分立,使其学术性和可读性提高,为本草发展注入了活力。

代表著作:《本草纲目拾遗》。

作者:赵学敏。

成书时间：清代（1765年）。

主要内容：该书为补遗《本草纲目》而作，共10卷，载药921种，其中新增者达716种之多。新增的金钱草、胖大海等药物，具有较高的实用价值。其“正误”部分，纠正和补充了《本草纲目》欠详尽或不实的内容34条，十分可贵。

学术价值：①清代最优秀的综合性本草：该书总结了我国16—18世纪本草发展的新成就、新动态，为清代最优秀的综合性本草。②严谨治学的典范：在编写过程中，作者参考文献600余种；广搜民间经验，对所闻之事，必验之以目，稿成后，又反复采访，增补修订，历时38年，其治学态度值得学习。

其次，吴其濬参阅文献800余种，编成《植物名实图考》。该书收载有植物1 714种，分类仿《本草纲目》。新增519种植物中以云贵所见为多。具体植物介绍，包括文献出处，产地生境，形态及性味用途等。其对花、实、种子的描述，形象准确。对同名异物和同物异名的植物，做了大量考证。所附之图，极为精审，有的据图可辨出其科、属甚至种名，目前植物中文名中，约有10科和50余属沿用吴氏记载之名。因其学术价值极高，国外亦多次出版，并广为收藏。

**（七）民国（1911—1949年）**

在西方科学文化的冲击下，这一时期出现了片面否定传统文化的思潮。但是，本草学以其顽强的生命力，在继承和发扬两个方面，均有新的发展。

代表著作：《中国药学大辞典》。

作者：陈存仁。

成书时间：民国时期（1935年）。

主要内容：收录词目4 300条，各药物之下，列原名、命名、古籍别名、外国名称、基原、产地、形态、种类、采取、制法、性质、效能、成分、主治、张仲景之发明、历代记述考证、辨伪、近人学说、配合应用、集验方、用量、施用宜忌、参考资料23项。汇集前人有关论述，资料繁博，查阅方便。

学术价值：中药学辞典类工具书的出现，是民国时期中药学中的一件大事。该书尽管存在不少舛错，仍不失为近代最有影响的中药辞书。

**（八）当代（1949年—　）**

中华人民共和国成立以来，政府高度重视中医药事业的继承和发扬，并制定了一系列相应的政策和措施。随着我国社会和经济建设的迅速发展，现代自然科学技术的日益进步，中医药进入了最佳发展时期，中药学也取得了前所未有的巨大成就。

代表著作：《中华人民共和国药典》（以下简称《中国药典》），由国家药典委员会组织编纂，经国务院批准后颁布施行，目前每隔5年修订一次。“药典”是一个国家记载药品标准和规格的法典。《中国药典》分为三部：一部收载疗效确切、不良反应小、质量稳定可控的常用中药材、饮片和制剂的质量标准，对中药材及其制品质量的提高，保证临床用药安全、有效，起了巨大的促进作用；二部收载化学药品、抗生素、生化药品、放射性药品及药用辅料等；三部收载生物制品。

《中药大辞典》：由当时的江苏新医学院编写，1977年上海人民出版社出版。收载中药5 767种，原植（动）物或药材附以墨线图。各药下有历代本草、现代研究摘要及代表方剂，并标注最早出处，或始载文献，通过《附录》的索引，查阅方便。该书是集20世纪70年代之前中药大成的大型工具书，有重要的文献价值。经南京中医药大学修订的第二版，已于2006年出版。

《全国中草药汇编》：由原中国中医研究院中药研究所、中国医学科学院药物研究所等单位的代表组成编写组，负责编写整理及绘图工作，1975年出版，1986年第二版出版，2014年第三版出版，均由人民卫生出版社出版。载药总数4 000多种，附墨线图近3 000幅。本书是在大量征集资料和调查研究的基础上，全面整理了中药关于认、采、种、养、制、用等方面的经验及其有关研究资料，内容翔实，对中药品种研究颇有参考价值。

《中华本草》：国家中医药管理局组织全国中药学专家编纂而成，由上海科学技术出版社1999年出版发行。全书采用现代自然分类系统归类，收录正药8 980种，附列药物571种，既系统总结历代本草成果，又全面反映当代中药学科进展。书中项目齐全，图文并茂，资料繁博，体例严谨，编排合理，发皇古义，融合新知。有别于古代本草的是引入了化学成分、药理、制剂、药材鉴定和临床报道等内容，是一部反映20世纪中药学科发展水平的综合性本草巨著。

**数字课程学习……**

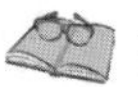 拓展阅读　 彩图　 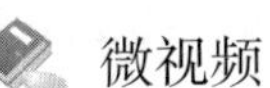 微视频　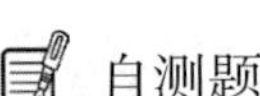 自测题

# 第二章

# 中药的功效

【教学要求】

掌握：功效的含义。

熟悉：功效的分类。

了解：对证功效、对病功效、对症功效的含义。

## 第一节 功效的含义

功效，是中药对于人体的保健和疾病的治疗作用。功效是在中医药理论指导下，从药物主治病证的效应中概括出来，其在理论上、内容上和表述上都具有明显的中医药特色。

中药使用的植物、动物和矿物，除了医疗用途之外，还具有多种非医疗用途。将中药对于人体疾病的治疗作用称为“功效”，而不混称“作用”，体现了前人用词的精细入微。

中药对人体可能产生有利的作用，亦可能产生不良的反应，在本草文献中，将此称为药物的“利”和“害”。中药功效，专门研究药物对人体的“利”，其对人体的“害”，现代称为不良反应，包括副作用或毒性作用，这些内容，将见于第四章“中药的有毒无毒”。

中医理论认为，人体在健康状态下，脏腑经络和机体的生理活动正常，并与外界环境之间保持着“阴平阳秘”的动态平衡状态。当各种致病因素影响人体后，便会破坏这种协调和谐的关系，导致邪盛正衰，阴阳气血失常，脏腑经络功能紊乱等病理改变。针对不同的病机，使用相应的中药，或祛除病邪，或扶助正气，或协调脏腑功能，使机体恢复阴平阳秘的正常状态，这就是中药功效的基本作用。

## 第二节 功效的分类

中药的功效有治疗功效和保健功效两大类。

## 一、治疗功效

中医临床以辨证论治为主,但历来并不偏废辨病和对症治疗。基于证候、疾病和症状的疗效,有其相应的功效术语,分为以下 3 类。

1. 对证功效 是中药针对中医学的“证候”发挥治疗作用的功效。

“证候”是中医学特有的诊断术语,是临床通过望、闻、问、切,对疾病在就诊时病因、病位、病性、病势等做出的综合性辨证结果。然后针对证候用药,故称为辨证论治。这样的用药实际,形成了中药的对证功效。如发散风寒,用以治疗“风寒表证”;清热燥湿,用以治疗“湿热证”;活血化瘀,用以治疗“瘀血证”等。

通过对证功效,可以推演其相应的主治证候,又能概括其相应的性能。如掌握了麻黄发散风寒这一对证功效,既可确定其主治风寒表证,又可通过中药性能理论认定其为味辛,性温,归肺经,作用趋向于升浮等。由此表明,对证功效是联系性能与临床应用的肯綮,是中药学的关键知识点。

对证功效的术语,是由临床辨证方法决定的。如石膏,在六经辨证中,主治阳明经热证,相应具有“清阳明经热”的功效;在卫气营血辨证中,主治气分热证,相应具有“清气分热”的功效;而在脏腑辨证中,主治肺、胃热证,则相应有“清肺热”“清胃热”的功效。为了与证候的层次性对应,对证功效也具有多层次性。如八纲辨证有热证,中药对证功效则相应有清热;而卫气营血、脏腑等不同层次的辨证,又可辨出气分、血分或心、肺等不同层次的热证,中药对证功效亦相应有清气分热、清血分热、清心热、清肺热等不同层次的表述。层次的分化程度,可以透视出用药之人对药物功效的认识水平。

2. 对病功效 是中药针对中医学的“病”发挥治疗作用的功效。如截疟、驱蛔虫等,分别针对疟疾、蛔虫病发挥治疗作用。青蒿可以用于不同证型的疟疾,使君子可以用于不同证型的蛔虫病。

“病”是对某种特定疾病全过程特点与规律做出的概括,任何一种疾病,在其病变的发生和发展过程中,其证候和症状可以变化,但基本病理则贯穿于疾病的始终,只要能抓住这一基本矛盾,予以有针对性的药物进行治疗,皆可收到较好的疗效。因此,清代徐大椿《医学源流论》说:“欲治病者,必先识病之名……一病必有主方,一病必有主药。”可见,对病施治历来就在中医学中占有一席之地,并通过该医疗实践总结出了若干对病治疗功效。

对病治疗和对证治疗是相辅相成的,不可偏废。虽然对证功效的应用可以不受病种的限制,凡病异证同者,可选用同一对证功效的药物进行治疗,这便是中医学的“异病同治”。其实,在“异病同治”中结合不同病种的特点给药,较单纯对证论治,常常可提高疗效。同时,对病功效的应用也会受到对证给药的制约。如丹波元坚《药治通义》所云:“然病虽一,而其证不均,倘啻云治某病,则浅学无所下手。”所以,对病功效的中药不多。但认识中药的对病功效,在“同病异治”和“异病同治”时都是十分重要的。

中医文献中“病”的概念比较模糊,常常病证不分,或以症为病。如“痹”应该是一个病名,而称痹证;“咳嗽”是一个症状,而多作病名看待。因此,对病功效会与对证功效、对症功效相混淆。再则,疾病都有较长的病变过程,在每个阶段的病理变化不尽相同,可以表现为不同的证候,单纯应用对病治疗功效的药物,有时也难以收到较好疗效。

3. 对症功效　是中药针对中医学的症状或体征发挥治疗作用的功效。如麻黄之平喘，生姜之止呕，延胡索之止痛，三七之止血等。

证和病，是由一系列症状和体征表现出来的。症状是患者主观的异常感觉，体征是客观存在的病理改变。如感冒（或表证），会出现恶寒、头痛等症状，发热、脉浮等体征。

中医临床主要是着眼于证的机制确定治法，“证同则治亦同，证异治亦异”。从这个意义上看，对证功效针对病因已能满足治疗需要。但不少证候常常有一种突出的主症，使患者十分难受，需要首先予以处理，以尽快缓解患者的痛苦。所以，对症功效有其实用价值。

各论药物的功效，有不少是由对证功效和对症功效组合在一起的复合功效，如化瘀止血、温经止痛，清胃止呕等。在这些功效中，前二字是对证的，后二字是对症的，二者主要是并列关系。从治则治法来讲，病因去则症状除，二者又存在因果关系，但属于次要。如果二者完全是因果关系，则具有化瘀止血功效的药物，化瘀力越强，止血效果就应该越好，实际并不是这样。作用最强的破血逐瘀药，如水蛭、莪术等，并无止血功效；而化瘀止血药，如茜草、蒲黄等，活血作用并不强。学习和应用这类功效，应该准确理解。

## 二、保健功效

药物用于未病人体，可以保持健康或避免疾病发生的功效，统称为保健功效。保健功效是治疗功效的特殊应用。

1. 预防功效　药物防止某些外感病证发生或发展的功效，属于预防功效。如《本草纲目》称：“小儿初生，以黄连煎汤浴之，不生疮及丹毒。”

2. 养生功效　药物用以释情悦志，调护脏腑，强身健体，延缓衰老之类的功效，属于养生功效。

**数字课程学习……**

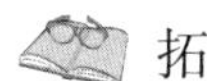 拓展阅读　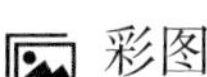 彩图　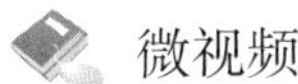 微视频　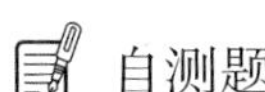 自测题

# 第三章

# 中药的性能

【教学要求】

掌握：四性、五味、归经、升降浮沉的含义，确定依据和临床意义；五味中各种味所表示的功效特点，影响升降浮沉因素及如何正确对待中药的归经。

熟悉：性能与性状的区别。

了解：中药性能的含义，性能被称为偏性的原因。

## 一、性能的含义

**性能**：性能是高度概括中药功效性质和特征的中药学药性理论。

中药功效多种多样，但按照中医理论进行分析和归纳，一些不同的功效之间，存在相同的性质和特征，前人从不同角度加以总结，逐步形成了中药的性能理论。

中药的性能，不仅能表明具体药物的个性特点，同时也能表明一类药物作用的共性特点。所以，掌握各种药物的性能，对于临床根据不同的需要准确选择药物，保证用药安全，或阐释药物功效的作用机制，都有重要指导价值。

中医理论认为，人体的病理变化是由阴阳的偏盛偏衰引起的。中药之所以能祛邪、扶正或协调脏腑功能，前人认为是因为药物具有"偏性"，纠正了机体病理状态下的阴阳盛衰，使之恢复了相对平衡。如张景岳《类经》说："人之为病，病在阴阳偏胜耳。欲救其偏，则唯气味之偏者能之，正者不及也。"这里所谓的偏性，即中药的性能。

## 二、性能的内容

中药的性能，主要有四性（气）、五味、归经和升降浮沉。除以上四种性能外，文献中所论述的药物补泻、润燥、走守、刚柔、猛缓及动静等，也属于性能的范畴，但相对较为次要。其主要与次要是相对的，其中润燥在药物应用时经常涉及，因此附列于后，以供参考。

## 三、性能与性状

性能与性状的含义，以及认识方法截然不同，不能相互混淆。明代贾九如的《药品化义》称药物的体、色、气、味等性状为"天地产物生成之法象"（注："法象"为我国古代哲学术语，系对自然界一切事物现象的总称)，而称药物的形(主要指药物的阴阳、五行的属性)、性、能、力等性能及功效为“医人格物推测之义理”。可见，性能是“医人”以服药后的人体为观察对象，是人为的主观推理，是以阴阳、脏腑、经络及治则治法等中医基础理论为基础，并以药物功效为依据。药材的性状是以药物本身为观察对象，用于描述药材的各种天然物理特征，其主要内容为形状、颜色、气臭、滋味及质地(如轻重、燥润、疏密、软硬和坚脆)等。前人在论述中药的五味、归经和升降浮沉等性能时，常与该药的性状联系在一起，在一定程度上影响了性能理论的发展。

## 第一节　四　性

中药的四性理论，在先秦文献中已有不少论述，并为历代医药家高度重视。陶弘景《本草经集注》认为：“甘苦之味可略，有毒无毒易知，惟冷热须明。”明代李中梓更强调：“寒热温凉，一匕之谬，覆水难收。”足见其在临床用药时的重要性。

### 一、四性的含义

**四性**：是指寒、热、温、凉四种药性，《神农本草经》称之为四气。《本草衍义》认为：“凡称气者，即是香、臭之气，其寒、热、温、凉则是药之性。”建议改称“四性”，由于“四气”出自经典，至今仍不乏使用者。

四性用以反映药物对人体寒热变化的影响。在中药的这四种药性中，凉次于寒，为同一类药性；温次于热，又同为另一类药性，故温热或寒凉常常并提。本草中还使用了大热、大温、微温、大寒及微寒等词汇，以期表示其更细微的差异。

结合阴阳学说，则温热之性属阳，寒凉之性属阴。

在实际使用中，有的药物对人体的寒热变化没有明显的影响，则将其称为平性。《神农本草经》标明的平性药物，大约占三分之一，至今也是这个比例。

从本质上来看，四性实际上只是寒热二性，加之平性药又占有不小的比例，故唐代《唐六典·尚药奉御》提出药分寒、温、平三性的理论。无论是从分类学的逻辑和方法来讲，还是从具体药物的药性实际中去考察，将药性三分，较“四气”说的二分法，更为科学。

### 二、四性的确定

《素问·至真要大论》指出：“所谓寒热温凉，反从其病也。”清代徐大椿《神农本草经百种录》认为：“入腹则知其性。”说明药物四性的确定，是与所治疾病的寒热性质相对而言的。

能够减轻或消除病证热象的药物，一般为寒性或凉性，其清热力强者为大寒或寒性，力较弱者为微寒或凉性。如石膏、知母能治疗温热病气分热盛之高热、汗出、口渴、脉洪数有力等症，因而这两种药属于寒性；而薄荷、葛根虽能治疗发热、口微渴、脉浮数等风热表证，但其清热之力不强，因而这两种药物属于凉性。反之，能够减轻或消除寒证的药物，一般为温性或热性，其祛寒力强者为大热或热性，力稍次者为温性，再次者为微温。如附子、干姜可主治亡阳证四肢逆冷等症，其补火散寒力强，因而属于热性；而麻黄、生姜虽能治疗恶寒、发热、无汗、头身痛及脉浮紧等风寒表证，但其散寒之力不及附子、干姜，因而属于温性。又如补气健脾的山药，对人体的寒热变化没有明显的影响，因而定为平性。

四性最初用于概括药物对人体寒热变化的影响，现在学习各种药物时，可以直接通过其有关功效与主治，认识其药性的偏寒、偏温。在各论的药物中，清热药、攻下药、利尿通淋药、利湿退黄药、凉血止血药及补阴药，都是比较典型的寒性药；大多数发散风热药、平抑肝阳药等，则药性多偏于寒凉。温里药及大多数发散风寒药、温经止血药及补阳药，都是比较典型的温热药；化湿药、行气药、开窍药及补气药等，则药性多偏于温热。而驱虫药、收涩药等，在药性方面没有规律性，可以通过具体药物兼有的清热类或祛寒类功效确定其四性归属。

## 三、四性的临床意义

“寒者热之，热者寒之”(《素问·至真要大论》)；“疗寒以热药，疗热以寒药”(《神农本草经·序例》)，是治疗寒热病证的基本原则。只有掌握了药性的寒热，才能使以上治则治法与方药密切结合，从而有效指导临床实践。

具体而言，四性的临床意义有四：

1. 祛除寒热病邪，或消除寒热症状和体征　六淫外邪中的寒邪与暑邪、火邪侵袭人体，是导致人体产生寒证、热证或寒热性质症状体征的重要原因。有针对性地选择温热药以祛寒，以寒凉药以清热，可以针对病邪，消除病因，治疗其寒热证候，或消除其寒热性质的症状体征。如寒邪在表，以温性的麻黄、桂枝散寒解表；表热之证，则以寒凉性的金银花、菊花等疏散风热。这种逆其病性，以寒治热，以热治寒，前人称为“正治”。

2. 调整脏腑阴阳失调　人体阴阳失调，往往导致机体出现偏寒或偏热的病理变化，即《素问·调经论》所谓：“阳虚则外寒，阴虚则内热；阳盛则外热，阴盛则内寒”。寒凉的补阴药能扶阴抑阳以制热，温热的补阳药能扶阳消阴以除寒。

3. 寒热药合用可以治疗寒热错杂之证，或纠正药性之偏，或利用反佐防止格拒　首先，人体所患疾病，时有寒热错杂之证。对此，只有寒性药与热性药配伍使用，才能全面切中证情，兼收寒热并除之效。正如何梦瑶《医碥》所说：“因其人寒热之邪夹杂于内，不得不用寒热夹杂之剂，古人每多如此。”其次，对于某一病证，选择两种功效相同或相似，而寒热药性相反的药物配伍，可以纠正其药性过偏，增强其疗效，这就是所谓的“去性存用”。如左金丸中寒性的黄连与热性的吴茱萸配伍，会减弱吴茱萸的热性，更宜用于热证呕吐，而且止呕之效增强。丹波元坚《药治通义》说：“有病但寒但热，而寒热并行者……是药一取其性，一取其用，性用相藉，自作一种方剂矣。”即指此而言。对于寒热之象俱不明显之证，亦可寒温药并用，使复方的整体药性趋于平和。再者，以寒性药治疗真热假寒证，或以热性药治疗真寒假热证，可能引起患者服药后呕吐等不适反应，采用前人所谓“反治”的配伍方式，则可避免或减轻其“格拒”现象。如叶天士《景岳全书发挥·论治篇》说：“若热极用寒药逆治，则格拒而反甚，故少加热药为引导，使无格拒，直入病所；用热药治寒病，少加寒药，以顺病气而无格拒，使之同气相求。”也是值得借鉴的用药经验。

4. 便于用药制宜　中医临床用药十分注意因人、因时、因地制宜。《素问·六元正纪大论》说：“用热远热，用温远温，用寒远寒，用凉远凉。”“热无犯热，寒无犯寒，从者和，逆者病。”即热性病证，温热之地，温热之时，要慎用温热药；反之，应慎用寒凉药。掌握了四性，有利于遵循上述用药原则。

## 第二节　五　味

《神农本草经》提出："药有酸、咸、甘、苦、辛五味"，并在各药下首先标明其具体的味，这一体例被历代本草一直沿用。

五味，在春秋战国的文献中，已有不少记载。如《淮南子·修务训》说："神农尝百草之滋味，水泉之甘苦，令民知所避就"；《周礼·医师章》谓"疾医"："以五味、五谷、五药养其病"；《吕氏春秋·本味篇》称："调和之事，必以甘酸苦辛咸"。徐大椿还说："入口则知味，入腹则知性。"可见其是最早提出的性能，而且该理论的形成与食物的辨识和烹调有密切的关系。

### 一、五味的含义

五味，是指药物具有的辛、甘、苦、酸、咸五种基本的味。

除以上五种味以外，还有淡味、涩味。为了能纳入五行学说，前人提出将淡味作为甘味的"余味"，而附于甘味；又将涩味称为酸味的"变味"，而附于酸味。因此，不止五味，一直仍称"五味"。事实上，甘味与淡味，酸味与涩味，不论其真实滋味，还是其代表的作用性质和特点，均有差异。

以阴阳划分性能理论中的五味，辛、甘、淡属阳，苦、酸、涩、咸属阴。

最初，五味的本义是指口尝而直接感知的真实滋味，本质上属于药材性状的范畴。而作为中药性能中的五味，主要是用以反映药物功效在补、泄、散、敛等方面的作用特性，所以，又将五味称为药味。

在古代文献中，味经常与气相对应，用以指代食物或药物中的精微物质。如《素问·脏气法时论》说："气味合而服之，以补精益气。"《素问·阴阳应象大论》说："形不足者温之以气，精不足者补之以味。"

### 二、五味的确定

中药的五味，主要是根据功效的作用特点，并结合其滋味而确定的。

在用药实践中，人们首先感知了药物的真实滋味。随着用药知识的积累，发现辛味与发散，酸味与收涩等功效特点之间存在相关性，形成了早期的五味理论。如《素问·藏气法时论》所说："辛散、酸收、甘缓、苦坚、咸软"。

随着药物品种的增多，药物功用的拓展，有的药物具有某种滋味，却并无其相应的作用特点；而有的药物具有某种作用特点，又没有相对应的滋味。如麻黄虽有较强的发散作用，但其滋味却无明显的辛味；山楂虽有浓烈的酸味，却不具有明显的收涩作用。因此，便在麻黄的药味中，增加辛味以反映其发散的作用特点；保留山楂的酸味，只用以反映其实际滋味。

大多数药物的真实滋味和功效特点是一致的，只有少部分药物所标定的味仅用以表示作用特点，或只表示真实滋味。也就是说，五味理论离不开药物的真实滋味，但主要是用以概括功效特点，在学习各论的药物时，需要识别清楚。

药物的功效是多方面的，在确定其药味时，一般只列出一至二种较为主要的味，并非面面俱到，以免主次难分。如大黄，有泻下、清热、活血及止血等多种功效，但以泻下和清热为主，结合其滋味，只强调其味苦，至于活血、止血等功效的作用特点则从略，不必言其辛、涩之味。

## 三、五味的临床意义

性能中的五味，主要用以反映中药功效特点，目前一般认为：

1. 辛能行、能散　即用辛味表示药物具有发散、行气、活血等方面的功效特点。所以，发散表邪的解表药，消散气滞血瘀的行气药和活血药，一般都可以标以辛味。此外，化湿药、开窍药、温里药及若干祛风湿药，也具有“行”或“散”的作用特点，一般也标有辛味。

2. 甘能补、能缓、能和　即用甘味表示药物补虚、缓急止痛、缓和药性或调和药味等方面的功效特点。所以，补虚药（包括补气、补阳、补血、补阴、健脾、生津药等），消食和中的药及具有缓急止痛、缓和毒烈药性、调和药味的甘草、蜂蜜等药，一般都标以甘味。

3. 苦能泄、能燥　“泄”的含义有三：一是降泄，使壅逆向上之气下降而复常。如苦杏仁、葶苈子能降上逆的肺气而止咳平喘；枇杷叶、代赭石能降上逆的胃气而止呕吐呃逆。二是指通泄，如大黄、芦荟能通便泻下。三是与寒性相结合，表示清泄，如黄连、栀子能清除火热邪气。“燥”是指燥湿，若干苦味药能除湿邪，治湿证。结合药性，燥湿又有苦温燥湿（如苍术）和苦寒燥湿（又称清热燥湿，如黄柏）之分。所以，止咳平喘药、止呕逆药、攻下药、清热药及燥湿药，一般可标以苦味。

此外，还有“苦能坚”或“苦以坚阴”的说法。其意思是苦寒药通过清热作用，消除热邪，有利于阴液的保存。其与苦寒药能清泄并无实质上的区别，只是习惯上多用于表示知母、黄柏等药物治疗肾阴亏虚、相火亢旺的功效特点。

4. 酸与涩能收、能涩　即用酸味或涩味表示药物有收敛固涩功效。所以，能治疗滑脱不禁证候而具有敛肺、涩肠、止血、固精、敛汗等功效的药物一般可标以酸味或涩味。人们习惯上将滋味本酸的收涩药标为酸味，如山茱萸；滋味不酸者多标以涩味，如石榴皮。因为涩附于酸，故酸涩常并列。

酸味与涩味表示的功效特点是不尽相同的。有的酸味药能生津止渴，或与甘味相合而化阴，如乌梅。涩味药则无此特点。

5. 咸能软、能下　即用咸味表示药物有软坚散结或泻下的功效特点。所以，能治疗癥瘕、痰核、瘿瘤等结块的牡蛎、鳖甲、昆布等药多标以咸味。但以上结块多与瘀血、气滞、痰凝相关，故咸味药一般仅表示无辛散特点的一部分软坚散结药。又因为泻下通便主要是苦能通泄所表示的功效特点，咸能下之说与之交叉重复，所以，咸能下的使用十分局限，相沿仅指芒硝等少数药的泻下特点。实际上，各论中药物后的咸味，更多用以反映动物药、海洋药的滋味特征。

6. 淡能渗、能利　即用淡味表示药物有渗湿利水功效。利水药物多为清热利湿的清泄、降泄之品，故只有茯苓、猪苓等部分平淡的利水药标以淡味，而且往往甘味与淡味并列。

五味理论，尽管与滋味相关，但主要是用以表示药物的某些功效特点，不可依据其真实滋味（或气味）进行反推。例如，不能认为具有辛辣或芳香性状的药物一定具有解表、活血、行气方面的功效等。

# 第三节 归　经

在先秦医药文献中，已有归经思想的萌芽，如《素问·至真要大论》说："五味入胃，各归其所喜"，《名医别录》中"韭归心"等零星记载，首开在具体药物下指明其归经的先例。金元时期，张洁古的《洁古珍珠囊》《医学启源》等书，在各药物之下均注明其所归之经，使归经继四气、五味之后成为各药物项下的必备性能内容。

中药归经的用语，在清代以前的文献中颇不一致，主要有"引经""行经""入""走""归"及某药为某经药等。清代沈金鳌的《要药分剂》将以上名目繁多的说法统一称为"归经"，并得到医药界普遍认同，沿用至今。

## 一、归经的含义

归经，用以表示中药功效对于人体作用的定位。"归"是指功效的作用归属，"经"是脏腑经络及其有关组织部位的概称。所谓某药归某经或某几经，是指该药主要对某一经或某几经产生明显作用，而对其他经则作用较小，甚至没有作用。如清热药有清肝热、清胃热、清肺热、清心热之别。该理论将中药功效与人体的脏腑、经络系统密切联系起来，为临床准确选择药物提供又一依据。

## 二、归经的确定

归经是以脏象学说和经络学说为理论基础，以所治病证为依据总结出来的。药物归经的表述因辨证定位方式的区别而存在差异。

1. 用脏腑辨证理论确定药物归经　明清以来，脏腑辨证尤为多用，所以药物的归经，如归心经、归肾经、归胃经、归膀胱经等，均属于脏腑范畴。脏象学说认为心主神志，患者出现昏迷、失眠、健忘及癫狂等精神、意识、思维异常的证候，均为心的病变。能主治这类证候的药物，如麝香、冰片开窍醒神以治闭证神昏，酸枣仁、琥珀宁心安神以治失眠，人参增智以治健忘等，皆为可归心经之药。

2. 用经络辨证理论确定药物归经　金元时期比较重视"十二经"辨证，药物的归经则以经络名称来归纳。如足阳明胃经起于鼻翼旁，沿鼻上行，并入齿中，到额前。白芷长于治疗前额疼痛和牙龈肿痛，又能通鼻窍而治鼻塞流涕。按经络辨证，上述均为阳明胃经之证，故白芷便为归该经之药。除十二正经外，根据奇经八脉辨证理论，还有入冲、任、督、带诸经的药物。

此外，《伤寒论》的六经辨证，对药物归经的确定也有影响。如《汤液本草》认为："仲景汤液用桂枝发表……此药能护荣气而实卫气，则在足太阳经也。"故该书记载本品归足太阳膀胱经。基于温病学的卫气营血辨证，还相应有"入血分""入气分"等。

不同的辨证体系造成了药物归经的表述不一致。例如柴胡，在《伤寒论》中主要用于少阳证，按六经辨证则谓其归少阳经。按脏腑辨证因其能解表退热、疏肝解郁，则谓其归肺、肝经。再如羌活、麻黄，均为解表药，目前都有归膀胱经的记载，但其含义不同。羌活发散风寒，主治恶寒、发热、头项强痛及脉浮之证。根据经络辨证，足太阳膀胱经为一身藩篱而主表，故简称其归膀胱经。麻黄则因利水消肿，主治水肿，根据脏腑辨证，称其归膀胱经。

在现代中药学中，一般的归经内容都是指的脏腑，以经络定位作为必要的的补充，仅见于少数特殊药物，但必须加以区别。

### 三、归经的临床意义

归经理论的确立，使中药性能理论更加完善，实用性增强。医生在临床用药时，将归经和其他性能结合起来，可以增强用药的准确性，提高疗效。对于性味与功效相同，而主治部位不一致的药物，尤其如此。如同为甘寒的补阴药，沙参归肺、胃经，百合归肺、心经，龟甲归肝、肾经，区别其归经就可以准确选用。又如同为发散风寒而止痛的药物，太阳经头痛用羌活，阳明经头痛用白芷，少阴经头痛用细辛，厥阴经头痛用川芎，也是根据归经理论准确选择的。所以徐大椿强调说："治病必分经络脏腑""不知经络而用药，其失也泛，必无捷效"。

人体脏腑经络又是一个整体，临床用药不能单纯使用某一经的药物。如治脾虚所致病位在肺的咳喘，单独拘泥于治肺，则疗效不佳。若以健脾补气药与补肺、止咳平喘药同用，能明显提高疗效。加之《本草纲目》所记载的药物归经，只是择其主要，并不是该药不能归于其他部位。故徐大椿又说："以某药为能治某经之病则可，以某药为独治某经则不可；谓某经之病当用某药则可，谓某药不复入他经则不可""执经络而用药，其失也泥，反能致害"。

## 第四节 升降浮沉

中药的升降浮沉，在《黄帝内经》中虽已涉及，但一直未能成为药物项下的必备性能。至金代，张元素《医学启源·用药备旨》将105味药物分为"风升生""热浮长""湿化成""燥降收""寒沉藏"五类，形成了以升降浮沉为中心的药类法象思想。至此，升降浮沉理论受到医药界的重视，并广泛应用。

### 一、升降浮沉的含义

中药的升降浮沉是用以表示药物功效对人体作用趋向的一种性能。升是上升，表示药物的作用趋向于上；降是下降，表示药物的作用趋向于下；浮是发散，表示药物的作用趋向于外；沉是收敛闭藏，表示药物的作用趋向于内。

上述作用趋向中，升与降，浮与沉，分别是相对而言的。而升与浮，降与沉，又是分别相互联系、相互交叉的，难以截然区分。故在实际应用中，升浮与沉降又往往相提并论。

结合阴阳之理，则升浮属阳，沉降属阴。

### 二、升降浮沉的确定

药物的升降浮沉，主要是从功效对于疾病病势趋向的疗效中总结出来的，是与病势趋向相对而言的。

各种病证或症状往往具有不同的病势趋向。如泄泻、脱肛因脾气不升者，其病势趋向于下；喘咳为肺气上逆，呕吐为胃气上逆，其病势趋向于上；外感邪气由表入里，其病势趋向于内；表虚不固之自汗、盗汗，气虚不摄之肌衄，其病势趋向于外。能够改变以上病势趋向，治疗这些病证或症状的药物，便分别具有相应的升降浮沉的作用趋向。如黄芪益气升阳，可治久泄、脱肛，其性当升；苦杏仁止咳平喘、枇杷叶止呕逆，其性当降；荆芥、薄荷可解表、透疹，其性浮散；山茱萸、血余炭分别能止汗、止血，其性内敛。

一般来说，解表、透疹、祛风湿、升阳举陷、开窍醒神、温阳补火、行气解郁及涌吐等中药，其作用趋向是升浮的；而清热、泻下、利湿、安神、止呕、平抑肝阳、息风止痉、止咳平喘、收敛固涩及止血等中药，其作用趋向主要是沉降的。

有的中药升降浮沉趋向不明显，如消食药及外用的攻毒杀虫药等。而有些中药又有二向性，既能升浮，又可沉降。如桑叶、菊花等发散风热药，其解表功效的作用趋向是升浮的，而清泄里热功效的作用趋向却是沉降的。在补阳药中，兼能固精或止泻的益智仁、补骨脂、菟丝子等亦是二向性的。不过，很多二向性的药物，只有一种作用趋向是主要的。

自金元开始，本草在记述药物时逐一罗列其升降浮沉性能。随着功效记述的进步，清代本草开始改变这一作法。如《本草备要·凡例》中称："升降浮沉，已详于药性总义中，故每品之下，不加重注。"上述改进，使药物记述减少了冗赘之感。因升阳、降逆、发散、收敛固涩等药物，可直接从功效中认识其典型的升降浮沉的性能。对于一些既可升浮，又能沉降的"二向性"药物，只言其一，则不能全面反映其作用趋向；如二性俱标，则主次不分，反招致杂乱，难以适从。对于趋向性不明显的药物，若一一标出，则有牵强之嫌。

## 三、升降浮沉的临床意义

升降浮沉进一步完善了性能理论，更利于临床准确选择药物，其临床意义有二：

其一，纠正机体气机的升降出入失调，使之恢复正常：如前所述，人体的各种病证，常常表现出向上、向下、向外、向内的病势趋向。这些病势趋向，如果是脏腑气机失调而不能自我调节和恢复而引起的，利用药物的升降浮沉性质，逆其病势趋向，可使之尽快恢复正常。如胃失和降而上逆作吐者，具有止呕功效之药，逆其病势，能复胃气和降之常。

其二，因势利导，祛邪外出，以避免邪气进一步损伤正气：如因饮食过多，胃腑拒纳而作呕者，应顺其机体保护性反应的上逆欲吐之势，因势利导，以助吐之药，迅速吐出宿食，以避免再伤脾胃。

## 四、影响升降浮沉的因素

中药的升降浮沉趋向，是各种功效本身固有的，但通过炮制或配伍，可以在一定程度上减弱或增强，甚至改变其升降浮沉性质，此即李时珍所说的"升降在物，亦在人也。"

1. 炮制　方法和辅料对中药升降浮沉的影响存在一定的规律性。如陈嘉谟《本草蒙筌》提出"酒制升提，姜制发散"。李时珍《本草纲目》进一步加以强调："升者引之以咸寒，则沉而直达下焦；沉者引之以酒，则浮而上至巅顶，此非窥天地之奥而达造化之权者，不能至此。"因此，川芎酒炙，更能祛风活血，升浮之性增强；黄连、大黄酒炙，其苦寒沉降之性减弱，宜用于上焦热证。

但以上说法不是绝对的。如姜汁炙草果、竹茹,并非为了升散,而意在降逆和胃止呕;酒炙常山,亦非为了升提,而是抑制其涌吐功效之峻烈。

荆芥生用解表、透疹,为升浮之品,而炒炭入药,专于止血,则性偏沉降,这是炮制完全改变了升降浮沉趋向的一个例子。

2. 配伍　药性升浮的药物与较多药性沉降的药物配伍使用,其升浮之性会受到制约;反之,药性沉降的药物与较多药性升浮的药物配伍,其沉降之性会受到抑制。如麻黄与大量石膏同用,其升浮发汗之力受到石膏清降之性的制约,可主治肺热喘咳证。大黄与川芎、防风、白芷、荆芥等升浮药同用,其清泄沉降之性受到制约,可主治上焦风热证。

**附:润燥**

湿与燥,分别为六淫之一,燥证与湿证是临床常见的证候,由此自然产生了中药润燥的性能。陈藏器《本草拾遗》认为:“诸药有宣、通、补、泻、轻、重、滑、涩、燥、湿,此十种是药之大体”。李时珍《本草纲目》将“湿”改称为“润”,为润燥性能奠定了基础。

## 一、润燥的含义

润燥,分别是对药物祛除燥邪治疗燥证或祛除湿邪治疗湿证功效特点的概括,并用以反映药物对人体阴液变化的影响。

## 二、润燥的确定

药物性能润或燥,是相对于燥邪、湿邪或燥证、湿证而言的,也是以药物相应的功用为依据确定的。

一般说来,具有生津止渴,养阴润燥,润肺化痰、止咳,润肠通便,滋补精血等功效,用以治疗津伤口渴,阴虚内燥,燥咳痰黏,肠燥便秘,精血亏耗等病证的药物,具有润性。反之,具有除湿(包括燥湿、化湿、利湿、散湿、祛风湿)及化湿痰,行气健脾等功效,用以治疗水湿内盛之病证者,具有燥性。

本草文献中,经常将药材质地的柔润或枯燥作为认定润燥的依据。如《医原·用药大要论》称:“凡体质柔软,有汁有油者皆润,体质干脆,无汁无油者皆燥。”火麻仁、柏子仁等润肠通便药富含油脂,地黄、天门冬等养阴生津药柔软多汁,是比较典型的例子。而南沙参养阴生津、龟甲滋阴降火,其体干燥少汁,其药性甚润;而巴豆逐水、椒目利尿,其体油脂丰富,容易伤津耗液,其药性却偏于燥,故不能一概而论。

依据药材质地认定药性润燥,并以此用于功效表述,会成为不实之辞。如百部、紫菀、款冬花,多谓其“润肺止咳”。其实,这些药物虽为辛温或苦温之品,但却并无燥性。如百部,《本草新编》谓其“不耗气血”;《本草正义》谓其“虽曰微温,然润而不燥,且能开泄降气,凡嗽无不宜之,而尤为久嗽虚嗽必需良药。”并不专主肺燥咳嗽。紫菀,《本草通玄》谓其“辛而不燥,润而不寒”;《本草正义》谓其“不偏于燥”;《本草正》还认为:“劳伤肺肾,水亏金燥而咳喘失血者非所宜。”款冬花,《本草正义》谓其“开泄结气,定逆止喘,专主喘咳,性质功用,皆与紫菀绝似。……气味虽温,润而不燥。”均未言其功能“润肺”。性不偏燥之药,绝对不能等同于润燥之药,其含义与麦门冬、百合等药的润肺作用显然不同,故应加以订正。

## 三、润燥的临床意义

药性的润燥，从一个新的角度反映了药物的特殊性能，掌握和运用这种性能，可以减少用药的偏差。

1. 可以针对湿邪与燥邪、湿证与燥证准确选择药物　燥邪引起的口鼻干燥，咽干口渴，皮肤枯燥或皲裂，毛发不荣，小便短少，大便干结，燥咳痰黏等燥证，须用具有“润燥”功效的药物去治疗；而由湿邪引起的头重如裹，周身困重，四肢酸沉及泄泻、水肿、带下、湿痹、湿疹等病证，须用具有“燥湿”功效的药物去治疗。

又由于素体的特殊，罹患同一种疾病，往往有的兼湿，而有的兼燥。治疗这些病证的药物，尽管主要功效一样，但其所具药性可能偏于燥，或偏于润。如同为补气健脾药，白术补脾而苦温燥湿，与脾喜温燥之性相符，善治脾虚有湿者；山药补脾而养阴生津，可遂胃喜柔润之性，主治脾虚津亏之证。同为化痰药，亦有润燥化痰与燥湿化痰之分，须依据其润燥性能而选择使用。

2. 利于用药制宜和认定药物的病证禁忌　用药制宜的原则，也要求医生认识药物的润燥。干燥的季节、干燥的地区，润药较为常用，且用量宜稍大；即使可用燥药之证，亦应轻用、暂用。反之，潮湿季节、多雨地区，燥药较为常用，其用量可稍大；对于当用润药之证，亦应轻用、暂用。

掌握药物性能的润燥，有利于病证用药禁忌的落实。对于功效中没有治疗湿证或燥证的药物，了解其润燥性能，可以避免因药性润燥不宜而带来不良后果。所以，在中药学各药物的使用注意项内，涉及其滋腻或燥性之弊者，为数不少。

**数字课程学习……**

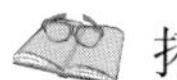 拓展阅读　　彩图　　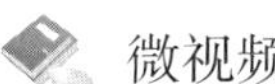 微视频　　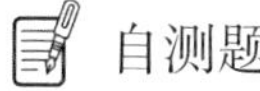 自测题

# 第四章

# 中药的有毒无毒

在先秦时期的文献中,关于药物毒性和毒药的记载已经较为普遍,反映出当时人们对此已有清楚的认识。《神农本草经》将毒性作为药物分类的依据,同时又于序例中强调"有毒无毒"的重要性。历代本草在各药之下,一般都要特别指明其是否有毒。清代凌奂的《本草害利》,先言药物之"害",后论药物之"利",可见本草对于药物安全性的高度重视。

中药的性能,概括于功效,涉及药物对于人体有"利"的治疗效应。而有毒无毒,实质上是强调毒性,概括于药物对于人体有"害"的不良效应,涉及药物对于人体的安全性,二者属于不同范畴的药学理论,不应将有毒无毒混列于性能之中。

## 一、毒性的含义

本草对于毒性的认识,历来有广义和狭义之分。

1. 广义的毒性　中药的偏性概称毒性,是广义毒性。人们常说"是药三分毒",就是从广义毒性的角度说的。凡药都具有某种偏性,所以广义的毒性具有普遍性。

《周礼·医师章》所谓:"医师掌医之政令,聚毒药以共医事。"丹波元坚《药治通义》解释:"毒药二字,古多连称,见《素问》及《周官》,即总括药饵之词。"张从正《儒门事亲》认为:"凡药有毒也,非止大毒小毒谓之毒。甘草、苦参不可不谓之毒,久服必有偏胜。"张景岳《类经》认为:"药以治病,因毒为能,所谓毒者,以气味之有偏也。……凡可辟邪安正者,均可称为毒药。"

2. 狭义的毒性　是指药物对人体的伤害性。毒性反应会造成脏腑组织损伤,引起功能障碍,使机体发生病理变化,甚至死亡。如,《素问·五常政大论》云:"帝曰:有毒无毒,服有约乎?岐伯曰:病有新久,方有大小,有毒无毒,固宜常制矣。"与无毒相对的有毒,则是狭义的毒性或毒药。隋代《诸病源候论》认为:"凡药物云有毒及有大毒者,皆能变乱,于人为害,亦能杀人。"1988年,国务院颁布的《医疗用毒性药品管理办法》称:"医疗用毒性药品,系指毒性剧烈、治疗剂量与中毒剂量相近,使用不当会致人中毒或死亡的药物。"

由药物毒性引起的机体损害称为"中毒"。大量毒药迅速进入人体,很快引起中毒者,为急性中毒;少量毒药逐渐进入人体,经过较长时间积蓄而引起的中毒,为慢性中毒。此外,药物的致癌、致突变、致畸等作用,则称为特殊毒性。相对而言,这些能够引起机体中毒反应的药物,则称为毒药。

绝对无毒的药物是不存在的。如现代的《普通毒理学导论》明确指出:"药物的任何作用,对健康人和非适应证的人都具有毒作用，在这种情况下，药物具有毒物的性质。”树立这种观点，对于纠正“中药无毒性”的用药误区非常必要。但过分强调凡药皆有毒，则不利于区分安全性较低的狭义毒药，又有潜在的用药安全危险，两种毒性的观点应当进行合参，不可偏执。

## 二、影响毒性的因素

使用中药，是否表现出毒性及毒性的大小，与药物本身毒性强弱的关系最为密切，也与用药方法、患者自身情况等多种因素有关。

1. 剂量大小　药物毒性反应的发生和危害的大小，主要取决于用量的大小。在有毒药中，哪怕是毒性最大的砒霜，使用量在中毒量之下，不但不会导致中毒，还会发挥特殊的治疗效果。相反，一些素称无毒的药物，甚至是补虚药的人参等品，如果用量过大，也会导致中毒，甚至造成死亡。

2. 药材品种　由于历史的原因，一味中药的来源可能包括多个品种。不同品种的药材其毒性强弱存在差异。如贯众有绵马贯众和紫萁贯众，而前者的毒性大于后者。

3. 药材质量　由于产地和采收的差异，或贮存不当，可以影响中药的毒性。如苦楝皮中苦楝素的含量，每因入药部位、采收季节、贮存时间的不同而有明显差异，其含量越高的药材毒性越大。轻粉，曝光贮存，苦楝素会分解生成氯化汞及金属汞，其毒性也大大增强。含黄曲霉素的药材，则有致癌性。环境污染和农药滥用，可使药材毒物的含量增加。

4. 炮制方法　不合理的炮制方法，有的达不到降低中药毒性的要求，而有的又可能导致药物的毒性增强。如附子炮制的目的主要是减毒，若炮制的火候不够，或所用辅料不符合要求，则其炮制品容易造成中毒反应。又如雄黄火煅后会生成三氧化二砷（$As_2O_3$，即砒霜），毒性大大增强。

5. 配伍　合理配伍，可使中药原有毒性减轻，配伍不当则会使毒性增强，甚至产生新的毒性。如配伍禁忌中的“十八反”。

此外，制剂工艺、给药途径与服药时间、用药是否对证，以及服药者的体质差异等都是影响中药毒性的因素。

## 三、正确对待中药的毒性

安全与有效是用药的基本原则。如果所用药物对患者造成了毒性伤害，则有违或完全丧失了用药的意义。总体而言，中药的毒性小于化学药物，但亦应高度重视。中药没有毒性的观点是不正确的。

1. 使用中药应防止两种片面性　一是使用所谓无毒药时，盲目加大用量，忽视安全性，以致引起中毒反应。二是使用所谓有毒药时，过分小心，随意将用量降低到有效剂量之下，既延误治疗，又浪费财物。

2. 有毒观念，无毒用药　“有毒观念”是指要重视毒性的普遍性，牢固树立药物使用不当会对机体造成损害的观念。“无毒用药”则是指在使用有毒药时，必须采取各种有效的措施，降低或消除药物的毒性反应，力求取得最佳疗效。《素问·五常政大论》提出：“大毒治病，十去其六；常毒治病，十去其七；小毒治病，十去其八；无毒治病，十去其九。谷肉果菜，食养尽之。无使过之，伤其正也。”《神农本草经》提出的“若毒药治病，先起如黍粟，病去即止，不去倍之，不去十之，取去为度。"至今仍是值得借鉴的。

3. 合理利用有毒中药 一些毒性较明显的中药往往具有较强或较特殊的医疗作用，只要使用得当，仍然具有较高的医疗价值。例如有毒的附子，是回阳救逆要药，还有古今医家在利用有毒药治疗恶疮毒肿、疥癣、癌肿及疑难证方面，积累了不少经验，皆证明了有毒药有其可利用的一面。

4. 再次评价中药的毒性 古代文献中有关药物毒性的记载大多是正确的。由于历史条件和个人认识的局限性，其中也存在不实之处。如《神农本草经》将有毒的朱砂列在上品药之首位，视其为"无毒"之药；而素称有毒的蕲蛇，其安全性甚高。

本草文献中记载的毒性，一般是在口服情况下的急性中毒反应，而对中药的慢性毒性关注不够，对中药新剂型的毒性更无记载。医生应当在前人的经验基础上，借助现代的临床研究和毒理学研究，对中药的毒性加深认识或进行再次评价。

**数字课程学习……**

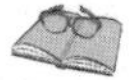 拓展阅读 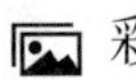 彩图 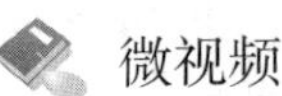 微视频 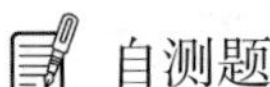 自测题

# 第五章

# 影响临床效应的药物因素

【教学要求】

掌握:配伍的目的,单行、相须、相使、相畏、相杀、相恶、相反及中药七情的含义;十八反、十九畏的含义及内容。中药剂量的确定原则,汤剂的特殊煎煮及服药要求。

熟悉:道地药材的含义,重要的道地药材品种,正确对待道地药材的态度;配伍的临床意义;妊娠用药禁忌的原则;汤剂的一般煎煮要求。

了解:中药品种来源的意义;产地、采收与贮存与中药临床效应的关系;各类药材(主要是植物类药材)的一般采收原则;炮制的含义;配伍、配伍禁忌、妊娠用药禁忌及证候禁忌的含义;给药途径和剂型对临床效应的影响。

## 第一节 中药的品种、产地、采集和贮存

### 一、品种

品种,是指生物学上具有同一共性的“物种”。不同的物种,因活性物质差异而具有不同的药效作用。《中药鉴定学》将识别中药物种的方法称为“来源鉴定”或“基原鉴定”。

1. 中药品种的真伪　中药治病,其品种来源必须正确,否则可能无效,也可能使病情加重,甚至危及生命。陶弘景说:“一物有谬,便性命及之。”历史上由于同名异物、同物异名情况的普遍存在,常常导致中药品种使用混乱。所以《神农本草经》就已重视中药的“真伪”。现代随着中药材和饮片质量标准的建立,饮片企业生产的合格饮片品种都是正确的。

2. 中药的计数单位称为“味”　一味中药可能来源于一个品种,也可能来源于多个品种。人们将性能、功效、应用基本相同的不同品种统称为“一味药”。一味中药如来源于同一科、属的不同品种,则药效作用不可能完全一样。如麻黄来源于麻黄科同属植物木贼麻黄、草麻黄和中麻黄三个品种,三者所含成分相似,但其生物碱含量不一,疗效会有差异。一味中药如来源于不同科、属的品种,其差异会更大。因此,目前有学者主张一物一名,即一个中药名只对应一个品种。但由于基础研究滞后,同一味药的不同品种之间功用差异尚不清楚,而它们作为同一味药使用的历

史较久，加上资源有限、临床医生并不认可以植物名代替中药名等原因，来源于多个品种的多基原常用中药仍为数不少。

此外，品种相同，入药部位不同，往往性能、功效互异。如桑叶、桑枝、桑(根)白皮分别属于疏散风热药、祛风湿药和止咳平喘药。

入药部位相同，其鲜品和干品的性能、功效也不尽相同。一般鲜品不致因存放而引起化学成分耗损或改变，功效会优于干品，如鲜地黄清热生津功效强于干品。由于产地、采收季节、保鲜困难等诸多因素，一般只能使用干品。而橘皮等少数药，历来以“陈”者为佳。还有个别品种，像生姜与干姜，不能简单以干鲜来区别，二者的区别还在于栽培方法不同，所含化学成分有明显差异，故功效并不完全一致。但有的药物不宜使用鲜品，如鲜白头翁所含的原白头翁素对皮肤、胃肠黏膜有强烈的刺激性，而干燥并经存贮者，其刺激性可大大降低。

## 二、产地

《神农本草经》已经重视药物的“土地所出”，在所载药物中，如阿胶、秦艽、巴豆、蜀椒、吴茱萸、代赭石等，都冠有出产的地名。自然界的生态环境千差万别，动物、植物的分布有一定的地域性，而且不同地区所产的同种动物、植物药材，其性能、功效及毒副作用都可能存在差异。因此陈嘉谟说：“凡诸草木昆虫，各有相宜地产，气味功力自异寻常”“地产南北相殊，药力大小悬隔”。分布于不同地区的同一矿物，成因或经历的地质作用也可能不同，以致原矿物的成分与嵌生矿物、混入物的成分不同，而药材质量也往往不同。

道地药材：在长期的用药实践中，前人逐渐形成了“道地药材”的概念。所谓道地药材，是指具有明显地域性，质量优于其他地区同类产品的药材。即《本草蒙筌》说：“以地冠名，地胜药灵”。长期以来，四川的川贝母、川芎、附子，东北的人参、五味子、细辛，河南的地黄、山药、牛膝，甘肃的当归，宁夏的枸杞，山东的阿胶及云南的三七等都是著名的道地药材。

决定道地药材的因素是多方面的，但最关键的是临床疗效。优质道地药材的形成，不仅依赖于优良的品种，还有适宜的生态环境，以及合理的栽培(或养殖)、加工技术等。道地药材的生产一般比较集中，产量相对较大。

## 三、采集

动物、植物在生长过程的不同阶段，其药用部位各种活性成分(古人称为“精微”)的积累会有所不同，临床疗效或不良反应会有区别。对此，《神农本草经》提出“采造时月”；《千金翼方》强调：“不依时采取，与朽木不殊，虚费人功，卒无裨益。”

动物药材和植物药材的采集，除个别外，有一定规律可循。总地来说应当在其有效成分含量最高的时候进行采集，通常以药用部位的成熟程度作为依据。

### (一) 植物类药材的采集

1. 全草类药材　除个别要求以嫩苗入药者(如绵茵陈)外，一般都在花前期或花初放时采集。此时地上部分生长最旺盛，茎叶最繁茂，有效成分含量往往最高，不仅质量最好，产量也高。薄荷、广藿香等不用根者，则割取地上部分。车前草、蒲公英等需带根使用者，则连根拔起。忍冬藤等以茎叶同时入药的木本藤类药材，其采集原则与全草类药材相同，也应在其生长旺盛时割取。

2. 叶类药材　番泻叶等只用叶片的药材，或侧柏叶等以带有幼枝的叶片入药的药材，一般在植物已生长成熟，全枝满叶时采集。此时植物生长至极盛，活性成分含量最高，药力雄厚。有少数药材，如："桑叶，以老而经霜者为佳，欲其气之全，力之厚也，故入药用冬桑叶，亦曰霜桑叶。"

3. 花类药材　植物的花期较短，其花蕾大多次第开放，而花蕾与完全开放的花朵，药材质量或功用并不完全一样，所以要特别注意掌握采集时间。根据经验，辛夷、丁香、槐花等药材，必须采取含苞待放的花蕾。辛夷盛开后，因其植物来源不同，分别称为木兰花或玉兰花，不再作辛夷使用。开放的槐花，其有效成分含量明显低于花蕾。菊花、旋覆花等用已开放的花朵入药者，须即开即采，过时则花瓣脱落、变色。如金银花颜色由青白转黄，即开始衰败，药材质量下降。但红花则要在花冠由黄色转为橙红色时采集。蒲黄等花粉类药材，应在花朵完全开放后采集。此外，采集花朵，还应尽量选择晴天露水干后进行。

4. 果实或种子类药材　多数以果实或以果皮入药者，应在果实接近成熟或成熟后采摘，或采摘后分离其果皮。对于果实成熟先后不一者，应分次收集。枸杞子、桑椹、覆盆子等容易变质的浆果，应防止过熟时皮层破损而发生变质。枳实、青皮、藏青果等以幼果入药者，应按要求及时采集。

种子类药材，大多在果实成熟后采集果实或果序，置干燥通风处，适时脱粒。对于芝麻等果实成熟后，其壳开裂，种子易散失者，应注意见熟即收。若同一果序的果实成熟先后不一者，应分次摘取成熟部分，再分离其种子。

5. 根或根（块）茎类药材　大多数根或根茎类药材以农历二、八月采集为佳。陶弘景说："谓春初津润始萌，未充枝叶，势力淳浓故也。至秋枝叶干枯，津润归流于下。今即事验之，春宁宜早，秋宁宜晚。"在早春时节，植物根或根茎尚处于休眠状态，新芽未萌，营养物质未被茎叶消耗。深秋以后，多数植物地上部分停止生长或开始枯萎，精微物质贮存于地下之根或根茎，故有效成分含量高。虽然根或根茎类药材在早春或深秋都可采集，但比较而言，多数以深秋采集更为适宜，因为根或根茎在冬春休眠期间，也会或多或少地消耗部分养料，以维持其生命。但半夏、延胡索等少数块茎类药材在夏季采挖，其质量相对最优，不必拘于在农历二、八月采挖。

6. 树皮或根皮类药材　黄柏、厚朴、杜仲等以树干皮和树枝皮入药的药材，一般在清明到夏至（4~6 月）间剥取。此时植物生长旺盛，不仅树皮中运输、贮存的营养物质较多，其药材质量较佳，而且因树木枝干内汁液丰富，皮层水分增加，形成层细胞分裂迅速，其皮也容易剥离。但肉桂则宜在 8~10 月间剥取，此时桂皮中芳香油含量高，药材质量好，而且其树皮容易剥离。

牡丹皮、地骨皮、桑白皮等根皮的采集原则与根或根茎类一样，宜在深秋苗萎或叶枯之后或早春枝叶萌发前采集。

### （二）动物类药材及矿物类药材的采集

动物类药材的采集，不具有明显的规律性。如鹿茸应在未骨化前锯取，过时则角化成为鹿角。制取阿胶的驴皮，宜在冬至后剥取，其皮厚而质优。桑螵蛸则应在 3 月中旬收集，过时则虫卵孵化，药材质量降低。

矿物类药材的成分较为稳定，可随时采集。

采集中药的原则是：既要保证药材质量，又要兼顾产量，还应充分注意药材资源的可持续利用，同时还要考虑生产成本和保护生态环境。

## 四、贮存

中药从采集到临床应用期间，还需要贮存。在贮存过程中，由于鼠、虫、微生物、湿度、温度、日光、空气及贮存时间等外部因素的作用，中药很容易发生耗损或变质，不仅疗效很难保证，还可能对患者造成伤害。

### （一）中药的“陈新”

据本草记载，有少数药材“用药宜陈”。李杲说：“陶隐居本草言狼毒、枳实、橘皮、半夏、麻黄、吴茱萸，皆须陈久者良，其余须精新也。然大黄、木贼、荆芥、芫花、槐花之类，亦宜陈久，不独六陈也……又况新陈之不同，精粗之不等，倘不择而用之，其不效者，医之过也。”《本草纲目》说：棕榈炭以“年久败棕入药尤妙”“凡用艾叶，须用陈久者”。这些药物，是否都宜陈用，或存放多久，尚待一一验证。

### （二）中药贮存常见的变质现象

1. 虫蛀　害虫对植物类药材和动物类药材的破坏性很大，或形成蛀洞，或毁为蛀粉，使药材质量严重降低，甚至丧失药性。害虫的残体、排泄物和分泌物还会造成药材污染。

2. 霉变　自然界中存在大量的霉菌孢子，容易造成药材感染，其在药材上萌发菌丝，分泌酵素，引起霉烂变质，使药材失去药效，如黄曲霉菌产生的毒素对人体肝有极强的毒害性和致癌性。

3. 变色　中药贮存不当，或存放过久，其成分会发生化学变化，致使其原来的颜色改变，这是药材变质的一种征兆。轻粉（氯化亚汞 $Hg_2Cl_2$）受日光照射后，颜色渐渐变深，会生成剧毒的二氯化汞（$HgCl_2$）。

4. 走油　一是指含脂肪油及挥发油药材的油类变质并向外溢出，如柏子仁、核桃肉等；二是指含糖等成分量高的药材变质后表面出现油样物质，如天门冬、牛膝等。这是因存放过久，或温度过高，或日光暴晒等原因，引起氧化、酸败而变质的现象。

# 第二节 炮　制

合理的炮制，可提高临床用药的疗效，否则会降低临床用药的疗效与安全性。明代《本草蒙筌》说：“凡药制造，贵在适中，不及则功效难求，太过则气味反失。”

## 一、炮制的含义

炮制，是中药材在制备成各种剂型之前，依据药材的自身特点，并结合临床及其贮存、制剂或配方的要求，进行的加工处理方法。简言之，炮制是中药材在制剂前的各种必要加工处理的通称。

炮制在古代又称炮炙、修事、修治和修制。如《炮炙论》的名称，《太平圣惠方》中的“修制”合度，《本草纲目》中“修治”专项及清代的《修事指南》等。目前，由于“炮”和“炙”的原义是指用火烧烤食物，故一般用于火制药物。修制多用于净制、切制等简单的加工处理。而用“炮制”

一词则作为概括各种加工处理的总称。

按照目前的监管法规，在产地进行加工炮制者，称为初加工中药材。经饮片企业依据相关质量标准加工炮制者，才称为饮片。

## 二、炮制的目的

炮制的目的，主要是使临床用药更有效、更安全。前人虽有"酒制升提，姜制发散"等理论，实际上，相同的炮制方法和辅料，对于不同的药物，其目的不尽一致。而欲达到相同的目的，针对不同的药物品种，往往要选用不同的方法和辅料。在炮制某一具体药物时，又常有几方面的目的，有时极难区分其主次。为叙述方便，也为了初学者容易掌握，现将炮制的目的归纳为以下 6 点。

1. 增强作用，提高临床疗效　增效是炮制的主要目的。大多数中药炮制时所添加的酒、醋、姜汁、蜂蜜等辅料，本身就是药物，其与被炮制药物的某些作用之间，存在着协同关系，如蜜炙桑叶能增强润肺止咳作用，酒炒川芎能增强温通活血作用。不加辅料清炒若干种子药材，可使其表面爆裂；杜仲炒后胶丝断裂，而且胶质改变，均利于有效成分溶出而增强药效。将药材切制、破碎等处理，不仅为了饮片外表美观，调配方便，更主要是为了有效成分能更快、更多地溶出，以使作用增强。现代研究发现，黄芩、人参等含苷类有效成分的药物，经加热处理以后，其相应的酶失去活性，可防止苷类水解导致有效成分含量下降。

2. 降低或消除药物的毒性或副作用，保证用药安全　一般说来，药物的有毒成分也是其有效成分时（如巴豆的脂肪油、马钱子的生物碱），可在保证安全且有效的前提下，尽量降低其毒性。如毒性成分并非有效成分者（如天南星、半夏"戟人咽喉"的毒素），可尽量除去。但有毒中药以前一种情况为多，炮制不及，用药不安全；炮制太过，疗效难以保证。

3. 改变药物的性能功效，扩大其适用范围　药物经过炮制后，其性能、功效及适应证会发生变化，有时可以成为一味新药，从而使其适用范围扩大。如地黄为甘寒之品，长于清热凉血，主治血热诸证。经蒸制成熟地黄后，其药性则温，成为补血、益精要药，主治血虚、精亏诸证。有的中药在炮制后，主要功效虽然未变，但其偏性不一，如豨莶草具有祛风湿、通经活络的功效，但性味苦寒，与风湿寒痹不尽相宜，经拌入黄酒蒸制后，其性偏于辛温，则更能对证。

4. 改变药材的某些性状，便于贮存和（或）制剂　中药饮片需要保管贮存，因此要经过干燥处理。有的药物还必须经过特殊炮制才能进行贮存、运输。如马齿苋柔嫩多汁，必须入沸水焯后才能干燥。桑螵蛸必须经过蒸制，将虫卵杀死后，再进行干燥、贮存，否则，药材可因虫卵孵化而失效，而且生用还有滑肠之弊。作汤剂的动植物药材，必须切制成一定规格的片、丝、块、段，多数矿物药则需经过煅、淬、捣碎才便于配方和煎煮。

5. 纯净药材，以保证药材质量和称量准确　中药材混杂的泥沙、非药用部分（如厚朴、肉桂的栓皮，山茱萸的果核等）必须清除干净，才能保证药材质量和称量准确。

6. 矫臭、矫味，便于服用　僵蚕、地龙、没药等药材因具有特殊气味，难以吞服，使用后还容易引起恶心、呕吐等不适反应。这类药材经过适当的炮制，不仅可以矫臭、矫味，减轻不适反应，而且还可使其作用增强。

中药材和饮片成为特殊的商品，炮制也附带一定的商业目的。如附子被加工为白附片、黄附片等不同品规，主要目的并不完全出于临床需要。

## 三、炮制方法

中药的炮制方法,可分为修治、水制、火制、水火共制和其他制法五类。

### (一) 修治

1. 净制 有簸、筛、刮、刷、拣等。其主要目的在于除去杂质和非药用部分。

2. 粉碎 具体方法有砸、捣、碾、锉、磨等。其目的是使药材便于调配、制剂或服用。其中,有效成分不溶于水者,如甘遂、琥珀等,只有服用粉末才能收效。

3. 切制 将净制后的药材再切成一定规格的片、丝、块、段等,便于贮存、炮制和制剂,利于有效成分煎出,提高煎药质量。

### (二) 水制

水制,是以较低温度的水或其他液体通过淋、洗、泡、润、漂等方法处理药物的总称。水制的主要目的是清洁、软化药材,降低或除去药材所含的盐分、不良气味及毒烈之性。如槟榔润软以便切片,盐苁蓉可漂去咸味,吴茱萸可漂去烈性等。

水制法中较特殊的是"水飞"。水飞是将不溶于水的矿物或贝壳药材置于水中,反复研磨而制取极细粉末的加工方法。水飞的主要目的是制取极细的药末,还可除去可溶性有害物质(如三氧化二砷等),使药末更加纯净,并能防止加工时药粉飞扬。

### (三) 火制

只用"火"加热来炮制药物的方法均属火制法,又称干热法。其中主要有炒、煅和煨。

1. 炒

(1) 清炒:将药物放置于锅内,不加辅料直接翻炒,叫清炒。清炒又有炒黄、炒焦和炒炭之分。用文火将药物表面炒至微黄称炒黄。用武火将药物炒至表面焦黄(褐),内部颜色加深并有焦香气称炒焦。炒至表面焦黑,内部焦黄,但保留原有气味(存性)叫炒炭。清炒的目的因药而异,或便于粉碎,或缓和药性,或利于煎煮,或增强药效,或改变药物性能功效。

(2) 辅料炒:药物与固体辅料拌炒称辅料炒。辅料有砂、土、米、麸、蛤粉及滑石粉等。如砂烫龟甲、蛤粉炒阿胶,可使药物酥脆,便于制剂,矫臭、矫味及增强药效;土炒白术、麸炒枳壳,主要是为了增效;米炒斑蝥,主要是为了减轻毒性。

2. 煅

(1) 直接煅:将某些矿物或甲骨类药材直接置于无烟炉火上煅烧,又称明煅。

(2) 间接煅:将质地轻松的动植物药材放于耐高温的密闭容器中放于火上煅烧至容器底部红透(或容器上面放置的米粒焦黄)为度,又称焖煅。在隔绝氧气的密闭容器中焖煅,可以避免含有机质的药材灰化而丧失药性。药物煅后质地可变得酥脆,性能、功效可发生改变,如明煅牡蛎、石膏、磁石,焖煅血余炭、棕榈炭。

3. 煨 将药材用面皮或湿纸等包裹后置于火灰中烫至熟透的方法称煨。传统的煨制,一般煨至面皮或湿纸呈焦黄色时,取出,去掉包裹物即可。目前大多将药材与一定量麦麸同置于锅内,用文火加热,缓缓翻动,至麦麸呈焦黄色,或药物达到规定程度时取出。煨制可以减少药材中挥发油、脂肪油含量,改变药材的理化性质,以增效、减毒。如煨制肉豆蔻可以降低其挥发油与脂肪油含量,同时也降低挥发油中毒性成分肉豆蔻醚的含量,使其对肠蠕动呈明显抑制作用,故更宜用于涩肠止泻。

**（四）水火共制**

水火共制又称为湿热法炮制。主要有炙、淬、蒸和燀等制法。

1. 炙　药物用液体辅料拌炒的炮制方法称为炙。炙与辅料炒不同。辅料炒使用的是固体辅料，炙使用的是液体辅料，且加热的温度较低，一般用文火炒至近干，使液体辅料渗入药材内部。炙常用的液体辅料有黄酒、炼蜜、米醋、盐水、姜汁和甘草汁等。不同的液体辅料会对药物的性能、功效产生不同的影响，而用同一辅料炮制不同的药物，其作用与目的也可能并不相同。如蜜炙麻黄，可增强其平喘的作用，并减弱其发汗的作用；蜜炙黄芪，可增强其补中益气的作用；蜜炙罂粟壳，则主要是为了降低其呕吐的不良反应，并有助于润肺止咳。醋炙柴胡，可增强其疏肝解郁的作用；醋炙芫花，则可使其毒性降低。

2. 淬　将矿物或甲骨类药物煅烧发红后，迅速投入冷水或醋等液体中，使之受冷而变得松脆的炮制方法称为淬。淬的主要目的是便于药物粉碎，并增强药效，如醋淬磁石。

3. 蒸　用蒸气加热药物的炮制方法称为蒸。茯苓、厚朴蒸后变软，便于切制；生首乌、生地黄蒸制，主要是为了改变其性能、功效。

4. 燀　将药物投入沸水中浸烫后迅速捞出的炮制方法称为燀。马齿苋、天门冬等肉质多汁的药材，燀后便于干燥。苦杏仁、桃仁等种子类药材燀后，容易除去其非药的种皮，还可破坏其相应的酶而使有效成分不被酶分解破坏。

**（五）其他制法**

其他制法指除以上四类炮制方法外的一些特殊制法，主要有制霜、发酵和发芽。

1. 制霜　制霜的含义不一。巴豆、瓜蒌仁压榨并除去部分油后，分别称为巴豆霜、瓜蒌霜；柿饼经日晒夜露后，其表面析出的白粉状物质称为柿霜；将芒硝装入西瓜或苦瓜内，日后在其外皮上收集的白色粉末分别称为西瓜霜、苦瓜霜。

2. 发酵　借助微生物繁殖制备其菌体或代谢产物称为发酵。而炮制中的发酵是将药材与辅料拌和，置于一定温度和湿度的环境中，利用特殊真菌使之生霉、发泡。发酵可使原药材的性能、功效改变。如神曲、淡豆豉。

3. 发芽　将具有发芽能力的种子药材用水浸泡后，继续保持一定湿度、温度，使其萌幼芽而成为新药品种的炮制方法称为发芽。如麦芽、谷芽、大豆黄卷等。

## 第三节　配伍与用药禁忌

### 一、配伍

将单味药组合成复方使用，是中药应用的一大特点。研究药物合用后的相互影响，也就成为中药学的重要内容。

**（一）配伍的含义**

将两种或两种以上的中药组合使用，称为中药的配伍。中药学立足于研究两药合用后的任意配伍关系，而方剂学则根据证候、治法和组方的需要，研究复方中药的特定配伍，一般不涉及减效和增毒的配伍。

**（二）配伍的目的**

配伍的目的是增效、减毒和全面适应病情。单味中药在一定的用量下，其作用强度有限，对于病势重者，常嫌药力不济，继续增量则不能确保安全。单味中药虽有多种功效，但对于复杂多变的病情，往往不能全面兼顾。对于有毒药物，有时单味药应用不够安全。另外，药物的任何作用，如不为病情所需，即有可能产生毒副作用。如果根据病情和药物的特性，按照一定的法则将两味或两味以上的药物配合应用，故能增强功效，减轻甚至消除毒副作用，并全面照顾病情。不合理的配伍，也可能减效或增毒，应避免合用。

**（三）配伍关系**

二药合用，彼此之间存在互不影响与相互影响两类情形。在相互影响的情形之中，有影响治疗效应与影响不良反应两个方面，每个方面又不外乎增强与削弱两种可能。对此，《神农本草经·序例》总结出中药的"七情"。

1. 七情的含义　中药的"七情"是单行、相须、相使、相畏、相杀、相恶、相反七种配伍用药情况的总称。

(1) 单行：自明代《本草蒙筌》《本草纲目》分别将单行解释为"不与诸药共剂，而独能攻补"及"单方不用辅"之后，人们多认为单行是用单味药治病。推敲《神农本草经》"凡此七情，合和视之"等文字，单行应当是指两味药互不影响，而各自单独取效的配伍关系。

(2) 相须："须"在本草中有时写作"需"，有要求、需求等含义。相须，是两药在某方面具有特殊协同作用，一方需求另一方，或相互需求以增强某种治疗效应的配伍关系。《本草纲目》认为："相须者，同类不可离也。"如治疗风寒表实证的麻黄汤，以麻黄与桂枝配伍；治疗温病卫分证的银翘散，以金银花与连翘配伍。

(3) 相使：是指以一药为主，另一药为辅，辅药可增强主药某方面治疗效应的两味药之间的配伍关系。《本草纲目》认为："相使者，我之佐使也。""使"有支使、支配等含义。以"相使"为名，主要强调二药在配合取效时的主辅地位。如治疗气虚水肿时，以补气利水的黄芪为主，辅以利水健脾的茯苓，茯苓能提高黄芪补气利水的治疗效应。一般来说，具有类似功效的药物合用后，疗效都可能会增强，少数特殊情况外，其配伍七情一般都属于相使。

(4) 相畏与相杀：相畏是二药合用，一药的毒害效应被另一药削弱或消除的配伍关系。相杀是二药合用，一药能削弱或消除另一药的毒害效应的配伍关系。

"畏"有"畏惧"之意；"杀"有"灭除"之意。相畏与相杀涉及的是同一药对，只是立论的角度不同。相畏、相杀的药对中，有的只是此药的毒害效应被彼药削弱或消除，也可能二药彼此都能使对方的毒害效应减轻或消除。前者如生半夏的毒性可被白矾削弱或消除，即生半夏畏白矾，或白矾杀生半夏毒。后者如洋金花和生草乌都有毒，洋金花能导致心率加快、口干；生草乌可导致心率缓慢、流涎。二药相互拮抗，彼此的毒害效应都会降低。

(5) 相恶：是两药合用后，一药或两药某方面或某几方面治疗效应削弱甚至丧失的配伍关系。二药相恶，可能只是其中一药的某种治疗效应被削弱（或丧失）；也可能两败俱伤，二药的治疗效应都被削弱（或丧失）。如生姜能温肺、温胃，黄芩能清肺、清胃，二药合用于肺寒证或胃寒证，则生姜的温肺或温胃的治疗效应会被黄芩削弱，即生姜恶黄芩；如二药合用于肺热证或胃热证，则黄芩的清肺或清胃的治疗效应会被生姜削弱，即黄芩恶生姜。

(6) 相反:是指两药合用后,原有毒害效应增强,或产生新的毒害效应的配伍关系。由于《神农本草经》列举了 18 种有相反配伍关系的药物,所以后世多将相反局限于后面所介绍的“十八反”范围内。事实上,相反也是一种广泛存在的配伍关系。

2. 中药配伍关系的相对性　七情中各情的含义是固定不变的,但具体的关系是相对于所治证候而言的,其配伍关系可因多种因素而改变。首先,同一药对之间,病情不同,可能存在不同的配伍关系。因为药物的“能”与“毒”,通过人体服药之后才能表现出来。如大黄与芒硝合用,对阳明腑实证候,可使泻热通便的治疗效应增强,因而具有相须关系;但如误用于虚寒便秘或滑泻,则会使损伤正气的毒害效应增强,其配伍关系即属相反。干姜与黄连合用,干姜的温中散寒作用和黄连的清胃泻火作用相拮抗,对单纯的中焦寒证或热证而言,会使治疗效应降低,二者具有相恶关系;但对寒热杂错中焦之证,单用干姜温中散寒,有助热之弊,单用黄连清胃泻热,又于中寒不利,二者合用,互相制约,存利除弊,可使毒害效应降低,二者的配伍关系应属相畏、相杀。

二药合用后,其配伍关系可能不是单一的。如附子与干姜配伍在回阳救逆方面相须,但同时附子又畏干姜,干姜能杀附子毒。

3. 正确对待中药的配伍关系　在中药配伍关系中,相须、相使可使治疗效应提高;相畏、相杀可使毒害效应削弱或消除,使临床用药更安全,所以,都是临床用药时应充分利用的。相恶会使治疗效应下降;相反会使毒害效应增强,所以,都是临床用药时应避免的。正如《神农本草经》序录中所言:“凡此七情,合和视之,当用相须、相使者良。勿用相恶、相反者。若有毒宜制,可用相畏、相杀者。不尔,勿合用也。”

从总体上看,中药的七情理论十分科学,但各种药物之间的七情关系,只能随着临床实践与实验研究的深入而逐步完善。

## 二、用药禁忌

用药禁忌主要是从临床用药安全的角度提出来的,包括证候用药禁忌、妊娠用药禁忌、配伍禁忌与服药食忌。

### (一) 证候用药禁忌

某类或某种证候应当避免使用某类或某种药物,称为证候用药禁忌。几乎各类和各种药物都存在证候用药禁忌。

由于药物皆有偏性,或寒或热,或升或降,或补或泻,用之得当,可以利用其偏性纠正疾病的病理偏向。若使用不当,其偏性又会反助病势,加重病情或造成新的病理偏向。因此,凡药不对证,药物功效不为病情所需,就可能导致病情加重者,原则上都属于证候用药禁忌。如表虚自汗、阴虚盗汗者,忌用有发汗作用的药,以免加重出汗。里寒证忌用有清热作用的药,以免寒凉伤阳。里热证忌用有温里作用的药,以免助火伤阴。脾胃虚寒便溏者,忌用有泻下作用的药,以免再伤脾胃。阴亏津少者,忌用有燥湿、化湿作用的药,以免更伤津液。妇女月经过多及出血而无瘀滞者,忌用破血逐瘀之品,以免加重出血。邪实而正不虚者,忌用补虚药,以免误补益疾。痰湿内阻者,忌用补血滋阴之品,以免滋腻助湿。疮疡脓毒未清,腐肉未尽时,不宜过早使用生肌敛疮药,以免藏毒。

### (二) 妊娠用药禁忌

妇女妊娠期间,除为了中断妊娠或引产外,某些药物不宜使用,称为妊娠用药禁忌。

强调妊娠用药禁忌的目的,主要是避免引起堕胎。除此之外,凡对母体不利、产程不利、婴儿生长发育不利的药物，妊娠期妇女均应尽量避免使用。即凡对妊娠期的母亲和胎儿不安全及不利于优生优育的药物均属妊娠禁忌药。

一般将妊娠禁忌药分为禁用药和慎用药。禁用药包括剧毒药、堕胎作用较强的药及作用峻猛的药。如砒石、水银、马钱子、川乌、斑蝥、轻粉、雄黄、巴豆、甘遂、大戟、芫花、牵牛子、商陆、藜芦、胆矾、瓜蒂、干漆、水蛭、虻虫、三棱、莪术、麝香等。慎用药主要是活血化瘀药、行气药、攻下导滞药及温里药等章节中的部分药。如牛膝、川芎、红花、桃仁、姜黄、枳实、大黄、番泻叶、芦荟、芒硝、附子等。

妊娠禁忌药可能对妊娠期妇女产生危害，故应给予足够的重视。对于妊娠期妇女，如无特殊必要，应当尽量避免使用妊娠禁忌药，以免发生事故。如妊娠期妇女因病非用某种妊娠禁忌药不可，则应注意辨证准确，掌握好剂量与疗程，并通过恰当的炮制和配伍，尽量减轻药物对母亲和胎儿的危害，做到用药安全而有效。

古代记载的妊娠禁忌药，主要是从用药安全的角度来强调的，而不是堕胎的有效药。用这类药物堕胎，不仅很不安全，而且不一定可靠，古代可不得已而为之，现代必须严禁使用。

**（三）配伍禁忌**

在选药组方时，应当避免合用的药物，称为配伍禁忌。《神农本草经》提出配伍禁忌的总原则是“勿用相恶相反者。”宋代以后一直将“十八反”“十九畏”当作绝对配伍禁忌，至今未能改变。

1. “十八反” 是指乌头反半夏、瓜蒌、贝母、白蔹、白及；甘草反海藻、大戟、甘遂、芫花；藜芦反人参、玄参、沙参、丹参、苦参、细辛、芍药。

2. “十九畏” 是指硫黄畏朴硝，水银畏砒霜，狼毒畏密陀僧，巴豆畏牵牛子，丁香畏郁金，牙硝畏三棱，川乌、草乌畏犀角，人参畏五灵脂，官桂畏赤石脂。

韩保昇的《蜀本草》中首先提出“相反者 18 种”，其本义是指《神农本草经》列有 18 种具有相反配伍关系的药物，此后，逐渐形成“十八反”之说。事实上，《本草经集注》的七情药例中的相反药物并不止 18 种，加之原“十八反”涉及药物的分条，如瓜蒌分为瓜蒌壳、瓜蒌子，芍药分为白芍、赤芍，乌头类有川乌、草乌与附子等，药数更不止 18 种，而且后世相反药物还在不断增加。一些有关配伍禁忌的歌诀涉及的药物也不止 18 种，但仍以“十八反”为名，所以，“十八反”实际上已成为诸药相反的同义语。

“十九畏”是金元以后医家概括出的 19 味配伍禁忌药。“十九畏”与“相畏”是完全不同的。前者属于配伍禁忌；后者是指一味药的毒副作用会被另一味药削弱或消除。“相畏”不仅不属于配伍禁忌，而且是应当充分利用的一种配伍关系。配伍禁忌包括“七情”中的相反与相恶，“十九畏”的含义一直不清楚，可能其中有的属于相反，有的属于相恶。

“十八反”与“十九畏”的药对被视为配伍禁忌，由来已久。但其为什么不能同用，或同用后会出现怎样的危害，前人没有告知，故历来有强调其不能同用者，也不乏质疑其普适性者，自张仲景《伤寒杂病论》以来，一直都有有意使用“相反”药对者。现代对此进行研究者从未间断，但结论不一，尤其是“十八反”的研究更多。由于《中国药典》将其纳入正文，使其成为法定用药禁忌，并称“一般情况下不宜使用”。因此，在没有定论之前，原则上应当遵照执行。

**（四）服药食忌**

服药期间禁忌进食某些食物，称为服药时的饮食禁忌，简称服药食忌，俗称忌口。服药食忌的一般原则如下。

1. 忌食妨碍脾胃功能的食物　患病期间，一般人的脾胃消化吸收功能都可能有所减弱，应忌食生冷、多脂、黏腻及有刺激性的食物，以免妨碍脾胃功能，影响药物的吸收，使药物的疗效降低。

2. 忌食对某种病证不利的食物　如生冷食物对于寒证，特别是脾胃虚寒证不利；辛热食物对热证不利；食油过多，会加重发热；食盐过多，会加重水肿，或不利于高血压治疗。

3. 忌食与所服药物之间存在类似相恶或相反配伍关系的食物　如服皂矾应忌茶，因为皂矾为低价铁盐（硫酸亚铁），遇茶中的鞣质，容易生成不溶于水的鞣酸铁，使药效降低；服绵马贯众应忌油，因为绵马贯众含脂溶性有毒成分，肠中有过多的脂肪存在，则容易被机体吸收，更易导致中毒。

对于服药食忌，既要重视，又不可将其任意扩大，导致患者营养不良而影响治疗。例如，将特殊个体对于某种食物的不耐受泛化到所有人群，并不鲜见。

# 第四节　剂量与用法

## 一、剂量

中药的剂量是一切药性、药效的基础。剂量不同，不仅疗效会不同，其毒性也存在差别。

### （一）剂量的含义

剂量，又称用量。各论药物项下的用量，是指干燥饮片在汤剂中成人一天内的服用量。汤剂一般一天一剂，故称剂量。鲜品及入丸、散剂的用量则另加注明。

为了临床用药有效且安全，必须把单味药的用量规定在一定参考范围内。这里所说的用量，是单味药的常用有效量，如果用量没达到最低有效量，便收不到预期的疗效；反之，用量过大，又不安全。

中药的用量，还应注意药物的实际利用量。由于患者个体差异及药材质量、炮制、剂型、制剂、服法等多种因素的影响，同一味药，即使剂量相同，其实际利用量也可能多少不一，其临床效应也可能不同。因此，中药用量的伸缩幅度一般都较大。

此外，在复方中，由于药物间可能相互作用、相互影响，两药间的用量比例不同，其配伍关系有时可能改变。所以，单味药的用量还需考虑药物配伍后产生共同效应的需要量，注意使药物间的用量符合一定的比例，以适应病情的需要。这就是所谓中药的相对用量。

### （二）计量的单位

宋以前方书中的剂量，除特别标明大斤两者外，一般可按 1 两 =14 g 计。宋以后至民国初年，一般可按 1 两 =37 g 计。民国年间开始用市称，1 斤 =500 g；1 斤 =16 两，1 两 =31.25 g；1 两 =10 钱，1 钱 =3.125 g。目前，我国计量采用公制，即 1 kg=1 000 g。为了换算方便，按规定以如下近似值进行换算：1 市斤（16 两制）= 500 g；1 两 =30 g；1 钱 =3 g；1 分 =0.3 g。

### （三）确定剂量的依据

中药学标定的各种中药的参考用量，伸缩幅度较大，临床处方时还应考虑以下因素，确定不同患者的具体用药量。

1. 药物性质　剂量应当结合药物的毒性有无、作用强弱、气味浓淡、质地轻重及药材质量和干鲜等进行考虑。毒药或作用峻烈的药物，其用量必须严格控制在安全范围内，并采用《神农本草经·序例》提出的“若用毒药疗病，先起如黍粟，病去即止，不去倍之，不去十之，取去为度”的方法给药。在一般药物中，花叶类质地疏松，精微物质容易煎出，药味浓厚口感不佳及作用较强的药物，用量宜偏小；反之，金石贝壳类质重的、药味淡薄及作用缓和的药物用量宜稍大。鲜品因药材含有大量水分，其用量也宜增大。

2. 应用方式

(1) 单用与复方：药物单味应用时，其用量应较复方时大。在复方中，同一药物作主药时，其用量往往较之作辅药时大。

(2) 剂型：多数药物作汤剂时，因其有效成分一般不能完全溶出，故用量一般较之作丸、散剂时的大。

(3) 使用目的：中药一物多用，临床用药目的不同，其用量也可能不同。如槟榔，用于消积、行气，常用 3~10 g；而用以驱虫时，则需 30~60 g，甚至更大。又如柴胡，具有解表、疏肝和升阳的功效，其用以解表时剂量宜稍大，而用以疏肝和升阳时则剂量可偏小。即使是利用药物的同一功效，也可能因用药目的不同而使用不同剂量。如牵牛子，李杲说“少则动大便，多则下水。”是说用以通便导滞，用量宜轻；若用以峻下逐水，则用量宜重。

3. 患者状况　应考虑患者的年龄、性别、体质、病程、病势及职业、生活习惯等。

一般来说，小儿发育尚未健全，老人气血渐衰，对药物的耐受力较弱，其用量应低于青壮年。小儿 5 岁以下通常用成人量的 1/4~1/6；六岁以上可按成人量减半使用。妇女在月经期、妊娠期，用活血化瘀药，量一般不宜过大。同年龄段中体质强壮者，对药物的耐受力较强，用量可稍大；体质虚弱者，用量宜轻。新病者正气损害尚小，患者对药物的耐受力还较强，用量可稍大；久病患者多体虚，对药物的耐受力已较弱，用量宜轻。病情急重者，用量宜重；病情轻缓者，用量宜轻。若病重药轻，药不能控制病势；若病轻药重，也会损伤正气。体力劳动者腠理较脑力劳动者致密，使用发汗解表药时，用量可稍重。

此外，确定药物的具体用量时，还应当注意居处环境、季节、气候等自然条件，做到因地制宜、因时制宜。

## 二、用法

### (一) 给药途径

给药途径，是指药物以某种形式，通过人体某些部位、组织或器官进入机体的途径。

中药的传统给药途径以口服和皮肤给药为主。此外，还有舌下给药、鼻腔给药、直肠给药、阴道给药和鼻孔吸入等多种途径。

由于机体的不同组织对药物的吸收能力存在差异，药物在不同组织的分布、消除能力也不一样，因此，给药途径不同，会影响药物的吸收量、速度和作用强度。有的药物必须经某种途径给药，才能发挥某种作用。如硫黄杀疥虫，须皮肤局部外用，口服则无效。理气药枳实，口服并无升血压作用，但其注射剂静脉注射却有升血压作用。中药的功效，均总结于不同的给药途径，只有与原给药途径一样时，其预期的临床效应才可以重现。

### (二) 剂型

剂型不同,药物在机体内被吸收的情况不同,也会影响中药的临床效应。

1. 剂型的特点

(1) 口服固体制剂:丸剂、片剂等固体制剂内服后,需经过崩解、分散、溶解后才能被吸收。溶解过程是影响吸收的重要环节。所以,这类药剂的吸收相对于同样药物的散剂、汤剂等缓慢,奏效也更迟缓。故李杲曰:"丸者缓也。"丹波元坚曰:"丸之为物,其体也结,势不外达,而以渐溶化,故其力最缓。"丸剂因所用赋形剂不同,其崩解速度由快到慢排列为:水丸→蜜丸→糊丸→蜡丸。前人指出:"水丸取其易化,蜜丸取其缓化,糊丸取其迟化,蜡丸取其难化。"

散剂系可直接吞服的药物粉末,较丸、片、胶囊容易分散、溶解,故吸收较迅速。《圣济经》云:"散者取其渐渍而散解。"

(2) 口服液体制剂:汤剂及合剂、口服液等口服液体制剂,服用的主要是溶液,可直接被胃肠黏膜吸收,较丸散类固体药剂吸收快、奏效速。另外,汤剂多将群药同煎,各种复杂微妙的化学变化有可能使疗效提高,或毒副作用降低,这对临床用药有利。但有的变化却可能使疗效降低,或毒副作用增强,需要尽量避免。汤剂还有载药量多的特点,尤适用于服用量大的方药。

酒剂亦是液体药剂,酒能畅旺血行,可促进吸收,故酒剂内服比汤剂吸收更快,奏效更速。

(3) 气雾剂:吸入气雾剂,药物吸收速度快。尤其是对肺部及气管疾病,气雾剂可在肺部及气管部位迅速达到很高的血药浓度,而其他剂型难以达到。

(4) 栓剂:系由药物和基质混合制成不同形状,以供肛门、阴道、鼻腔等体腔应用的一种制剂。栓剂在常温下为固体,纳入体腔后能很快软化溶解,逐渐被吸收而发挥作用。除起局部作用外,药物通过黏膜表面被吸收入血后,亦可对全身发挥作用,且干扰因素较口服少。

(5) 注射剂:吸收快,显效速度在其他剂型之上,且使用剂量准确,用量小,作用可靠,适用于急救。但目前中药注射剂制备难度很高,容易出现不良反应。

此外,外用类制剂的应用形式多为局部外用,主要起局部作用,有的经皮吸收亦可有全身作用。外用类制剂有散剂、硬膏剂、软膏剂、搽剂等。

2. 剂型的选择

(1) 药材对剂型的选择:《神农本草经》云:"药性有宜丸者,宜散者,宜水煎者,宜酒渍者,宜膏煎者,亦有一物兼宜者,亦有不可入汤酒者,并随药性,不得违越。"多数药物都可作散剂或丸剂服用。但液体类或半流体类药,含大量糖类、油脂而不易研细的药,对黏膜刺激较大的药,则不宜作散剂服用。汤剂虽然应用很广,但有效成分难溶或不溶于水的药,有效成分经加热容易破坏的药,滋味过于苦烈、气味过于臭秽的药,以及对胃肠刺激性过大的药,则不宜作汤剂服用。有效成分溶于酒者,可作酒剂服用,反之则不宜作酒剂。

李杲曰:"汤者荡也,丸者缓也。"是基于有效成分水溶性较好的药物而言的,有效成分难溶或不溶于水的药物,则汤剂的作用远不如丸剂。《苏沈良方》云:"无毒者宜汤,小毒者宜散,大毒者宜丸。"是从安全性的角度强调应根据药物的毒性来选择剂型。

(2) 病证对剂型的选择:陶弘景云:"疾有宜服丸者,服散者,服汤者,服酒者,服膏煎者,亦兼参用,察病之源,以为其制耳。"即是说,还应根据病情的需要选择剂型。一般来说,慢性病宜服丸、散或膏煎剂,急性病宜服汤剂,风湿痹证、跌打损伤宜服酒剂等。多数药物都可根据剂型的特点,随病情的需要来确定药物的剂型。

现代《中药制剂学》选择剂型，仍然遵循这两方面的原则。

**（三）汤剂的煎服方法**

中成药的剂型虽多，但主要由制药企业和医院制剂室制备。汤剂大多由病家自制，若制不得法，亦会影响疗效与用药安全。《本草纲目》云："凡服汤药，虽品物专精，修治如法，而煎药者卤莽造次，水火不良，火候失度，则药亦无功。"所以，医生应将汤剂的正确煎煮方法向病家交待清楚。

1. 一般煎煮方法

（1）煎药器具：煎药宜用不易与药物成分发生化学反应且导热均匀，保温性能良好的砂锅、砂罐等陶瓷器皿，不宜用铁、铝等金属器皿，因为这些金属容易与中药成分发生化学反应，可能使疗效降低，甚至产生毒副作用。

（2）煎药用水：古人煎药用水十分考究，但可操作性差。目前认为，煎药宜用洁净、无异味和含杂质少的水，凡人们日常生活中可饮用的水，都可用以煎煮中药。

（3）加水多少：从理论上讲，煎煮中药时，头煎加水量应包含饮片吸水量，煎煮过程中的蒸发量及煎煮后所需药液量。二、三煎加水量应减去饮片吸水量。由于不同药材的性状存在差异，煎药时的火力大小也可能不同，实际操作时加水很难做到精确，通常只能根据饮片质地的疏密、吸水性能的强弱及煎煮所需时间的长短来估计加水量。一般可行的做法是：头煎前先加适量的水浸泡饮片，使其充分吸水，进行煎煮时，液面高出饮片 2 cm 即可。需久煎的药物，加水量可比一般药材略大；质地疏松或有效成分容易挥发，煎煮时间较短的药物，则液面略高出饮片即可。加水过少，有效成分提取不充分，加水过多，则服用不完。

（4）煎前浸泡：煎煮前将饮片用水浸泡，既可掌握用水量，又有利于有效成分的溶出，并缩短煎煮时间，避免有效成分散失或破坏过多。如饮片不经浸泡，直接煎煮，还会因饮片表面的淀粉、蛋白质膨胀，阻塞毛细管道，水分难以进入饮片内部，有效成分亦难以溶出。多数药物宜用冷水浸泡，一般浸泡 20~30min 即可。以种子、果实为主者，可浸泡 1h。夏天气温高，浸泡时间不宜过长，以免药液变质。

（5）煎煮火候：煎药一般宜先用武火使药液尽快煮沸，后用文火使药液保持沸腾状态，以免药汁溢出或过快熬干。有效成分不易煎出的矿物类、骨角类、甲壳类药物及补虚药，一般宜用文火久熬，每次维持 1h 左右，使有效成分能充分溶出。解表药及其他含挥发性有效成分的药，宜用武火迅速煮沸，改用文火煮 10~15min 即可。

（6）及时滤汁：将药煎好，应趁热滤取煎液。因为药物有效成分的溶解是动态平衡的过程，在温度降低时，有效成分又会反渗入药渣内，会影响药物的实际利用量。

（7）绞渣取汁：一般饮片加水煎煮后都会吸附一定药液，其中的有效成分亦被药渣吸附，如不经压榨取汁，会造成有效成分不必要的损失。实验表明，从绞榨药渣中得到的有效成分约相当于原方含量的 1/3。不宜久煎的药或只煎一次的药，药渣中所含有效成分会更多。

（8）煎煮次数：饮片在煎煮时，有效成分先溶解在进入饮片组织内的水液中，然后再扩散到饮片外部的水液中。当饮片内外溶液的浓度相同时，有效成分就不再向外扩散了。这时，只有将药液滤出，重新加水煎煮，有效成分才会继续溶出。有人测量发现，若将第二次、第三次煎液合并，其煎出物总量超过第一次煎液。为了充分利用药材，避免浪费，一剂药最好煎煮 3 次；花叶类为主，或饮片薄而粒小者，至少也应煎煮两次。

2. 特殊煎煮方法

(1) 先煎：有效成分不容易煎出的药，与不宜久煎的药同入汤剂时，前者应先煎一定时间后，再纳入后者同煎。一般来说，动物角（水牛角、鹿角等）、甲（龟甲、鳖甲等）、贝壳类药物（石决明、牡蛎等）和矿物类药物（磁石、赭石等），大多需要先煎 30min 左右，再纳入其他药同煎。在植物药中，有效成分不容易溶出的药，或久煎可使其毒性降低的药（川乌、附子等）亦应先煎。

(2) 后下：含挥发性有效成分，久煎易挥发失效的饮片（如解表药、化湿药中的大部分药物），或有效成分不耐煎煮，久煎容易破坏的饮片（大黄、番泻叶、麦芽、钩藤等）与一般饮片同入汤剂时，宜后下微煎，待他药煎煮一定时间后，再纳入这类饮片同煎一定时间。有的饮片甚至只需用开水浸泡即可，不必入煎（如大黄、番泻叶用于泻下通便）。

(3) 包煎：饮片有毛状物对咽喉有刺激性，或药物易漂浮于水面不便于煎煮者（辛夷、旋覆花等），或饮片呈粉末状及煎煮后容易使煎液混浊者（海金沙、蒲黄、五灵脂等），以及煎煮后药液黏稠不便于滤取药汁者（车前子等）应当用纱布包裹入煎。

(4) 另煎：人参、西洋参等名贵药与其他药同用，入汤剂时宜另煎取汁，再与其他药物煎液兑服，以免煎出的有效成分被其他药物的药渣吸附，造成名贵药的浪费。

(5) 烊化：将胶类药物放入水中或已煎好的药液中加热溶化称烊化。阿胶、鹿角胶等胶类药材与其他药同煎，容易粘锅、焦化，或黏附于其他药渣上，既造成胶类药材的浪费，又影响其他药物的有效成分溶出，因此，此类药宜烊化。

(6) 冲服：芒硝等入水即化的药，蜂蜜等液体类药，以及羚羊角、沉香等药加水磨取的药汁，或直接服用的粉末饮片，不需入煎，宜用开水或药汁调匀后一起喝下，称为冲服。

3. 服法 是服药方法的简称，包括服药时间、服药多少和服药冷热。

(1) 服药时间：应根据胃肠的状况、病情的需要及药物的特性来确定。

清晨服：清晨胃肠内均无食物，所服药物能迅速发挥药效。驱虫药需要在肠内保持高浓度作用于虫体，因此，宜在清晨空腹时服药。峻下逐水药在晨起空腹时服用，不仅有利于药物迅速入肠发挥作用，且可在日间发挥作用后避免夜间频频如厕，影响睡眠。

饭前服：饭前类似清晨的空腹状态，胃中亦空虚。泻下药及其他治疗肠道疾病的药物在饭前服用，可不受食物阻碍，较快发挥药效。某些祛痰药因其作用与其刺激胃黏膜而增加支气管分泌有关，须饭前服用。

饭后服：饭后胃中存在较多食物，所服药物与食物混合，可减轻其对胃的刺激。故对胃有刺激性的药宜饭后服用。消食药亦宜饭后服用，使药物与食物充分接触，以利其充分发挥药效。

一般药物，无论饭前服还是饭后服，服药与进食都应间隔 1h 左右，以免影响药效的发挥与食物的消化。此外，有的药物还应在特定的时间服用。如截疟药应在疟疾发作前 4h、2h 与 1h 各服药 1 次。安神药用于安眠时，睡前 0.5~1h 应服药 1 次。缓下通便药宜睡前服用，以便翌日清晨排便。急性病则不拘时服用。

(2) 服药多少：一般疾病服药，多采用每日 1 剂，每剂分 2~3 次服用。病情急重者，可每隔 4h 左右服药 1 次，昼夜不停，以利顿挫病势。

呕吐患者服药宜小量频服。小量，药物对胃的刺激小，不致于药入即吐；频服，才能保证服药量。

应用药力较强的发汗药、泻下药时，服药应适可而止，不必拘泥于定时服药。一般以得汗或得下为度，不必尽剂，以免因汗、下太过损伤正气。

(3) 服药冷热：汤药多宜温服。因为，中药在煎煮过程中，药物成分之间可能发生化学反应而产生沉淀，且沉淀的量与冷却的时间成正比。由于沉淀中含有有效成分，一般患者常将沉淀抛弃不服，但多数沉淀在消化道又可被分解吸收以发挥药效。所以，在服用汤剂时，要趁热过滤，最好温服，服时还应振荡，以免过多沉淀被抛弃而影响药物实际利用量。

治疗寒证用温热药宜热服，特别是发散风寒药用于外感风寒表实证，不仅药宜热服，服药后还要温覆取汗。至于治热病用寒凉药，患者欲冷饮者，药可凉服。另外，治疗真寒假热证或真热假寒证用从治法时，也有热药凉服或寒药热服者。

**数字课程学习……**

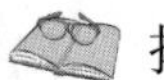 拓展阅读　　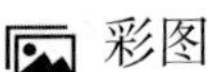 彩图　　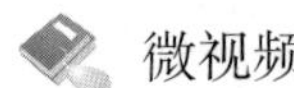 微视频　　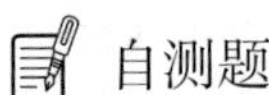 自测题

# 下篇　各　论

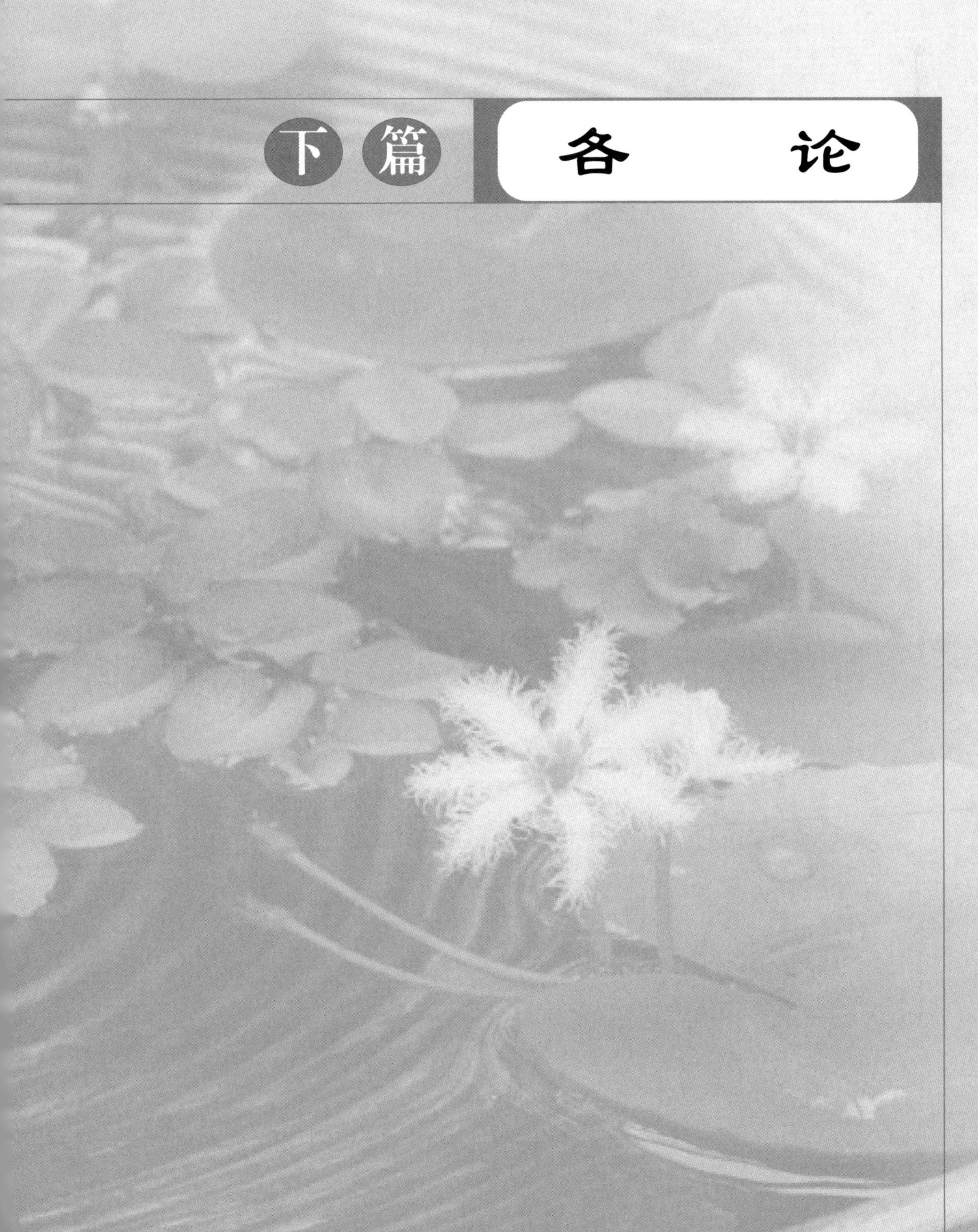

# 第六章

# 解　表　药

【教学要求】

掌握:解表药在功效、主治、药性、配伍应用及使用注意方面的共性;通过解表药有关功效,确定其药性、主治和证候禁忌。麻黄、桂枝、羌活、防风、荆芥、紫苏叶、薄荷、桑叶、菊花、牛蒡子、蝉蜕、葛根、柴胡的功效、药性、应用及其特殊的用法用量、使用注意。

熟悉:解表药的分类。香薷、生姜、细辛、白芷、苍耳子、蔓荆子、升麻的功效、主治及特殊的用法用量、使用注意。

了解:解表药、发散风寒药、发散风热药和相关功效术语的含义。藁本、辛夷、淡豆豉的功效及特殊的用法用量和使用注意。

## 一、含义

以发散表邪、解除表证为主要功效,常用以治疗表证的药物,称为解表药。根据解表药的药性和功效与主治差异,分为发散风寒药与发散风热药两类。

## 二、功效与主治

1. 共有功效与主治　本章的药物都具有解表功效,可以主治外感表证。所谓解表,是辛散的药物,外散六淫、时行之邪等经口鼻、肌表外犯人体的表邪,以治疗外感表证,症见发热,恶寒或恶风,头身疼痛,无汗或汗出不畅,脉浮等表现者。

2. 主要兼有功效与主治　本类药物以其祛风之功,还有止痒、通鼻窍之效,又常用于风邪郁闭肌表之皮肤瘙痒、郁阻肺窍之鼻塞不通。部分药还兼有平喘、止咳、透疹、祛风湿、利咽喉等功效,宜用于喘咳、风疹不透、咽喉不利而有表证及风湿寒痹者。

## 三、药性

1. 四气　发散风寒药一般偏于温性;发散风热药一般偏于寒凉。

2. 五味　气味大多芳香,性质轻宣疏散,能外散表邪,一般为辛味;发散风寒药中兼能燥湿者,发散风热药中能清泄者,兼有苦味。

3. 归经　以脏腑辨证而言,表证在肺,故解表药主要归肺经。

此外，本类药物能向外疏散经口鼻和肌表内犯的邪气，故其作用趋向以升浮为主。其中兼能平喘、止咳或清泄者，在升浮为主的同时又具有沉降之性。

本章中的细辛、苍耳子为有毒之药。

### 四、配伍应用

表证兼里寒者，配伍温里药；兼里热者，配伍清热药；兼湿邪者，配伍化湿药、燥湿药或渗湿药。体虚之人外感表邪，祛邪易更伤其虚，补虚易留邪为患，应祛邪与扶正并重，视其气虚、阳虚、阴虚与血虚的不同，配伍相应的补虚药。表证咳喘痰多或气滞胀闷、呕恶者，与祛痰、止咳、平喘药或行气消胀与和中止呕药同用。

### 五、使用注意

1. 因证选药　应区分表证的寒热，选择适宜的解表药，风寒表证主要选用发散风寒药，风热表证主要选用发散风热药。

2. 证候禁忌　发汗解表药宜用于无汗或汗出不畅之表证，因汗与津血同源，平素表虚不固自汗、盗汗，久患疮疡、淋证、失血及孕妇、产后、年老体虚等津血亏耗之人，无表证者忌用；即使有表证，亦当慎用。

3. 中病即止　使用发汗解表药，应以微令汗出，得汗即止为原则，可使邪气外出，而正气不伤；如发汗太过，汗出淋漓，既会伤阴，又有亡阳的危险。

此外，解表药多为芳香质轻之物，一般不宜久煎，以免挥发性有效成分逸散而降低药效。

## 第一节　发散风寒药

以发散风寒表邪为主要功效，常用以治疗风寒表证的药，称为发散风寒药。发散风寒药其气芳香，性味辛温，作用升浮。其辛以祛风，温以散寒，以发散风寒为主要功效，主治风寒表证，症见发热、恶寒较重、头身疼痛、无汗或汗出不畅、脉浮紧等。在发散风寒药中，发汗作用较明显者，可称发汗解表药；温性较强偏于散寒者，可称散寒解表药；其性微温偏于祛风邪者，可称祛风解表药。

发散风寒药通过发散风寒之功，还可收止痒及通鼻窍之效。故也可用于风寒郁闭肌表的皮肤瘙痒，或风寒郁于肺窍的鼻塞不通等。本节药物，还分别兼有止咳、平喘、止痛、祛风湿、利尿等功效，又可主治气喘、咳嗽、头痛、痹证、水肿等，但仍以兼有风寒表证或属寒证者最为适宜。

发散风寒药用于风寒表证，宜饭后热服，药后温覆其体，以助散寒解表之力。本类药大多具有温燥之性，或开腠发汗的作用，故平素阴虚津亏、表虚不固而外感风寒者应当慎用。对于燥热内盛而无表寒者，应当忌用。

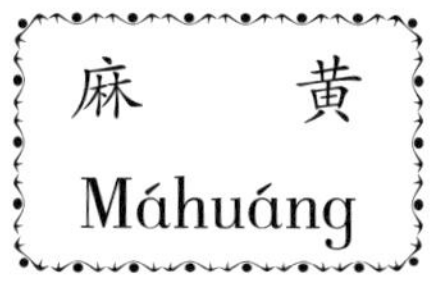

# 麻 黄 Máhuáng

《神农本草经》

麻黄为麻黄科植物草麻黄 *Ephedra sinica* Stapf、木贼麻黄 *Ephedra. equisetina* Bunge. 或中麻黄 *Ephedra. intermedia* Schrenk ex C.A.Mey. 的草质茎，主产于华北、西北及辽宁等地。气微香，味涩、微苦。

【主要药性】辛、微苦，温。归肺、膀胱经。

【基本功效】发散风寒，平喘止咳，利尿退肿。

【临床应用】

**1. 风寒表实证** 本品善开腠发汗、透发毛窍，发汗解表之力较强，又兼止咳平喘功效，尤宜用于风寒外犯，腠理闭密而无汗的风寒表实证并兼有喘咳者。治此证，麻黄与桂枝相须为用。如《伤寒论》麻黄汤，其与桂枝、杏仁、甘草同用。

**2. 喘咳证** 本品外开皮毛郁闭以宣发肺气，内降肺气以复肃降，为平喘止咳要药。尤宜用于风寒或肺寒而喘咳者。如《太平惠民和剂局方》三拗汤，其与杏仁、甘草同用。治肺热喘咳，与清肺热药配伍，去性存用，共收清肺平喘止咳之效。如《伤寒论》麻黄杏仁甘草石膏汤。喘咳而兼痰多者，须配伍祛痰药。

**3. 水肿** 本品上宣肺气，通调水道，下输膀胱而略有利尿之功；又能发汗解表，可使肌肤的水湿从毛窍外散，可用于水肿初起而有表证之风水。如《金匮要略》越婢加术汤，其与生姜、白术等同用。

【用法用量】3~10 g。生麻黄发汗力较强，宜用于外感风寒证；蜜炙麻黄长于平喘，宜用于喘咳证；麻黄绒和蜜炙麻黄绒作用缓和，宜用于小儿、老人及体弱者。

【使用注意】虚喘而无肺气壅滞及高血压、失眠者慎用。

【参考资料】

1. 本草摘要

《神农本草经》："味苦，温。主中风伤寒头痛，温疟，发表出汗，去邪热气，止咳逆上气，除寒热，破癥坚积聚。"

《名医别录》："俗用疗伤寒，解肌第一。"

《神农本草经百种录》："凡风寒之在表者，无所不治，以能驱其邪，使皆从汗出也。止咳逆上气，轻扬能散肺邪。除寒热，散营卫之外邪。破癥坚积聚。散脏腑之内结……又能深入积痰凝血之中。凡药力所不到之处，此能无微不至，较之气雄力厚者，其力更大。"

2. 现代研究 含麻黄碱等生物碱、挥发油、黄酮及有机酸等成分。有发汗、解热、抗变态反应、平喘、松弛平滑肌、抑菌、抗病毒、抗炎、镇痛等作用。

3. 其他 本教材称麻黄"发散风寒"体现了本节药物共性，便于记忆。该功效可称为"发汗解表"或"散寒解表"，意在突出其在本类药中的个性特点。其实，麻黄如不与桂枝等配伍，或药后温覆身体，发汗或散寒作用只是稍强而已。正如《本草正义》所说："即不专主散寒发汗矣。"其"止咳平喘"或称为"宣肺平喘"，互有利弊。后者强调其平喘的特点，但"宣肺"已包含于"发散"之中，且容易导致忽略其止咳的功效。

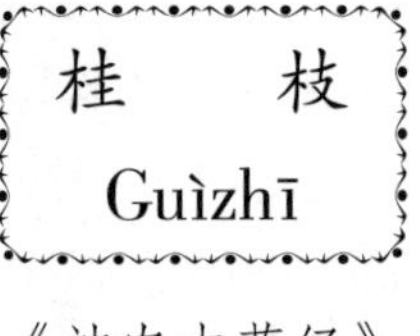

## 桂 枝 Guìzhī

《神农本草经》

桂枝为樟科植物肉桂 *Cinnamomum cassia*（L.）D. Don 的嫩枝，主产于广西、广东、福建。有特异香气，味甜、微辛，皮部味较浓。

【主要药性】辛、甘，温。归肺、肾、心、脾经。

【基本功效】发散风寒，温通经脉，温助阳气。

【临床应用】

**1. 风寒表证** 本品能外散风寒，并宣阳气于卫分，用于外感风寒，无论表实、表虚及阳虚感受风寒者，均宜使用。治风寒表实证，常为麻黄辅助，如《伤寒论》麻黄汤。治风寒表虚证，营卫不和而自汗出、脉浮缓者，本品辛甘通阳，解肌表之风寒以调卫，配伍白芍敛汗以护营，共收调和营卫之效，如《伤寒论》桂枝汤。治阳虚感寒，可与附子等温阳散寒之品同用，共收助阳解表之效。

**2. 寒凝经脉证** 本品善入血分，既可温通血脉，又可宣导活血之品，以增化瘀止痛之效。如《金匮要略》温经汤，其与当归、川芎等活血化瘀药同用。治风寒痹证，其能温经散寒，可与祛风湿药发挥协同作用，如《千金要方》独活寄生汤，其与独活、防风等祛风湿药同用；因其性升浮，又以上肢及肩背痹痛多用。

**3. 阳虚证** 本品甘温，可温助肾、心、脾阳气，可用于肾阳虚、心阳虚及脾阳虚诸证。如治肾与膀胱阳气虚寒，气化不行小便不利，本品与利尿药配伍，共收温阳化气、行水利尿之效，如《伤寒论》五苓散，其与茯苓、猪苓等同用。治心肾阳气不足，下焦阴寒上逆，上冲胸咽，烦闷不宁之"奔豚"，本品温助阳气，以平冲降逆，如《伤寒论》桂枝加桂汤。治过汗心阳受损，而心悸等不适者，如《伤寒论》桂枝甘草汤。治脾阳不运，水湿内停之痰饮证，如《金匮要略》苓桂术甘汤，其与茯苓、白术、甘草同用。

【用法用量】3~10 g。外用适量。

【使用注意】本品易助热，伤阴，动血。温热病，阴虚火旺、血热妄行者忌用；孕妇慎用。

【参考资料】

1. 本草摘要

《本草求真》："桂枝所优为，在温经通脉，内外证咸宜。"

《医学衷中参西录》："其宣通表散之力，旋转于表里之间，能和营卫，暖肌肉，活血脉，俾风寒自解，麻痹自开。"

2. 现代研究　含挥发油、酚类、有机酸、苷类、香豆素及鞣质等。有降温、解热、抗菌、抗病毒、抗炎、健胃、缓解胃肠道痉挛、强心、改善心肌缺血、镇痛、镇静、止咳、祛痰、增强免疫功能等作用。

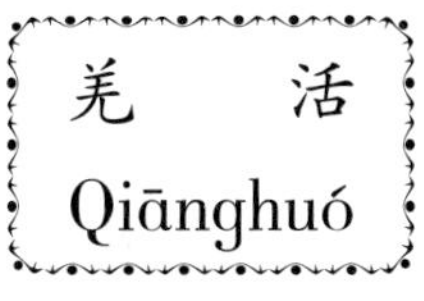

# 羌 活 Qiānghuó

《神农本草经》

羌活为伞形科植物羌活 *Notopterygium incisum* Ting ex H.T.Chang 或宽叶羌活 *Notopterygium forbesii* de Boiss. 的根茎及根，主产于四川、云南、青海等地。气香，味微苦而辛。

【主要药性】辛、苦，温。归肺、膀胱经。

【基本功效】发散风寒，祛风湿，止痛。

【临床应用】

**1. 风寒表证** 本品辛温发散，气味雄烈，善散寒解表，被前人誉为“非时感冒之仙药”，风寒表证较为常用。因其兼能胜湿，止痛，尤宜用于外感风寒夹湿，症见恶寒发热、无汗、头痛项强、肢体酸痛较重者，常与解表散寒、胜湿止痛药配伍，如《此事难知》九味羌活汤，其与防风、川芎等同用；《内外伤辨惑论》羌活胜湿汤，其与独活、藁本、防风等同用。

**2. 风寒湿痹** 本品性味辛温，有较强的祛风湿、止痛作用，亦宜用于风寒湿痹证，尤多用于肩臂痹痛，常与独活、防风、当归、肉桂等同用，如《医学心悟》蠲痹汤，共收祛风湿散寒，温经通络，活血止痛之功。

**3. 头风痛** 本品亦常用于头风痛。因其善入足太阳膀胱经，长于上达项背、巅顶以发散风寒湿邪，故亦用于治风寒湿邪循经上犯的头风痛，常与藁本、川芎等同用。治风热头痛证，亦与发散风热药配伍，以增强祛风止痛之效。

【用量】3~10 g。

【使用注意】本品辛香温燥，阴血亏虚者慎用。用量过多，脾胃虚弱者易致呕吐。

【参考资料】

1. 本草摘要

《药性论》:“治贼风，失音不语，多痒血癞，手足不遂，口面㖞斜，遍身顽痹。”

《洁古珍珠囊》:“太阳经头痛，去诸骨节疼痛。”

《本草品汇精要》:“主遍身百节疼痛，肌表八风贼邪，除新旧风湿，排腐肉疽疮。”

2. 现代研究 含挥发油、香豆素类化合物、酚类化合物、有机酸及生物碱等成分。有镇痛、解热、抑菌、抗炎、抗变态反应、抗心律失常等作用。

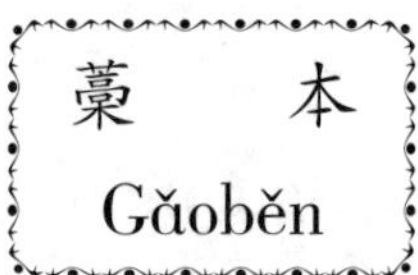

# 藁 本 Gǎoběn

《神农本草经》

藁本为伞形科植物藁本 *Ligusticum sinense* Oliv. 或辽藁本 *Ligusticum. jeholense* Nakai et Kitag. 的根茎及根，主产于陕西、甘肃、辽宁等地。气浓香，味苦、辛、微麻。

【主要药性】辛，温。归肺、膀胱经。

【基本功效】发散风寒，祛风湿，止痛。

【临床应用】

**1. 风寒表证，巅顶头痛** 本品功用与羌活相似，尤长于达巅顶以发散太阳经风寒湿邪，唯其辛散雄烈之性较为缓和，药力稍逊于羌活，常与羌活相须为用，以增其效。治太阳风寒，循经上犯，症见头痛、鼻塞、巅顶痛甚者，可与羌活、川芎等同用。

**2. 风寒湿痹** 本品辛散温通，具祛风湿、止痛之功，能入于肌肉、经络、筋骨之间，以祛除风寒湿邪，蠲痹止痛。治风湿疼痛，常与羌活、防风、苍术等祛风湿、止痛药同用。

【用量】3~10 g。

【使用注意】本品辛温香燥，凡阴血亏虚、肝阳上亢、火热内盛之头痛者忌服。

【参考资料】

1. 本草摘要

《本草正义》："藁本味辛气温，上行升散，专主太阳太阴之寒风寒湿，而能疏达厥阴郁滞，功用与细辛、川芎、羌活近似。"

《本草汇言》："藁本，升阳而发散风湿，上通巅顶，下达肠胃之药也。"

2. 现代研究 含挥发油、生物碱、棕榈酸等成分。具有镇静、镇痛、解热、抗炎、降血压、平喘、抗缺氧、改善心肌缺血等作用。

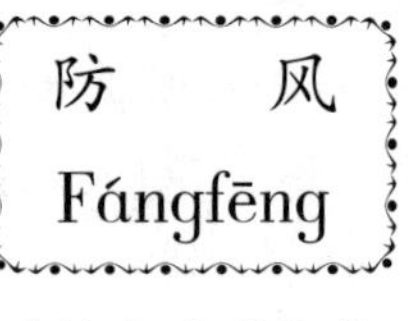

# 防 风 Fángfēng

《神农本草经》

防风为伞形科植物防风 *Saposhnikovia divaricata*（Turcz.）Schischk. 的根，主产于东北及内蒙古东部。气微香，味微甘。

【主要药性】辛、甘，微温。归肺、肝、脾经。

【基本功效】祛风解表，祛风湿，止痛，止痉。

【临床应用】

**1. 外感表证** 本品甘缓微温不峻，以祛风解表见长，善治外感之证，以风寒、风湿为主，风热表证亦可使用。能治风寒表证，如《摄生众妙方》荆防败毒散以之与荆芥、羌活等同用。治外感风寒夹湿，头痛如裹、身重肢痛者，常与羌活、川芎等同用，如《内外伤辨惑论》羌活胜湿汤。治风热表证，可配伍薄荷、蝉蜕等疏散风热药。因其发散作用温和，对卫气不足，肌表不固而感受风邪者，可与益卫固表药黄芪、白术同用，如《丹溪心法》玉屏风散。

**2. 风疹瘙痒** 本品可以祛风止痒，尤以风邪所致之瘾疹瘙痒较为常用。风寒、风热所致之瘾疹瘙痒皆可配伍使用。治风寒者，常与麻黄、白芷等同用；治风热者，常与薄荷、蝉蜕、僵蚕等同用；治血虚风燥者，常与养血药当归、地黄等同用；若治兼里实热结者，常与泻下通便、清热泻火药配伍，如《皇帝素问宣明论方》防风通圣散以之与大黄、芒硝、黄芩等同用。

**3. 风湿痹痛** 本品能祛风湿、止痹痛，亦常用于风湿痹痛。如《医学心悟》蠲痹汤，治风湿寒痹，肢节疼痛、筋脉挛急者，其与羌活、独活、秦艽等祛风湿药同用。

**4. 破伤风证** 本品尚有一定的止痉之功，既可散外风，又能息内风以止痉。用于治风毒内侵，引动内风而致肌肉痉挛，四肢抽搐，角弓反张之破伤风，如《外科正宗》玉真散，以之与天麻、天南星、白附子等祛风止痉药配伍。

此外，以其升清燥湿之性，配伍补气升阳、健脾燥湿之品，亦可用于脾虚湿盛、清阳不升所致的泄泻，如《脾胃论》升阳益胃汤以之与人参、黄芪、白术等配伍。

【用量】5~10 g。

【使用注意】本品药性偏温，阴血亏虚、热病动风者不宜使用。

【参考资料】

1. 本草摘要

《神农本草经》："主大风，头眩痛，恶风，风邪，目盲无所见，风行周身，骨节疼痹，烦满。"

《名医别录》："胁痛胁风，头面去来，四肢挛急，字乳金疮内痉。"

《医学启源·药类法象》："治风通用。泻肺实，散头目中滞气，除上焦风邪。"

2. 现代研究 含挥发油、色酮类、香豆素类、多糖类及有机酸等。具有解热、抗炎、镇静、镇痛、抗惊厥、抗变态反应、抗菌、抗凝血、抗氧化、调节免疫等作用。

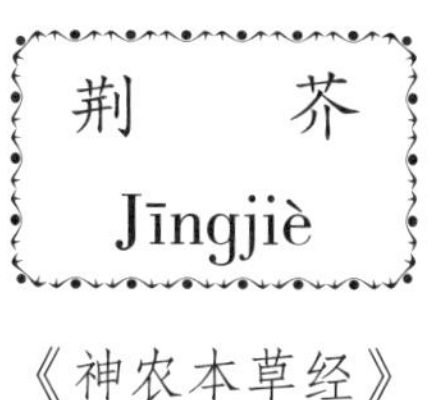


《神农本草经》

荆芥为唇形科植物荆芥 *Nepeta cataria* Linn. 的地上部分，主产于江苏、浙江、河南等地。气芳香，味微涩而辛凉。

【主要药性】辛，微温。归肺、肝经。

【基本功效】祛风解表，止痒，透疹、消疮。

【临床应用】

**1. 外感表证** 本品辛散气香，长于发表散风，且微温不烈，药性平和。对于外感表证，无论风寒、风热或寒热不明显者，均可使用。用治风寒表证，如《摄生众妙方》荆防败毒散以之与防风、羌活等发散风寒药同用。治风热表证，发热头痛者，每与辛凉解表药配伍，如《温病条辨》银翘散以之与银花、连翘、薄荷等同用。

**2. 麻疹不透，风疹瘙痒** 本品质轻透散，可宣散疹毒、祛风止痒。可治风邪外束，麻疹初起、疹出不畅，有透疹之效，常与蝉蜕、薄荷、牛蒡子等解表透疹药同用。治风热、湿热皮肤瘙痒，则奏祛风止痒之效，常配伍祛风、燥湿药，如防风、苦参、刺蒺藜等。

此外，本品能宣通壅结而达消疮之功，故可用于疮疡初起而有表证者。

【用法用量】5~10 g，不宜久煎。

【参考资料】

1. 本草摘要

《神农本草经》："主寒热，鼠瘘，瘰疬生疮，破结聚气，下瘀血，除湿痹。"

《本草纲目》："散风热，清头目，利咽喉，消疮肿。治项强，目中黑花，及生疮……吐血，衄血，下血，血痢，崩中，痔漏。"

《滇南本草》："荆芥穗，上清头目诸风，止头痛，明目，解肺、肝、咽喉热痛，消肿，除诸毒，发散疮痈。治便血，止女子暴崩，消风热，通肺气鼻窍塞闭。"

2. 现代研究 含挥发油、荆芥苷类、荆芥醇、黄酮类化合物等。具有解热、镇静、镇痛、抗炎、抗菌、抗补体、抗肿瘤等作用。荆芥炭能缩短出血时间。

3. 其他 本品在古代本草中以"假苏"为正名，查阅文献时应加以注意。此外，秋季花开穗绿时，摘取本品的花穗，称为"荆芥穗"，其性能功用与荆芥相同，但发散之力较强。

**附药**

荆芥穗：为唇形科植物荆芥的花穗。

【主要药性】辛，微温。归肺、肝经。

【基本功效与主治】解表散风，透疹、消疮。用于感冒、头痛、麻疹、风疹、疮疡初起。

【用法用量】5~10 g。使用注意同荆芥。

荆芥炭：为荆芥的炮制加工品。

【主要药性】辛、涩，微温。归肺、肝经。

【基本功效与主治】收敛止血。用于便血、崩漏、产后血晕。

【用量】5~10 g。

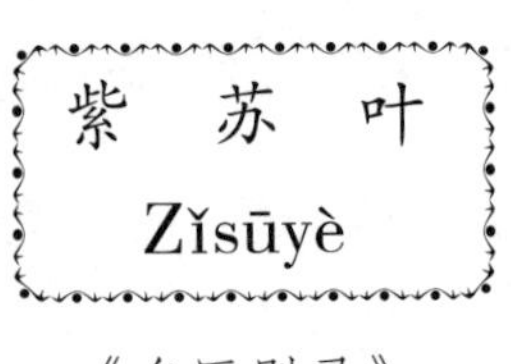


《名医别录》

紫苏叶为唇形科植物紫苏 *Perilla frutescens* (L.) Britt. 的叶（嫩枝），主产于江苏、浙江、河北等地。气清香，味微辛。

【主要药性】辛，温。归肺、脾、胃经。

【基本功效】发散风寒，行气宽中。

【临床应用】

**1. 风寒表证**　本品祛风散寒、发汗解表之力较为缓和。其外能解表散寒，内能行气宽中，且略兼化痰止咳之功，故风寒表证而兼气滞，胸脘满闷、恶心呕逆或咳喘痰多者，尤为适宜。如《太平惠民和剂局方》香苏散治兼胸脘满闷、恶心呕逆者，其与香附、陈皮等理气宽中药同用；《温病条辨》杏苏散治兼咳喘痰多者，其与杏仁、桔梗等化痰止咳药同用。

**2. 脾胃气滞，胸闷呕吐**　本品味辛能行，行气以宽中除胀，和胃止呕，兼有理气安胎之功，可用于治疗中焦气机郁滞之胸脘胀满、恶心呕吐。偏寒者，常与温中止呕的砂仁、丁香等同用；偏热者，常与清胃止呕的竹茹、芦根等同用；若胎气上逆、胸闷呕吐、胎动不安者，常与理气安胎的砂仁、陈皮等同用。

此外，紫苏叶能解鱼蟹毒，对于进食鱼蟹中毒而致腹痛、吐泻者，能和中解毒。可单用本品煎汤服，或配伍生姜、陈皮、藿香等。

【用法用量】5~10 g，不宜久煎。

【参考资料】

1. 本草摘要

《名医别录》："主下气，除寒中。"

《滇南本草》："发汗，解伤风头痛，消痰，定吼喘。"

《本草纲目》："行气宽中，消痰利肺，和血，温中，止痛，定喘，安胎。"

2. 现代研究　含有的挥发油主要为紫苏醛、左旋柠檬烯及少量 α- 蒎烯等。具有促消化液分泌、促进肠蠕动、缓解支气管痉挛、抗菌、解热等作用。

### 附药

紫苏梗：为紫苏的茎。

【主要药性】辛，温。归肺、脾经。

【基本功效与主治】理气宽中，止痛、安胎。用于胸膈痞闷、胃脘疼痛、嗳气呕吐、胎动不安。

【用量】5~10 g。

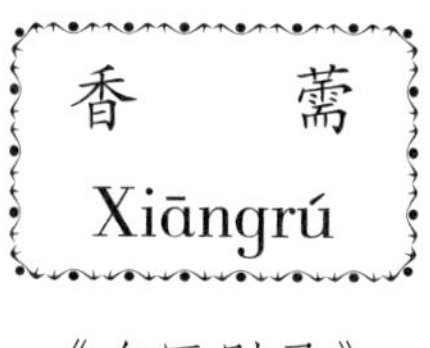


《名医别录》

香薷为唇形科植物石香薷 *Mosla chinensis* Maxim. 或江香薷 *Mosla chinensis* 'jiangxiangru' 的地上部分，主产于广西、湖南、江西等地。气清香而浓，味凉而微辛。

【主要药性】辛，微温。归肺、脾、胃、膀胱经。

【基本功效】发散风寒，化湿和中，利水消肿。

【临床应用】

**1. 风寒表证** 本品辛温发散，发汗散寒而解表；其气芳香，又能化湿而和中，多用于风寒表证而兼湿困脾胃者，症见恶寒、发热、头痛身重、无汗、腹胀纳差、恶心呕吐等，如《太平惠民和剂局方》香薷散，以之与厚朴、扁豆等化湿药同用，共收外散风寒、内化湿浊之功。因上证多见于暑天贪凉饮冷之人，故前人称"香薷乃夏月解表之药"。

**2. 水肿，小便不利** 本品既可发汗以散水湿，又可宣肺气以通畅水道，常用于水肿而有表证者，可单用或与茯苓、猪苓等利水消肿药同用。

【用法用量】6~15 g。用于发汗解表宜水煎热服；利水消肿须浓煎，并多冷服。

【使用注意】表虚有汗及暑热证忌用。

【参考资料】

1. 本草摘要

《名医别录》："主霍乱腹痛，吐下，散水肿。"

《滇南本草》："解表除邪，治中暑头疼，暑泻肚肠疼痛，暑热咳嗽，发汗，温胃，和中。"

《本草纲目》："盖香薷乃夏月解表之药，如冬月之用麻黄，气虚者尤不可多服。"

2. 现代研究 含挥发油，油中主要有香荆芥酚、百里香酚等成分；另含甾醇、黄酮甙及多种微量元素等。有发汗、解热、镇静、镇痛、抗炎、利尿、促消化、抗菌、抗病毒、增强免疫力等作用。

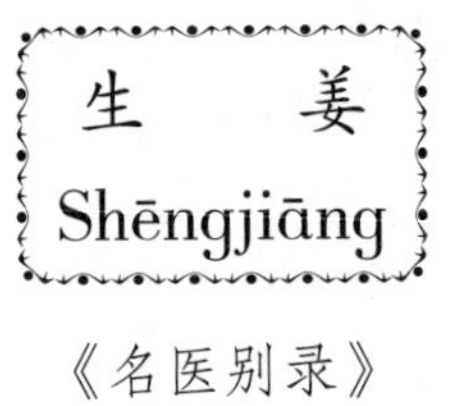

## 生　姜

## Shēngjiāng

《名医别录》

生姜为姜科植物姜 *Zingiber officinale* Roscoe 的新鲜根茎，在全国各地均产。气芳香，味辛辣。

【主要药性】辛，温。归肺、脾、胃经。

【基本功效】发散风寒，温中止呕，温肺止咳，解鱼蟹毒。

【临床应用】

**1. 风寒表证** 本品发散风寒作用温和，略有发汗解表之功，风寒轻证单用有效或以之与红糖、白葱煎服。多为辅助之品，与桂枝、羌活等发散风寒药同用。

**2. 脾胃寒证** 本品辛散温通，能温中散寒，对寒犯中焦或脾胃虚寒之胃脘冷痛、食少、呕吐者，可收祛寒开胃、止痛止呕之效，宜与高良姜、胡椒等温里药同用。若脾胃气虚者，可与人参、白术等补脾益气药同用。

**3. 呕吐** 本品素有"呕家圣药"之称。因其本为温胃之品，对胃寒呕吐最为适合，可配伍高良姜、白豆蔻等温胃止呕药。若痰饮呕吐，如《金匮要略》小半夏汤，其与半夏同用；若胃热呕吐，其可与黄连、竹茹等清胃止呕药同用。此外，某些止呕药用姜汁制后，能增强其止呕作用。

**4. 肺寒咳嗽** 本品温肺止咳，对于肺寒咳嗽，无论有无外感风寒，痰多痰少，皆可用之。治风寒咳嗽，《太平惠民和剂局方》三拗汤以之与麻黄、杏仁同用。若外无表邪而痰多者，《太平惠民和剂局方》二陈汤以之与陈皮、半夏等燥湿化痰药同用。

此外，本品对鱼蟹等食物之毒及生半夏、生南星等药物之毒均有一定的解毒作用。

【用量】3~10 g。

【使用注意】本品助火伤阴，故热盛及阴虚内热者慎用。

【参考资料】

1. 本草摘要

《名医别录》："主伤寒头痛鼻塞，咳逆上气。"

《药性论》："主痰水气满，下气；生与干并治嗽，疗时疾，止呕逆不下食。"

《医学启源》："温中去湿。制厚朴、半夏毒。"

2. 现代研究　含挥发油及辣味成分姜辣素等。具有促消化、保护胃黏膜、抗溃疡、利胆、抗炎、解热、抗菌、镇痛、镇吐、祛痰、止咳等作用。

**附药**

生姜皮　为生姜根茎的外表皮。

【主要药性】辛、凉。归脾、肺经。

【基本功效与主治】行水消肿。用于水肿、小便不利。

【用量】3~10 g。

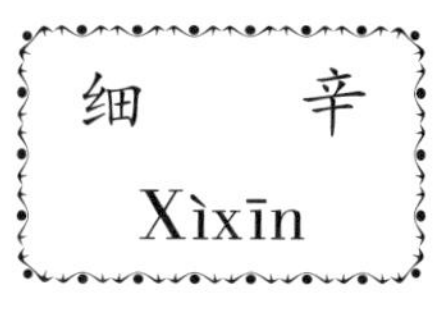


《神农本草经》

细辛为马兜铃科植物北细辛 *Asarum heterotropoides* Fr.Schmidt var. *mandshuricum*（Maxim.）Kitag.、汉城细辛 *Asarum sieboldii* Miq. f. *seoulense*（Nakai）C. Y. Cheng et C. S. Yang 或华细辛 *Asarum sieboldii* Miq. 的全草，主产于东北、陕西、河南等地。气辛香，味辛辣、麻舌。

【主要药性】辛，温。有小毒。归肺、肾、心经。

【基本功效】解表散寒，祛风止痛，通鼻窍，温肺止咳。

【临床应用】

**1. 风寒表证**　本品辛温发散，芳香透达，长于解表散寒，祛风止痛，又能止咳。宜用于外感风寒，头身疼痛较甚或兼咳喘者。前者常与羌活、防风等祛风止痛药同用，如《此事难知》九味羌活汤。后者常与麻黄、桂枝、半夏等同用，如《伤寒论》小青龙汤。又因其兼能通鼻窍，宜用于风寒表证而见鼻塞流涕者，常配伍白芷、苍耳子等药。本品入肺经外散风寒，又入肾经内祛里寒，治阳虚外感，恶寒无汗、发热脉沉者，可与发汗解表、温助阳气之品配伍，共收助阳解表之效。如《伤寒论》麻黄附子细辛汤，以之与麻黄、附子同用。

**2. 头痛，牙痛，风湿痹痛**　本品辛香走窜，上达巅顶，通利九窍，善于祛风散寒，且止痛之力颇强，尤宜用于风寒性头痛、牙痛及痹痛等多种寒痛证。治外感风邪，偏正头痛，如《太平惠民和剂局方》川芎茶调散，其与川芎、白芷等祛风散寒止痛药同用。治风冷牙痛，可单用或与散寒止痛的白芷等煎汤含漱；若胃火牙痛者，又当配伍生石膏、黄连等清胃泻火药。若治风寒湿痹、腰膝冷痛，如《千金要方》独活寄生汤，其可与祛风湿止痛药同用。

**3. 鼻塞不通**　本品辛散芳香透达，通鼻窍、止痛，为治鼻渊及头痛之良药，常以之与白芷、苍耳子、辛夷等散风寒、通鼻窍药配伍。

**4. 肺寒咳喘**　本品能温肺寒、降肺气而止咳平喘，治寒饮咳喘证，痰多清稀、胸满者，如《金匮要略》苓甘五味姜辛汤，其与茯苓、干姜等温化痰饮药同用。

【用量】1~3 g；散剂每次 0.5~1 g。

【使用注意】阴虚阳亢头痛，肺燥伤阴干咳者忌用。不宜与藜芦同用。

【参考资料】

1. 本草摘要

《神农本草经》："主咳逆，头痛脑动，百节拘挛，风湿痹痛，死肌。久服明目，利九窍。"

《本草别说》："细辛若单用末，不可过半钱匕，多即气闷塞，不通者死。"

《本草正义》："细辛，芳香最烈，故善开结气，宣泄郁滞，而能上达巅顶，通利耳目，旁达百骸，无微不至，内之宣络脉而疏通百节，外之行孔窍而直透肌肤。"

2. 现代研究　含挥发油、消旋去甲乌药碱、谷甾醇、豆甾醇等，挥发油主要成分为甲基丁香油酚、细辛醚、黄樟醚等。具有解热、抗炎、镇静、抗菌、松弛平滑肌、调节脂代谢、催眠、抗惊厥、抗变态反应及局部麻醉等作用。所含黄樟醚毒性较强，系致癌物质，高温易被破坏。

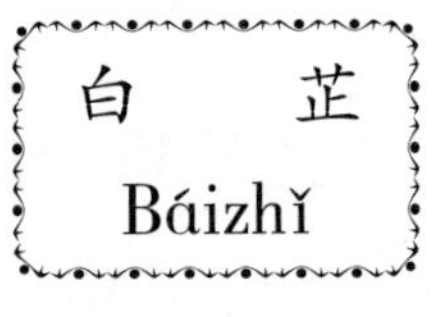

## 白　芷
## Báizhǐ

《神农本草经》

白芷为伞形科植物白芷 *Angelica dahurica*（Fisch.ex Hoffm.）Benth.et Hook.f.ex Franch.et Sav. 或杭白芷 *Angelica. dahurica*（Fisch.ex Hoffm.）Benth.et Hook.f.ex Franch.et Sav.cv.Hangbaizhi 的根，主产于浙江、福建、四川等地。气浓香，味辛、微苦

【主要药性】辛，温。归肺、胃、大肠经。

【基本功效】解表散寒，祛风止痛，通鼻窍，燥湿止带，消肿排脓。

【临床应用】

**1. 风寒表证**　本品散寒解表之力较温和，而以止痛、通鼻窍见长，宜用于外感风寒、头身疼痛、鼻塞流涕之证，常与羌活、防风等祛风散寒止痛药同用，如《此事难知》九味羌活汤。

**2. 疼痛证**　本品辛散温通，长于止痛，且善入足阳明胃经，故阳明经头额痛及牙龈肿痛尤为多用。治外感风寒的阳明头痛、眉棱骨痛，可单用，或与祛风止痛药同用，如《太平惠民和剂局方》川芎茶调散以之与防风、细辛、川芎等配伍；若治外感风热头痛者，可与薄荷、菊花等疏散风热药配伍。治风冷牙痛，常配伍祛风止痛的细辛、川芎等；治风热牙痛，可配伍散风清热的荆芥穗、石膏等。若治风寒湿痹，关节疼痛，屈伸不利者，可与祛风散寒、除湿止痛的苍术、草乌、川芎等同用。

**3. 鼻塞不通** 本品既能祛风、散寒、燥湿，又可宣肺升阳，使阳明清气上养鼻窍，以通鼻窍、止浊涕、止疼痛，治鼻塞不通、浊涕不止、前额疼痛等症，可内服或外用嗅鼻。常与散风寒、通鼻窍的苍耳子、辛夷等同用。

**4. 带下证** 本品辛温香燥，善除阳明经湿邪而燥湿止带。治寒湿带下，其可与鹿角霜、白术等温阳散寒、健脾除湿药同用；若湿热带下黄赤者，宜与车前子、黄柏等清热利湿、燥湿药同用。

**5. 疮痈肿毒** 本品辛散邪毒，温通血脉，可以消肿排脓。在疮痈初起时可助清热解毒药以消疮肿，如《校注妇人良方》仙方活命饮以之与金银花、当归等配伍；痈疡脓成后，本品可助补气养血药以托毒排脓。

此外，本品可祛风止痒，可用于治疗皮肤风湿瘙痒。

【用法用量】3~10 g。外用适量。

【使用注意】本品辛香温燥，阴虚血热者忌服。

【参考资料】

1. 本草摘要

《神农本草经》："主女人漏下赤白，血闭，阴肿，寒热，风头侵目泪出，长肌肤，润泽。"

《滇南本草》："祛皮肤游走之风，止胃冷腹痛寒痛，周身寒湿疼痛。"

《本草纲目》："治鼻渊、鼻衄、齿痛、眉棱骨痛，大肠风秘，小便去血，妇人血风眩运，翻胃吐食；解砒毒，蛇伤，刀箭金疮。"

2. 现代研究 含挥发油、香豆素类、白芷毒素、甾醇、硬脂酸等。具有抗菌、解热、抗炎、镇痛、解痉、抗肿瘤、降血压、降血糖、降血脂、抗蛇毒等作用。

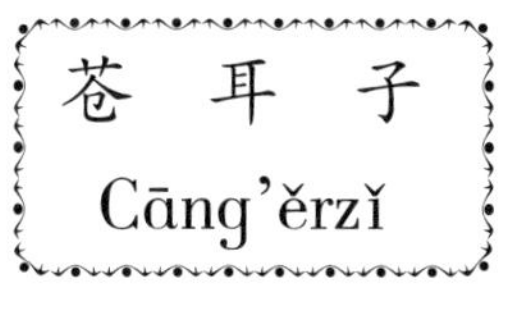

## 苍耳子 Cāng'ěrzǐ

《神农本草经》

苍耳子为菊科植物苍耳 *Xanthium sibiricum* Patrin ex Widder 的带总苞的成熟果实，在全国各地均产。气微，味微苦。

【主要药性】辛、苦，温。有毒。归肺经。

【基本功效】发散风寒，通鼻窍，止痛。

【临床应用】

**1. 风寒表证** 本品发散风寒力弱，一般风寒感冒并不多用。但因长于通鼻窍，且兼能止痛，故可用于外感风寒，症见头身疼痛，鼻塞流涕者，常与羌活、白芷等发散风寒药同用。

**2. 鼻塞不通** 本品善通鼻窍以除鼻塞，并能止痛，对鼻塞不通、浊涕不止、难辨香臭、前额昏痛之证，可内服亦宜外用，为治鼻渊等多种鼻疾、鼻塞不通所常用。尤宜用于外感风寒，症见鼻塞不通者，且常与通鼻窍、祛风止痛药同用，如《济生方》苍耳子散，其与辛夷、白芷等同用。鼻渊及伤风鼻塞等病，由于风热外袭或热邪内蕴者居多，其可与薄荷、菊花、黄芩等疏散风热药或清热药同用。

**3. 风湿痹痛**　本品能祛风湿,通络止痛,用于治疗风湿痹证,关节疼痛、四肢拘挛,可单用,或与祛风湿、舒筋活络药同用。

此外,本品可用于风疹瘙痒,可与地肤子、白鲜皮等祛风除湿止痒药配伍。

【用法用量】3~10 g。或入丸、散。本品炒后碾去刺用。

【使用注意】血虚头痛者不宜服用。过量服用易致中毒。

【参考资料】

1. 本草摘要

《神农本草经》:"主风头寒痛,风湿周痹,四肢拘挛痛,恶肉死肌。"

《本草备要》:"善发汗,散风湿,上通脑顶,下行足膝,外达皮肤。治头痛,目暗,齿痛,鼻渊,去刺。"

《玉楸药解》:"消肿开痹,泄风去湿。治疥疠风瘙瘾疹。"

2. 现代研究　含挥发油、苍耳苷、苍耳醇、脂肪油、生物碱、蛋白质等。具有镇咳、抗菌、扩张血管、抑制免疫反应、降血糖、抗氧化等作用。

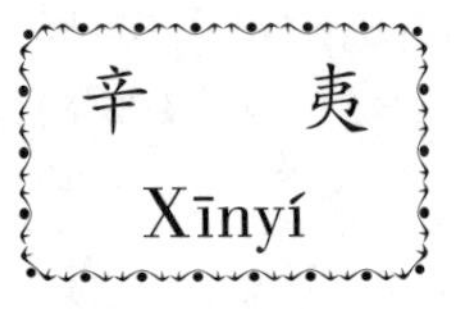


《神农本草经》

辛夷为木兰科植物望春花 *Magnolia biondii* Pamp.、玉兰 *Magnolia denudata* Desr. 或武当玉兰 *Magnolia sprengeri* Pamp. 的花蕾,主产于河南、安徽、湖北等地。气芳香,味辛凉而稍苦。

【主要药性】辛,温。归肺、胃经。

【基本功效】发散风寒,通鼻窍。

【临床应用】

**1. 风寒表证**　本品解表之力较弱,长于宣通鼻窍。治外感风寒、鼻塞头痛,常与苍耳子、白芷等通鼻窍、祛风解表药同用;风热感冒而鼻塞头痛者,亦可以之与薄荷、金银花等药同用。

**2. 鼻塞不通**　本品通鼻窍功用类似苍耳子,亦为治多种鼻病、头痛的要药。偏风寒者,如《济生方》苍耳子散,其与苍耳子、白芷、细辛配伍。偏风热者,其与薄荷、菊花、黄芩等疏散风热、清肺热药配伍。

【用法用量】3~10 g;本品有毛,易刺激咽喉,入汤剂宜用纱布包煎。外用适量。

【使用注意】鼻病因阴虚火旺者忌服。

【参考资料】

1. 本草摘要

《神农本草经》:"主五脏身体寒热,风头脑痛。"

《名医别录》:"温中解肌,利九窍,通鼻塞,涕出,治面肿引齿痛,眩冒、身兀兀如在车船之上者。生须发,去白虫。"

《本草纲目》:“鼻渊,鼻鼽,鼻窒,鼻疮及痘后鼻疮。”又“辛夷之辛温,走气而入肺……能助胃中清阳上行通于天,所以能温中,治头面目鼻九窍之病。”

2. 现代研究　含挥发油、生物碱、黄酮类、木脂素等成分。有收缩鼻黏膜血管的作用,能保护鼻黏膜,并促进黏膜分泌物的吸收,减轻黏膜炎症,此外有抗菌、镇静、镇痛、抗变态反应、降血压等作用。

发散风寒药参考药

| 药名 | 主要药性 | 基本功效 | 主治 | 用量 | 使用注意 |
| --- | --- | --- | --- | --- | --- |
| 葱白 | 辛，温。归肺、胃经 | 发散风寒，宣通阳气 | 风寒感冒；阴盛格阳；寒凝腹痛，小便不利 | 3~10 g | 外用适量 |
| 西河柳 | 辛，平。归肺、胃、心经 | 发散风寒，透疹，祛风湿 | 麻疹不透，皮肤瘙痒；风湿痹痛 | 3~6 g | 外用适量，煎汤擦洗 |
| 鹅不食草 | 辛，温。归肺、肝经 | 发散风寒，通鼻窍，止咳，解毒 | 风寒感冒；鼻塞不通；寒痰咳喘；疮痈肿毒 | 6~9 g | 外用适量 |

## 第二节　发散风热药

以发散风热为主要功效,常用以治疗风热表证及温热病卫分证的药物称为发散风热药,又称辛凉解表药。

发散风热药性偏寒凉,味辛而苦。辛散以祛风,寒凉以清热,以发散风热为主要功效,主治风热表证及温热病初起邪在卫分证,症见身热较重、微恶风、汗出不畅、口干微渴、脉浮数等。

部分药物通过发散风热,还可收到利咽喉、清头目、透疹、止痒等效果,故常用于风热上犯清窍及郁闭肌表所致的咽喉痒痛、头痛头昏、目赤多泪、麻疹不透、风疹瘙痒等。部分发散风热药除解表外,又有清热功效,还可主治相应的里热证。

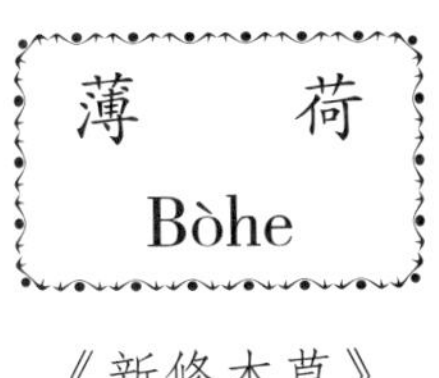


《新修本草》

薄荷为唇形科植物薄荷 *Mentha haplocalyx* Briq. 的地上部分,主产于江苏、浙江、湖南等地。本品揉搓后有特殊清凉香气,味辛凉。

【主要药性】辛,凉。归肺、肝经。

【基本功效】疏散风热,清利头目,利咽透疹,疏肝行气。

【临床应用】

**1. 风热表证，温病卫分证** 本品辛散之性较强，为发散风热药中发汗作用较为明显者，风热表证和温病卫分证均常用，如《温病条辨》银翘散、桑菊饮，其与疏散风热药同用。

**2. 风热头痛，目赤多泪，咽喉肿痛** 本品芳香通窍，功善疏散上焦风热，且兼能清头目、利咽喉，故常用于治疗风热上攻所致诸证。治风热头痛者，可与川芎、石膏等祛风、清热药配伍。治风热目赤多泪，咽喉肿痛，可与桑叶、菊花、牛蒡子等疏风热、清头目、利咽喉之品同用。

**3. 麻疹不透，风疹瘙痒** 本品既能散风热、透疹，又能祛风止痒，可用于治疗麻疹不透或皮肤瘙痒等。治风热束表、麻疹不透，常配伍柽柳、牛蒡子、蝉蜕等解表透疹药，如《先醒斋医学广笔记》竹叶柳蒡汤。治皮肤瘙痒，可与荆芥、防风等祛风止痒药同用。

**4. 肝郁气滞证** 本品兼入肝经，能疏肝行气，治肝郁气滞，胸胁胀痛，如《太平惠民和剂局方》逍遥散，其与柴胡等疏肝理气药同用。

此外，本品兼能芳香化湿和中，还可用于治疗夏令感受暑湿秽浊之气，脘腹胀痛，呕吐泄泻，常与香薷、厚朴等祛湿解暑药同用。

【用法用量】3~6 g；宜后下。薄荷叶长于发汗解表，薄荷梗偏于行气和中。

【使用注意】本品芳香辛散，发汗耗气，故体虚多汗者不宜使用。

【参考资料】

1. 本草摘要

《新修本草》："主贼风伤寒发汗。恶气心腹胀满，霍乱，宿食不消，下气。"

《滇南本草》："上清头目诸风，止头痛、眩晕、发热。去风痰，治伤风咳嗽，脑漏，鼻流臭涕。"

《本草纲目》："利咽喉，口齿诸病。治瘰疬，疮疥，风瘙瘾疹。"

2. 现代研究 含挥发油、薄荷糖苷及多种游离氨基酸等。具有发汗、解热、解痉、利胆、祛痰、止咳、抗菌、消炎、止痛、止痒、局部麻醉、抗肿瘤等作用。

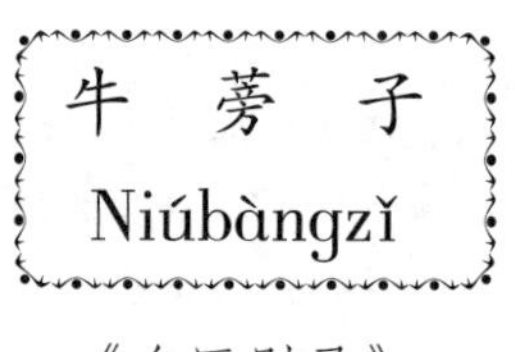

## 牛蒡子 Niúbàngzǐ

《名医别录》

牛蒡子为菊科植物牛蒡 *Arctium lappa* Linn. 的成熟果实，主产于东北地区。无臭，味苦，微辛而稍麻舌。

【主要药性】辛、苦，寒。归肺、胃经。

【基本功效】疏散风热，利咽透疹，解毒消肿。

【临床应用】

**1. 风热表证，温病卫分证** 本品疏散风热，虽发散之力不及薄荷，但长于解毒利咽，又兼能宣肺祛痰，宜用于风热表证，症见咽喉红肿疼痛或咳嗽痰多不利者，如《温病条辨》银翘散。

**2. 麻疹不透，风疹瘙痒** 本品清泄透散，既能外散风热，又能内清热毒，促使疹透发，故风热外束，热毒内盛而致麻疹不透或透而复隐者尤为多用，常与金银花、连翘、薄荷等解表透疹药同用。治风热皮肤瘙痒,可与薄荷、荆芥、蝉蜕等疏风止痒药同用。

**3. 热毒证** 本品能解热毒,且长于利咽,故治咽喉肿痛,不论风热或热毒所致者,皆为常用。常配伍薄荷、板蓝根等发散风热、清热解毒利咽之品。因其清热解毒之功,亦常用于治疗痈肿疮毒、丹毒、痄腮等热毒病证,如《东垣试效方》普济消毒饮,其与玄参、黄芩、黄连等同用。

【用法用量】6~12 g。炒用可使其苦寒及滑肠之性略减。

【使用注意】本品性寒,能滑肠通便,脾虚便溏者慎用。

【参考资料】

1. 本草摘要

《药品化义》:"牛蒡子能升能降,力解热毒。味苦能清火,带辛能疏风,主治上部风痰,面目浮肿,咽喉不利,诸毒热壅……皮肤瘾疹。凡肺经郁火,肺经风热,悉宜用此。"

《本草经疏》:"为散风、除热、解毒之要药。"

2. 现代研究 含苷类、酚类、生物碱等成分。具有抗病原微生物、解热、镇静、镇痛、利尿、降血糖、抗炎、抗肿瘤、调节免疫等作用。

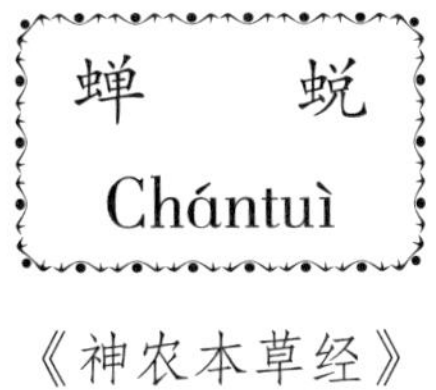

## 蝉 蜕 Chántuì

《神农本草经》

蝉蜕为蝉科昆虫黑蚱蝉 *Cryptotympana atrata* Fabricius 若虫羽化时脱落的皮壳,主产于山东、河北、河南等地。气微,味淡。

【主要药性】甘,寒。归肺、肝经。

【基本功效】疏散风热,利咽开音,透疹,明目退翳,息风止痉。

【临床应用】

**1. 风热表证,温病初起** 本品甘寒清热,长于疏散肺经风热以利咽开音,故风热表证,温病初起,兼有声音嘶哑或咽喉肿痛者,尤为适宜。常与薄荷、牛蒡子等疏散风热、解毒利咽药同用。

**2. 麻疹不透,风疹瘙痒** 本品宣散透发,疏散风热,透疹、止痒,治麻疹、风疹或其他出疹性疾病疹出不透者,常与薄荷、牛蒡子等疏散风热,透疹药配伍。治皮肤瘾疹瘙痒等皮肤病,如《外科正宗》消风散,其与防风、荆芥等祛风止痒药同用。

**3. 目赤翳障** 本品入肝经,善疏散肝经风热而有明目退翳之功,故可用于治疗风热上攻或肝火上炎之目赤肿痛,翳膜遮睛,常与菊花、刺蒺藜、决明子等疏散风热、清肝明目药同用。

**4. 急慢惊风,破伤风** 本品既能疏散肝经风热,又可息风止痉,故可用于治疗小儿急慢惊风及破伤风。治小儿急惊风、高热抽搐,可与钩藤、牛黄等清热息风止痉药配伍。治小儿脾虚慢惊风,可与人参、白术、天麻、制天南星等补脾、息风止痉药同用。治破伤风,牙关紧闭,手足抽搐,角弓反张,常与天麻、全蝎等祛风止痉、定惊止搐药同用。

此外,本品单用或配伍使用,可治小儿夜啼不安。

【用法用量】3~10 g,或研末冲服。止痉用量宜大。

【使用注意】孕妇慎用。

【参考资料】

1. 本草摘要

《名医别录》:“主妇人生子不下”。

《本草衍义》:“治目昏翳。又水煎壳汁,治小儿出疮疹不快。”

《本草纲目》:“治头风眩运,皮肤风热,痘疹作痒,破伤风及疔肿毒疮,大人失音,小儿噤风天吊,惊哭夜啼,阴肿。”

2. 现代研究 含甲壳质、蛋白质、氨基酸、有机酸、酚类化合物等成分。具有抗惊厥、镇静、催眠、解热、抗炎、抗变态反应等作用。

**附药**

蝉花 为麦角菌科真菌大蝉草的分生孢子阶段,即蝉棒束孢菌及其寄主山蝉 *Cicada flammata* Dist. 幼虫的全体。

【主要药性】甘,寒。归肝、肺经。

【基本功效与主治】息风止痉,明目退翳,疏风清热,透疹止痒。用于惊痫抽搐、目赤翳障、麻疹、痘疹、感冒发热。

【用法用量】3~6 g;或入丸、散剂。

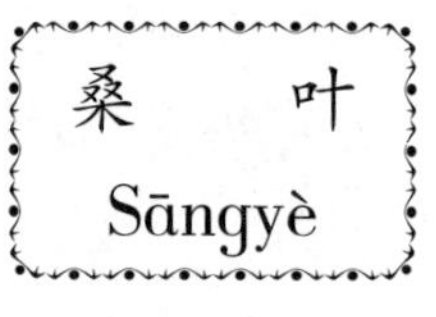

## 桑叶 Sāngyè

《神农本草经》

桑叶为桑科植物桑 *Morus alba* Linn. 的叶,在我国各地均有野生或栽培,在安徽、浙江、江苏等南方育蚕区产量较大。初霜后采收。气微,味淡,微苦涩。

【主要药性】甘、苦,寒。归肺、肝经。

【基本功效】疏散风热,清肺润燥,清肝明目。

【临床应用】

**1. 风热表证,温病卫分证** 本品辛甘性寒,疏散风热作用较为缓和,但能清肺热、润肺燥,故宜用于风热表证,或温病初起温邪犯肺,症见身热不甚,且咽痒、咳嗽明显,口微渴者,如《温病条辨》桑菊饮,其与菊花、连翘、薄荷等疏散风热药同用。

**2. 肺热咳嗽,燥热咳嗽** 本品既能清肺,又能润肺,故尤宜用于肺热或燥热伤肺,咳嗽痰少,色黄而黏,或干咳、咽痒等症。轻者可配伍沙参、贝母等养阴润肺、止咳之品,如《温病条辨》桑杏汤;重者可与生石膏、麦冬等清肺、润肺药同用,如《医门法律》清燥救肺汤。

**3. 肝热及肝虚目疾** 本品能清泄肝热,且能甘润益阴以明目,肝火上炎及肝肾不足所致目疾者,皆可用之。治肝火上炎之目赤、涩痛,可配伍菊花、蝉蜕等清肝明目之品。治肝肾精血不足,目失所养，眼目昏花，视物不清者，其又能甘润益阴以养肝明目，如《医级》桑麻丸，以之与黑芝麻共为丸服。

此外，本品尚能平肝阳、清肝热，又略能养肝阴，可治肝阳上亢之头痛眩晕、烦躁易怒，可标本兼顾，但作用不强，可辅以龟甲、白芍等同类药共收滋阴潜阳之效。本品还能凉血止血，可与其他凉血止血药配伍，用于血热妄行之咳血、衄血等。

【用法用量】5~10 g，或入丸、散。外用煎水洗眼。桑叶蜜制能增强润肺止咳的作用，故肺燥咳嗽多用蜜制桑叶。

【参考资料】

1. 本草摘要

《神农本草经》："除寒热，出汗。"

《本草纲目》："治劳热咳嗽，明目，长发。"

《本草从新》："滋燥，凉血，止血。"

2. 现代研究 含黄酮类、芸香苷类、生物碱类等成分。具有降血糖、降血压、降血脂、抗菌、抗血栓、延缓衰老等作用。

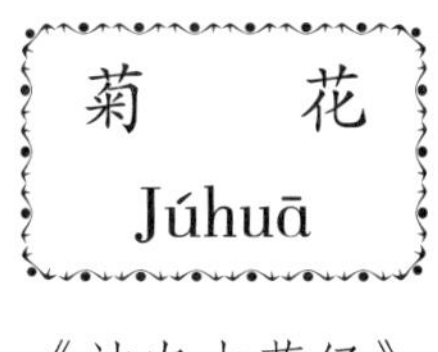

## 菊 花 Júhuā

《神农本草经》

菊花为菊科植物菊花 *Chrysanthemum morifolium* Ramat. 的头状花序，主产于浙江、安徽、河南等地。因其花的颜色不同，分为黄菊花和白菊花。气清香，味甘、微苦。

【主要药性】辛、甘、苦，微寒。归肺、肝经。

【基本功效】疏散风热，平抑肝阳，清肝明目，清热解毒。

【临床应用】

1. **风热表证或温病卫分证** 本品性能、功用与桑叶相似，既能辛散风热，又能内清肺热，其发散表邪之力同样较为和缓，且常与桑叶相须为用，亦宜与薄荷等辛散作用较强之药配伍，以增强解表透邪之效，如《温病条辨》之桑菊饮。

2. **肝阳上亢证** 对于肝阳上亢证，本品亦与桑叶相似，能平肝阳、清肝热。其清肝、平肝之效优于桑叶，故更为多用。治肝阳上亢，症见眩晕、头痛者，如《通俗伤寒论》羚角钩藤汤，其与羚羊角、钩藤等清肝热、息肝风药同用。

3. **肝热及阴虚目疾** 本品既有散肝经风热之效，又有一定的养肝明目之功，清肝效果稍强于桑叶，能治肝经风热、目赤多泪、羞明畏光，如《太平惠民和剂局方》菊花散，以之与蝉蜕、木贼等同用。若肝肾精血不足，目失所养，视物昏花，目暗不明，又常配伍滋补肝肾、益阴明目药，如《医级》杞菊地黄丸，其与枸杞子、熟地黄等同用。

4. **疮痈肿毒** 本品能清热解毒，用于治疗疮痈肿毒，可与金银花、连翘、生甘草等清热解毒药同用。内服与外敷均宜。

【用法用量】5~10 g。疏散风热宜用黄菊花，平肝、清肝明目宜用白菊花。

【参考资料】

1. 本草摘要

《神农本草经》："主诸风头眩、肿痛，目欲脱，泪出，皮肤死肌，恶风湿痹，久服利血气。"

《用药心法》："去翳膜，明目。"

《本草纲目拾遗》："专入阳分。治诸风头眩，解酒毒疔肿。"又有"黄茶菊：明目祛风，搜肝气，治头晕目眩，益血润容，入血分；白茶菊：通肺气，止咳逆，清三焦郁火，疗肌热，入气分。"

2. 现代研究　含挥发油、苷类、胆碱、黄酮、水苏碱、腺嘌呤、多种维生素及氨基酸等成分。具有抗病原微生物、镇静、解热、抗炎、降血压、降血脂、抗辐射、抗氧化、抗肿瘤等作用。

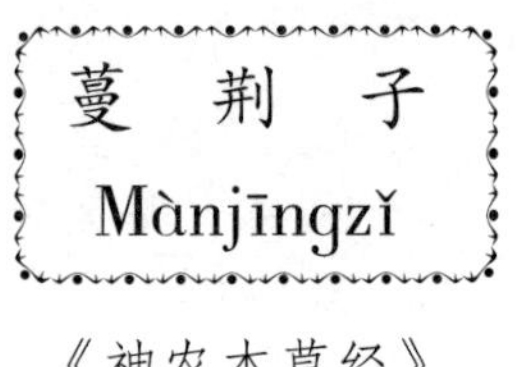

## 蔓荆子 Mànjīngzǐ

《神农本草经》

蔓荆子为马鞭草科植物单叶蔓荆 *Vitex trifolia* Linn.var. *simplicifolia* Cham. 或蔓荆 *Vitex trifolia* Linn. 的成熟果实，主产于山东、江西、浙江等地区。气特异而芳香，味淡、微辛。

【主要药性】辛、苦，微寒。归膀胱、肝、胃经。

【基本功效】疏散风热，清利头目，止痛。

【临床应用】

**1. 风热表证，头昏头痛**　本品辛散，微寒，解表之力较弱，偏于清利头目而止痛。治风热表证而头昏头痛者，常与薄荷、菊花等疏散风热药同用。若治风邪上攻之偏头痛，其可与川芎、白芷等祛风止痛药同用。

**2. 目赤肿痛**　本品能清利头目，可用于治疗风热上攻，目赤肿痛，目昏多泪，常与祛风明目药同用。若治中气不足，清阳不升，耳鸣耳聋，如《证治准绳》益气聪明汤，其与黄芪、人参、升麻等补气升阳药同用。

此外，取本品祛风止痛之功，亦可用于治疗风湿痹痛，如《内外伤辨惑论》羌活胜湿汤，其与羌活、川芎等祛风湿止痛药同用。

【用量】5~10 g。

【参考资料】

1. 本草摘要

《神农本草经》："主筋骨间寒热，湿痹拘挛，明目，坚齿，利九窍，去白虫。"

《名医别录》："去长虫，主风头痛，脑鸣，目泪出。益气，令人光泽脂致。"

《医林纂要》："散热，祛风，兼能燥湿。"

2. 现代研究　含挥发油、黄酮、生物碱、脂肪酸和维生素等成分。有镇静、镇痛、解热、抗菌和抗病毒等作用。

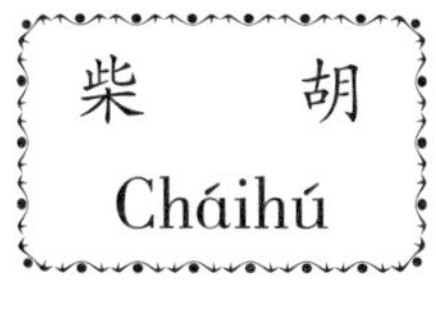

# 柴　胡
Cháihú

《神农本草经》

柴胡为伞形科柴胡 *Bupleurum chinensis* DC. 或狭叶柴胡 *Bupleurum scorzonerifolium* Willd. 的根，主产于河北、四川、安徽等地。气微香，味微苦。

【主要药性】苦、辛，微寒。归肺、肝、胆经。

【基本功效】解表退热，疏肝解郁，升举阳气。

【临床应用】

**1. 表证发热，少阳证**　本品辛散苦泄而微寒，善于祛邪解表退热和疏散少阳半表半里之邪。对于外感发热，无论风热、风寒表证，皆可使用。治风寒表证，如《景岳全书》正柴胡饮，以之与防风、生姜等发散风寒药同用。治风热表证，可与菊花、薄荷等发散风热药同用。现代用柴胡制成的单味或复方注射液，对于外感发热有较好的解表退热作用。

若伤寒邪在少阳，寒热往来，用之最宜，故本品为治少阳证之要药，如《伤寒论》小柴胡汤，其与黄芩同用，共收和解少阳之功。

**2. 肝郁气滞**　本品辛散，能条达肝气，疏肝解郁。为治胸胁或少腹胀痛、情志抑郁、月经失调等肝郁气滞之证的要药，如《景岳全书》柴胡疏肝散，其与香附、川芎等疏肝调经药同用。若治肝郁血虚，脾失健运者，如《太平惠民和剂局方》逍遥散，其与当归、白术等健脾养血药同用。

**3. 气虚下陷，脏器脱垂**　本品能升举脾胃清阳之气，治中气不足、气虚下陷所致的脘腹坠胀、食少倦怠、久泻脱肛及胃下垂、子宫下垂、肾下垂等脏器脱垂，常与补气升阳药配伍，如《脾胃论》补中益气汤以之与人参、黄芪、升麻等同用。

【用法用量】3~10 g。解表退热宜生用，且用量宜稍重；疏肝解郁宜醋炙，升阳可生用或酒炙，其用量均宜稍轻。

【使用注意】其性升散，故真阴亏耗、肝阳上亢者慎用。

【参考资料】

1. 本草摘要

《神农本草经》："主心腹，去肠胃中结气，饮食积聚，寒热邪气，推陈致新。"

《滇南本草》："伤寒发汗解表要药，退六经邪热往来，痹痿，除肝家邪热、痨热，行肝经逆结之气，止左胁肝气疼痛，治妇人血热烧经，能调月经。"

《本草纲目》："治阳气下陷，平肝、胆、三焦、包络相火，及头痛、眩晕，目昏、赤痛障翳，耳聋鸣，诸疟，及肥气寒热，妇人热入血室，经水不调，小儿痘疹余热，五疳羸热。"

2. 现代研究　含多种柴胡皂苷、甾醇、多糖和挥发油等成分。具有镇静、镇痛、解热、镇咳、抗炎、抗病原微生物、保肝、利胆、降血压、降血脂、抑制胃酸分泌、抗溃疡、抗肿瘤、抗辐射及调节免疫功能等作用。

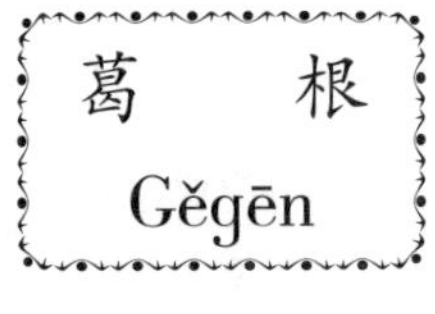

# 葛 根 Gěgēn

《神农本草经》

葛根为豆科植物野葛 *Pueraria lobata* (Willd.) Ohwi 的根，主产于湖南、河南、广东等地。无臭，味微甜。

【主要药性】甘、辛，凉。归肺、脾、胃经。

【基本功效】解表退热，透疹，生津止渴，升阳止泻，通经活络，解酒毒。

【临床应用】

**1. 表证发热，项背强痛** 本品亦有类似柴胡、升麻的退热之功，能治外感表证发热，无论风寒风热，皆可选用。治风热表证之发热，可与薄荷、菊花等发散风热药同用。若治外感表证，邪郁化热，常与解表、清热之品配伍，如《伤寒六书》柴葛解肌汤。本品又长于缓解外邪郁阻，经气不利，筋脉失养所致的项背强痛，故外感表证，症见项背强痛者，尤为适宜。治风寒表证，恶寒发热，无汗，项背强痛者，如《伤寒论》葛根汤，其与麻黄、桂枝等发汗解表药同用。

**2. 麻疹不透** 本品辛凉透邪，既能解表退热，又能透发麻疹，故可用于治疗麻疹初起，表邪外束，疹出不畅者，如《阎氏小儿方论》升麻葛根汤。亦常配伍牛蒡子、荆芥、蝉蜕等宣散风热、透疹药。

**3. 热病口渴，消渴证** 本品甘凉，能鼓舞脾胃清阳之气，有生津止渴之功，可用于治疗热病津伤口渴，阴虚内热消渴，常与麦冬、天花粉、知母等清热养阴生津之药配伍。

**4. 脾虚泄泻，热泄热痢** 本品能升发鼓舞脾胃清阳之气而收止泻之效，故宜用于治疗脾虚泄泻，如《六科证治准绳》七味白术散，其与人参、白术等补气健脾止泻药同用。本品能透邪解热，还可用于治疗痢疾初起而有发热者，如《伤寒论》葛根芩连汤，其与黄芩、黄连清热燥湿解毒药同用。

此外，本品能通利血脉，常用于多种心脑血管疾病之血脉不利者。因其具有解酒毒的功效，还可用于减轻饮酒所致烦热和胃脘不适诸症。

【用法用量】10~15 g。解肌退热、透疹、生津宜生用，升阳止泻宜煨用。

【参考资料】

1. 本草摘要

《神农本草经》:“主消渴，身大热，呕吐，诸痹，起阴气，解诸毒。”

《名医别录》:“疗伤寒中风头痛，解肌发表，出汗，开腠理，疗金疮，止痛，胁风痛。”“生根汁，疗消渴，伤寒壮热。”

《药性论》:“治天行上气，呕逆，开胃下食，主解酒毒，止烦渴。熬屑治金疮，治时疾解热。”

2. 现代研究 含多种黄酮类物质、香豆素及三萜皂苷等成分。具有解热、抗菌、抗炎、镇静、解痉、抗变态反应、降血脂、降血糖、扩张血管及冠状动脉、改善心脏功能、改善微循环、抗氧化、调节免疫、保肝、抑制血小板聚集、抗肿瘤等作用。

**附药**

粉葛　为豆科植物甘葛藤 *Pueraria. thomsonii* Benth. 的根。

【主要药性】甘、辛，凉。归脾、胃经。

【基本功效与主治】解肌退热，生津止渴，透疹，升阳止泻，通经活络，解酒毒。用于外感发热头痛，项背强痛，口渴，消渴，麻疹不透，热痢，泄泻，眩晕头痛，中风偏瘫，胸痹心痛，酒毒伤中。

【用量】10~15 g。

葛花　为豆科植物野葛或甘葛藤的花蕾

【主要药性】甘，平。归脾、胃经。

【基本功效与主治】解酒毒。用于饮酒所致烦渴、胃脘不适等。

【用量】3~15 g。

## 升　麻
## Shēngmá

《神农本草经》

升麻为毛茛科植物大三叶升麻 *Cimicifuga heracleifolia* Kom.、兴安升麻 *Cimicifuga dahurica*（Turcz.ex Fischer et C. A. Meyer）Maxim. 或升麻 *Cimicifuga foetida* Linn. 的根茎，主产于辽宁、吉林、黑龙江等地。气微，味微苦而涩。

【主要药性】辛、微甘，微寒。归肺、脾、胃、大肠经。

【基本功效】解表退热，透疹，清热解毒，升举阳气。

【临床应用】

**1. 外感表证**　本品可解表退热，对外感发热，不论风寒风热，均可使用。治风热表证，温病初起，可与桑叶、菊花等疏散风热药同用。治风寒表证，恶寒发热、无汗、头痛、咳嗽者，可与紫苏、白芷等发散风寒药同用。

**2. 麻疹不透**　本品能辛散发表，透发麻疹，又可解毒，用于治疗麻疹初起，外有风热，内有热毒，疹点透发不畅，常与解表透疹药配伍，如《阎氏小儿方论》升麻葛根汤。若麻疹欲出不透，身热无汗者，可与薄荷、荆芥等透疹解毒药同用。

**3. 热毒证**　本品又以清热解毒功效见长，可用于治疗热毒所致的多种病证。因其尤善清解阳明热毒，故胃火炽盛成毒的牙龈肿痛、口舌生疮、咽肿喉痛及疮疡肿痛等尤为多用，常与清热泻火、凉血解毒药同用。如治牙龈肿痛、口舌生疮，如《兰室秘藏》清胃散，其与生石膏、黄连等清热泻火解毒药同用。

**4. 气虚下陷**　本品类似柴胡，能引脾胃清阳之气上升，且常与柴胡相须为用，用于治疗中气不足，气虚下陷之久泻脱肛、胃下垂、子宫脱垂、肾下垂等脏器脱垂之证，多与黄芪等补气升阳药配伍，如《脾胃论》补中益气汤。若治气虚下陷，月经量多或崩漏者，如《景岳全书》举元煎，其与人参、黄芪等益气摄血健脾药同用。

【用法用量】3~10 g。发表透疹、清热解毒宜生用，升阳举陷宜炙用。

【使用注意】麻疹已透，阴虚火旺，以及阴虚阳亢者，均当忌用。

【参考资料】

1. 本草摘要

《神农本草经》："主解百毒……辟温疫、瘴气。"

《名医别录》："主中恶腹痛，时气毒疠，头痛寒热，风肿诸毒，喉痛口疮。"

《滇南本草》："表小儿痘疹，解疮毒，咽喉（肿），喘咳音哑，肺热，止齿痛、乳蛾、痄腮。"

2. 现代研究　含生物碱、有机酸、酚类、鞣质等成分。具有抗菌、解热、抗炎、镇痛、抗惊厥、升高白细胞、保肝、利胆、减慢心率、降血压、抑制肠痉挛和妊娠子宫痉挛等作用。

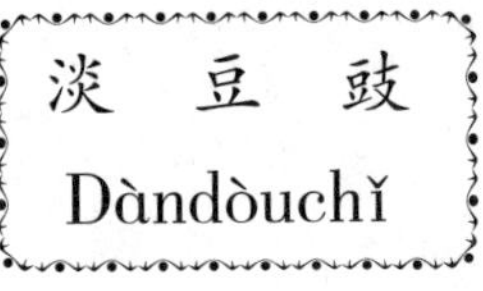

## 淡豆豉

Dàndòuchǐ

《名医别录》

淡豆豉为豆科植物大豆 *Glycine max*（Linn.）Merr. 的成熟种子的发酵加工品，在全国各地均产。气香，味微甘。

【主要药性】辛、苦，凉。归肺、胃经。

【基本功效】疏散表邪，宣发郁热，除烦。

【临床应用】

**1. 外感表证**　本品疏散表邪作用平和，无论风寒、风热表证，皆可使用，但因其解表之力甚弱，故多用于治疗表证之轻证，且多作为解表之辅助药。若治风热表证，或温病初起，可与疏散风热药配伍，如《温病条辨》银翘散；若治风寒表证初起，如《肘后备急方》葱豉汤，以之配葱白。

**2. 热病烦闷**　本品辛散透邪，可宣发郁热而除烦，治外感热病，邪热内郁胸中，心中懊憹，烦热不眠，常协助清热泻火除烦药以获效，如《伤寒论》栀子豉汤以之与栀子配伍。

【用量】6~12 g。

【参考资料】

1. 本草摘要

《名医别录》："主伤寒头痛，寒热，瘴气恶毒，烦躁满闷，虚劳喘吸，两脚疼冷。"

《洁古珍珠囊》："去心中懊憹，伤寒头痛，烦躁。"

《本草纲目》："下气，调中。治伤寒温毒发斑，呕逆。"

2. 现代研究　含脂肪、蛋白质和酶类等成分。具有发汗、健胃、助消化等作用。

**附药**

大豆黄卷　为大豆的成熟种子经发芽干燥的炮制加工品。

【主要药性】甘，平。归脾、胃、肺经。

【基本功效与主治】解表祛暑，清热利湿，用于暑湿感冒，湿温初起，发热汗少，胸闷脘痞，肢体酸重，小便不利。

【用量】9~15 g

发散风热药参考药

| 药名 | 主要药性 | 基本功效 | 主治 | 用法用量 | 使用注意 |
| --- | --- | --- | --- | --- | --- |
| 木贼 | 甘、苦，平。归肺、肝经 | 疏散风热，明目退翳 | 风热目赤，迎风流泪，目生云翳 | 3~9 g | — |
| 浮萍 | 辛，寒。归肺、膀胱经 | 疏散风热，透疹止痒，利尿消肿 | 风热感冒，麻疹不透，皮肤瘙痒，水肿尿少 | 3~10 g。外用适量，煎汤浸洗 | 表虚自汗者不宜使用 |

**数字课程学习……**

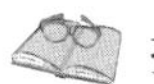 拓展阅读　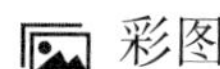 彩图　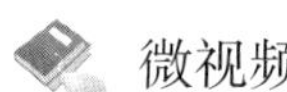 微视频　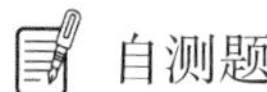 自测题

# 第七章

# 清 热 药

【教学要求】

掌握：清热药（包括清热泻火药、清热燥湿药、清热解毒药、清热凉血药、清虚热药）在基本功效（包括主要兼有功效）、主治、主要药性、配伍应用及使用注意方面的共性；通过清热药有关功效，确定其药性、主治和证候禁忌。石膏、知母、栀子、夏枯草、黄芩、黄连、黄柏、金银花、连翘、板蓝根、鱼腥草、蒲公英、射干、白头翁、地黄、玄参、牡丹皮、赤芍、青蒿、地骨皮的功效、药性、配伍应用及其特殊的用法用量、使用注意。

熟悉：清热药分类。芦根、天花粉、淡竹叶、决明子、龙胆、穿心莲、苦参、大青叶、绵马贯众、土茯苓、大血藤、山豆根、水牛角、紫草、胡黄连的功效与主治及特殊的用法用量、使用注意。

了解：清热药、清热泻火药、清热燥湿药、清热解毒药、清热凉血药、清虚热药和相关功效术语的含义。密蒙花、谷精草、秦皮、白鲜皮、熊胆粉、青黛、野菊花、重楼、紫花地丁、白花蛇舌草、青果、败酱草、马勃、马齿苋、银柴胡、白薇的功效及特殊的用法用量和使用注意。

## 一、含义

以清泄里热为主要功效，常用以治疗里热证的药物，称为清热药。根据清热药在功效和主治病证方面的不同特点，可将其分为清热泻火药、清热燥湿药、清热解毒药、清热凉血药和清虚热药五类。

## 二、功效与主治

1. 共有功效与主治　本章药物都具有清泄里热的功效，均可主治里热证。所谓清热，就是指寒凉药物通过清除热邪，或抑制亢盛的阳气，以减轻或消除里热证的治疗作用，亦称清泄里热或清解里热。而里热证系因外邪入里化热，或热邪直中于里，或阳盛而生内热，症见身热、面红、口渴饮冷、尿赤、舌红、苔黄、脉数等。

2. 主要兼有功效与主治　本章部分药物兼有生津止渴、润肠通便、利尿等功效，常用于热病津伤、热淋涩痛、肠燥便秘等。部分药物还兼有止血、活血化瘀、疏散风热、截疟等功效，宜用于多种出血、经闭痛经、跌扑损伤、风热感冒、疟疾等。

## 三、药性

1. 四气　清热药是用以治疗热性病证的药物，根据《黄帝内经》“热者寒之”及《神农本草经》“疗热以寒药”等药物四气确定的原则，相对于病性来说，清热药皆为寒凉之性。

2. 五味　按照“苦能清泄”的五味理论，清热药以苦味居多；然部分药物兼能养阴生津、活血祛瘀，尚可标有甘或辛味。但历来在确定本类药物的药味时，常兼顾其真实滋味，或将五味理论加以拓展，所以清热药除标有苦味外，习惯上将无苦味的药物标以甘味，有的凉血药增入咸味等。

3. 归经　里热证所涉脏腑经络较多，清热药归经因主治病证不同，规律性不强，各类清热药中的主要归经，将分述于各节之内。

此外，清热药的作用趋向系以沉降为主。

本章中的绵马贯众、重楼等药为有毒之药。

## 四、配伍应用

清热药主治各种里热证，因热为阳邪，易耗伤阴津，故尤多与养阴药配伍。而部分清热药苦寒性燥又有伤阴之偏性；虚热证又多为阴虚所致，故使用此类清热药时，常宜与养阴生津药同用。热邪也易耗气，清热药又常与益气药共投。清热药药性寒凉，易伤脾胃，脾胃虚弱者当辅以健脾益胃药。热邪与积滞结聚于肠道，症见大便秘结、火热上炎者，又须与泻下药同用，以引热下行、釜底抽薪。阳热亢盛，热极生风或热陷心包，症见惊厥抽搐或神昏谵语者，又常与息风止痉药及开窍药同用。若里热兼有表邪者，须与解表药同用，以奏表里双解、防止外邪内犯之功。

此外，还应依据兼有症状进行必要的配伍。如里热兼有痰湿、瘀滞、咳喘、出血、失眠等，则又可分别与化痰、除湿，活血，止咳平喘，凉血止血，宁心安神药物同用。

## 五、使用注意

1. 因证选药　根据热证的不同阶段、侵犯部位及虚实等，选择相宜的药物。如热在气分者，宜用清热泻火药；热在营血分者，宜用清热凉血药。热邪犯胃者，宜用清泻胃火药；热邪壅肺者，宜用清泻肺火药；热邪扰心者，宜用清泻心热药；热邪犯肝者，宜用清泻肝热药。湿热证，宜用清热燥湿药；热毒证，宜用清热解毒药；阴虚内热证，宜用清虚热药等。

2. 证候禁忌　清热药忌用于寒证。脾胃气虚、食少、便溏者，应慎用。对于阴盛格阳、真寒假热者，尤应辨清证型，切勿误用，以免雪上加霜。

3. 中病即止　对于宜用本类药物之证，在使用本类药时，亦须避免过用本类药物导致不良反应，如寒凉伤阳，苦寒败胃，苦燥伤阴，甘寒助湿等。

# 第一节　清热泻火药

以清泄脏腑气分热邪为主要功效，常用以治疗温热病气分实热及脏腑热的药物，称为清热泻火药。清热泻火药多为甘寒或苦寒之品，归肺、胃二经者较多，部分药主治心、肝热证，而主归心经或肝经。本类药物能清气分实热，主要用于温热病邪入气分，症见高热、汗出、烦渴，甚至神昏谵语，脉象洪大有力等；还可清泄脏腑实热，如肺热咳喘、胃热呕哕、心火上炎、肝火上攻诸证。部分清热泻火药兼有生津、润肠、利尿等功效，亦常用于热病津伤、热淋涩痛、肠燥便秘等证。

温热病常见卫气同病或气血两燔，本类药常与疏散风热药或清热凉血药同用；热毒炽盛则配伍清热解毒药更佳。本类药用于脏腑实热证候，还可针对主要症状，辅以相应的药物，如肺热咳喘配伍止咳平喘药，肝热动风配伍息风止痉药等。

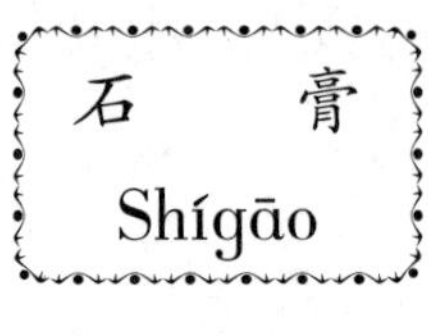


《神农本草经》

石膏为硫酸盐类矿物硬石膏族石膏，主要含含水硫酸钙（$CaSO_4 \cdot 2H_2O$），主产于湖北、安徽、山东等地。随时可采挖。无臭，味淡。

【主要药性】甘、辛，大寒。归肺、胃经。

【基本功效】清热泻火，除烦止渴。煅用收湿敛疮。

【临床应用】

**1. 温病气分证**　本品性寒，其清热泻火的功效对于温热病主要表现为清气分热，既能外解肌肤之热，又可内清肺胃之火，除烦止渴，为治疗温邪内传、里热壅盛而见壮热不退、心烦口渴、汗出脉洪等温热病气分证之要药。本品善清泄气分热邪，抑制亢奋阳气，可收清热、除烦、止渴之效，常与知母相须为用，如《伤寒论》白虎汤。若症属温热疫毒内犯，可配伍金银花、连翘等清热解毒药。热盛伤津耗气，烦渴不止者，宜配益气养阴之药同用，以收清热养阴、益气生津之效，如《伤寒论》白虎加人参汤。

**2. 肺热喘咳证**　本品能清肺热，对热邪壅肺之气逆喘促者，常配伍平喘之药，以收清肺平喘之效，如《伤寒论》麻黄杏仁甘草石膏汤。治痰热咳嗽者，则应配伍清肺化痰药或清肺止咳药，如浙贝母、瓜蒌、桑白皮等。

**3. 胃热证**　本品有清胃热之功，常用于胃火上炎、胃热呕吐、胃热津伤诸证。治胃中积热，循经上犯，牙龈肿痛，或牙周出血、溃烂，或口疮、口臭，可配伍黄连、升麻等，与长于清阳明热毒之品同用，如《兰室秘藏》清胃散。若胃火上炎，咽喉肿痛，可配伍知母、玄参、天花粉等泻火解毒利咽之品，如《喉科秘诀》石膏汤。胃热炽盛、胃气上逆、恶心呕吐，可配竹茹等清胃热、和胃降逆之品，如《大德重校圣济总录》石膏竹茹饮。治胃热津伤之消渴，可配麦冬、生地黄、知母等养阴生津之品同用，如《景岳全书》玉女煎。

【用法用量】15~60 g，宜打碎先煎。内服宜生用；外用多火煅研末。

【参考资料】

1. 本草摘要

《神农本草经》："主中风寒热，心下逆气，惊喘，口干舌焦，不能息……金疮。"

《名医别录》："除时气头痛身热，三焦大热，皮肤热，肠胃中膈热，解肌发汗；止消渴，烦逆，腹胀暴气喘息，咽热。”

《疫疹一得》：“石膏性寒，大清胃热；性淡气薄，能解肌热；体沉性降，能泄实热。”

2. 现代研究 主要成分为含水硫酸钙，并常含黏土、有机物、硫化物及钛、铜多种微量元素。生石膏有解热作用，在复方中体现协同解热、降血糖效应。

**附药**

煅石膏 为硫酸盐类矿物硬石膏族石膏的炮制品。

【主要药性】甘、辛、涩，寒。归肺、胃经。

【基本功效与主治】收湿，生肌，敛疮，止血。适用于溃疡不敛，湿疹瘙痒，水火烫伤，外伤出血。

【用法用量】外用适量，研末撒敷患处，既可单用，也与清热解毒药或其他收湿敛疮药同用。还常作为其他外用药的赋形剂或稀释剂，如《医宗金鉴》九一丹。

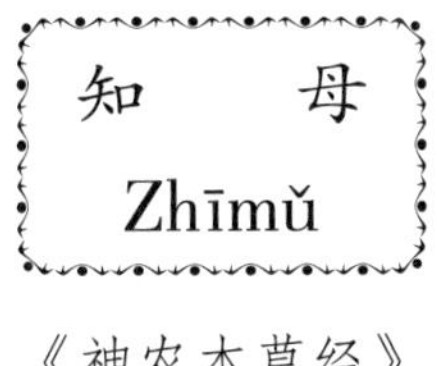

## 知 母 Zhīmǔ

《神农本草经》

知母为百合科植物知母 *Anemarrhena asphodeloides* Bunge 的根茎，主产于河北、山西、陕西等地。味微甘、略苦。

【主要药性】苦、甘，寒。归肺、胃、肾经。

【基本功效】清热泻火，滋阴润燥。

【临床应用】

**1. 温病气分证** 本品苦寒清热，甘寒滋润，善入肺、胃二经以清热泻火。其清泄气分实热的功效与石膏相似，亦为治疗温热病气分热邪亢盛，高热不退、汗出、心烦、口渴、脉洪大有力等症之常用药，并常与石膏相须为用，如《伤寒论》白虎汤。因其能滋胃阴而生津止渴，故更能缓解热盛津伤之口渴多饮。

**2. 肺热咳嗽，阴虚燥咳** 本品既能清肺热，又能滋肺阴而除燥热。故肺热咳嗽及阴虚燥咳皆可使用。治肺热咳嗽，痰黄黏稠，常与黄芩、瓜蒌等清肺化痰药同用，如《医学统旨》清金化痰方。治肺阴不足，燥热内生，干咳少痰者，宜与麦冬、贝母等养阴润燥和化痰止咳药配伍，如《症因脉治》二冬二母汤。

**3. 胃热口渴，消渴证** 本品既清胃火又滋胃阴，故对津伤口渴之证尤为适用。治阴虚胃火之烦渴，常与清胃、滋阴生津药同用，如《景岳全书》玉女煎，其与石膏、熟地黄、麦冬等药同用。因其滋养胃阴作用，还可用于消渴病，常与益气、养阴生津药同用，如《医学衷中参西录》玉液汤，其与黄芪、天花粉等药同用。

**4. 肾阴不足，骨蒸潮热** 本品入肾经，能滋肾阴，泻肾火，退骨蒸，又常用于肾阴不足，虚火内生，症见骨蒸潮热、虚烦盗汗、遗精者，多配伍熟地黄、黄柏等滋阴、泻火之品，如《医宗金鉴》知柏地黄丸。

**5. 阴虚肠燥便秘** 本品能滋阴润燥以通便，用于阴虚肠燥便秘，常与生地黄、玄参、麦冬等滋阴润肠通便药配伍。

【用量】6~12 g。

【使用注意】虚寒证不宜；因其性寒质润，脾虚便溏者慎用。

【参考资料】

1. 本草摘要

《神农本草经》："主消渴热中，除邪气，肢体浮肿，下水，补不足益气。"

《用药法象》："知母，其用有四：泻无根之肾火，疗有汗之骨蒸，止虚劳之热，滋化源之阴。"

《本草纲目》："知母之辛苦寒凉，下则润肾燥而滋阴，上则清肺金而泻火，乃二经气分药也。"

2. 现代研究 含多种甾体皂苷，皂苷元主要为菝葜皂苷元；另含黄酮、多糖、胆碱、生物碱、有机酸及铁、锌、锰、铬、铜等微量元素，有解热、抗炎、抗病原微生物、降血糖、调节甲状腺素和肾上腺皮质激素、抑制血小板聚集、改善记忆力、抗氧化、抗肿瘤、抗骨质疏松等作用。

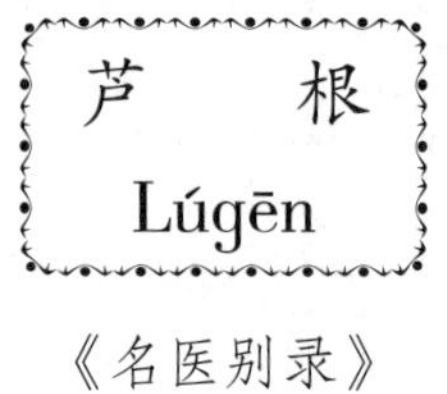

## 芦 根 Lúgēn

《名医别录》

芦根为禾本科植物芦苇 *Phragmites australis* （Cav.）Trin. ex Steud. 的根茎，在全国各地均产。无臭，味甘。

【主要药性】甘，寒。归肺、胃经。

【基本功效】清热泻火，生津止渴，清胃止呕，清肺祛痰，排脓，利尿。

【临床应用】

**1. 温热病气分热证，表热证烦渴** 本品具清气分热邪之功，对热入气分，症见高热、汗出、烦渴者，亦有清热、除烦、止渴之效。然其作用缓和，多为石膏、知母等药的辅助药。因其能清胃生津，对热伤津液之心烦口渴较为常用，常与养阴生津药同用，如《温病条辨》五汁饮，以芦根汁与麦冬汁、藕汁、梨汁、荸荠汁配伍。本品能生津止渴，但并无恋邪之弊，故活温病邪在卫分，或风热感冒而见烦渴者，亦常与疏散风热药配伍，如《温病条辨》银翘散、桑菊饮，分别以本品与金银花、桑叶等配伍。

**2. 胃热口渴、呕哕** 本品既能清泄胃热，又可生津止渴、和胃止呕，对于胃热伤津之口渴多饮或胃热气逆之呕哕吐逆均可使用。治胃热口渴，常以本品与天花粉、知母等清胃、生津之品同用，如《太平圣惠方》泄热芦根散。治胃热呕哕，可单用本品煎浓汁频服，或辅以竹茹、生姜、粳米同用，如《千金要方》芦根饮子。

**3. 肺热咳嗽，肺痈吐脓** 本品善清肺热，又能祛痰排脓。治肺热、痰热咳嗽，咯痰黄稠，多与黄芩、瓜蒌、浙贝母等清化热痰药同用；治肺痈咳吐脓痰，常与鱼腥草、薏苡仁、冬瓜仁等清肺、排脓药配伍。

**4. 热淋涩痛**　本品既可清热泻火，又能利尿通淋，常用于热淋涩痛，小便短赤，多与白茅根、车前子、木通等清热利尿通淋药同用。

【用法用量】15~30 g；鲜品用量加倍，或捣烂取汁服。

【使用注意】虚寒证慎用。

【参考资料】

1. 本草摘要

《名医别录》："主消渴，客热。"

《新修本草》："疗呕逆不下食，胃中热，伤寒患者弥良。"

《本草经疏》："消渴者，中焦有热，则脾胃干燥，津液不生而然也。甘能益胃和中，寒能除热降火，热解胃和，则津液流通而渴止矣。客热者，邪热也，甘寒除邪热，则客热自解。"

2. 现代研究　含咖啡酸、龙胆酸等酚酸类及维生素、天门冬酰胺、多糖、脂肪、蛋白质等成分。有解热、镇静、镇痛、保肝作用，芦根多糖有抑制肝纤维化作用。

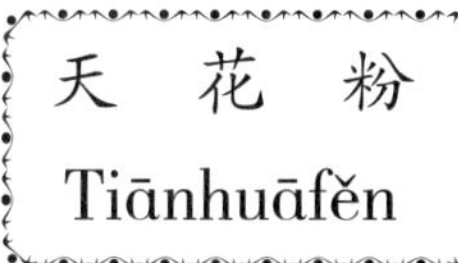

## 天　花　粉

## Tiānhuāfěn

《神农本草经》

天花粉为葫芦科植物栝楼 *Trichosanthes kirilowii* Maxim. 或双边栝楼 *Trichosanthes uniflora* Hao 的根，主产于河南、山东、安徽等地。无臭，味微苦。

【主要药性】甘、微苦，微寒。归肺、胃经。

【基本功效】清热泻火，生津止渴，消肿排脓。

【临床应用】

**1. 温病气分热证或表热证烦渴**　本品清泻气分实热之力稍弱，长于生津止渴，温热病气分热盛伤津口渴者，常与石膏、知母等长于清泻气分实热药同用，如《症因脉治》栝楼根汤。治表热证而见口渴者，亦可于疏散风热剂中加入本品，以清热生津。

**2. 胃热口渴，消渴**　本品既能生津止渴，又能清泄胃热，故亦常用于胃中积热而口渴者，可单用或配清胃生津之药，如《千金要方》以本品与麦冬、芦根、白茅根同用。消渴病常见气阴两伤之证，本品治消渴常与益气、养阴之药配伍，如《医学衷中参西录》玉液汤，与黄芪、山药、五味子等药同用。

**3. 肺热燥咳**　本品能清肺热，润肺燥，可用于肺热或燥热咳嗽。治疗燥热伤肺，干咳少痰，或痰中带血等证，常与沙参、麦冬、玉竹等清肺润燥及养肺阴药同用，如《温病条辨》沙参麦冬汤。

**4. 疮疡肿毒**　本品既能清热泻火解毒，又可消肿排脓疗疮。治热毒炽盛，疮痈红肿热痛者，内服、外敷均可，既可单用，也可与金银花、连翘、紫花地丁等长于解毒消痈药同用。治疮痈脓成难溃者，可与黄芪、当归等益气、补血、活血药同用，以托毒排脓。

【用法用量】10~15 g。外用适量。

【使用注意】虚寒证忌用。

【参考资料】

1. 本草摘要

《神农本草经》:"主消渴,身热,烦满大热,补虚,安中,续绝伤。"

《日华子诸家本草》:"通小肠,排脓,消肿毒,生肌长肉,消扑损瘀血。治热狂时疾,乳痈,发背,痔瘘疮疖。"

《本草汇言》:"退五脏郁热,如心火盛而舌干口燥,肺火盛而咽肿喉痹,脾火盛而口舌齿肿,痰火盛而咳嗽不宁,若肝火之胁胀走注,肾火之骨蒸烦热,或痈疽已溃未溃而热毒不散,或五疸身目俱黄而小水若淋若涩,是皆火热郁结所致,惟此剂能开郁结、降痰火,并能治之。"

2. 现代研究　含较多的淀粉及皂苷、天花粉蛋白、氨基酸、多糖、植物凝集素、酶类等成分。天花粉提取物及天花粉蛋白对柯萨奇病毒 3 型、人类免疫缺陷病毒等有抑制作用;天花粉蛋白注射有抗早孕、抗肿瘤等作用。天花粉多糖及天花粉蛋白具有免疫调节作用。

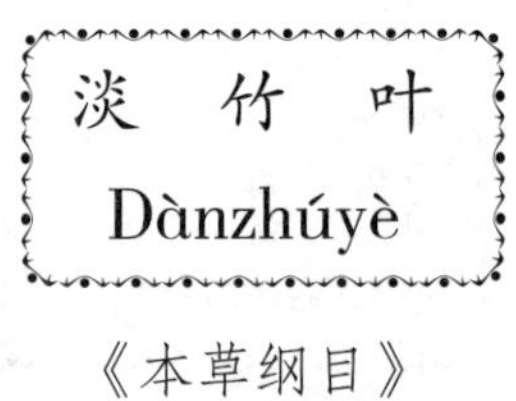

## 淡竹叶 Dànzhúyè

《本草纲目》

淡竹叶为禾本科植物淡竹叶 *Lophatherum gracile* Brongn. 的茎叶,主产于浙江、江苏、湖北等地。气微,味淡。

【主要药性】甘、淡,寒。归心、胃、小肠经。

【基本功效】清热泻火,除烦止渴,利尿通淋。

【临床应用】

**1. 温病气分热证或表热证烦渴**　本品能清泻气分实热,可除热病热扰心神之心胸烦热,宜用于温热邪气入于气分之高热、汗出、烦渴等症。但其作用缓和,轻证多用;若重证则药力不济,多入复方作为石膏、知母等药之辅佐。因本品尚有清泄胃热之功,对表证胃热津伤所致的口渴亦可使用。

**2. 心火亢盛证,心热下移小肠之热淋**　本品上清心火,下利小便,可用于心火亢盛,症见心胸烦热,舌尖红赤,口舌生疮;或心热下移小肠,症见小便赤涩、尿道灼痛者,可与车前草、白茅根、木通等同用。

【用量】6~10 g。

【使用注意】阴虚火旺,骨蒸潮热者慎用。

【参考资料】

1. 本草摘要

《本草纲目》:"去烦热,利小便,清心。"

《生草备要》:"消痰止渴,除上焦火,明眼目,利小便,治白浊,退热,散痔疮毒。"

《本草再新》:"清心火,利小便,除烦止渴,小儿痘毒,外症恶毒。"

2. 现代研究　含芦竹素、白茅素、蒲公英赛醇等三萜类及 β- 谷甾醇、菜油甾醇、酚类、有机酸、氨基酸、糖类等成分。水浸膏有解热作用,乙醇提取物体外对金黄色葡萄球菌、溶血性链球菌等有抑制作用。

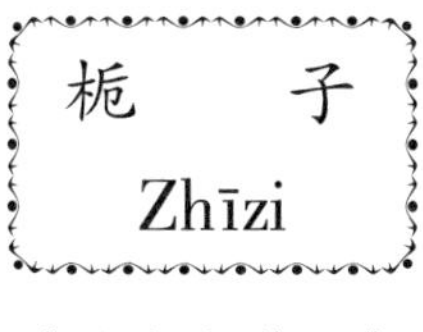

## 栀　子 Zhīzi

《神农本草经》

栀子为茜草科植物栀子 *Gardenia jasminoides* Ellis 的成熟果实,主产于江西、湖南、湖北等地。气微,味微酸而苦。

【主要药性】苦,寒。归心、肝、胃、肺、三焦经。

【基本功效】泻火除烦,清热利湿,凉血解毒;外用消肿止痛。

【临床应用】

**1. 温热病气分热盛**　本品苦寒清降之性较强,能清泻气分实热,可用于温热病气分热盛,高热不退。因其长于清解心经之热毒而除烦,对邪入心胸,心烦郁闷,躁扰不宁者,尤为多用。症轻者,可以本品为主而取效,如《伤寒论》栀子豉汤。症重者,可以本品与清热泻火、清解热毒药同用,如《疫疹一得》清瘟败毒饮,其与石膏、知母、黄连等药配伍。若火热炽盛,三焦俱热,可配黄芩、黄连、黄柏等同用,如《外台秘要》黄连解毒汤。

**2. 湿热黄疸,湿热淋证**　本品清利肝胆湿热,且能利胆退黄,宜用于肝胆湿热郁结之黄疸,常与利胆退黄之要药茵陈、大黄同用,如《伤寒论》茵陈蒿汤。本品亦可清利膀胱湿热,亦常用于湿热淋证,宜与车前子、瞿麦、木通等利尿通淋药配伍,如《太平惠民和剂局方》八正散。

**3. 心、肝、胃等脏腑实热证**　本品能通泻三焦之火,尤以清泻心、肝、胃经热邪见长,故常用于心热、肝热、胃热诸证。治热郁心胸,心烦不安,甚至狂言乱语,常配伍黄连、连翘等长于清心泻火药,如《景岳全书》清心汤。治肝热目赤肿痛,烦躁易怒,或小儿肝热惊风,常配伍龙胆、大黄等药清肝泻火,如《小儿药证直诀》泻青丸。治胃中积热,胃脘灼痛,可单用,如《丹溪纂要》用本品入生姜汁饮之;若胃火上炎致口疮,或咽喉、牙龈肿痛者,则可与黄连、石膏、知母等配伍以清泻胃火。

**4. 血热出血证**　本品既能清解血分之热,又有止血之功,故可用于血热妄行所致的多种出血证,如吐血、咯血、衄血、尿血等,常与侧柏叶、茜草等凉血止血药同用,如《十药神书》十灰散。

**5. 热毒疮痈**　本品长于清热解毒,可用于热毒疮痈,症见红肿热痛者,内服、外用均可。如《梅师方》单用本品捣后,和水调敷,亦常与银花、连翘、蒲公英等解毒消痈药同用。

此外,本品对外伤性肿痛可收消肿止痛之效。如用生栀子粉和面粉或鸡蛋清或韭菜捣烂,调敷局部,可用治跌打损伤。

【用法用量】6~10 g。外用适量。焦栀子多用于止血。

【使用注意】虚寒证不宜;因其苦寒性较强,易伤脾胃,脾虚便溏者尤应忌用。

【参考资料】

1. 本草摘要

《神农本草经》:“主五内邪气,胃中热气,面赤,酒疱皶鼻,白癞,赤癞,疮疡。”

《名医别录》:"疗目热赤痛,胸心大小肠大热,心中烦闷,胃中热气。"

《本草纲目》:"治吐血、衄血、血痢、下血、血淋,损伤瘀血,及伤寒劳复,热厥头痛,疝气,汤火伤。"

2. 现代研究　含栀子苷、藏红花素、藏红花酸、栀子素等色素及绿原酸等有机酸类、挥发性化合物、多糖类、胆碱、熊果酸等成分。有抗病毒、抗菌、解热、抗炎、抗内毒素、镇静、镇痛、降血压、保肝、利胆、抗胰腺炎、抑制胃酸分泌、调节胃肠运动等作用。

**附药**

焦栀子　本品为茜草科植物栀子的炮制加工品。

【主要药性】苦,寒。归心、肺、三焦经。

【基本功效与主治】凉血止血。用于血热吐血,衄血,尿血,崩漏。

【用法用量】6~9 g。虚寒者不宜使用。

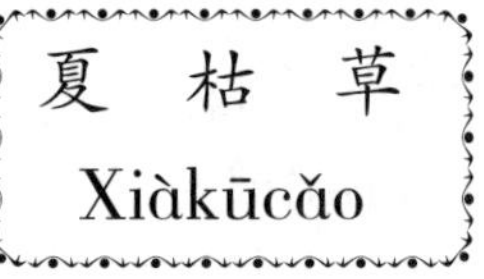


《神农本草经》

夏枯草为唇形科植物夏枯草 *Prunella vulgaris* Linn. 的果穗,主产于江苏、安徽、浙江、河南等地。气微清香,味淡。

【主要药性】辛、苦,寒。归肝、胆经。

【基本功效】清肝泻火,明目,散结消肿。

【临床应用】

**1. 肝火上炎证**　本品苦寒入肝,其性清降,长于清泻肝火,宜用于肝火上炎,目赤肿痛、头痛眩晕等症。治肝热目疾,症见目赤肿痛或目珠疼痛者,常与菊花、决明子、青葙子等清肝明目药配伍。治肝阴不足,目珠疼痛,入夜加剧者,可与滋养肝阴(血)之品同用,如《张氏医通》夏枯草散,其与生地黄、当归、白芍等药配伍。治肝火上攻,头痛、眩晕者,可与钩藤、菊花、决明子等长于清肝、平肝之药同用。

**2. 痰火郁结,热毒疮痈**　本品能清肝泻火,散结消肿,常用于治疗肝郁化火,灼津为痰,痰火郁结而致的瘰疬、瘿瘤、乳癖等。多与消痰散结药配伍,共收清肝火,散痰结之效,如《疡医大全》内消瘰疬丸,其与海藻、浙贝母、玄参等药同用。本品还可用于热毒壅盛而致的乳痈、乳房胀痛、疮肿、痄腮及咽喉红肿疼痛等,常与蒲公英、金银花、重楼等同用,以增清热解毒、散结消肿之力。

【用量】9~15 g。

【使用注意】虚寒证慎用。

【参考资料】

1. 本草摘要

《神农本草经》:"主寒热,瘰疬,鼠瘘,头疮,破癥,散瘿结气,脚肿湿痹。"

《滇南本草》:“行肝气,开肝郁,止筋骨疼痛、目珠痛,散瘰疬、周身结核。”

《本草从新》:“治瘰疬、鼠瘘、瘿瘤、癥坚、乳痈、乳岩。”

2. 现代研究 含迷迭香酸等有机酸类,齐墩果酸、熊果酸等三萜类成分,及黄酮、香豆素、挥发油等成分。有抗病原微生物、降血压、降血糖、抗肿瘤等作用。

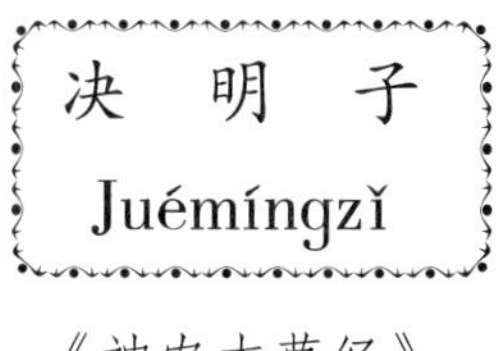

## 决 明 子 Juémíngzǐ

《神农本草经》

决明子为豆科植物决明 *Cassia tora* Linn. 或小决明的成熟种子,主产于安徽、广西、四川。气微,味微苦。

【主要药性】甘、苦、咸,微寒。归肝、大肠经。

【基本功效】清肝明目,润肠通便。

【临床应用】

**1. 肝热目疾** 本品苦寒降泄,主入肝经,能清泻肝火以明目;其苦寒之性不甚,兼甘润而无苦燥伤阴之弊,为目疾诸证之常用药物。无论肝火目疾,还是风热目疾及肝虚目疾,均可使用。治肝火上炎,目赤肿痛、羞明多泪或目生翳膜等症,常配伍车前子、青葙子等清肝明目药,如《医宗金鉴》决明散。治风热目疾,常配伍菊花、蔓荆子等疏风清热药,如《银海精微》决明子散。治肝虚失养,视物昏暗等证,常配伍枸杞子、菟丝子、五味子等滋补肝肾之药,以助其明目之效,如《证治准绳》补肝丸。

**2. 肠燥便秘** 本品质润滑利,能缓下通便,多用于内热肠燥,大便秘结之证,常与火麻仁、瓜蒌仁、郁李仁等润下药同用。

【用法用量】9~15 g。久煎可破坏结合型蒽醌类成分而使通便之力减弱,故治便秘不宜久煎,且以生品为宜;入丸、散剂更佳。

【使用注意】虚寒证,尤其是脾虚便溏者忌用。

【参考资料】

1. 本草摘要

《神农本草经》:“主青盲,目淫肤赤,白膜,眼赤痛,泪出。”

《药性论》:“利五脏……除肝家热。”

《本草正义》:“决明子明目,乃滋益肝肾,以镇潜补阴为义,是培本之正治,非如温辛散风,寒凉降热之止为标病立法者可比,最为有利无弊。”

2. 现代研究 含大黄酚、大黄素、大黄酸、橙黄决明素、美决明子素等蒽醌类成分,还含决明苷、甾醇类及硬脂酸、棕榈酸、油酸、亚油酸和维生素 A 等成分。有缓泻作用,醇浸液有抗菌作用,决明子粉具有降血脂和抗动脉粥样硬化作用,还有一定降血压、抗血小板聚集、保护肝肾、抗氧化等作用。

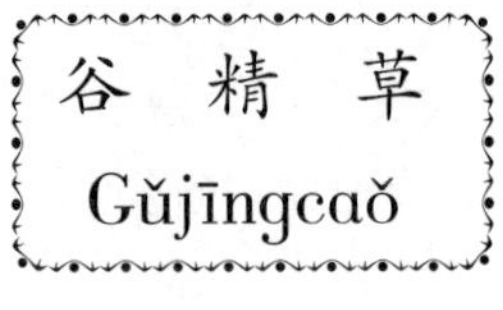

## 谷精草 Gǔjīngcaǒ

《开宝本草》

谷精草为谷精草科植物谷精草 *Eriocaulon buergerianum* Koern. 的带花茎的头状花序，主产于安徽、浙江、江苏等地。无臭，味淡。

【主要药性】辛、甘，微寒。归肝经。

【基本功效】清肝明目，疏风止痛。

【临床应用】

**1. 肝热目疾**　本品主入肝经，能清泄肝热，明目退翳，治肝热上攻所致的目赤肿痛，羞明流泪或眼生翳膜，可与决明子、菊花、龙胆草等清肝明目药同用，如《审视瑶函》谷精草汤。

**2. 肝热头痛**　本品上行头目，治肝经蕴热引起的头痛昏胀，可与蔓荆子、菊花、钩藤等药同用。

【用量】5~10 g。

【使用注意】阴虚血亏者不宜用。

【参考资料】

1. 本草摘要

《开宝本草》："主疗喉痹，齿风痛，及诸疮疥。"

《本草纲目》："谷精体轻性浮，能上行阳明分野。凡治目中诸病，加而用之，甚良。明目退翳之功，似在菊花之上也。"

《本草正义》："谷精草，其质轻清，故专行上焦直达巅顶，能疏散头部风热，治目疾头风，并疗风气痹痛者，亦以轻清之性，善于外达也。"

2. 现代研究　含谷精草素及槲皮万寿菊素、万寿菊素、槲皮素等黄酮类成分。对铜绿假单胞菌、大肠埃希菌、福氏志贺菌、伤寒杆菌、肺炎球菌有抑制作用。

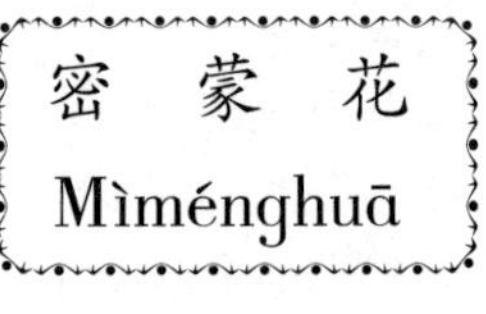

## 密蒙花 Mìménghuā

《开宝本草》

密蒙花为马钱科植物密蒙花 *Buddleja officinalis* Maxim. 的花蕾及花序，主产于湖北、四川、陕西等地。气微香，味微苦、辛。

【主要药性】甘，微寒。归肝经。

【基本功效】清热泻火，养肝明目，退翳。

【临床应用】

**1. 肝热目疾** 本品甘寒，主入肝经，能清泻肝火，明目退翳，治肝火上炎之目赤肿痛，羞明多泪，常与夏枯草、决明子同用；治肝火郁滞，目生翳膜，常与蝉蜕、蒺藜等同用，如《原机启微》拨云退翳丸。

**2. 肝虚目暗** 本品甘寒质润，入肝经，既能清肝明目，又兼能养肝明目，治肝虚有热所致目暗不明，视物昏花者，常与菟丝子、女贞子等同用。

【用量】3~9 g。

【参考资料】

1. 本草摘要

《开宝本草》："主青盲肤翳，赤涩多眵泪，消目中赤脉，小儿麸痘及疳气攻眼。"

《本草经疏》："密蒙花，为厥阴肝家正药，所主无非肝虚有热所致。盖肝开窍于目，目得血而能视，肝血虚则为青盲肤翳，肝热甚则为赤肿眵泪，赤脉及小儿痘疮余毒，疳气攻眼。此药甘以补血，寒以除热，肝血足则诸证无不愈矣。"

《本草求真》："密蒙花，味薄于气，佐以养血之药，更有力焉。"

2. 现代研究 含蒙花苷、芹菜苷、刺槐苷等黄酮类成分，还含三萜皂苷和环烯醚萜类成分。有抗病原微生物、降血糖作用。

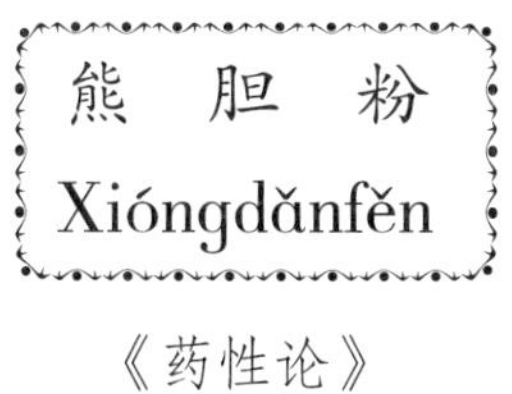


《药性论》

熊胆粉为熊科动物黑熊 *Ursus thibetanus* 或棕熊 *Ursus arctos* 胆囊内人工引流胆汁的干燥品，主产于黑龙江、吉林、四川等地。气微香，味极苦。

【主要药性】苦，寒。归肝，胆，心经。

【基本功效】清热，镇痉，明目。

【临床应用】

**1. 痰热惊痫** 本品味苦性寒，"能走肝胆二经，泻有余之热"（《本草经疏》），长于治疗肝胆热盛，热极生风，惊痫抽搐之证，如治疗小儿痰热惊痫，《食疗本草》单用本品和乳汁及竹沥化服；治子痫，可单用本品温开水化服，也可配伍钩藤、羚羊角、牛黄等清热息风止痉药。

**2. 热毒肿痛** 本品清热解毒，消散痈肿，常用于热毒蕴结所致之疮疡痈疽、痔疮肿痛、咽喉肿痛等。治疗热毒疮痈，可用水调化或加入少许冰片，涂于患部；或配牛黄、芦荟、麝香等制成软膏外用。治疗久痔不愈，可用水调化后涂于患部，如《千金要方》外涂熊胆粉；治热毒咽喉肿痛，常与牛黄、冰片、珍珠等同用，多作丸剂，内服或含化。

**3. 肝热目疾** 本品主入肝经，又善于清肝明目退翳，故可用于治疗肝热目赤肿痛，羞明流泪，目生翳膜等证，常配伍石决明、车前子等药；或以本品与冰片化水，外用滴眼。

【用法用量】内服，0.25~0.5 g，入丸、散剂。外用适量，研末或水调涂敷患处。

【使用注意】脾胃虚寒证慎用。

【参考资料】

1. 本草摘要

《药性论》:“主小儿五疳,杀虫,治恶疮。”

《新修本草》:“疗时气热盛变为黄疸,暑月久利,疳䘌心痛。”

《本草纲目》:“退热,清心,平肝,明目去翳。”

2. 现代研究　含胆酸、鹅去氧胆酸、熊去氧胆酸、去氧胆酸、牛黄胆酸、胆固醇、胆红素、无机盐、脂肪、磷质及多种氨基酸等。胆汁酸盐可增加胆汁分泌量,松弛胆总管、括约肌,能促进脂肪、类脂质及脂溶性维生素的消化吸收;鹅去氧胆酸有溶解胆囊结石的作用,熊去氧胆酸能降低胆固醇和甘油三酯含量,鹅去氧胆酸、胆酸及去氧胆酸有抗菌作用。

**附药**

猪胆粉　为猪科动物猪 *Sus scrofa domestica* Brisson. 胆汁的干燥品。

【主要药性】苦,寒。归肝、肺、大肠经。

【基本功效与主治】清热润燥,止咳平喘,解毒。用于顿咳,哮喘,热病燥渴,目赤,黄疸,泄泻,痢疾,便秘,痈疮肿毒。

【用法用量】0.3~0.6 g,冲服或入丸、散。外用适量,调涂敷患处。

【使用注意】同熊胆粉。

清热泻火药参考药

| 药名 | 主要药性 | 基本功效 | 主治 | 用法用量 | 使用注意 |
|---|---|---|---|---|---|
| 木蝴蝶 | 苦、甘,凉。归肺、肝、胃经 | 清肺利咽,疏肝和胃 | 肺热咳嗽,喉痹喑哑,肝胃气痛 | 煎服,1~3 g | — |
| 青葙子 | 苦,微寒。归肝经 | 清肝泻火,明目退翳 | 肝热目赤;目生翳膜,视物昏花,肝火眩晕 | 煎服,9~15 g | 本品有扩散瞳孔作用,青光眼患者禁用 |
| 鸭跖草 | 甘、淡,寒。归肺、胃、小肠经 | 清热泻火,解毒,利水消肿 | 风热感冒,热病烦渴,咽喉肿痛,痈肿疔毒,水肿尿少,热淋涩痛 | 煎服,15~30 g,鲜品 60~90 g | 脾胃虚弱者用量宜小 |
| 菥蓂 | 辛,微寒。归肝、胃、大肠经 | 清肝明目,和中利湿,解毒消肿 | 目赤肿痛,脘腹胀痛,胁痛,肠痈,水肿,带下,疮疖痈肿 | 煎服,9~15 g | — |
| 甜瓜子 | 甘,寒。归肺、胃、大肠经 | 清肺,润肠,化瘀,排脓,疗伤止痛 | 肺热咳嗽,便秘,肺痈,肠痈,跌打损伤,筋骨折伤 | 煎服,9~30 g | — |

# 第二节 清热燥湿药

以清热燥湿为主要功效，常用以治疗湿热病证的药物，称为清热燥湿药。湿热病证表现复杂，除见热象外，还具有头身重痛、肢体困倦、口渴不欲饮、舌红苔黄腻等湿邪致病的重着、黏滞特点，并随湿热所犯部位不同而具相应症状。湿温或暑湿、湿热蕴结，气机不利，症见身热不扬、胸脘痞闷等；湿热困阻中焦，升降失常，症见脘腹胀满、恶心呕吐、纳食不佳；湿热下迫大肠，传导失司，症见泄泻不爽、痢疾腹痛；湿热郁阻肝胆，肝失疏泄，胆汁外溢，症见胁肋胀痛、黄疸尿赤；湿热下注，则为淋证，症见带下、阴痒；湿热流注关节，则见关节红肿热痛；湿热浸淫肌肤，则为湿疹、湿疮等。清热燥湿药性味苦寒而燥，性寒能清热，苦燥能除湿，可以同时祛除热邪和湿邪。其归经因各药主治的病证不同而有差异，但以脾、胃、肝、胆、大肠和膀胱经为主。

本类药物常兼有清热泻火和清热解毒功效，又可主治不同的脏腑气分实热和疮痈肿痛等热毒证。因此，又具有清热泻火药和清热解毒药的若干特点。

本类药物苦寒败胃，性燥伤阴，对脾胃虚弱及阴津不足者，尤应慎用或忌用，必要时应注意与健脾益气或养阴生津药同用。

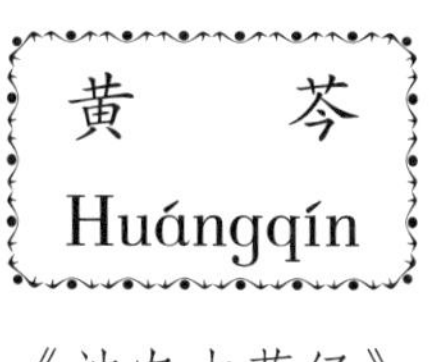


《神农本草经》

黄芩为唇形科植物黄芩 *Scutellaria baicalensis* Georgi 的根，主产于河北、山西、内蒙古等地。气微，味苦。

【主要药性】苦，寒。归肺、脾、胆、大肠、小肠经。

【基本功效】清热燥湿，泻火解毒，止血，安胎。

【临床应用】

**1. 湿热病证** 本品苦寒而燥，为清热燥湿要药，能清脾胃、肝胆、大肠及小肠诸经湿热，尤善清中上焦湿热，广泛用于湿温、暑湿、湿热淋证、湿热泻痢、肝胆湿热等多种湿热病证。治湿温及暑湿病，湿热郁阻气分，身热不扬、胸脘痞闷、恶心呕吐、舌苔黄腻等症，本品较其他清热燥湿药更为多用，常与化湿、行气药及利水渗湿药配伍，清热与除湿并施，两解胶结之湿热邪气。如《温病条辨》黄芩滑石汤，治湿热蕴结中焦，与猪苓、滑石、白豆蔻等同用。治湿热淋证，可与木通等利尿通淋药同用，如《普济本事方》火府丹。治湿热泻痢，可配芍药、甘草，清热止痢，和中止痛，如《伤寒论》黄芩汤。治肝胆湿热，胆汁外溢之黄疸，可作茵陈、栀子等利湿退黄药的辅助药；治湿热郁阻少阳胆经，寒热如疟，胸胁胀痛可与青蒿、竹茹、陈皮等药同用，如《重订通俗伤寒论》蒿芩清胆汤。

**2. 肺热咳嗽，少阳证气分热证**　本品能清热泻火，可用于治疗多种脏腑实热证。尤善清肺热，常用于肺热壅遏，清肃失司，咳嗽痰黄等证。单用有效，如《丹溪心法》清金丸；若与清泻肺热药或止咳化痰药配伍，则可增强其作用，如《医方考》清气化痰丸，与胆南星、瓜蒌仁、杏仁等药同用。本品亦长于清半表半里之热，常配伍柴胡以疏透外入少阳之邪，共收和解少阳之效，故亦为治伤寒邪入少阳、寒热往来之证之常用药，如《伤寒论》小柴胡汤。治温热病气分热盛，壮热不退，溲赤便秘，可与栀子、连翘、大黄等同用，如《太平惠民和剂局方》凉膈散。

**3. 热毒肿痛**　本品具清热解毒之功，还常用于痈肿，咽痛等热毒证，可与山豆根、连翘等解毒消痈或解毒利咽药同用，如《万病回春》清凉散。

**4. 血热出血证**　本品既能清热泻火，又能凉血止血，可用于治疗血热妄行所致的吐血、衄血、便血、尿血及崩漏等。单用有效，若与相应的凉血止血药同用，则疗效更佳。

**5. 胎动不安**　本品有清热安胎之效，可用于妊娠热盛，下扰血海，迫血妄行，或热伤胎气而胎漏下血、胎动不安者，常与白芍、沙参、地骨皮等养阴清热药同用，如《揣摩有得集》安胎饮；血虚而有热者，又当与当归、白芍、白术等养血安胎药同用，如《寿世保元》安胎丸。

【用法用量】3~10 g。生用清热燥湿力强，止血、安胎多炒用，清上焦热应酒炙。

【使用注意】本品苦寒伤胃，脾胃虚寒者不宜使用。

【参考资料】

1. 本草摘要

《神农本草经》："主诸热，黄疸，肠澼，泄痢，逐水，下血闭，恶疮，疽蚀，火疡。"

《名医别录》："疗痰热，胃中热，小腹绞痛，消谷，利小肠，女子血闭，淋露下血，小儿腹痛。"

《药性论》："能治热毒，骨蒸，寒热往来，肠胃不利，破壅气，治五淋，令人宣畅，去关节烦闷，解热渴，治热腹中㽲痛，心腹坚胀。"

2. 现代研究　含黄芩素、汉黄芩素、汉黄芩苷等黄酮类成分，并含苯乙醇糖苷、挥发油、β-谷甾醇、氨基酸、糖类等成分。有广谱抗病原微生物作用，并有抗内毒素、解热、抗炎、抗变态反应、保肝、利胆、抗氧化、抗肿瘤、镇静、降血压、降血糖等作用。

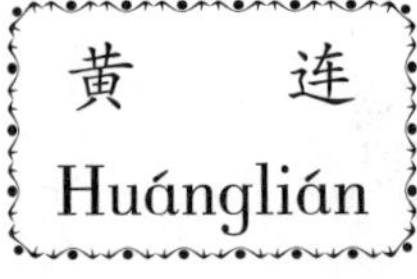

## 黄　连
## Huánglián

《神农本草经》

黄连为毛茛科植物黄连 *Coptis chinensis* Franch.、三角叶黄连 *Coptis deltoidea* C.Y.Cheng et Hsiao 或云南黄连 *Coptis teeta* Wall. 的根茎。黄连主产于重庆、四川、湖北等地，三角叶黄连主产于四川省洪雅县、四川省乐山市峨眉山市等地，云南黄连主产于云南等地。气微，味极苦。

【主要药性】苦，寒。归心、脾、胃、肝、胆、大肠经。

【基本功效】清热燥湿，泻火解毒。

【临床应用】

**1. 湿热病证**　本品清热燥湿之力胜于黄芩、黄柏等同类功效相近之药物，尤长于清泻中焦脾胃、大肠的湿热，在古今临床均被视为治痢要药。症轻者，单用即效，更常与黄芩、秦皮、白头翁等药配伍，如《伤寒论》葛根黄芩黄连汤、白头翁汤。若泻痢腹痛、里急后重，宜与木香、槟榔等行气药同用，以清热燥湿、行气化滞、止痛止痢，如《兵部手集方》香连丸。若湿热疫毒壅滞肠中，泻痢脓血，腹痛里急，常配伍芍药、当归、大黄等，清热解毒与调和气血并用，如《河间六书》芍药汤。

治湿热蕴结脾胃，气机升降失常，脘腹痞闷，恶心呕吐，本品亦常配伍燥湿、化湿药和行气药，如《霍乱论》连朴饮、《湿热病篇》黄连苏叶汤，其与厚朴、紫苏叶、陈皮等药同用。

本品还可清泻肝胆、膀胱等湿热，用于黄疸、淋证及湿疹、湿疮等多种湿热病证。

**2. 心、胃、肝热证**　本品清脏腑实热作用广泛，尤以清泻心、胃二经实热见长。治外感热病心经热盛，壮热、烦躁、甚至神昏谵语，常与黄芩、黄柏、栀子等清热泻火药同用，如《外台秘要》引崔氏方黄连解毒汤。治心火亢盛，心烦不眠，可配伍清心安神药，如《仁斋直指》黄连安神丸，其与朱砂、生甘草同用。若治心火亢盛，热盛耗伤阴血所致虚烦不眠、惊悸怔忡，常配伍阿胶、白芍滋阴养血药，如《伤寒论》黄连阿胶汤。治心火亢奋，迫血妄行之吐血、衄血，可与黄芩、大黄等药同用，如《金匮要略》泻心汤。

本品亦有较强的清胃热作用，可用于胃火炽盛所致的多种病证。治胃火牙痛，牙龈红肿、出血等，常配伍石膏、升麻等药，如《外科正宗》清胃散；治胃热消渴，可与生地黄、天花粉等同用，如《丹溪心法》消渴方。

本品亦有清泻肝火作用，可用于肝热所致的多种病证。用于治疗肝经火旺，肝火犯胃所致的胁痛口苦、呕吐吞酸，常与长于止痛、止呕的吴茱萸配伍，如《丹溪心法》左金丸。

**3. 热毒肿痛**　本品亦具有良好的清解热毒作用，其效果胜于黄芩、黄柏，为治皮肤疮痈等外科热毒证的常用之品。可内服，如《外科正宗》黄连救苦汤，其与金银花、黄芩、连翘等清热解毒药同用；亦常局部外用，如《医宗金鉴》黄连膏，其与黄柏等药制为软膏，外涂患处。本品因具有清热解毒功效，还可用于烧伤烫伤，红肿灼痛者。

【用法用量】2~5 g。生用清热力较强，炒用能降低其苦寒之性，姜汁炙多用于清胃止呕，酒炙多用于上焦热证，吴茱萸水炙多用于肝胃不和之呕吐吞酸。外用适量。

【使用注意】本品苦寒性燥，易伤脾胃及阴津。脾胃虚寒者忌用，阴虚津伤者慎用。

【参考资料】

1. 本草摘要

《神农本草经》："主热气目痛，眦伤泣出，明目，肠澼腹痛下痢，妇人阴中肿痛。"

《名医别录》："主五脏冷热，久下泄澼脓血，止消渴，大惊，除水利骨，调胃厚肠，益胆，疗口疮。"

《日华子诸家本草》："治五劳七伤，益气，止心腹痛。惊悸烦躁，润心肺，长肉，止血；并疮疥，盗汗，天行热疾；猪肚蒸为丸，治小儿疳气。"

2. 现代研究　含小檗碱、黄连碱、巴马亭等生物碱，并含阿魏酸、黄柏酮、黄柏内酯等成分。有广谱抗病原微生物作用，并有抗炎、解热、镇静、抗腹泻、抗溃疡、减慢心率、抗心律失常、抗心肌缺血、增强心肌收缩力、降血压、利胆、降血糖、降血脂、抗动脉粥样硬化、抗氧化、抗肿瘤等作用；还能抗脑缺血，对缺血性脑损伤有显著保护作用。

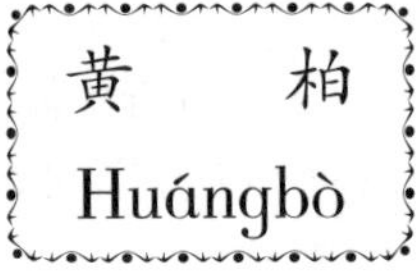

# 黄柏 Huángbò

《神农本草经》

黄柏为芸香科植物黄皮树 *Phellodendron chinense* Schneid. 除去栓皮的树皮，习称川黄柏，主产于四川、贵州等地。气微，味甚苦。

【主要药性】苦，寒。归肝、胆、大肠、肾、膀胱经。

【基本功效】清热燥湿，泻火除蒸，解毒疗疮。

【临床应用】

**1. 湿热病证**　本品性味苦寒，清热燥湿作用与黄芩、黄连相似，常相须为用。本品主入肝、胆、大肠、膀胱经，以清泄下焦湿热见长，常用于黄疸、痢疾、淋证、带下等下焦湿热证，亦常用于湿疹、湿疮及湿热下注，足膝红肿热痛、下肢痿弱或阴痒、阴肿等。治湿热黄疸，常与清热、利湿、退黄之药配伍，如《伤寒论》栀子柏皮汤，其与栀子同用；治湿热痢疾，常与清热燥湿、解毒药配伍，如《伤寒论》白头翁汤，其与黄连、白头翁等同用；治湿热淋证，常与利尿通淋药配伍，如《医学心悟》萆薢分清饮，其与车前子、萆薢等同用。治湿热下注所致的妇女带下黄浊臭秽、阴痒、阴肿；或下部湿疹、湿疮，或足膝红肿热痛、下肢痿弱等证，本品常与健脾燥湿的苍术同用，作为临床治疗多种湿热病证的基础方，以增除湿之效，如《丹溪心法》二妙散。治湿疹、湿疮、带下、阴痒，本品亦常外用，可研末撒敷，或作软膏外涂，或煎汤浸洗。

**2. 热毒肿痛**　本品的清热解毒功效与黄芩、黄连相似，主要用于皮肤及五官的疮痈疔疖，红肿疼痛。内服或外用均可，单用有效，更宜与黄连、金银花、连翘等解毒消痈药配伍。其清解疮毒之力类似于黄连而功力稍逊，常与黄连同用，如《外台秘要》引崔氏方黄连解毒汤，及《医宗金鉴》外用的黄连膏。

**3. 阴虚火旺证**　本品又长于入肾经退虚热，降火以坚阴，故尤宜用于肾阴不足，虚火上炎，五心烦热、潮热盗汗、遗精等症。常与知母相须为用，并配以熟地黄、龟板等以治其本，如《丹溪心法》大补阴丸。

此外，本品具有清热泻火的功效，可清泻肝、胆、胃经实火，用于治疗多种脏腑实热证。如《秘传眼科龙木论》五行汤，单用本品治肝热目赤肿痛；《独行方》单用本品治胃热消渴；《千金要方》单用本品治胃热口疮等。若配以相应的清热泻火药，则效果更佳。

【用法用量】3~12 g。外用适量。生用清热燥湿、解毒、泻火力强，治湿热、热毒及脏腑实热证多生用；盐水炙可降低苦燥之性，且更易入肾经，治阴虚火旺证多盐水炙用。

【使用注意】过用久服易伤脾胃，脾胃虚寒者忌用。

【参考资料】

1. 本草摘要

《神农本草经》："主五脏肠胃中结热，黄疸，肠痔；止泄痢，女子漏下赤白，阴伤蚀疮。"

《本草拾遗》："主热疮疱起，虫疮，痢，下血，杀蛀虫；煎服，主消渴。"

《日华子诸家本草》:"安心除劳,治骨蒸,洗肝,明目,多泪,口干,心热,杀疳虫,治蛔心痛,疥癣,蜜炙治鼻洪,肠风,泻血,后分急热肿痛"

2. 现代研究 含小檗碱、木兰花碱、黄柏碱等多种生物碱,并含黄柏酮、黄柏内酯等成分。具广谱抗病原微生物作用,还具抗炎、抗变态反应、抗溃疡及降血压、降血糖、增强正性肌力及抗心律失常作用。

**附药**

关黄柏 为芸香科植物黄檗 *Phellodendron amurense* Rupr. 除去栓皮的树皮。

【主要药性】苦,寒。归肾、膀胱经。

【基本功效与主治】清热燥湿,泻火除蒸,解毒疗疮。用于湿热泻痢,黄疸尿赤,带下阴痒,热淋涩痛,脚气痿躄,骨蒸劳热,盗汗,遗精,疮疡肿毒,湿疹湿疮。盐关黄柏滋阴降火。用于阴虚火旺,盗汗骨蒸。

【用法用量】3~12 g。外用适量。

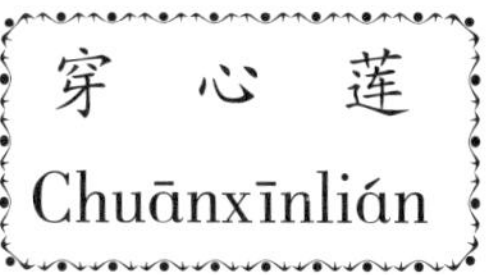

## 穿心莲 Chuānxīnlián

《岭南采药录》

穿心莲为爵床科植物穿心莲 *Andrographis paniculata*(Burm.F.)Nees 的地上部分,原产于亚洲热带地区,现在我国华南、华东及西南等地均有栽培。气微,味极苦。

【主要药性】苦,寒。归心、肺、大肠、膀胱经。

【基本功效】清热燥湿,泻火解毒,凉血消肿。

【临床应用】

**1. 湿热病证** 本品性寒苦燥,能清热燥湿,可用于治疗泻痢、黄疸、淋证、湿疹、湿疮等多种湿热病证。治湿热所致的泄泻痢疾,热淋涩痛,湿热黄疸,单用有效,如以本品的干浸膏制成的穿心莲片。治湿热痢疾,亦可与马齿苋、秦皮等清热解毒、燥湿药同用;治湿热淋证,亦可与瞿麦、海金沙等利尿通淋药同用;治湿热黄疸,可与茵陈、虎杖等利湿退黄药同用;治湿疹、湿疮,可单用研末局部调敷,或与黄连、黄柏等清热燥湿药同用。

**2. 温热病卫分证、气分证,肺热咳嗽** 本品有清热泻火之功,尤善清泻肺热。治温热病邪入气分,发热不退,可与石膏、知母等清热泻火药同用。治外感风热或温病初起而肺热内盛者,亦可与银花、连翘、薄荷等发散风热药同用。治肺热咳嗽,或肺痈咳吐脓痰,可与黄芩、鱼腥草等清肺、排脓消痈药同用。

**3. 热毒肿痛** 本品清热解毒,又善凉血消肿,除可用于治疗温热病外,还可用于治疗多种热毒证。治热毒疮疡,可与金银花、连翘、蒲公英等长于解毒消痈药配伍;治热毒咽喉肿痛,可与山豆根、射干、牛蒡子等长于解毒利咽药配伍;治蛇虫咬伤,可与半边莲、白花蛇舌草同用。可内服,亦可以鲜品捣烂敷于痈肿或伤口。

【用法用量】6~9 g。因其味甚苦,入汤剂易致恶心呕吐,故多作丸、片剂服用。外用适量。

【使用注意】不宜多服、久服;脾胃虚寒证忌用。

【参考资料】

1. 本草摘要

《岭南采药录》:“能解蛇毒,又能理内伤咳嗽。”

《泉州本草》:“清热解毒,消炎退肿,治咽喉炎症,痢疾,高热。”

2. 现代研究 含穿心莲内酯等多种二萜内酯化合物,多种黄酮类化合物,另含穿心莲烷、穿心莲甾醇、穿心莲酮、甾醇皂苷、酚类、糖类等。有解热、抗炎、保肝、利胆、抗肿瘤、抗血栓形成、抗血小板聚集、抗心脑缺血作用,还具有调节机体免疫功能、调节血脂等作用。

3. 其他 《中国药典》将本品功效表述为“清热解毒,凉血,消肿”,因其具有良好的清热燥湿功效,故本教材表述为以上功效。

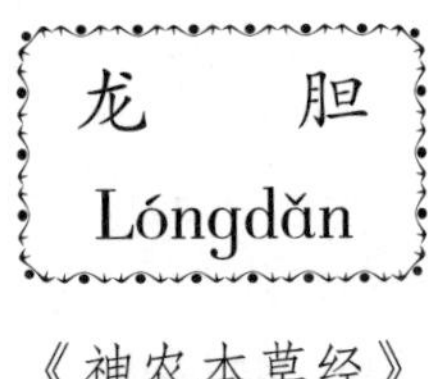


《神农本草经》

龙胆为龙胆科植物条叶龙胆 *Gentiana manshurica* Kitag.、龙胆 *Gentiana scabra* Bunge、三花龙胆 *Gentiana triflora* Pall. 或滇龙胆草 *Gentiana rigescens* Franch. ex Hemsl. 的根及根茎,在全国各地均产,以东北产量较大。气微,味甚苦。

【主要药性】苦,寒。归肝、胆经。

【基本功效】清热燥湿,泻肝胆火。

【临床应用】

**1. 湿热病证** 本品亦有良好的清热燥湿之功,长于清肝胆、膀胱湿热,主要用于黄疸、带下、阴痒阴肿、淋证等肝胆湿热或下焦湿热病证。治湿热黄疸,多与茵陈、栀子等清热利湿退黄药同用;治湿热下注,阴痒阴肿,妇女带下黄臭,男子阴囊湿痒肿痛及湿疹瘙痒,常与黄柏、苦参等清热燥湿药同用,还可煎汤外洗或撒敷。治湿热淋证,可与栀子、车前子等清热利尿通淋药同用,如《医方集解》龙胆泻肝汤。

**2. 肝胆热盛,胃火壅盛** 本品既能清肝胆湿热,又能泻肝胆实火,可用于治疗肝火上炎的头痛、头晕、目赤、耳肿,或肝火内盛的胁痛、口苦等症,常配伍黄芩、栀子、柴胡等,如《医方集解》龙胆泻肝汤。治肝经热盛、热极生风所致的小儿惊风、手足抽搐,宜与清泻肝火、息风止痉药同用,以共收清肝息风之效,如《小儿药证直诀》凉惊丸,其与牛黄、钩藤等药配伍。

本品还能清泻胃火,亦可用于胃火壅盛所致的口疮及吐血、便血等证。宜与相应的泻火解毒药或凉血止血药配伍,如《证治准绳》龙胆丸,其与黄连同用。

**3. 热毒肿痛** 本品尚有清热解毒功效,还能用于热毒痈肿,如《医宗金鉴》龙胆丸,其与黄连、升麻等清热解毒药同用,主治小儿疮肿。治热毒咽喉肿痛,可单用,亦可与解毒利咽药同用。

【用法用量】3~6 g。外用适量。

【使用注意】脾胃虚寒证忌用，阴虚津伤者慎用。

【参考资料】

1. 本草摘要

《神农本草经》“主骨间寒热，惊痫邪气，续绝伤，定五脏，杀蛊毒。”

《名医别录》:“除胃中伏热，时气温热，热泄下利，去肠中小蛊，益肝胆气，止惊惕。”

《药品化义》:“专泻肝胆之火，主治目痛颈痛，两胁疼痛，惊痫邪气，小儿疳积，凡属肝经热邪为患，用之神妙。其气味厚重而沉下，善清下焦湿热，若囊痈、便毒、下疳及小便涩滞，男子阳挺肿胀，或光亮出脓，或茎中痒痛，女人阴癃作痛，或发痒生疮，以此入龙胆泻肝汤治之，皆苦寒胜热之力也。”

2. 现代研究　含龙胆苦苷、当药苦苷、苦龙胆酯苷等裂环烯醚萜类成分，还含龙胆碱、龙胆黄碱等生物碱类成分。有抗菌、抗病毒、解热、抗炎、保肝、利胆，健胃等作用。

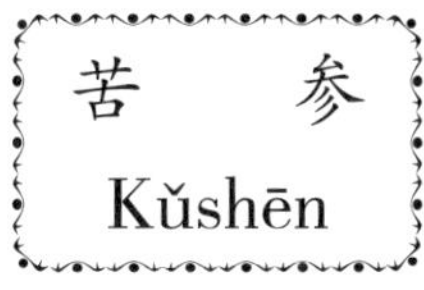

## 苦　参

## Kǔshēn

《神农本草经》

苦参为豆科植物苦参 *Sophora flavescens* Ait. 的根，在全国各地均产。气微，味极苦。

【主要药性】苦，寒。归心、肝、胃、大肠、膀胱经。

【基本功效】清热燥湿，杀虫，利尿。

【临床应用】

**1. 湿热病证**　本品苦寒之性较强，既能清热燥湿，又兼能利尿，可使湿热之邪外出，可用于多种湿热病证。治湿热泻痢，下痢脓血，或泄泻腹痛，单用有效，常与黄连等清热燥湿、解毒药，或木香等行气药同用，如《奇方类编》香参丸。治湿热黄疸，可配伍茵陈、栀子、龙胆等清泻湿热、利胆退黄药。治湿热带下、湿疹湿疮，可配伍黄柏、地肤子等清热除湿药，内服与外用皆宜。治湿热下注所致的痔疮疼痛、大便下血、小便不利、阴囊湿肿等，亦多选用，如《外科大成》苦参地黄丸，其与地黄同用，治痔漏出血、肠风下血等。

**2. 热毒肿痛**　本品能清热解毒，可治皮肤疮痈肿痛，如《证治准绳》苦参丸，其与黄连、大黄等同用。治心、胃火毒上攻的咽部、牙龈红肿疼痛，口舌生疮及水火烫伤，亦可选用本品。

**3. 皮肤瘙痒，滴虫性阴痒带下**　本品内服或局部外用皆有清热燥湿、杀虫止痒之功，治湿热皮肤瘙痒，常与解毒杀虫、祛风止痒药同用，以煎汤外洗，如《疡科心得集》苦参汤，其与蛇床子、地肤子、石菖蒲等药同用。治风热瘙痒可配蝉蜕、荆芥、防风同用，如《外科正宗》消风散。治滴虫性阴痒带下，可煎汤灌洗，或作栓剂外用，本品既能杀虫，又能清热燥湿，还能利尿除湿以收止痒止带之效。

【用法用量】4.5~9 g。外用适量。

【使用注意】本品苦寒易败胃伤津，脾胃虚寒或阴虚津伤者忌用或慎用。不宜与藜芦配伍。

【参考资料】

1. 本草摘要

《神农本草经》:“主心腹结气，癥瘕积聚，黄疸，溺有余沥，逐水，除痈肿，补中，明目止泪。”

《药性论》:“治热毒风,皮肌烦燥生疮,赤癞眉脱,主除大热嗜睡,治腹中冷痛,中恶腹痛,除体闷,治心腹积聚。”

《本草正义》:“退热泄降,荡涤湿火,其功效与芩、连、龙胆皆相近,而苦参之苦愈甚,其燥尤烈,故能杀湿热所生之虫,较之芩、连力量益烈。”

2. 现代研究 含苦参碱、氧化苦参碱等生物碱,黄酮、苦参苯醌、皂苷、氨基酸、脂肪酸、挥发油、齐墩果烯糖苷等成分。有抗病原微生物、解热、抗炎、抗肿瘤、抗胃溃疡、抗变态反应、免疫抑制、止泻、扩张血管、降血压、抗心肌缺血、减慢心率、抗心律失常等作用。

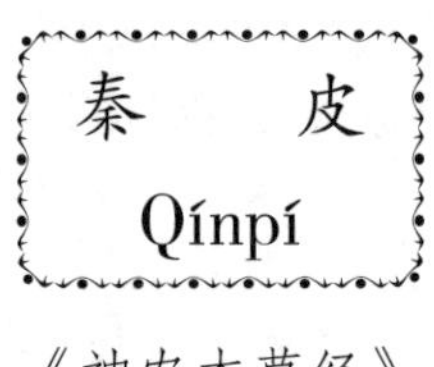

## 秦 皮

Qínpí

《神农本草经》

秦皮为木樨科植物苦枥白蜡树 *Fraxinus rhynchophylla* Hance、白蜡树 *Fraxinus chinensis* Roxb.、尖叶白蜡树 *Fraxinus szaboana* Lingelsh. 或宿柱白蜡树 *Fraxinus stylosa* Lingelsh. 的枝皮或干皮,主产于陕西、吉林、辽宁等地。无臭,味苦。

【主要药性】苦、涩,寒。归大肠、肝、胆经。

【基本功效】清热燥湿,收涩止痢,止带,明目。

【临床应用】

**1. 湿热痢疾,湿热带下** 本品性味苦寒,能清热燥湿解毒,其性收涩,又能止痢、止带。治湿热泻痢,多配伍白头翁、黄连、黄柏等清热燥湿、解毒止痢药,如《伤寒论》白头翁汤。治湿热带下,多与黄柏、苦参等除湿止带药同用。

**2. 肝热目疾** 本品能入肝清热,常用于肝火上炎、目赤红肿、目生翳膜等,内服外用均可。本品常与其他清肝明目药同用,如《永类钤方》秦皮散,其与栀子、赤芍等配伍,主治肝热而兼风热所致的眼目暴赤肿痛。外用可煎汁洗眼或浸汁滴眼。

【用法用量】6~12 g。外用适量。

【使用注意】脾胃虚寒证忌用。

【参考资料】

1. 本草摘要

《神农本草经》:“主风寒湿痹,洗洗寒气,除热,目中青翳白膜。”

《名医别录》:“疗男子少精,妇人带下,小儿痫,身热,可作洗目汤。”

《药性论》:“主明目,去肝中久热,两目赤肿疼痛,风泪不止;治小儿身热,作汤浴。”

2. 现代研究 含秦皮甲素、秦皮乙素等香豆素类成分;还含酚类、皂苷、鞣质等成分。有抗菌、抗炎、镇静、镇痛、镇咳、祛痰、平喘、保肝、抗肿瘤等作用。

# 白 鲜 皮
## Báixiānpí

《神农本草经》

白鲜皮为芸香科植物白鲜 *Dictamnus dasycarpus* Turcz. 的根皮，主产于辽宁、河北、四川等地。有羊膻气，味微苦。

【主要药性】苦，寒。归脾、胃、膀胱经。

【基本功效】清热燥湿，祛风解毒。

【临床应用】

**1. 湿热疮毒，黄水淋漓，湿疹，风疹，疥癣疮癞** 本品有清热燥湿、泻火解毒、祛风止痒之功，为治湿热疮疡常用之品。常配伍苍术、苦参、连翘等燥湿、解毒药，用于治疗湿热疮毒、肌肤溃烂、黄水淋漓，与苦参、防风、地肤子等同用；治湿疹风疹、疥癣疮癞，可煎汤内服、外洗。

**2. 湿热黄疸尿赤，风湿热痹** 本品善于清热燥湿，又能祛风通痹，可配伍茵陈、栀子等药，治湿热蕴蒸之黄疸、尿赤；与苍术、黄柏、薏苡仁等药同用，治风湿热痹，关节红肿热痛。

【用法用量】5~10 g。外用适量，煎汤洗或研粉敷。

【使用注意】脾胃虚寒者慎用。

【参考资料】

1. 本草摘要

《神农本草经》："主头风，黄疸，咳逆，淋沥，女子阴中肿痛，湿痹死肌，不可屈伸、起止、行步。"

《药性论》："治一切热毒风，恶风，风疮，疥癣赤烂，眉发脱脆，皮肌急，壮热恶寒；主解热黄、酒黄、急黄、谷黄、劳黄等。"

《本草纲目》："白鲜皮，气寒善行，味苦性燥，足太阴、阳明经祛湿热药也。兼入手太阴、阳明，为诸黄风痹要药。"

2. 现代研究 含萜类、生物碱、黄酮、香豆素、复合型杂多糖、谷甾醇等成分，对多种致病性真菌有抑制作用，并有解热、抗内毒素、抗炎与免疫抑制、抗肿瘤、保肝、利胆等作用。

**清热燥湿药参考药**

| 药名 | 主要药性 | 基本功效 | 主治 | 用法用量 | 使用注意 |
|---|---|---|---|---|---|
| 三颗针 | 苦，寒，有毒。归肝、胃、大肠经 | 清热燥湿，泻火解毒 | 湿热泻痢，黄疸，湿疹，咽痛目赤，聤耳流脓，痈肿疮毒 | 煎服，9~15 g | 脾胃虚寒慎用 |
| 功劳木 | 苦，寒。归肝、胃、大肠经 | 清热燥湿，泻火解毒 | 湿热泻痢，黄疸尿赤，目赤肿痛，胃火牙痛，疮疖痈肿 | 煎 服，9~15 g<br>外用适量 | 脾胃虚寒禁用 |
| 当药 | 苦，寒。归肝、胃、大肠经 | 清湿热，健胃 | 湿热黄疸，胁痛，痢疾腹痛，食欲不振 | 煎服，6~12 g | 脾胃虚寒慎用 |

续表

| 药名 | 主要药性 | 基本功效 | 主治 | 用法用量 | 使用注意 |
|---|---|---|---|---|---|
| 红花龙胆 | 苦，寒。归肝、胆经 | 清热除湿，解毒，止咳 | 用于湿热黄疸，小便不利，肺热咳嗽 | 煎服，9~15 g | 脾胃虚寒慎用 |

## 第三节　清热解毒药

以清解热毒或火毒为主要功效，常用于治疗各种热毒证的药物称为清热解毒药。本类药物在清热之中更长于解毒，主治各种热毒证。通过清解火热毒邪，可收到退热、消痈、利咽、止痢等效果，适用于热毒所致的温热病、疮痈疔疖、咽喉肿痛、痢疾等病证；有的还可用于治疗水火烫伤、虫蛇咬伤及癌肿等病证。部分药物兼有泻火、凉血等功效，亦可用于其他相应的热证。

本类药性味多为苦寒，其归经因主治病证的不同而有区别。如主治痢疾者，多归大肠经；主治咽喉肿痛者，多归肺、胃经。

临床应用清热解毒药时，应根据具体的热毒病证有针对性地选择药物，并结合兼证进行适当的配伍。如用于治疗疮疡初起，宜与活血散结之品同用；若治脓成溃破，热毒未尽而气血不足者，宜与补气养血之品同用。若治外感温热病，应根据温热病邪的不同阶段配伍相应的发散风热药、清热泻火药或清热凉血药。如治痢疾初起，因湿热与热毒俱盛者，常与清热燥湿药合用，并可辅以活血行气之品。若治咽喉肿痛，本类药物主要适用于热毒壅结所致者，如为风热内犯、虚火上炎所致，宜与发散风热药或滋阴降火药同用。

本类药物一般均可用于疮痈疔疖，但因发病部位等有差异，仍应认真鉴别，择优而用。

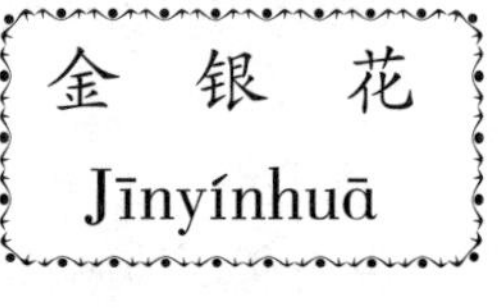

### 金　银　花
### Jīnyínhuā

《名医别录》

金银花为忍冬科植物忍冬 *Lonicera japonica* Thunb. 的花蕾或带初开的花，主产于河南、山东等地。气清香，味淡，微苦。

【主要药性】微苦、辛、甘，寒。归肺、心、胃经。

【基本功效】清热解毒，疏散风热。

【临床应用】

**1. 疮痈疔肿**　本品辛散苦泄，有清热解毒、消散痈肿之功，为治疮痈要药。本品治疮痈初起，红肿热痛，常与清热解毒、活血散结之品配伍，如《校注妇人良方》仙方活命饮，其与天花粉、当归、穿山甲等同用；若治疔疮，坚硬根深，多与清热解毒药配伍，如《医宗金鉴》五味消毒饮，其与紫花地丁、野菊花、蒲公英等同用；治肠痈腹痛，常与清热消痈、活血止痛之败酱草、大黄、大血藤等同用；治肺痈咳吐脓血，常与清泄肺热、消痈排脓之鱼腥草、桔梗等同用。

**2. 风热表证，温热病**　本品气味芳香，具轻宣疏散之性，既善清肺经之邪以疏风透热，又能泄心胃之热以清解热毒，是治疗外感风热表证的常用药，也可用于外感温热病的各个阶段。治风热表证或温病初起，常与连翘相须为用，并配伍发散风热之品，如《温病条辨》银翘散，即与薄荷、牛蒡子等同用；若治温热病热入气分或热入营血者，本品除能清热解毒外，尚兼有清泻肺胃热和凉血之功。治气分热盛，常与清热泻火之品石膏、知母等同用；若治热入营血、高热神昏、斑疹吐衄者，常与清热凉血之品配伍，如《温病条辨》清营汤、《温热经纬》神犀丹，即以其与地黄、玄参等同用。

**3. 咽喉疼痛**　本品既能清热解毒，又能发散风热，可治咽喉肿痛，无论热毒内伤或外感风热所致者均适用。治热毒内盛所致的咽喉肿痛，可与解毒利咽之品射干、山豆根等同用；治风热外袭之咽喉肿痛，常与散风热、利咽喉药薄荷、牛蒡子等配伍。

**4. 热毒痢疾**　本品有凉血止痢之功，治热毒血痢，便下脓血，可单用；或与清热解毒、凉血止痢药白头翁、秦皮等配伍。

此外，本品经蒸馏制成金银花露，有清解暑热作用，用于暑热烦渴，以及小儿热疖、痱子等病证。治暑热烦渴，常与清暑热药荷叶、西瓜翠衣、扁豆花等配伍使用。

【用法用量】6~15 g。疏散风热以生品为佳；露剂多用于暑热烦渴。

【使用注意】气虚疮疡脓清者忌用。

【参考资料】

1. 本草摘要

《滇南本草》："清热，解诸疮、痈疽发背、无名肿毒、丹瘤、瘰疬。"

《本草拾遗》："主热毒，血痢，水痢。浓煎服之。"

《本经逢原》："金银花，解毒祛脓，泻中有补，痈疽溃后之圣药。但气虚脓清，食少便泻者勿用。"

2. 现代研究　含挥发油、木犀草素、环己六醇、黄酮类、肌醇、皂苷、鞣质等。有广谱抗菌作用，还有抗炎、解热、促进白细胞吞噬能力、提高淋巴细胞转化率、抗内毒素、降血脂、抑制肿瘤细胞等作用。

**附药**

*山银花*　为忍冬科植物灰毡毛忍冬 *Lonicera macranthoides* Hand.-Mazz.、菰腺忍冬 *Lonicera hypoglauca* Miq.、华南忍冬 *Lonicera confusa*（Sweet）DC. 或黄褐毛忍冬 *Lonicera. fulvotomentosa* Hsu et S. C. Cheng 的花蕾或带初开的花。药性、功效、主治、用法用量同金银花。

*忍冬藤*　为忍冬科植物忍冬 *Lonicera japonica* Thunb. 的茎枝。

【主要药性】甘，寒。归肺、胃经。

【基本功效与主治】清热解毒，疏风通络。用于温病发热，热毒血痢，痈肿疮疡，风湿热痹，关节红肿热痛。

【用法用量】9~30 g。使用注意同金银花。

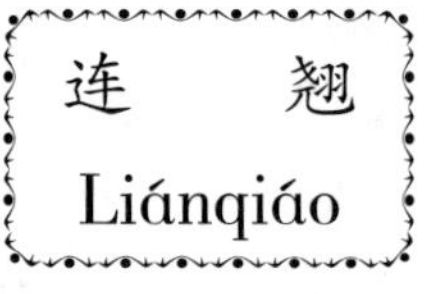

# 连翘 Liánqiáo

《神农本草经》

连翘为木犀科植物连翘 *Forsythia suspensa* (Thunb.) Vahl 的果实，主产于东北、华北、长江流域等地。气微香，微苦。

【主要药性】苦、微辛，寒。归心、肺、小肠经。

【基本功效】清热解毒，消痈散结，疏散风热。

【临床应用】

**1. 热毒肿痛** 本品苦寒，主归心经，长于清心火、解热毒，并有消痈散结之效，因“诸痛痒疮，皆属于心”，故为疮家要药、圣药。治疮痈初起，红肿热痛，常与清热解毒之品如蒲公英、金银花、野菊花等同用。治疮疡红肿溃烂，脓出不畅，则与清热排脓之品如天花粉、皂角刺等同用。治热毒所致的咽喉肿痛，可与清热解毒、利咽之品配伍，如《温病条辨》银翘马勃散，其与金银花、马勃等同用。

取本品解毒散结之功，亦可用于治疗瘰疬痰核、瘿瘤，多与软坚散结之品配伍，如《医宗金鉴》海藻玉壶汤，其与海藻、昆布、浙贝母等同用。

**2. 风热表证，温热病** 本品此方面功用与金银花相似，亦为外散风热、内解热毒之药，故常用于风热表证及温热病卫、气、营、血分的多种证候，且多与金银花相须为用。如《温病条辨》主治卫分证的银翘散、主治营分证的清营汤，《温热经纬》主治血分证的神犀丹等，均有此二者同用，其中银翘散为主治风热表证的主要代表方。本品轻宣疏散之力虽稍逊于金银花，但苦寒清降之性较强，尤长于清泻心火，治热邪内陷心包，高热、烦躁、神昏等症，较为多用，常与长于清心火之品配伍，如《温病条辨》清宫汤，其与玄参心、莲子心、竹卷心等同用。

此外，本品苦寒通降，善清泻心火与小肠之火，兼有利尿作用。可治热淋涩痛。

【用量】6~15 g。

【使用注意】气虚疮疡脓清者不宜用。

【参考资料】

1. 本草摘要

《神农本草经》：“主寒热，鼠瘘，瘰疬，痈肿恶疮，瘿瘤，结热，蛊毒。”

《洁古珍珠囊》：“其用有三：泻心经客热，一也；去上焦诸热，二也；为疮疡须用，三也。”

《医学衷中参西录》：“具升浮宣散之力，流通气血，治十二经血凝气聚，为疮家要药。能透肌解表，清热逐风，又为治风热要药。”

2. 现代研究 含三萜皂苷，果皮含甾醇、连翘酚、生物碱、皂苷、齐墩果酸、香豆素类，尚含丰富的维生素 P 和少量挥发油（主要存在于种子中）。有广谱抗菌作用，所含维生素 P 等成分可降低血管通透性及脆性、防止出血；有扩张血管和收缩血管的双重作用，所含的齐墩果酸有强心、利尿、降血压等作用。

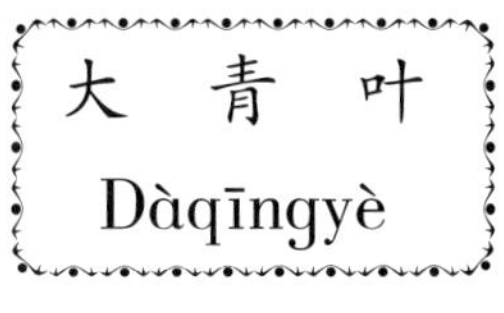

# 大　青　叶
Dàqīngyè

《名医别录》

大青叶为十字花科植物菘蓝 *Isatis indigotica* Fortune 的叶，主产于河北、陕西、江苏等地。气微，味微酸、苦、涩。

【主要药性】苦，大寒。归心、肺、胃经。

【基本功效】清热解毒，凉血消斑。

【临床应用】

**1. 温热病，风热表证**　本品味苦大寒，清热与凉血之力均强。入气分能清热泻火，入血分能凉血消斑，故常用于温热病的各个阶段及风热表证。治温病初起，邪在卫分或外感风热之发热头痛、口渴咽痛，因无解表之功宜与发散风热药配伍，如《中国药典》2020 年版清瘟解毒丸，其与葛根、牛蒡子、柴胡等同用。治温病热入营血，或气血两燔，高热、神昏、发斑发疹，常与清热凉血之品配伍，如《证治准绳》大青汤，其与玄参、地黄等同用。

**2. 热毒证**　本品既能清肺胃心经实火，又能解瘟疫时毒，有解毒利咽、凉血消肿之效。治瘟毒上攻，痄腮、喉痹，可与清热解毒之金银花、拳参、大黄等配伍。治丹毒，可以鲜品捣烂外敷，或配清热解毒药蒲公英、紫花地丁、野菊花等煎汤内服。治心胃火盛，咽喉肿痛、口舌生疮，常与清热凉血、泻火解毒之品配伍，如《大德重校圣济总录》大青汤，其与地黄、大黄、升麻等同用。治热盛咽喉肿痛，亦可用鲜品捣汁内服。

【用量】9~15 g。

【参考资料】

1. 本草摘要

《名医别录》："疗时气头痛，大热，口疮。"

《本草正》："治瘟疫热毒发斑，风热斑疹，痈疡肿痛，除烦渴，止鼻衄，吐血……凡以热兼毒者，皆宜蓝叶捣汁用之。"

2. 现代研究　含靛蓝、菘蓝苷、靛玉红、葡萄糖芸苔素、铁、锰、铜、锌等无机元素及挥发性成分等。有抗菌、增强白细胞吞噬能力、抑制肿瘤移植、抗白血病及保肝、抗炎、解热等作用。

### 附药

蓼大青叶　为蓼科植物蓼蓝 *Polygonum tinctorium* Ait. 的叶。药性、功效、主治、用法用量及使用注意与大青叶相同。

# 板　蓝　根
## Bǎnlán'gēn

《本草纲目》

板蓝根为十字花科植物菘蓝的根，主产于河北、陕西、江苏等地。气微，味微甜后苦涩。

【主要药性】苦，寒。归肺、心、胃经。

【基本功效】清热解毒，凉血，利咽。

【临床应用】

**1. 温热病，风热表证**　本品性能、功用与大青叶相似，但大青叶长于凉血消斑，本品功善解毒利咽散结。随证配伍，亦可广泛用于温热病的各个阶段及风热表证。用于治疗温病初起或外感风热，以发热、咽痛较甚者尤为适宜。若治温病气血两燔，或热入营血，高热、发斑等症，常与清热解毒、凉血消斑之品配伍，如《温热经纬》神犀丹，其与黄芩、紫草、地黄等同用。

**2. 热毒证**　本品善清肺胃之热而利咽喉，又有清热解毒、凉血消肿之效，适用于咽喉肿痛和多种瘟疫热毒之证。治大头瘟，头面红肿、咽喉不利，以及丹毒、痄腮，常与解毒消肿之品相配，如《东垣试效方》普济消毒饮，其与黄芩、黄连、牛蒡子等同用。

【用量】9~15 g。

【参考资料】

1. 本草摘要

《分类草药性》："解诸毒恶疮，散毒去火，捣汁，或服或涂。"

《本草便读》："板蓝根即靛青根，其功用性味与靛青叶同，能入肝胃血分，不过清热、解毒、辟疫、杀虫四者而已。"

2. 现代研究　含靛蓝、靛玉红、板蓝根乙素、板蓝根丙素、板蓝根丁素等。尚含β-谷甾醇、γ-谷甾醇、植物蛋白、树脂状物、芥子苷、糖类、多种氨基酸等。对流行性感冒病毒、流行性腮腺炎病毒、单纯疱疹病毒等均有抑制作用，对流行性感冒病毒 $PR_2$ 株亦有明显抑制作用，对乙型肝炎表面抗原（HBsAg）有抑制作用，并有抗炎、抗内毒素、解热、抗自由基、抗肿瘤作用。

**附药**

南板蓝根　为爵床科植物板蓝 *Baphicacanthus cusia*（Nees）Bremek. 的根茎及根。药性、功效、主治、用法用量与板蓝根基本相同。

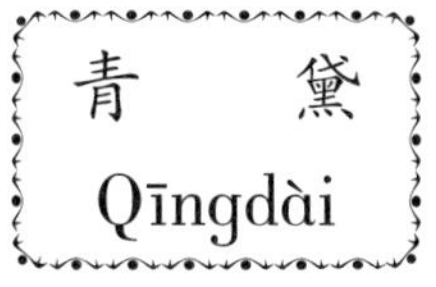

# 青　黛 Qīngdài

《药性论》

青黛为爵床科植物板蓝 *Baphicacanthus cusia*（Nees）Bremek.、蓼科植物蓼蓝或十字花科植物菘蓝的叶或茎叶经加工制得后的干燥粉末、团块或颗粒，主产于福建、云南、江苏等地。微有草腥气，味淡。

【主要药性】苦、咸，寒。归肝、肺经。

【基本功效】清热解毒，凉血消斑，泻火定惊。

【临床应用】

**1. 温毒发斑，血热出血证**　本品苦能清泄，咸入血分，其清热解毒、凉血消斑之功与大青叶相似，但解热作用较逊，多用于治疗温热病温毒发斑，常与泻火、凉血之品配伍，如《通俗伤寒论》青黛石膏汤，其与生石膏、地黄、栀子等同用。治血热妄行之吐血、衄血等，轻者单用，水调服；重者与凉血止血药地黄、白茅根等配伍。

**2. 热毒证**　本品有清热解毒、凉血散肿之功。治痄腮肿痛，可单用以醋调涂患处，或与寒水石共研为末，外敷患处。治咽痛口疮，可与牛黄、冰片等清热止痛药研末吹撒患处。治热毒疮肿，多与蒲公英、紫花地丁等解毒消疮药同用。

**3. 肝火犯肺证**　本品归肝、肺经，长于泻肝火，兼泻肺热，又具凉血止血之功，善治肝火犯肺，灼伤肺络，咳嗽胸痛，咯血或痰中带血，可单用本品水调服，或与化痰止咳之品配伍，如《卫生鸿宝》黛蛤散，其与海蛤壳同用。

**4. 肝热惊痫**　本品主归肝经，长于清肝经实火而息风止痉，适用于肝热生风，惊痫抽搐，多与息风止痉药配伍。如治小儿惊风抽搐，《小儿药证直诀》之凉惊丸，其与钩藤、牛黄等同用。

【用法用量】1~3 g，宜入丸散。外用适量，干撒或调敷。

【参考资料】

1. 本草摘要

《本草拾遗》："解毒。小儿丹热，和水服之。"

《开宝本草》："主解诸药毒，小儿诸热，惊痫发热，天行头痛寒热，煎水研服之。亦摩敷热疮恶肿、金疮、下血、蛇犬等毒。"

《本经逢原》："泻肝胆，散郁火。治温毒发斑及产后热痢下重。"

2. 现代研究　含靛蓝、靛玉红、青黛酮等。尚含靛棕、靛黄、鞣酸、β-谷甾醇、蛋白质及大量无机盐。对多种致病性细菌、真菌等有抑制作用，所含的靛玉红有抗肿瘤作用；尚有抗炎、镇痛、抗溃疡性结肠炎等作用；靛蓝尚有保肝作用。

## 野 菊 花
## Yějúhuā

《本草正》

野菊花为菊科植物野菊 *Chrysanthemum indicum* Linn. 的头状花序，在我国大部分地区均产。气芳香，味苦。

【主要药性】苦、辛，微寒。归肝、心、肺经。

【基本功效】清热解毒，泻火平肝。

【临床应用】

**1. 热毒疮痈、咽喉肿痛** 本品辛散苦泄，清热解毒之力强于菊花，为治热毒疮痈之良药。治热毒炽盛的疮痈疖肿，常与其他清热解毒之品配伍，如《医宗金鉴》五味消毒饮，其与蒲公英、紫花地丁、金银花等同用。治热盛咽喉肿痛，多与解毒利咽之板蓝根、山豆根、牛蒡子等同用。

**2. 目赤肿痛，头痛眩晕** 本品苦寒泻热，主归肝经，能清泻肝火；辛寒凉散，兼散风热，故可用于治疗风热上攻或肝火上炎之目赤肿痛，多与疏散风热、清肝明目之品如菊花、蝉蜕、密蒙花等配伍。也用于治疗肝阳上亢之头痛眩晕，常与清肝、平肝之品如夏枯草、决明子、钩藤等同用。

【用法用量】9~15 g。外用适量，煎汤外洗或制膏外涂。

【参考资料】

1. 本草摘要

《本草正》："散火散气，消痈毒、疔肿、瘰疬、眼目热痛，亦破妇人瘀血。"

《本草纲目》："治痈肿疔毒，瘰疬，眼瘜。"

《本草求真》："凡痈毒疔肿，瘰疬，眼目赤痛，妇人瘀血等症，无不得此则治。"

2. 现代研究 含刺槐素 -7- 鼠李糖葡萄糖苷、野菊花内酯、矢车菊苷、苦味素、α- 侧柏酮、挥发油，另含维生素 A 类物质和维生素 $B_1$ 等。有降血压、抗病原微生物、抗炎等作用。

## 绵 马 贯 众
## Miánmǎguànzhòng

《神农本草经》

绵马贯众为鳞毛蕨科植物粗茎鳞毛蕨 *Dryopteris crassirhizoma* Nakai 的根茎和叶柄残基，习称"东北贯众"，主产于黑龙江、吉林、辽宁等地。气特异，味初淡而微涩，后渐苦、辛。

【主要药性】苦，微寒。有小毒。归肝、胃经。

【基本功效】清热解毒，凉血止血。

【临床应用】

**1. 风热感冒，温毒发斑，痄腮** 本品苦寒，善解时行疫气之毒，凡温热病时疫之证皆宜。治风热感冒，可单用本品，或与金银花、连翘等疏散风热、清热解毒之品配伍。治痄腮，可与青黛、板蓝根等清热解毒、凉血消肿药同用。治温毒发斑，常与大青叶、紫草配伍，以增强凉血化斑之力。

**2. 血热出血** 本品苦寒，主归肝经，能凉血止血，适用于血热出血诸证，尤善治血热之崩漏下血，可单药研末调服，或与三七配伍，以增强止血之效。若治血热吐衄便血，常与侧柏叶、大蓟等凉血止血药同用。

【用法用量】4.5~9 g。清热解毒宜生用；止血宜炒炭用。

【使用注意】本品有小毒，用量不宜过大。服用本品时忌油腻，孕妇慎用。

【参考资料】

1. 本草摘要

《本草纲目》："治下血，崩中，带下，产后血气胀痛，斑疹毒，漆毒，骨哽。"

《本草经疏》："疫气发时，以此药置于水，令人饮此水则不传染。"

《本草新编》："贯众实化毒之仙丹。毒未至可以预防，毒已至可以善解，毒已成可以速祛，正不可以前后而异视之。惟毒来之重，单用贯众则力薄势绵，必须佐之以攻毒之药，始易奏功耳。"

2. 现代研究 含间苯三酚衍生物，其主要成分为绵马酸类、黄绵马酸类。尚含微量白绵马素、绵马酚及挥发油、鞣质、树脂等。有抗病毒、抗菌、驱虫、抗肿瘤、降血压、保肝、兴奋子宫等作用。

3. 其他 绵马贯众在本草古籍和《中国药典》2020 年版中记载有"杀虫（驱虫）"之功，但在能够发挥驱虫作用的用量下，极易造成人体中毒，现已少用，故本教材不予收载。

**附药**

绵马贯众炭 为绵马贯众的炮制品。

【主要药性】苦、涩，微寒。有小毒。归肝、胃经。

【基本功效与主治】收涩止血。用于崩漏下血。

【用量】5~10 g。

紫萁贯众 为紫萁科植物紫萁 *Osmunda japonica* Thunb. 的根茎和叶柄残基。

【主要药性】苦、微寒。有小毒。归肺、胃、肝经。

【基本功效与主治】清热解毒，止血，杀虫。用于疫毒感冒，热毒泻痢，痈疮肿毒，吐血，衄血，便血，崩漏，虫积腹痛。

【用量】5~9 g。

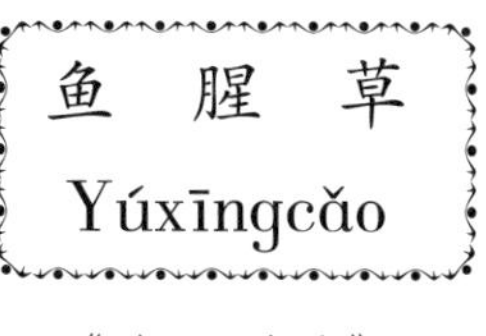


《名医别录》

鱼腥草为三白草科植物蕺菜 *Houttuynia cordata* Thunb. 的地上部分，主产于长江以南各省。有鱼腥气，味涩。

【主要药性】辛，微寒。归肺经。

【基本功效】清热解毒，消痈排脓，利尿通淋。

【临床应用】

**1. 肺痈，肺热咳嗽**　本品辛散寒清，专归肺经，既能清热解毒，又能消痈排脓，长于清泻肺热，为治肺痈吐脓、肺热咳嗽之要药。治肺痈咳吐脓血，常与桔梗、芦根、薏苡仁等清热排脓药同用；治肺热咳嗽，痰黄黏稠，多与桑白皮、黄芩、瓜蒌等清热化痰药同用。

**2. 热毒疮痈**　本品既可清热解毒，又有消痈散肿之功，亦为外痈之常用品。治热毒疮痈，红肿热痛或热盛脓成，可单用本品内服，或与蒲公英、野菊花、连翘等清热解毒药同用，亦可用鲜品捣烂外敷。

**3. 湿热淋证**　本品有清热除湿、利尿通淋之功。治热淋小便涩痛，常与车前子、海金沙、金钱草等利尿通淋药配伍。还可用于治疗湿热所致的带下、泻痢、黄疸等多种湿热证。

【用法用量】15~25 g，不宜久煎；鲜品用量加倍，水煎或捣汁服。外用适量，可捣敷或煎汤熏洗患处。

【参考资料】

1. 本草摘要

《滇南本草》："治肺痈咳嗽带脓血，痰有腥臭，大肠热毒，疗痔疮。"

《本草纲目》："散热毒痈肿。"

《本草经疏》："治痰热壅肺，发为肺痈吐脓血之要药。"

2. 现代研究　含挥发油，其有效成分为癸酰乙醛、月桂醛、月桂烯、甲基正壬酮等。尚含蕺菜碱、槲皮素、槲皮苷、氯原酸、亚油酸、金丝桃苷、氯化钾等。有抗菌、抗病毒、抗钩端螺旋体、解热、抗炎、抗内毒素、抗变态反应等作用。鱼腥草油有镇咳、平喘的作用。

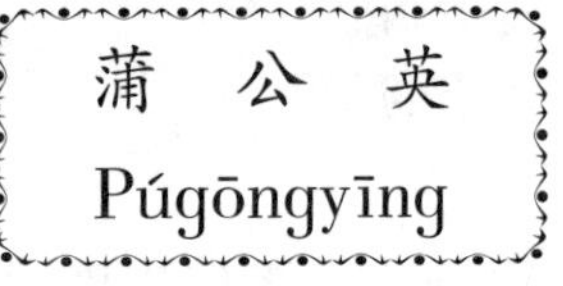

## 蒲　公　英
## Púgōngyīng

《新修本草》

蒲公英为菊科植物蒲公英 *Taraxacum mongolicum* Hand.-Mazz.、碱地蒲公英 *Taraxacum borealisinense* Kitam.，或同属数种植物的全草，在全国各地均有分布。气微，味微苦。

【主要药性】苦、甘，寒。归肝、胃经。

【基本功效】清热解毒，消痈散结，清利湿热。

【临床应用】

**1. 热毒疮痈**　本品苦甘性寒，功善清泄热毒、消散痈肿，凡热毒壅盛所致之疮痈肿毒，不论内痈外痈，均为常用药。因本品主入肝、胃二经，兼能通经下乳，故为治乳痈要药。既可单用本品浓煎内服；或以鲜品捣汁内服，渣敷患处；也可与瓜蒌、金银花、牛蒡子等配伍，以加强清热解毒、消痈散结之功。治痈肿疔疮，红肿疼痛，常与金银花、紫花地丁、野菊花等清热解毒药配伍，如《医宗金鉴》五味消毒饮。治肠痈腹痛，常与大黄、牡丹皮、桃仁等活血化瘀药同用；治肺痈吐脓，常与鱼腥草、芦根、冬瓜仁等清热排脓之品同用。

**2. 热淋,湿热黄疸** 本品有清利湿热、利水通淋之功。治热淋涩痛,常与金钱草、车前子等利水通淋药同用。治湿热黄疸,常与茵陈、栀子、大黄等利湿退黄药同用。

此外,本品尚有清肝明目的作用,可用于治疗肝火上炎所致的目赤肿痛。

【用法用量】10~15 g;鲜品加倍。外用鲜品适量,捣敷或煎汤熏洗患处。

【使用注意】大量可致缓泻。

【参考资料】

1. 本草摘要

《新修本草》:"主妇人乳痈肿。"

《本草备要》:"专治乳痈,疔毒,亦为通淋妙品。"

《本草正义》:"其性清凉,治一切疔疮、痈疡,红肿热毒诸证,可服可敷,颇有应验,而治乳痈乳疖,红肿坚块,尤为捷效。鲜者捣汁温服,干者煎服,一味亦可治之,而煎药方中必不可缺此也。"

2. 现代研究 含蒲公英甾醇、蒲公英素、蒲公英苦素、胆碱、菊糖、果胶、树脂等。有抗菌、利胆、保肝、提高免疫力、利尿、健胃及轻泻作用。

## 紫花地丁

## Zǐhuādìdīng

《本草纲目》

紫花地丁为堇菜科植物紫花地丁 *Viola philippica* Cav. 的全草,产于长江下游至南部各地。气微,味微苦而稍黏。

【主要药性】苦、辛,寒。归心、肝经。

【基本功效】清热解毒,凉血消肿。

【临床应用】

**1. 热毒疮痈** 本品苦泄辛散,寒能清热,入心、肝血分,功善清解热毒、凉血消痈,适用于热毒炽盛兼血热壅滞所致之内外诸痈肿,尤为治疗疮之要药。治疗疮初起肿痛,可单用鲜品捣汁内服,以渣外敷,或与连翘、栀子等解毒消肿之品同用。治热毒疮痈,常与清解热毒药配伍,如《医宗金鉴》五味消毒饮,其与金银花、蒲公英、野菊花等同用。

**2. 毒蛇咬伤** 本品尚能解蛇毒,治毒蛇咬伤,可用鲜品捣汁内服,亦可配伍雄黄少许,捣烂外敷。

【用量】15~30 g。

【参考资料】

1. 本草摘要

《本草纲目》:"一切痈疽发背,疔肿,瘰疬,无名肿毒,恶疮。"

《本草正义》:"地丁专为痈肿疔毒通用之药……然辛凉散肿,长于退热,惟血热壅滞,红肿焮发之外疡宜之。若谓通治阴疽发背寒凝之证,殊是不妥。"

《药性切用》:"泻热解毒,为外科敷治专药。"

2. 现代研究 含苷类、黄酮类、有机酸等成分。有抗菌、抗钩端螺旋体、抗病毒、解热、抗炎等作用。

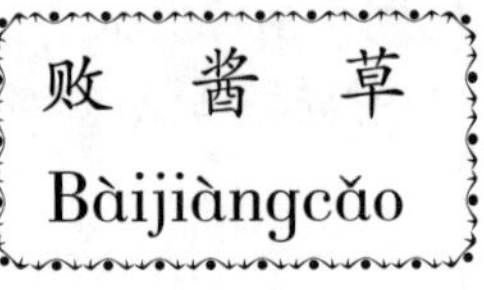


《神农本草经》

败酱草为败酱科植物黄花败酱 *Patrinia scabiosaefolia* Fisch. ex Trev. 或白花败酱 *Patrinia villosa* Juss. 的全草。黄花败酱在全国大部分地区有分布，白花败酱主产于四川、江西、福建等地。气特异，味微苦。

【主要药性】苦、辛，微寒。归大肠、胃、肝经。

【基本功效】清热解毒，消痈排脓，祛瘀止痛。

【临床应用】

**1. 疮痈肿毒** 本品苦泄辛散，性寒清热，能解毒排脓、活血消痈，既可用于外痈，也可用于内痈。本品因主入大肠经，尤为治肠痈要药，对肠痈脓已成者，尤为适宜。治肠痈初起，脓未成者，常与大黄、牡丹皮、桃仁等活血消痈药配伍。若肠痈脓成，常与清热排脓之品同用，如《金匮要略》薏苡附子败酱散，其与薏苡仁、附子配伍。

**2. 瘀阻腹痛** 本品辛散行滞，有祛瘀通经止痛之功，可用于瘀血阻滞所致的妇女月经不调、痛经、产后腹痛等证，可单用本品煎服，或与红花、川芎、当归等活血止痛药同用。

【用法用量】9~15 g。外用适量。

【使用注意】孕妇慎用。

【参考资料】

1. 本草摘要

《名医别录》："除痈肿，浮肿，结热，风痹不足，产后疾痛。"

《本草纲目》："善排脓破血，故仲景治痈，及古方妇人科皆用之。"

《本草正义》："此草有陈腐气，故以败酱得名。能清热泄结，利水消肿，破瘀排脓。惟宜于实热之体。"

2. 现代研究 含皂苷、挥发油、齐墩果酸、木樨草素、槲皮素、芦丁、东莨菪内酯等成分。有抗菌、镇静、抗病毒、止血、促进肠道蠕动、抗瘙痒、抗缺氧和增强免疫力等作用。

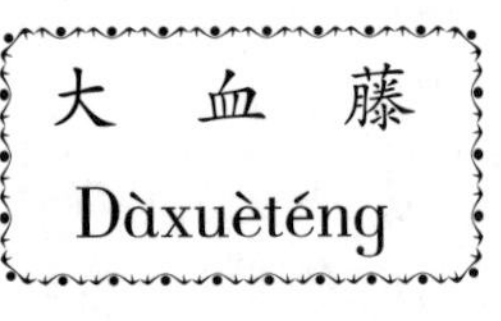


《本草图经》

大血藤为木通科植物大血藤 *Sargentodoxa cuneata*（Oliv.）Rehd. et Wils. 的藤茎，主产于江西、

湖北、江苏等地。气微，味微涩。

【主要药性】苦，平。归大肠、肝经。

【基本功效】清热解毒，活血，祛风止痛。

【临床应用】

**1. 肠痈，外痈** 本品清热解毒、活血消痈之功同败酱草，内外痈肿皆宜。其虽清热解毒之力不及败酱草，但活血止痛作用胜之，因主入大肠经，善解肠中热毒，行肠中瘀滞，亦为治肠痈腹痛之要药，常与败酱草、桃仁、牡丹皮等清热解毒、活血凉血药同用。本品也可用于治疗外痈，多与蒲公英、野菊花等清热解毒药配伍。

**2. 血瘀证，风湿痹证** 本品有活血祛瘀、消肿止痛之功，可用于瘀血阻滞所致的多种疼痛。治跌打损伤，瘀肿疼痛，常与乳香、没药等活血止痛药同用。治经闭、痛经，常与香附、当归、丹参等活血调经、理气止痛之品配伍。治风湿痹痛，关节不利，可与独活、络石藤、威灵仙等祛风除湿、通络止痛药同用。

【用量】9~15 g。

【使用注意】孕妇慎用。

【参考资料】

1. 本草摘要

《本草图经》："攻血，治血块。"

《中药志》："祛风通经络，利尿杀虫。治肠痈，风湿痹痛，麻风，淋病，蛔虫腹痛。"

2. 现代研究 含大黄素、大黄素甲醚、大黄酚、β- 谷甾醇、胡萝卜苷等成分。有抗菌、抗炎、抗肿瘤等作用。

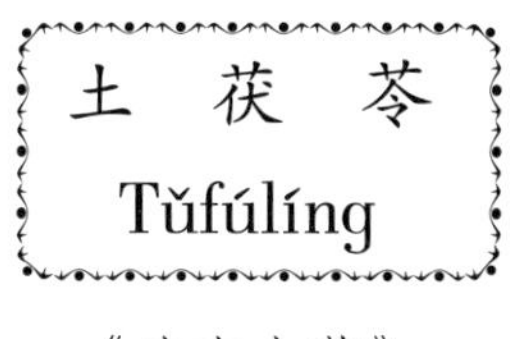

## 土茯苓 Tǔfúlíng

《滇南本草》

土茯苓为百合科植物土茯苓 *Smilax glabra* Roxb. 的根茎，在长江流域及南部各地均有分布。气微，味微甘、涩。

【主要药性】甘、淡，平。归肝、胃经。

【基本功效】解毒，除湿，通利关节。

【临床应用】

**1. 梅毒，疮痈肿毒** 本品甘淡渗利，善解毒利湿，又能通利关节、兼解汞毒，为治梅毒要药。治梅毒或因梅毒服汞剂中毒而致肢体拘挛者，可单药大剂量煎水顿服，或与金银花、木瓜、薏苡仁等利湿解毒、舒筋通络药同用，以增强疗效。本品性平偏凉，有清热解毒之功，兼能消肿散结，治痈疮红肿溃烂，可单用本品研末，以醋调敷。治瘰疬溃疡，可单用水煎服。

**2. 湿热证** 本品能清利湿热，适用于湿热所致的淋证、妇人带下、湿疹等病证。治热淋，常与木通、车前子、海金沙等利水通淋药配伍。治湿热带下、湿疹瘙痒，常与黄柏、苦参等清热燥湿药同用。

【用量】15~60 g。

【使用注意】肝肾阴虚者慎服。服药时忌茶。

【参考资料】

1. 本草摘要

《本草纲目》:“健脾胃,强筋骨,去风湿,利关节,止泄泻。治拘挛骨痛,恶疮痈肿。解汞粉、银朱毒。”

《本草备要》:“治筋骨拘挛,杨梅疮毒,瘰疬疮肿。”

2. 现代研究 含落新妇苷、异黄杞苷、土茯苓苷 A~E、阿魏酸等成分。有抗菌、抗炎、抗胃溃疡、利尿、脑保护等作用。

## 白花蛇舌草
## Báihuāshéshécǎo

《广西中药志》

白花蛇舌草为茜草科植物白花蛇舌草 *Hedyotis diffusa* Willd. 的全草,主产于云南、广东、广西等地。气微、味淡。

【主要药性】苦、甘,凉。归胃、大肠、小肠经。

【基本功效】清热解毒,利湿通淋。

【临床应用】

1. **热毒疮痈、咽喉肿痛** 本品功善清热解毒、消散痈肿,为治外痈、内痈之常用品。治热毒疮痈,可单用鲜品煎服,或捣烂外敷。治肠痈腹痛,常与大血藤、败酱草、牡丹皮等活血止痛药配伍。治咽喉肿痛,多与牛蒡子、玄参、射干等清热利咽药同用。本品尚能解蛇毒,用治毒蛇咬伤,可单用鲜品捣烂绞汁内服或水煎服,渣敷伤口;亦可与半边莲、紫花地丁、重楼等解蛇毒药同用。

2. **热淋** 本品有清热除湿、利水通淋之功。可用于湿热淋证,小便淋沥涩痛,常与石韦、车前子、白茅根等利水通淋药配伍。

此外,利用本品的清热解毒消肿之功,现代亦可治疗多种癌症而有热毒者。

【用法用量】15~30 g。外用适量。

【参考资料】

1. 本草摘要

《广西中草药》:“清热解毒,活血利尿。治扁桃体炎,咽喉炎,阑尾炎,肝炎,痢疾,尿路感染,小儿疳积。”

《广东中药》:“消肿解毒,祛风,止痛,消炎。主治蛇伤,癌症及盲肠炎,痢疾等症。”

2. 现代研究 含齐墩果酸、苷类、蒽醌类及白花蛇舌草素、对位香豆苷等成分。有抑菌、抗肿瘤、抗炎、镇痛、镇静、保肝、利胆等作用。

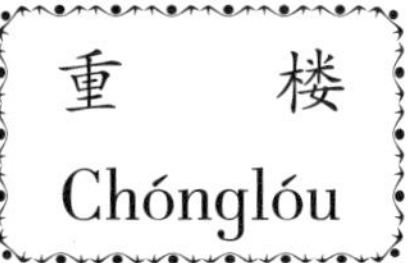


《神农本草经》

重楼为百合科植物滇重楼 *Paris polyphylla* var. *yunnanensis*（Franch.）Hand.–Mazz. 或七叶一枝花 *Paris polyphylla* Smith 的根茎，主产于广西、云南、广东等地。气微，味微苦、麻。

【主要药性】苦，微寒。有小毒。归肝经。

【基本功效】清热解毒，消肿止痛，凉肝定惊。

【临床应用】

**1. 疮痈肿毒，毒蛇咬伤** 本品苦寒，既能清解热毒，又善解蛇毒，为治疮痈肿痛、毒蛇咬伤之要药。治热毒疮痈及一切无名肿毒，症见红肿热痛者，可单用研末，醋调外敷，或与清热解毒、消肿止痛之品配伍以增效，如《外科证治全生集》夺命丹，其与黄连、赤芍、金银花等同用。治毒蛇咬伤，可单用鲜品捣烂外敷，或与半边莲、半枝莲、白花蛇舌草等清热解毒、解蛇毒药同用，水煎内服。

**2. 跌打损伤** 本品有化瘀消肿、止痛之功。治跌打损伤、瘀肿疼痛，可单用研末冲服，或与三七、自然铜、血竭等活血疗伤药同用。

**3. 惊风抽搐** 本品苦寒泄热，专归肝经，有凉泻肝热、息风定惊之功。治小儿高热、惊风抽搐，可单用本品研末冲服，或与钩藤、蝉蜕、菊花等息风止痉药同用。

【用法用量】3~9 g。外用适量。

【使用注意】本品有小毒，用量不宜过大。体虚、无实火热毒者、孕妇及阴证疮疡者均忌服。

【参考资料】

1. 本草摘要

《神农本草经》："主惊痫，摇头弄舌，热气在腹中，癫疾，痈疮，阴蚀，下三虫，去蛇毒。"

《滇南本草》："主治一切无名肿毒，攻各种疮毒痈疽，发背最良，利小便。"

《本草纲目》："蛇虫之毒，得此治之即休。"

2. 现代研究 含蚤休苷、薯蓣皂苷、单宁酸、氨基酸、肌酸酐、生物碱、黄酮、甾酮、蜕皮激素、胡萝卜苷等成分。有广谱抗菌作用，尚有抗蛇毒、镇静、镇痛、镇咳、平喘、抗炎、抗肿瘤、止血等作用。

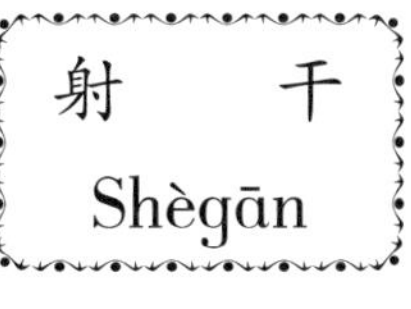


《神农本草经》

射干为鸢尾科植物射干 *Belamcanda chinensis*（Linn.）Redouté 的根茎，主产于湖北、河南、江苏等地。气微，味苦、微辛。

【主要药性】苦，寒。归肺经。

【基本功效】清热解毒，消痰，利咽。

【临床应用】

1. **咽喉肿痛**　本品苦能泄降，寒能清热，入肺经，长于清热解毒，祛痰利咽，为治咽喉肿痛之要药。治痰热壅盛之咽喉肿痛，可单味应用，或与解毒利咽之品配伍，如《大德重校圣济总录》射干汤，其与升麻、桔梗等同用。治外感风热，咽痛喑哑，常与牛蒡子、蝉蜕等发散风热药同用。

2. **痰壅咳喘**　本品专归肺经，有清肺火，降气祛痰之功，适用于痰热壅肺之咳喘证，常与清肺化痰、止咳平喘药配伍，如《痧胀玉衡书》射干兜铃汤，其与桑白皮、马兜铃、桔梗等同用。若治寒饮射肺之咳嗽气喘，宜与温肺祛痰、止咳平喘药相配，如《金匮要略》射干麻黄汤，其与细辛、半夏、麻黄等同用。

【用量】3~10 g。

【使用注意】脾虚便溏者不宜用；孕妇慎用。

【参考资料】

1. 本草摘要

《神农本草经》："主咳逆上气，喉痹咽痛不得消息，散结气，腹中邪逆，食饮大热。"

《滇南本草》："治咽喉肿痛，咽闭喉风，乳蛾，痄腮红肿，牙根肿烂，疗咽喉热毒，攻散疮痈一切热毒等症。"

《本草纲目》："射干能降火，故古方治喉痹咽痛为要药。"

2. 现代研究　含次野鸢尾黄素、鸢尾苷、鸢尾苷元、野鸢尾苷、野鸢尾苷元、鸢尾异黄酮苷，尚含二环三萜、二苯乙烯类化合物等成分。有抗菌、抗病毒、解热、抗炎、镇咳、祛痰、平喘等作用。

**附药**

川射干　为鸢尾科植物鸢尾 *Iris tectorum* Maxim. 的根茎。

【主要药性】苦，寒。归肺经。

【基本功效与主治】清热解毒，祛痰，利咽。用于热毒痰火郁结，咽喉肿痛，痰涎壅盛，咳嗽气喘。

【用法用量】6~10 g。使用注意同射干。

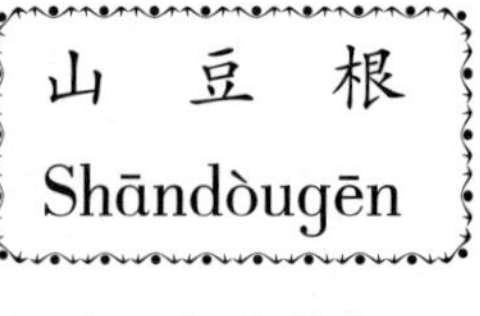

## 山豆根 Shāndòugēn

《开宝本草》

山豆根为豆科植物越南槐 *Sophora tonkinensis* Gagnep. 的根及根茎，主产于广西、广东、贵州等地。有豆腥气，味极苦。

【主要药性】苦，寒。有毒。归肺、胃经。

【基本功效】清热解毒，消肿利咽。

【临床应用】

**1. 咽喉肿痛** 本品大苦大寒，功善清热解毒、利咽消肿，为治热毒蕴结，咽喉肿痛之要药。轻者可单药煎服或含漱，重者可配伍解毒利咽之品，如《增补万病回春》清凉散，其与连翘、桔梗、黄芩等同用。如治风热犯肺之咽痛，可与薄荷、牛蒡子等发散风热药配伍。

**2. 胃火牙痛** 本品归胃经，能清胃热，适用于胃火炽盛，牙龈肿痛，可单用煎汤漱口，或与黄连、生石膏、升麻等善清胃泻火之品同用。

【用量】3~6 g。

【使用注意】本品大苦大寒，且有毒，用量不宜过大。

【参考资料】

1. 本草摘要

《本草图经》："含以解咽喉肿痛。"

《本草备要》："治喉痈喉风、龈肿齿痛，含之咽汁。"

《本草求真》："功专泻心保肺，及降阴经火逆，解咽喉肿痛第一要药。"

2. 现代研究 含生物碱，其主要成分为苦参碱、皂苷、咖啡酸及多糖类成分。有抗菌、抗炎、保肝、抗肿瘤、抗溃疡、抗心律失常、降血压等作用。

**附药**

北豆根 为防己科植物蝙蝠葛 *Menispermum dauricum* DC. 的根茎。

【主要药性】苦，寒。有小毒。归肺、胃、大肠经。

【基本功效与主治】清热解毒，祛风止痛。用于咽喉肿痛，热毒泻痢，风湿痹痛。

【用法用量】3~9 g。使用注意同山豆根。

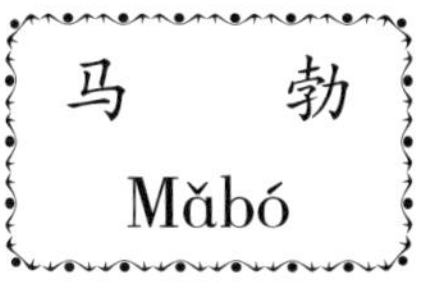


《名医别录》

马勃为灰包菌科真菌脱皮马勃 *Lasiosphaera fenzii* Reich.、大马勃或紫秃马勃 *Calvatia lilacina* (Mont. et Berk.) Lloyd 的子实体。脱皮马勃主产于辽宁、甘肃、江苏等地；大马勃主产于内蒙古、河北、青海等地；紫秃马勃主产于广东、广西、江苏等地。臭似尘土，无味。

【主要药性】辛，平。归肺经。

【基本功效】清热利咽，止血。

【临床应用】

**1. 咽喉肿痛，咳嗽失音** 本品味辛质轻，专入肺经，既能散郁热，又能清肺火，长于解毒利咽消肿。为治咽喉肿痛之良药，因其性平，故不论热毒、风热或虚火上炎所致的咽痛都可选用。轻证可单药研末含咽，重者随证配伍。如治风热郁肺及肺热所致的的咽喉肿痛，常与发散风热、清热解毒之品配伍,如《温病条辨》银翘马勃散,其与连翘、牛蒡子、射干等同用。本品尚有清肺止咳、利咽开音之功,治肺热咳嗽失音,可与蝉蜕、桔梗等清肺利咽之品配伍。

**2. 吐血衄血,外伤出血** 本品内服、外用均有止血之功,可用于多种出血证。治血热妄行所致的吐血、衄血,可单用研末吞服,或与凉血止血药同用。治外伤出血,可用本品外敷患处。

【用法用量】2~6 g。外用适量。

【参考资料】

1. 本草摘要

《名医别录》:"主恶疮,马疥。"

《本草纲目》:"马勃轻虚,上焦肺经药也。故能清肺热、咳嗽、喉痹、衄血、失音诸病。"

《本草正义》:"既散郁热,亦清肺胃,确是喉病良药。"

2. 现代研究 含马勃素、麦角甾醇、马勃菌酸等,另含氨基酸、马勃黏蛋白等。有抗菌、抗炎、解热、抗肿瘤等作用。脱皮马勃有止血作用。

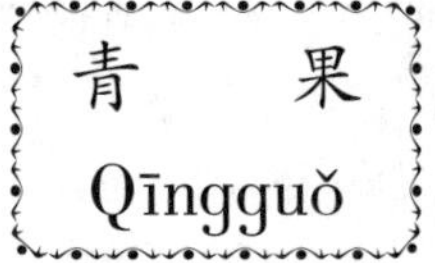

## 青 果

## Qīngguǒ

《日华子诸家本草》

青果为橄榄科植物橄榄 *Canarium album*(Lour.) Rauesch. 的成熟果实,主产于广东、广西、福建等地。气微,果肉味涩,久嚼味甜。

【主要药性】甘、酸,平。归肺、胃经。

【基本功效】清热解毒,利咽,生津。

【临床应用】

**1. 咽喉肿痛,肺热咳嗽** 本品性平偏寒,主归肺经,有清热解毒之功,长于利咽生津。治热毒蕴结之咽喉肿痛,单用即有效,或与牛蒡子、金银花、板蓝根等清热解毒利咽药同用。本品还能清肺止咳,治肺热咳嗽有痰,咽痛喑哑,烦渴,可与黄芩、桔梗、芦根等清肺利咽药配伍。

**2. 津伤口渴** 本品甘酸,入胃经,能生津止渴,适用于暑热津伤口渴,可单用,或捣汁入梨汁、甘蔗汁等饮用。

此外,本品还能解鱼蟹、河豚之毒,并有解毒醒酒之功。可用于治疗鱼、蟹、河豚中毒,以及酒伤昏闷,可单用本品水煎服,或鲜品捣汁服。

【用法用量】5~10 g;鲜品尤佳,可用至 30~50 g。

【参考资料】

1. 本草摘要

《滇南本草》:"治一切喉火上炎,大头瘟症,能解湿热、春温,生津止渴,利痰,解鱼毒、酒、积滞。"

《本草纲目》:"生津液,止烦渴,治咽喉痛。咀嚼咽汁,能解一切鱼、鳖毒。"

《本经逢原》:"生津止渴,开胃消痰。醉饱后及寒痰结嗽宜之。"

2. 现代研究 果实含蛋白质、脂肪、碳水化合物及抗坏血酸。种子含挥发油及香树脂醇等。

有抗菌、抗病毒、抗氧化、保肝等作用。

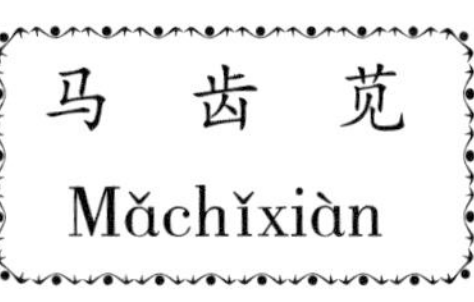

## 马齿苋 Mǎchǐxiàn

《本草经集注》

马齿苋为马齿苋科植物马齿苋 *Portulaca oleracea* Linn. 的地上部分，在我国大部分地区均产。气微，味微酸。

【主要药性】酸，寒。归肝、大肠经。

【基本功效】清热解毒，凉血止血，止痢。

【临床应用】

**1. 热毒血痢** 本品性寒滑利，入血分，善清大肠湿热，并能凉血止血，为治热毒痢疾，下利脓血、里急后重之常用药，单药水煎服即有效，也可以鲜品捣汁加蜜调服，或与粳米煮粥服。若治湿热痢，可与黄连、黄柏、白头翁等清热燥湿、凉血止痢药配伍。

**2. 疮痈肿毒** 本品有清热解毒之功，善解痈肿热毒，适用于热盛疮痈肿痛，可取鲜品捣敷或捣汁外涂，或单药煎汤内服；亦可与金银花、连翘、蒲公英等解毒消痈药同用。

**3. 崩漏，便血** 本品入肝经，有凉血止血之效，多用于血热妄行之下部出血证。治血热崩漏下血，可用鲜品捣汁内服，或与茜草炭、苎麻根等凉血止血药同用。治大肠湿热，便血痔血，可单用，亦可与地榆、槐花等凉血止血药同用。

【用法用量】9~15 g。鲜品用量加倍。外用适量，捣敷患处。

【使用注意】脾胃虚寒者及孕妇慎用。

【参考资料】

1. 本草摘要

《本草纲目》："散血消肿，利肠滑胎，解毒通淋，治产后虚汗。"

《生草药性备要》："治红痢证，清热毒，洗痔疮疳疔。"

《本草正义》："善解痈肿热毒，亦可作敷药。"

2. 现代研究 含草酸、苹果酸、柠檬酸、羽扇豆醇、甜草苷、异甜菜苷等，尚含多巴胺、氨基酸、单糖等成分。有抗菌、抗炎、解热、降血脂、降血糖、抗肿瘤、兴奋子宫等作用。

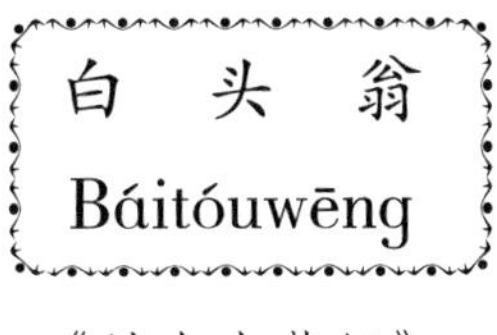

## 白头翁 Báitóuwēng

《神农本草经》

白头翁为毛茛科植物白头翁 *Pulsatilla chinensis*（Bunge.）Regel 的根，主产于东北、华北、华东等地。气微,味微苦涩。

【主要药性】苦,寒。归大肠、胃经。

【基本功效】清热解毒,凉血止痢。

【临床应用】

**1. 热毒血痢** 本品苦寒降泄,主入大肠经,功擅清热解毒、凉血止痢,以清大肠湿热及血分热毒为其所长,为治热毒血痢之要药。治热毒痢疾,下利脓血,里急后重,常与清热燥湿止痢药配伍,如《伤寒论》白头翁汤,其与黄连、黄柏、秦皮同用。若治赤痢下血,日久不愈,腹中冷痛,可与温中散寒、收涩止痢之品配伍,如《千金要方》白头翁汤,其与干姜、赤石脂等同用。

此外,本品煎汤外洗,可用于治疗湿热下注之阴痒、带下。

【用法用量】6~15 g。外用适量。

【使用注意】虚寒泻痢者忌服。

【参考资料】

1. 本草摘要

《药性论》:"止腹痛及赤毒痢,治齿痛,主项下瘰疬。"

《伤寒蕴要》:"热毒下痢紫血鲜血者宜之。"

《本草纲目拾遗》:"去肠垢,消积滞。"

2. 现代研究 含白头翁皂苷A、白头翁皂苷B、白头翁皂苷C、白头翁皂苷D,尚含白头翁素、原白头翁素等。有抗菌、抗阿米巴、抗阴道毛滴虫、镇静、镇痛及抗惊厥等作用。

**清热解毒药参考药**

| 药名 | 主要药性 | 基本功效 | 主治 | 用法用量 | 使用注意 |
|---|---|---|---|---|---|
| 一枝黄花 | 辛、苦,凉。归肺、肝经 | 清热解毒,疏散风热 | 喉痹,乳蛾,咽喉肿痛,疮疖肿毒,风热感冒 | 9~15 g | — |
| 山香圆叶 | 苦,寒。归肺、肝经 | 清热解毒,利咽消肿,活血止痛 | 乳蛾,喉痹,咽喉肿痛,疮疡肿毒,跌扑伤痛 | 15~30 g。外用适量 | — |
| 山慈菇 | 甘、微辛,凉。归肝、脾经 | 清热解毒,化痰散结 | 痈疽疔毒,瘰疬痰核,蛇虫咬伤,癥瘕痞块 | 3~9 g | 正虚体弱者慎用 |
| 千里光 | 苦,寒。归肺、肝经 | 清热解毒,明目,利湿 | 痈肿疮毒,感冒发热,目赤肿痛,湿热泻痢,皮肤湿疹 | 15~30 g。外用适量,煎水熏洗 | — |
| 飞扬草 | 辛、酸,凉;有小毒。归肺、膀胱、大肠经 | 清热解毒,利湿止痒,通乳 | 肺痈,乳痈,疔疮肿毒,牙疳,痢疾,泄泻,热淋,血尿,湿疹,脚癣,皮肤瘙痒,产后少乳 | 6~9 g。外用适量,煎水洗 | 孕妇慎用 |
| 天葵子 | 甘、苦,寒。归肝、胃经 | 清热解毒,消肿散结 | 痈肿疔疮,乳痈,瘰疬,蛇虫咬伤 | 9~15 g | — |
| 木棉花 | 甘、淡,凉。归大肠经 | 清热利湿,解毒 | 泄泻,痢疾,痔疮,出血 | 6~9 g | — |

续表

| 药名 | 主要药性 | 基本功效 | 主治 | 用法用量 | 使用注意 |
|---|---|---|---|---|---|
| 毛诃子 | 甘、涩，平。归心、大肠、肝、胆经 | 清热解毒，收敛养血，调和诸药 | 各种热证，泻痢，黄水病，肝胆病，病后虚弱 | 3~9 g，多入丸、散服 | — |
| 水飞蓟 | 苦，凉。归肝、胆经 | 清热解毒，疏肝利胆 | 肝胆湿热，胁痛，黄疸 | 供配制成药用 | — |
| 四季青 | 苦、涩，凉。归肺、大肠、膀胱经 | 清热解毒，消肿祛瘀 | 肺热咳嗽，咽喉肿痛，痢疾，胁痛，热淋；外治烧烫伤，皮肤溃疡 | 15~60 g。外用适量，水煎外涂 | — |
| 白蔹 | 苦，微寒。归心、胃经。 | 清热解毒，消痈散结，敛疮生肌 | 痈疽发背，疔疮，瘰疬，烧烫伤 | 5~10 g。外用适量，煎汤洗或研成极细粉敷患处 | 不宜与川乌、制川乌、草乌、制草乌、附子同用 |
| 冬凌草 | 苦、甘，微寒。归肺、胃、肝经。 | 清热解毒，活血止痛 | 咽喉肿痛，癥瘕痞块，蛇虫咬伤 | 30~60 g。外用适量 | — |
| 半边莲 | 辛，平。归心、小肠、肺经 | 清热解毒，利尿消肿 | 痈肿疔疮，蛇虫咬伤，臌胀水肿，湿热黄疸，湿疮湿疹 | 9~15 g | 虚证水肿忌用 |
| 半枝莲 | 辛、苦，寒。归肺、肝、肾经 | 清热解毒，化瘀利尿 | 疔疮肿毒，咽喉肿痛，跌扑伤痛，水肿，黄疸，蛇虫咬伤 | 15~30 g | — |
| 地锦草 | 辛，平。归肝、大肠经 | 清热解毒，凉血止血，利湿退黄 | 痢疾，泄泻，咯血，尿血，便血，崩漏，疮疖痈肿，湿热黄疸 | 9~20 g。外用适量 | — |
| 朱砂根 | 微苦、辛，平。归肺、肝经 | 解毒消肿，活血止痛，祛风除湿 | 咽喉肿痛，风湿痹痛，跌打损伤 | 3~9 g | — |
| 杠板归 | 酸，微寒。归肺、膀胱经 | 清热解毒，利水消肿，止咳 | 咽喉肿痛，肺热咳嗽，小儿顿咳，水肿尿少，湿热泻痢，湿疹，疖肿，蛇虫咬伤 | 15~30 g。外用适量，煎汤熏洗 | — |
| 苦木 | 苦，寒；有小毒。归肺、大肠经 | 清热解毒，祛湿 | 风热感冒，咽喉肿痛，湿热泻痢，湿疹，疮疖，蛇虫咬伤 | 枝 3~4.5 g；叶 1~3 g。外用适量 | — |
| 苦玄参 | 苦，寒。归肺、胃、肝经 | 清热解毒，消肿止痛 | 风热感冒，咽喉肿痛，喉痹，痄腮，脘腹疼痛，痢疾，跌打损伤，疖肿，毒蛇咬伤 | 9~15 g。外用适量 | — |
| 苦地丁 | 苦，寒。归心、肝、大肠经 | 清热解毒，散结消肿 | 时疫感冒，咽喉肿痛，疔疮肿痛，痈疽发背，痄腮丹毒 | 9~15 g。外用适量，煎汤洗患处 | — |

续表

| 药名 | 主要药性 | 基本功效 | 主治 | 用法用量 | 使用注意 |
|---|---|---|---|---|---|
| 苘麻子 | 苦,平。归大肠、小肠、膀胱经 | 清热解毒,利湿,退翳 | 赤白痢疾,淋证涩痛,痈肿疮毒,目生翳膜 | 3~9 g | — |
| 委陵菜 | 苦,寒。归肝、大肠经 | 清热解毒,凉血止痢 | 赤痢腹痛,久痢不止,痔疮出血,痈肿疮毒 | 9~15 g。外用适量 | — |
| 金荞麦 | 苦、辛、涩,凉。归肺经 | 清热解毒,排脓祛瘀 | 肺痈吐脓,肺热喘咳,咽喉肿痛 | 15~45 g。用水或黄酒隔水密闭炖服 | — |
| 草乌叶 | 辛、涩,平;有小毒。归肺、胃经 | 清热,解毒,止痛 | 热病发热,泄泻腹痛,头痛,牙痛 | 1~1.2 g,多入丸、散用 | 孕妇慎用 |
| 鸦胆子 | 苦,寒;有小毒。归大肠、肝经 | 清热解毒,截疟,止痢;外用腐蚀赘疣 | 痢疾,疟疾;外治赘疣,鸡眼 | 内服,0.5~2 g,以龙眼肉包裹或装入胶囊包裹吞服。外用适量 | 孕妇及小儿慎用 |
| 禹州漏芦 | 苦,寒。归胃经 | 清热解毒,消痈,下乳,舒筋通脉 | 乳痈肿痛,痈疽发背,瘰疬疮毒,乳汁不通,湿痹拘挛 | 5~10 g | 孕妇慎用 |
| 洪连 | 苦、甘,寒。归肺、心、肝经 | 清热,解毒,利湿,平肝,行血,调经 | 发热烦渴,肺热咳嗽,头痛眩晕,湿热黄疸,月经不调,药食中毒 | 1~6 g | — |
| 臭灵丹草 | 辛、苦,寒;有毒。归肺经 | 清热解毒,止咳祛痰 | 风热感冒,咽喉肿痛,肺热咳嗽 | 9~15 g | — |
| 高山辣根菜 | 苦、辛,寒。归肺、肝经 | 清热解毒,清肺止咳,止血,消肿 | 温病发热,肺热咳嗽,咯血,创伤出血,四肢浮肿 | 3~6 g;或入丸、散。外用适量,研末敷 | — |
| 拳参 | 苦、涩,微寒。归肺、肝、大肠经 | 清热解毒,消肿,止血 | 湿热泻痢,肺热咳嗽,痈疮肿毒,瘰疬,口舌生疮,血热吐衄,痔疮出血,蛇虫咬伤 | 5~10 g。外用适量 | — |
| 黄藤 | 苦,寒。归心、肝经 | 清热解毒,泻火通便 | 热毒内盛,便秘,泻痢,咽喉肿痛,目赤红肿,痈肿疮毒 | 30~60 g。外用适量 | — |
| 救必应 | 苦,寒。归肺、胃、大肠、胆经 | 清热解毒,利湿止痛 | 暑湿发热,咽喉肿痛,湿热泻痢,脘腹胀痛,风湿痹痛,湿疹,疮疖,跌打损伤 | 9~30 g。外用适量,煎浓汤涂敷患处 | — |
| 筋骨草 | 苦,寒。归肺经 | 清热解毒,凉血消肿 | 咽喉肿痛,肺热咯血,跌打肿痛 | 15~30 g。外用适量,捣烂敷患处 | — |

续表

| 药名 | 主要药性 | 基本功效 | 主治 | 用法用量 | 使用注意 |
|---|---|---|---|---|---|
| 蓍草 | 苦、酸,平。归肺、脾、膀胱经 | 解毒利湿,活血止痛 | 乳蛾咽痛,泄泻痢疾,肠痈腹痛,热淋涩痛,湿热带下,蛇虫咬伤 | 15~45 g,必要时日服二剂 | — |
| 锦灯笼 | 苦,寒。归肺经 | 清热解毒,利咽化痰,利尿通淋 | 咽痛喑哑,痰热咳嗽,小便不利,热淋涩痛;外治天疱疮、湿疹 | 5~9 g。外用适量,捣敷患处 | — |
| 漏芦 | 苦,寒。归胃经 | 清热解毒,消痈,下乳,舒筋通脉 | 乳痈肿痛,痈疽发背,瘰疬疮毒,乳汁不通,湿痹拘挛 | 5~9 g | 孕妇慎用 |
| 翻白草 | 甘、微苦,平。归肝、胃、大肠经 | 清热解毒,止痢,止血 | 湿热泻痢,痈肿疮毒,血热吐衄,便血,崩漏 | 9~15 g | — |

## 第四节 清热凉血药

以清解营分、血分热邪主要功效,常用以治疗营分、血分热证的药物,称为清热凉血药。本类药物具有清解营分、血分热邪的功效,适用于外感温热病热入营血证。热在营分常见身热夜甚,心烦不寐,斑疹隐隐,舌红绛,脉细数等症;热在血分常见神昏谵语,吐衄便血、身发斑疹、躁扰不安、甚则昏狂等症。同时,亦适用于内科杂病中的各种血热证。

本类药多为苦、咸、寒之品,主归心、肝二经;根据甘能补益、辛能行血等性味理论,本类药物中兼有甘味者,多有养阴生津功效,可用于阴虚证;兼辛味者,多有活血化瘀功效,可用于血瘀证;部分药物尚有解毒、止血等功效。还可用于热毒证或血热出血证。

兼有养阴作用的药物性偏滋腻,湿滞便溏、纳差者慎用;兼有活血作用的药物,妇女月经期及孕妇慎用。

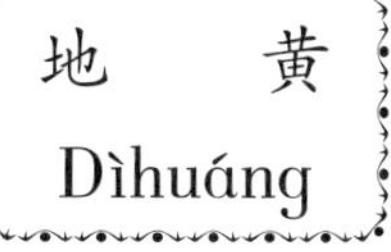


《神农本草经》

地黄为玄参科植物地黄 *Rehmannia glutinosa* (Gaert.) Libosch. ex Fisch. et Mey. 的新鲜或干燥块根,主产于河南、河北、内蒙古等地,以河南的品质最佳。鲜用者习称“鲜地黄”,干用者习称“地黄”或“生地黄”。鲜地黄气微,味微甜、微苦。地黄气微,味微甜。

【主要药性】甘、苦，寒。归心、肝、肾经。

【基本功效】清热凉血，止血，养阴生津。

【临床应用】

1. **热入营血证**　本品甘润苦泄寒清，入心肝血分，为清热凉血要药。治温热病热入营分，身热夜甚，心烦不寐，舌绛而干，常与清营、透热转气之品配伍，如《温病条辨》清营汤，其与玄参、金银花、竹叶等同用。治温热病热入血分，身热，神昏谵语，吐衄便血，斑疹紫暗，舌深绛，常与水牛角、赤芍、牡丹皮等凉血散瘀药同用。

2. **血热出血证**　本品既善清热凉血，又有良好的止血之效，除治温热病热入血分，见吐衄便血，斑疹紫暗外，还常用于各种血热妄行之出血证。治血热妄行之吐血、衄血，便血、崩漏，常与凉血止血药配伍，如《妇人良方大全》四生丸，其与鲜荷叶、生侧柏叶、生艾叶同用。

3. **阴虚发热**　本品甘寒养阴，苦寒清热，入肾经而滋阴降火，养阴津而泄伏热。治温热病后期，余热未清，阴津已伤，邪伏阴分，症见夜热早凉、舌红脉数者，常与清虚热药及养阴药配伍，如《温病条辨》青蒿鳖甲汤，其与青蒿、知母、鳖甲等同用。治阴虚内热，潮热骨蒸，常与知母、地骨皮、牡丹皮等滋阴降火药配伍。

4. **津伤口渴，内热消渴，肠燥便秘**　本品甘寒质润，有清热养阴，生津止渴之功，可用于各脏腑的阴虚津亏证。治热病伤津，烦渴多饮，常与养阴生津之品配伍，如《温病条辨》益胃汤，其与沙参、麦冬、玉竹等同用。治内热消渴，多与益气清热生津之品配伍，如《杂病源流犀烛》玉泉丸，其与葛根、天花粉、黄芪等同用。若治热伤津液，大便秘结，常与滋阴增液之品配伍，如《温病条辨》增液汤，其与玄参、麦冬同用。

【用量】鲜地黄，12~30 g。生地黄，10~15 g。

【使用注意】本品性寒而滞，脾虚湿滞，腹满便溏，胸膈多痰者不宜用。

【参考资料】

1. 本草摘要

《名医别录》："主男子五劳七伤，女子伤中，胞漏下血。"

《药类法象》："凉血，补血，补肾水真阴不足。"

《本草新编》："凉头面之火，清肺肝之热，亦君药也。"

2. 现代研究　含环烯醚萜、单萜及其苷类，尚含有机酸、多糖、甾醇、氨基酸等成分。有降血压、调节免疫、抗炎、镇静、降血糖、保肝、止血、强心、利尿、抗肿瘤、抗辐射、抑制真菌等作用。

3. 其他　鲜地黄与地黄药性、功用相似，然鲜地黄苦重于甘，性大寒，偏于清热凉血，宜用于热入营血证、各种血热证；地黄甘味较重，性寒，偏于养阴生津，宜用于阴虚津伤证。

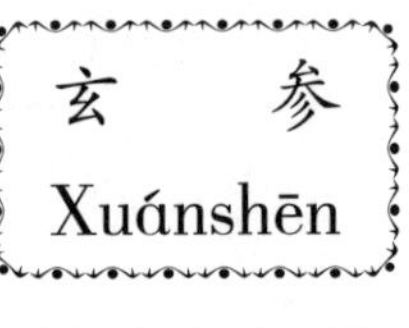

## 玄参 Xuánshēn

《神农本草经》

玄参为玄参科植物玄参 *Scrophularia ningpoensis* Hemsl. 的根，主产于我国长江流域及陕西、福建等地。气特异似焦糖,味甘、微苦。

【主要药性】甘、苦、咸,微寒。归肺、胃、肾经。

【基本功效】清热凉血,滋阴降火,解毒散结。

【临床应用】

**1. 热入营血证** 本品咸寒,入血分,善清热凉血,并可泄热解毒。治温热病热入营分,身热夜甚,心烦口渴,舌绛脉数,常与清营解毒、透热养阴之品配伍,如《温病条辨》清营汤,其与地黄、金银花、连翘等同用。治温热病热入心包,神昏谵语,常与清心泻火药相配,如《温病条辨》清宫汤,其与莲子心、竹卷心等同用。治温热病气血两燔,身发斑疹,常配伍清气分实热药以达气血两清之功,如《温病条辨》化斑汤,其与石膏、知母等同用。

**2. 津伤便秘,骨蒸劳嗽** 本品甘寒质润,能清热生津,滋阴润燥。可治热病伤阴,津伤便秘,常与养阴增液药配伍,如《温病条辨》增液汤,其与地黄、麦冬同用。治肺肾阴虚,骨蒸劳嗽,常与养阴润肺,化痰止咳药配伍,如《周慎斋遗书》百合固金汤,其与百合、地黄、贝母等同用。

**3. 咽喉肿痛,瘰疬痰核,疮痈肿毒** 本品既能清热养阴生津,又能利咽、解毒散结,用于咽喉肿痛,热毒壅盛或虚火上炎所致者。治热毒壅盛,咽喉肿痛,常与清热解毒、利咽消肿之品配伍,如《外科正宗》玄参解毒汤,其与黄芩、栀子、桔梗等同用。治虚火上炎之咽喉疼痛,常与养阴清热、利咽散结之品配伍,如《重楼玉钥》养阴清肺汤,其与地黄、麦冬、贝母等同用。治痰火郁结之瘰疬痰核,常与清热化痰、软坚散结之品配伍,如《医学心悟》消瘰丸,其与牡蛎、贝母等同用。若治热毒蕴结之痈疮肿毒,常与金银花、连翘、蒲公英等清热解毒、消痈散结药同用。

【用量】9~15 g。

【使用注意】脾虚大便溏薄者不宜用。反藜芦。

【参考资料】

1. 本草摘要

《药性论》:"散瘿瘤、瘰疬。"

《本草品汇精要》:"消咽喉之肿,泻无根之火。"

《本草纲目》:"滋阴降火,解斑毒,利咽喉,通小便血滞。"

2. 现代研究 含哈巴苷、哈巴俄苷、桃叶珊瑚苷、甲氧基玄参苷等成分。有抑菌、解热、镇痛、降血压、降血糖、抗血小板聚集、抗心室重构及脑保护、保肝、止痒等作用。

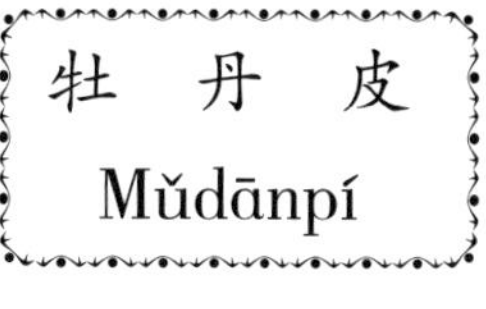

## 牡丹皮 Mǔdānpí

《神农本草经》

牡丹皮为毛茛科植物牡丹 *Paeonia suffruticosa* Andr. 的根皮,主产于安徽、河南、山东等地。气芳香,味微苦而涩。

【主要药性】苦、辛,微寒。归心、肝、肾经。

【基本功效】清热凉血，活血散瘀。

【临床应用】

**1. 热入血分证，血热吐衄证**　本品苦寒清热，入血分。有清热凉血之功，长于清泄血分热邪，为治温热病热入血分证的常用药。治热入血分，身热，神昏谵语，斑疹紫暗，常与清热凉血药配伍，如《千金要方》解毒地黄汤，其与地黄、赤芍等同用。治温毒发斑，常与泻火解毒之品配伍，如《大德重校圣济总录》牡丹汤，其与栀子、大黄、黄芩等同用。若治血热妄行之吐血、衄血等证，则与凉血止血药配伍，如《十药神书》十灰散，其与侧柏叶、茜草、白茅根等同用。

**2. 瘀血证**　本品辛行苦泄，有活血散瘀通经之功，适用于瘀滞经闭、痛经，月经不调，癥瘕积聚，跌打损伤等多种瘀血证，因本品性寒，有凉血而不留瘀、活血而不妄行的特点，故对血热瘀滞者最为适宜。治月经不调兼有肝郁化火者，常与清肝泻火、疏肝柔肝之品配伍，如丹栀逍遥散，其与栀子、白芍、柴胡等同用。治膈下瘀血，肚腹积块、痛处不移者，常与活血祛瘀、行气止痛药配伍，如《金匮要略》膈下逐瘀汤，其与五灵脂、桃仁、川芎同用。治跌打损伤，瘀肿疼痛，常与活血祛瘀、消肿止痛之品配伍，如《医宗金鉴》正骨紫金丹，其与血竭、当归、红花等同用。

【用量】6~12 g。

【使用注意】孕妇及月经过多者不宜用。

【参考资料】

1. 本草摘要

《神农本草经》："主寒热，中风，瘈疭，痉，惊痫，邪气，除癥坚，瘀血留舍肠胃，安五脏，疗痈疮。"

《洁古珍珠囊》："治肠胃积血、衄血、吐血，无汗骨蒸。"

《本草纲目》："和血，生血，凉血。治血中伏火，除烦热。"

2. 现代研究　含丹皮酚、牡丹酚苷、牡丹酚原苷、牡丹酚新苷、芍药苷、氧化芍药苷、苯甲酰芍药苷、苯甲酰氧化芍药苷、没食子酸、挥发油等。有抗菌、抗炎、镇痛、镇静、抗变态反应、抗心律失常、抗缺血再灌注损伤、抗心肌梗死、抗动脉粥样硬化、改善微循环、降血压、降血糖、调节血脂等作用。

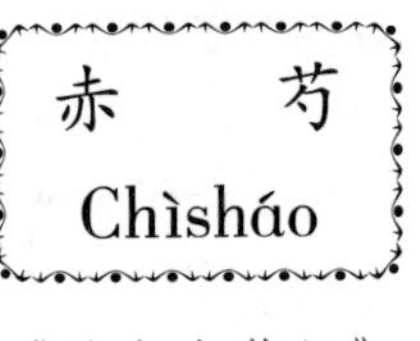


《神农本草经》

赤芍为毛茛科植物芍药 *Paeonia lactiflora* Pall. 或川赤芍 *Paeonia. veitchii* Lynch 的根。芍药主产于内蒙古、河北、东北等地；川赤芍主产于四川、甘肃、陕西等地。气微香，味微苦、酸涩。

【主要药性】苦，微寒。归肝经。

【基本功效】清热凉血，散瘀止痛。

【临床应用】

**1. 热入血分证，血热吐衄证** 本品味苦微寒，专入肝经，善走血分，其清热凉血、活血化瘀之功与牡丹皮相似，常相须为用治温热病热入血分证和气血两燔证。治热入血分，温毒发斑，常与牡丹皮、地黄、水牛角等清热凉血药配伍。若治血热所致吐衄，多与地黄、白茅根等凉血止血药配伍。

**2. 经闭痛经，癥瘕腹痛，跌打损伤，疮痈肿痛** 本品有活血通经，祛瘀止痛之功，且长于散瘀止痛，凡血瘀所致诸证，均可使用，尤宜用于血热瘀滞之证。治经闭痛经，癥瘕腹痛，多与活血调经、行气止痛之品配伍，如《医林改错》少腹逐瘀汤，其与当归、川芎、延胡索等同用。治跌打损伤，瘀滞肿痛，常与乳香、没药等活血止痛药同用。治热毒疮痈，则多与清热解毒药配伍，如《校注妇人良方》仙方活命饮，其与金银花、天花粉等同用。

此外，本品苦寒，专入肝经而有清泻肝火之功。治肝火上攻，目赤肿痛，羞明多眵，或目生翳障，常与菊花、夏枯草等清肝明目药同用。

【用量】6~12 g。

【使用注意】反藜芦。

【参考资料】

1. 本草摘要

《神农本草经》："主邪气腹痛，除血痹，破坚积，寒热疝瘕，止痛，利小便。"

《本草要略》："泻肝家火。"

《本草汇言》："泻肝火，消积血、散疮疡之药也。凡目痛赤肿，血脉缠睛，痈疡肿溃，疮疹痛痒，或妇人癥瘕腹痛，月经阻滞，或痢疾瘀积，红紫不清，均可用之。"

2. 现代研究 含芍药苷、芍药内酯苷、氧化芍药苷、苯甲酰芍药苷、芍药新苷、有机酸、鞣质、挥发油、脂肪油、树脂等。有扩张冠状动脉、增加冠状动脉血流量、抑制血小板聚集、抗血栓形成、降血压、改善微循环、镇静、镇痛、抗炎、抗惊厥、解痉等作用。

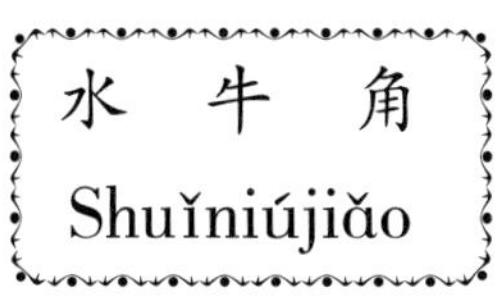

## 水牛角 Shuǐniújiǎo

《名医别录》

水牛角为牛科动物水牛 *Bubalus bubalis* Linnaeus 的角，在我国大部分地区均产，主产于华南、华东地区。本品气微腥，味淡。

【主要药性】苦、咸，寒。归心、肝经。

【基本功效】清热凉血，解毒，定惊。

【临床应用】

**1. 热入营血证** 本品入心肝血分，长于清营分、血分之热邪，为治温热病热入营血证的常用药。治温热病热入血分，神昏舌绛，吐衄便血，斑疹紫暗，常与地黄、赤芍、牡丹皮等清热凉血药同用。治温热病热陷心包，高热烦躁，神昏谵语，常与清心开窍之品配伍，如《温病条辨》安宫牛黄丸，其与牛黄、麝香等同用。

**2. 疮痈肿毒，咽喉肿痛** 本品清热泻火解毒之力强，可用于热毒壅盛之疮痈肿毒，咽喉肿痛。治疮痈红肿，多与连翘、蒲公英等清热消痈药配伍；治热毒喉痹咽痛，常与玄参、桔梗等散结利咽之品同用。

**3. 惊风癫狂** 本品苦寒，归心、肝二经，能清热泻火而定惊止搐。治小儿惊风，癫狂抽搐，常与钩藤、羚羊角等清热息风止痉药配伍。

【用法用量】15~30 g，宜先煎 3h 以上。

【使用注意】内服剂量过大易致胃脘不适、恶心等不良反应，故脾胃虚寒者不宜用。

【参考资料】

1. 本草摘要

《名医别录》："疗时气寒热头痛。"

《日华子诸家本草》："治热毒风并壮热。"

《陆川本草》："凉血解毒，止衄。治热病昏迷，麻痘斑疹，吐血，衄血，血热，溺赤。"

2. 现代研究 含胆固醇、肽类、角纤维及多种氨基酸、微量元素等。有解热、抗菌、强心、镇静、抗惊厥、抗炎、抗内毒素、止血、降血脂、保肝等作用。

3. 其他 水牛角浓缩粉为水牛角的半浓缩粉。性味、归经、功效与主治同水牛角。用法用量：冲服，每次 1.5~3 g，每日 2 次。

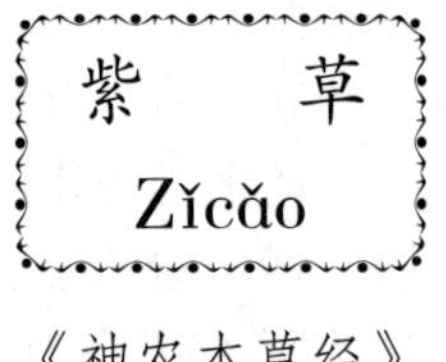

## 紫 草 Zǐcǎo

《神农本草经》

紫草为紫草科植物软紫草 *Arnebia euchroma* (Royle) Johnst. 的根，主产于新疆、西藏、甘肃。本品气特异，味微苦、涩。

【主要药性】甘、咸，寒。归心、肝经。

【基本功效】清热凉血，活血解毒，透疹消斑。

【临床应用】

**1. 斑疹色暗，麻疹不透** 本品性寒，入血分，既能凉血活血，又善解毒透疹，为治热毒血滞之斑疹、麻疹的要药。治温毒发斑，斑疹紫黑，常与凉血消斑之品配伍，如《张氏医通》紫草快斑汤，其与赤芍、蝉蜕等同用。治麻疹不透，疹色紫暗，兼见咽喉肿痛者，常配解毒、透疹、利咽之品，如《张氏医通》紫草消毒饮，其与牛蒡子、连翘、山豆根等同用。

**2. 疮疡肿毒，湿疹，水火烫伤** 本品有清热解毒、凉血活血之效，可用于疮疡、湿疹、水火烫伤等，多作外用。治疮疡初起，红肿热痛，常与金银花、连翘等清热解毒消痈之品配伍。治疮痈久溃不收口，常与活血生肌敛疮之品配伍，如《外科正宗》生肌玉红膏，其与当归、血竭、白芷等同用。治湿疹瘙痒，可与清热燥湿药相配，如《仁斋直指方》紫草膏，其与黄连、黄柏等同用。治水火烫伤，可将本品用植物油浸泡，滤取油液，涂患处；或与泻火解毒、活血化瘀之大黄、牡丹皮等配伍，麻油熬膏外搽。

【用法用量】5~10 g。外用适量，熬膏或用植物油浸泡涂搽。

【使用注意】本品性寒而滑利，有缓下通便作用，故脾虚便溏者忌服。

【参考资料】

1. 本草摘要

《神农本草经》："主心腹邪气，五疸，补中益气，利九窍，通水道。"

《药性论》："治恶疮，㾮癣。"

《本草纲目》："紫草味甘咸而气寒，入心包络及肝经血分。其功长于凉血活血，利大小肠。故痘疹欲出未出，血热毒盛，大便闭涩者，宜用之。已出而紫黑便闭者，亦可用。若已出而红活，及白陷大便利者，切宜忌之。"

2. 现代研究　含紫草素、乙酰紫草素、去氧紫草素，以及生物碱、酯类、多糖类等成分。有抑菌、解热、镇痛、镇静、抗炎、抗肿瘤、降血糖等作用。

**清热凉血药参考药**

| 药名 | 主要药性 | 基本功效 | 主治 | 用法用量 | 使用注意 |
|---|---|---|---|---|---|
| 大青盐 | 咸，寒。归心、肾、膀胱经 | 清热，凉血，明目 | 吐血，尿血，牙龈肿痛出血，目赤肿痛，风眼烂弦 | 1.2~2.5 g；或入丸散用。外用适量，研末擦牙或水化漱口、洗目 | 水肿者慎用 |
| 木芙蓉叶 | 辛，平。归肺、肝经 | 凉血解毒，消肿止痛 | 痈疽焮肿，缠身蛇丹，烫伤，目赤肿痛，跌打损伤 | 10~30 g。外用适量 | — |
| 余甘子 | 甘、酸、涩，凉。归肺、胃经 | 清热凉血，消食健胃，生津止咳 | 血热血瘀，消化不良，腹胀，咳嗽，喉痛，口干 | 3~9 g，多入丸、散服 | — |
| 肿节风 | 苦、辛，平。归心、肝经 | 清热凉血，活血消斑，祛风通络 | 血热发斑发疹，风湿痹痛，跌打损伤 | 9~30 g | — |

# 第五节　清虚热药

以清（退）虚热为主要功效，常用以治疗阴虚内热证的药物，称为清虚热药。阴虚内热证的临床表现甚多，尤以骨蒸潮热最为典型，故清虚热又称除骨蒸，或二者并称。该功效用于小儿疳病而有虚热者，则称为除疳热。

本类药物多为苦寒或甘寒之品，主归肝、肾经，以清退虚热为主要功效，主要适用于肝肾阴虚，虚火内扰所致的骨蒸潮热、午后发热、手足心热、虚烦不眠、遗精盗汗、舌红少苔、脉细数等症；亦可用于温热病后期，伤阴劫液，导致阴虚内热，或深入营血分之余热未清，邪伏阴分，见夜热早凉、热退无汗、舌质红绛、脉细数者。部分药物还兼有清热泻火、凉血解毒之功，故亦可用于相应的实热证。

使用本类药物时,常与滋阴药配伍,以求标本兼治。若治热病后期的阴虚内热证,还应配伍清热凉血、解毒之品,以清除余邪。

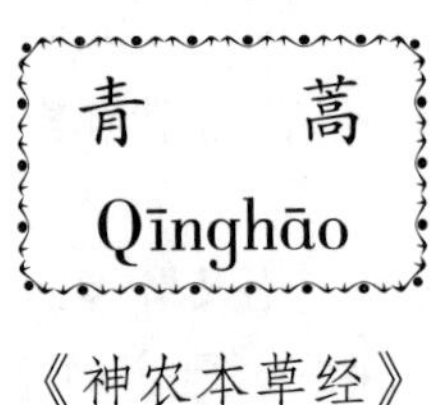

## 青　　蒿
## Qīnghāo

《神农本草经》

青蒿为菊科植物黄花蒿 *Artemisia annua* Linn. 的地上部分,在全国大部分地区均产。香气特异,味微苦。

【主要药性】苦、辛,寒。归肝、胆经。

【基本功效】清虚热,除骨蒸,解暑热,截疟,退黄。

【临床应用】

**1. 温邪伤阴,夜热早凉**　本品辛香透散,苦寒清热,长于清透阴分伏热。可用于热病后期,余热未清,邪伏阴分所致的夜热早凉,热退无汗,或低热不退等,如《温病条辨》青蒿鳖甲汤,其与鳖甲、生地黄、牡丹皮等同用。

**2. 阴虚发热,骨蒸劳热**　本品性寒,有退虚热,除骨蒸之功。亦用于阴虚发热,骨蒸劳热,潮热盗汗,五心烦热等,如《证治准绳》清骨散,其与鳖甲、知母、地骨皮等同用。

**3. 暑邪发热**　本品辛香而散,苦寒清热,外解暑热。治外感暑热,头痛头昏,发热口渴等,如《时病论》清凉涤暑汤,以之与西瓜翠衣、连翘、滑石等同用。

**4. 疟疾寒热**　本品主入肝、胆经,为治疟疾寒热之要药。可单用鲜青蒿绞汁服用;或与柴胡、槟榔、草果等药同用。本品芳香透散,又长于清解肝胆热邪,亦用于湿热郁遏少阳,三焦气机不利,寒热如疟,胸膈痞闷,如《重订通俗伤寒论》蒿芩清胆汤,与黄芩、竹茹、半夏等同用。

**5. 湿热黄疸**　本品还可利胆退黄,治湿热黄疸,一身面目俱黄、黄色鲜明、舌苔黄腻者,可与茵陈、栀子等清热利湿退黄之品同用。

【用法用量】6~12 g,后下。截疟,鲜用绞汁服,可用至 60 g。

【使用注意】脾胃虚弱、肠滑泄泻者忌服。

【参考资料】

1. 本草摘要

《本草纲目》:“青蒿,治疟疾寒热。”

《本草新编》:“青蒿专解骨蒸劳热,尤能泄暑热之火,泄火热而不耗气血。”

《重庆堂随笔》:“专解湿热而气芳香,故为湿温、疫疠妙药。”

2. 现代研究　含青蒿素、青蒿酸、青蒿内酯、青蒿醇、黄酮、香豆素等成分。有抗疟、抑菌、抗病毒、利胆、解热、镇痛、抗炎、抗肿瘤、降血压、镇咳、祛痰、平喘等作用。

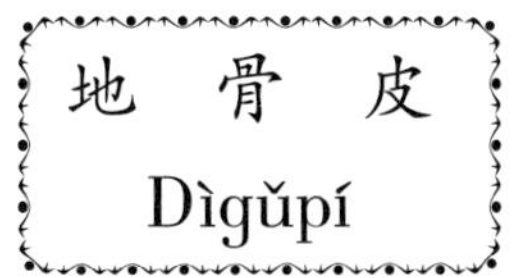

## 地 骨 皮 Dìgǔpí

《神农本草经》

地骨皮为茄科植物枸杞 *Lycium chinense* Miller 或宁夏枸杞 *Lycium barbarum* Linn. 的根皮，在我国大部分地区均产。气微，味微甘而后苦。

【主要药性】甘，寒。归肺、肝、肾经。

【基本功效】凉血除蒸，清肺降火。

【临床应用】

**1. 阴虚潮热，骨蒸盗汗** 本品甘寒清润，善清肝肾之虚热，除有汗之骨蒸，为退虚热、疗骨蒸之佳品。能治阴虚发热，骨蒸潮热，盗汗，如《证治准绳》清骨散，其与银柴胡、鳖甲、知母等滋阴清热之品同用。

**2. 肺热咳嗽** 本品善清泄肺热，除肺中伏火。治肺火郁结，气逆不降，咳嗽气喘，皮肤蒸热等症，如《小儿药证直诀》泻白散，其与桑白皮等同用。

**3. 血热出血证** 本品甘寒，入血分，有清热凉血止血之效。治血热妄行的咯血、衄血、吐血、尿血诸证，可单药煎服，也可配伍凉血止血药使用。

**4. 内热消渴** 本品还能泄热而生津止渴，治内热消渴，可与天花粉、生地黄、麦冬等同用。

【用量】9~15 g。

【使用注意】外感风寒发热或脾虚便溏者不宜用。

【参考资料】

1. 本草摘要

《日用本草》："治上膈吐血，煎汤漱口，止齿血，治骨槽风。"

《洁古珍珠囊》："解骨蒸肌热，消渴，风湿痹，坚筋骨，凉血。"

《本草纲目》："去下焦肝肾虚热。"

2. 现代研究 含生物碱及有机酸、酚类、甾醇等成分。有抑菌、解热、降血压、降血糖、降血脂、兴奋子宫等作用。

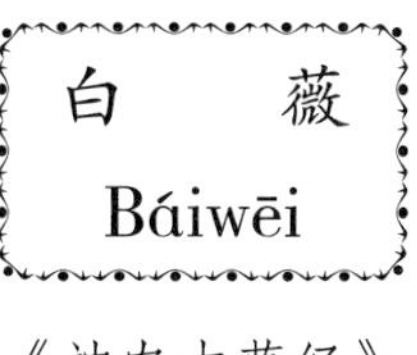

## 白 薇 Báiwēi

《神农本草经》

白薇为萝藦科植物白薇 *Cynanchum atratum* Bunge 或蔓生白薇 *Cynanchum versicolor* Bunge 的根和根茎，主产于安徽、河北、辽宁。气微，味微苦。

【主要药性】苦、咸，寒。归胃、肝、肾经。

【基本功效】清热凉血，利尿通淋，解毒疗疮。

【临床应用】

**1. 阴虚发热，温邪伤营发热，产后血虚发热**　本品善入血分，有退热除蒸、凉血清热之效。治阴虚发热，骨蒸潮热，可与知母、地骨皮等滋阴清热药同用。治温热病后期，余热未清，阴液耗损，见夜热早凉者，可与地黄、玄参等同用。治产后血虚，低热不退，如《全生指迷方》白薇汤，其与当归、人参等益气养血之品同用。

**2. 热淋，血淋**　本品既能清热凉血，又能利尿通淋。治疗膀胱湿热所致的热淋、血淋，可与车前草、木通等利水通淋之品同用。

**3. 痈疽肿毒，咽喉肿痛**　本品有清热解毒、消肿疗疮之效。治热毒疮痈，可配伍蒲公英、连翘等清热解毒药。治热毒壅盛之咽喉肿痛，可与射干、山豆根等解毒利咽之品配伍。

此外，本品还能清泄肺热而透邪，清退虚热而护阴，可治阴虚外感，如《通俗伤寒论》加减葳蕤汤，其与玉竹、葱白、薄荷等同用。

【用法用量】5~10 g。外用适量。

【参考资料】

1. 本草摘要

《本草纲目》："治风温灼热多眠，及热淋，遗尿，金疮出血。"

《要药分剂》："清虚火，除血热。"

《重庆堂随笔》："凉降，清血热，为女科要药，温热证邪入血分者宜用之。"

2. 现代研究　含强心苷、挥发油、脂肪酸、多糖等成分。有抗炎、解热、利尿、祛痰、平喘、抗肿瘤、增强心肌收缩力、减慢心率等作用。

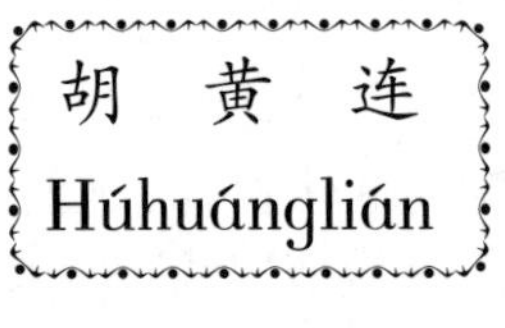

## 胡　黄　连
## Húhuánglián

《新修本草》

胡黄连为玄参科植物胡黄连 *Picrorhiza scrophulariiflora* Pennell 的根茎，主产于西藏、云南。气微，味极苦。

【主要药性】苦，寒。归肝、胃、大肠经。

【基本功效】退虚热，除疳热，清湿热。

【临床应用】

**1. 骨蒸潮热**　本品苦寒，善退虚热、除骨蒸，凡阴津亏损，热自内生者皆可用之。治阴虚内热，骨蒸潮热，如《证治准绳》清骨散，其与银柴胡、地骨皮等清虚热药同用。

**2. 小儿疳积发热**　本品长于除疳热，治小儿疳积发热，消瘦腹胀，低热不退，如《万病回春》肥儿丸，其与党参、白术、山楂等健脾消食之品同用。

**3. 湿热泻痢，黄疸尿赤，痔疮肿痛**　本品苦寒沉降，有相似于黄连的清热解毒、燥湿功效，尤善除下焦湿热。治湿热泻痢，可与黄连、黄芩、白头翁等清热燥湿止痢药同用。治湿热黄疸，可与茵陈、栀子、大黄等同用。治痔疮肿痛，可单用本品研末，以鹅胆汁调涂局部，或配伍槐角、黄连等内服。

【用量】3~10 g。

【参考资料】

1. 本草摘要

《新修本草》："主骨蒸劳热，补肝胆，明目，治冷热泄痢，益颜色，厚肠胃，治妇人胎蒸虚惊，三消五痔，大人五心烦热。"

《开宝本草》："主久痢成疳，伤寒咳嗽，温疟，骨热，理腰肾，去阴汗，小儿惊痫，寒热，不下食，霍乱下痢。"

《本草正义》："退热而不苦泄，理阴而不升腾，固虚热之良药。"

2. 现代研究 含苷类、葫芦素类、胡黄连醇、胡黄连甾醇、酚酸等成分。有保肝、利胆、抗胃溃疡、抗氧化、降血糖、调血脂、抗肿瘤等作用。

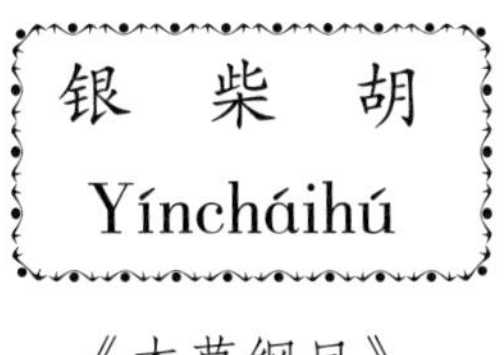


《本草纲目》

银柴胡为石竹科植物银柴胡 *Stellaria dichotoma* Linn. var. *lanceolata* Bunge 的根，主产于宁夏、甘肃、内蒙古等地。气微，微甘。

【主要药性】甘，微寒。归肝、胃经。

【基本功效】清虚热，除疳热。

【临床应用】

1. **阴虚发热，骨蒸劳热** 本品性味甘寒，有退热除蒸之效。治阴虚发热，骨蒸劳热，潮热盗汗，如《证治准绳》清骨散，其与胡黄连、地骨皮、青蒿等清虚热药同用。

2. **小儿疳积发热** 本品有清虚热，除疳热之效，治小儿疳积发热，腹部膨大、口渴消瘦，毛发焦枯，可与党参、鸡内金、使君子等同用。

【用量】3~10 g。

【参考资料】

1. 本草摘要

《本草经疏》："治劳热骨蒸。"

《本草从新》："治虚劳肌热骨蒸，劳疟热从髓出，小儿五疳羸热。"

《本草正义》："退热而不苦泄，理阴而不升腾，固虚热之良药。"

2. 现代研究 含豆甾醇、α 菠甾醇、挥发油、黄酮、环肽等成分。有解热、抗炎、抗动脉粥样硬化、杀精子等作用。

**数字课程学习……**

拓展阅读　　彩图　　微视频　　自测题

# 第八章

# 泻 下 药

【教学要求】

掌握:泻下药在基本功效、主治、主要药性、配伍应用及使用注意方面的共性及常用泻下药的分类归属。大黄、芒硝的功效、药性、配伍应用及其特殊的用法用量、使用注意。

熟悉:泻下药的分类。芦荟、甘遂、巴豆、牵牛子的功效与主治及特殊的用法用量、使用注意。

了解:泻下药、攻下药、润下药和峻下药的含义。番泻叶、火麻仁、郁李仁、京大戟、芫花、商陆的功效及特殊的用法用量和使用注意。

## 一、含义

以泻下通便为主要功效,常用以治疗便秘及其他里实积滞证的药物,称为泻下药。根据泻下药的作用强弱和主治证的不同,一般将其分为攻下药、润下药和峻下药三类。

## 二、功效与主治

1. 共有功效与主治　本章药物均具有泻下通便功效,主要用于治疗便秘及其他胃肠积滞或水饮内停等里实证。所谓泻下,是指能引起腹泻,或滑利大肠、促使排便,以减轻或消除便秘及其他里实积滞证的一种治疗作用。其中泻下力较强,用于治疗胃肠积滞、大便秘结的作用称为攻下,又称攻下导滞或泻下攻积。泻下力缓,用于治疗津亏肠燥、大便秘结的作用称为润下,又称缓下通便或润肠通便。泻下作用峻猛,服药后能引起剧烈腹泻,治疗水饮内停等病证的作用称为峻下,又称峻下逐水、攻逐水饮或逐水退肿。

2. 主要兼有功效与主治　攻下药还兼能清热泻火,还可用于多种里热证,无论有无便秘皆宜;润下药多兼有滋养之效,对于体虚肠燥者,可标本兼顾;部分峻下药兼有利尿消肿的功效,宜用于水肿胀满、小便不利等。

## 三、药性

1. 四气　攻下药主要用于实热积滞证,均为寒性;润下药寒热偏性不明显,多为平性;峻下药多为寒性,其中芫花和巴豆为温性或热性。

2. 五味 攻下药和峻下药因主要作用在于泻下，根据“苦能泄”的五味理论，故为苦味；其中峻下药多有较强的刺激性，一般认为又兼有辛味。润下药因兼有滋养濡润的作用，故多为甘味。

3. 归经 大肠为“传导之官”，职司传导糟粕，排泄大便。本章药物能促进大肠排便，故主要归大肠经。其中，峻下药主要用于水饮内停之证，因人体水液的运行与肾、肺、脾三脏的关系密切，其中以肾为本，以肺为标，故又归肺、肾诸经。

此外，本类药物以泻下通便为主要功效，故其作用趋向以沉降为主。

本章中峻下逐水类药均为有毒之品。

## 四、配伍应用

热积便秘，配伍清热药；寒积便秘，配伍温里药；若里实兼表邪者，当先解表后攻里，必要时可与解表药同用，表里双解，以免表邪内陷；里实而正虚者，应与补虚药同用，攻补兼施，使攻邪而不伤正。根据饮食、痰湿、瘀血、肠道寄生虫等不同积滞，本类药物还可分别配伍消食化积、除湿化痰、活血化瘀及驱虫药等。本类药物亦常配伍行气药，既能行气消胀止痛，又助泻下导滞作用。

## 五、使用注意

1. 因证选药 应区分里实证的寒热、患者体质的强弱，选用适宜的泻下药。如热结便秘、实热壅盛及腑实积滞不通者，宜选用攻下药；肠燥便秘者宜选用润下药；水饮内停而形证俱实者宜选用峻下药。

2. 证候禁忌 攻下药与峻下药作用较强，易伤正气和脾胃，且多有毒性或兼活血作用，故小儿，老人，体虚、脾胃虚弱者及月经期、哺乳期妇女慎用，孕妇忌用。

3. 中病即止 使用攻下药或峻下药，应以“得畅泻”为度的原则，中病即止，切忌过量，否则易伤正气，甚则可造成虚脱。

# 第一节 攻下药

泻下通便作用较强，常用以治疗热结便秘证的药，称为攻下药。本类药性味多为苦寒，主入大肠、胃经，作用趋向以沉降为主，具较强泻下作用，能攻下通便，荡涤积滞，以治疗便秘及湿积、食积、虫积等多种胃肠积滞及其他腑实不通之证。应用时常与行气药同用，以消除胀满腹痛，并有助于排便。

攻下药亦有较强的清热泻火作用，尤宜用于热结便秘、湿热积滞之证。通过其清导实热的作用，釜底抽薪，既能泻热通便，又能导热下行，还适用于温热病，高热神昏、谵语发狂，以及火热上炎所致的头痛、目赤、咽喉肿痛、牙龈肿痛，及吐血、衄血、咯血等上部血热妄行之出血证。上述里热证，无论有无便秘，均可应用本类药物。

孕妇及体虚而无积滞者忌用。

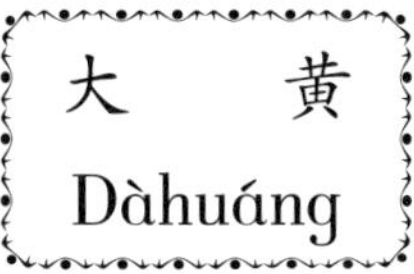

# 大　黄 Dàhuáng

《神农本草经》

大黄为蓼科植物掌叶大黄 *Rheum palmatum* Linn.、唐古特大黄 *Rheum tanguticum* Maxim. 或药用大黄 *Rheum officinale* Baill. 的根及根茎。掌叶大黄和唐古特大黄药材称“北大黄”，主产于青海、甘肃等地。药用大黄药材称“南大黄”，主产于四川。气清香，味苦而微涩，嚼之粘牙。

【主要药性】苦，寒。归脾、胃、大肠、肝、心包经。

【基本功效】泻下攻积，清热泻火，凉血解毒，逐瘀通经，利湿退黄。

【临床应用】

**1. 便秘及胃肠积滞证**　本品苦泄沉降，善荡涤肠胃，推陈致新，为攻下导滞之要药，善治多种便秘及胃肠积滞证。因其性寒兼能清热，故尤宜用于治疗热结便秘，可单味应用，或与芒硝相须为用，增强泻下攻积作用，如《伤寒论》大承气汤。治寒积便秘，可配温里祛寒之品，如《千金要方》温脾汤，其与附子、干姜等同用。治热结便秘兼气血亏虚者，宜配益气养血之品，如《伤寒六书》黄龙汤，其与人参、当归等同用。治肠燥津亏之便秘，应配润肠通便之品，如《伤寒论》麻子仁丸，其与麻子仁、杏仁等同用。

本品治饮食积滞，宜与消食药配伍。治肠道湿热积滞，大便泻而不畅，或里急后重者，可单用，或与黄连、木香等配伍，如《素问病机气宜保命集》芍药汤。治肠道寄生虫病，多与驱虫药配伍。

**2. 里热证**　本品苦寒沉降，既能直折上炎之火，又能导热下行，有釜底抽薪之妙，对于多种里热病证，无论有无便秘，均可用。治温热病邪热亢盛，高热神昏、烦躁，既可单用，也可配栀子、黄芩、连翘等，如《太平惠民和剂局方》凉膈散。治脏腑火热上炎所致的目赤、咽喉肿痛、牙龈肿痛等，常与栀子、连翘等清热泻火药同用。治热毒疮痈，无论外痈、内痈均可用，治热毒痈肿疔疮，常与金银花、连翘等清热解毒药同用；治肠痈腹痛，常配清热解毒、活血消痈之品，如《金匮要略》大黄牡丹汤，其与牡丹皮、桃仁等同用。此外，本品单用，或配地榆研粉，以麻油调敷患处，可治烧烫伤。

**3. 血热出血**　本品凉血止血，导热下行，尤宜用于血热妄行之吐血、衄血、咯血等上部出血病证，可单用，或配清热凉血之品以增强疗效，如《金匮要略》泻心汤，其与黄芩、黄连同用。

**4. 瘀血证**　本品有较好的活血祛瘀作用，为治疗瘀血证的常用药物。因其兼能清瘀热，尤善于治瘀热互结之证，如《伤寒论》桃核承气汤，与桃仁、芒硝等配伍，治疗下焦蓄血及血瘀经闭、痛经等。治妇女产后瘀阻腹痛、恶露不尽，常与桃仁、土鳖虫等同用，如《金匮要略》下瘀血汤。治疗跌打损伤、胸胁瘀肿疼痛，多与当归、红花、穿山甲等配伍，如《医学发明》复元活血汤。

**5. 湿热黄疸、淋证**　本品长于清泄湿热，可用于湿热蕴结诸证。治湿热黄疸，常配清热利湿退黄之品，如《伤寒论》茵陈蒿汤，其与茵陈、栀子同用。治湿热淋证，常配清热利尿通淋之品，如《太平惠民和剂局方》八正散，其与木通、车前子、栀子等同用。

【用法用量】3~15 g。外用适量，研末敷于患处。大黄生用泻下力强，欲攻下者宜生用，久煎则泻下力减弱，故入汤剂应后下，或用开水泡服。酒大黄泻下力较弱，活血作用较好，宜用于瘀血证。大黄炭偏于止血，多用于出血证。

【使用注意】本品苦寒，易伤胃气，脾胃虚弱者慎用；其性沉降，又善活血祛瘀，而且泻下成分可分布于乳汁之中，故妊娠期、月经期、哺乳期妇女应忌用或慎用。

【参考资料】

1. 本草摘要

《神农本草经》："下瘀血，血闭，寒热，破癥瘕积聚，留饮宿食，荡涤肠胃，推陈致新，通利水谷，调中化食，安和五脏。"

《本草纲目》："主治下痢赤白，里急腹痛，小便淋沥，实热燥结，潮热谵语，黄疸，诸火疮。"

《本草经疏》："泻伤寒温病、热病、湿热、热结中下二焦，二便不通，及湿热胶痰滞于中下二焦之要药。"

2. 现代研究　含大黄酚、大黄素、芦荟大黄素、大黄酸、大黄素甲醚等蒽醌类成分，番泻苷A、番泻苷B、番泻苷C、番泻苷D等双蒽酮苷类成分，还含二苯乙烯苷类、鞣质等成分。有泻下、抗菌、止血、健胃、利尿、利胆、保肝、降血压、降血脂、抗氧化、调节免疫、抗肿瘤等作用。

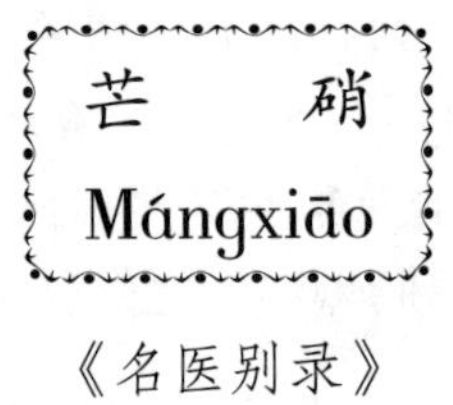

## 芒硝 Mángxiāo

《名医别录》

芒硝为硫酸盐类矿物芒硝经加工精制而成的结晶体。主含含水硫酸钠（$Na_2SO_4 \cdot 10H_2O$），在全国大部分地区均有生产，多产于海边碱地、矿泉、盐场附近及潮湿的山洞中。气微，味咸。

【主要药性】咸、苦，寒。归胃、大肠经。

【基本功效】泻下通便，润燥软坚，清火消肿。

【临床应用】

**1. 积滞便秘**　本品既能泻下通便，又能润燥软坚，为"咸能软能下"的代表性药物。治胃肠实热积滞，大便燥结，常配泻下热结之品以增强疗效，如《伤寒论》大承气汤，其与大黄相须为用。

**2. 热毒证**　本品外用清热、软坚以消痈肿，用于治疗多种热毒病证。治咽喉肿痛、口舌生疮，常与硼砂、冰片等共研末吹敷患处，如《外科正宗》冰硼散。治目赤肿痛，可将本品置于豆腐上化水或用玄明粉配制眼药水，外用滴眼。治乳痈初起，可将本品化水或用纱布包裹外敷。治肠痈初起，可与大黄、大蒜同用，捣烂外敷。治痔疮肿痛，可单用本品煎汤外洗。

【用法用量】6~12 g，溶入煎好的汤液中服用。外用适量。

【使用注意】孕妇慎用，《中国药典》规定本品不宜与硫黄、三棱同用。

【参考资料】

1. 本草摘要

《名医别录》："主五脏积聚，久热胃闭，除邪气，破留血，腹中痰实结搏，通经脉，利大小便及月水，破五淋，推陈致新。"

《医学启源》："《主治秘要》云，其用有三：治热淫于内一也；去肠内宿垢二也；破坚积热块三也。”

《药品化义》:“味咸软坚,故能通燥结;性寒降下,故能去火烁。主治时行热狂,六腑邪热,或上焦膈热,或下部便坚。”

2. 现代研究 含硫酸钠($Na_2SO_4$)及氯化钠、硫酸镁等。有泻下、抗炎、利尿等作用。

**附药**

玄明粉 为芒硝经风化干燥制得,主含硫酸钠($Na_2SO_4$)。

【主要药性】咸、苦,寒。归胃、大肠经。

【基本功效与主治】泻下通便,润燥软坚,清火消肿。用于实热积滞,大便燥结,腹满胀痛;外治咽喉肿痛,口舌生疮,牙龈肿痛,目赤,痈肿,丹毒。

【用法用量】3~9 g,溶入煎好的汤液中服用。外用适量。使用注意同芒硝。

西瓜霜 为西瓜的成熟新鲜果实与芒硝经加工制成。

【主要药性】咸,寒。归肺、胃、大肠经。

【基本功效与主治】清热泻火,消肿止痛。用于咽喉肿痛,喉痹,口疮。

【用法用量】0.5~1.5 g。外用适量,研末吹敷患处。使用注意同芒硝。

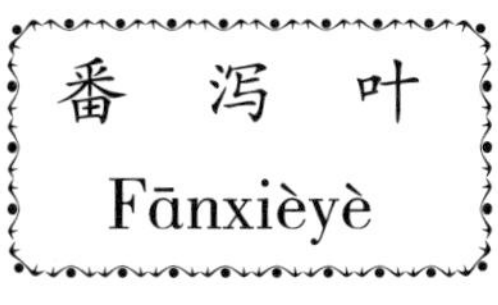

## 番 泻 叶
Fānxièyè

《饮片新参》

番泻叶为豆科植物狭叶番泻 *Cassia angustifolia* Vahl 或尖叶番泻 *Cassia acutifolia* Delile 的小叶。前者主产于印度、埃及和苏丹,后者主产于埃及,我国广东、广西及云南亦有栽培。气微弱而特异,味微苦,稍有黏性。

【主要药性】甘、苦,寒。归大肠经。

【基本功效】泻热行滞,通便,利水。

【临床应用】

**1. 热结便秘** 本品苦寒降泄,既能泻下导滞,又能清导实热,是一味使用方便、疗效可靠、较适口的泻下药。主要适用于实热积滞、大便秘结,可单味药泡服,也可与枳实、厚朴等配伍,以增强泻下导滞作用。

**2. 腹水肿胀** 本品能泻下利水消胀,治腹水肿胀、二便不利,可用单药泡服,或与大腹皮、牵牛子等同用。

【用法用量】2~6 g,后下,或开水泡服。小剂量可起缓泻作用,大剂量则可攻下。

【使用注意】孕妇及哺乳期、月经期妇女慎用。剂量过大易导致恶心、呕吐、腹痛等不良反应。

【参考资料】

1. 本草摘要

《饮片新参》:“泄热,利肠腑,通大便。”

《现代实用中药》:"少用为苦味健胃药,能促进消化,服适量能起缓下作用。"

2. 现代研究　含番泻苷 A 和番泻苷 B 等双蒽酮类成分,还含大黄酚、大黄酸、芦荟大黄素等游离蒽醌类成分。蒽醌衍生物具有泻下作用,蒽醌类对多种细菌有抑制作用。

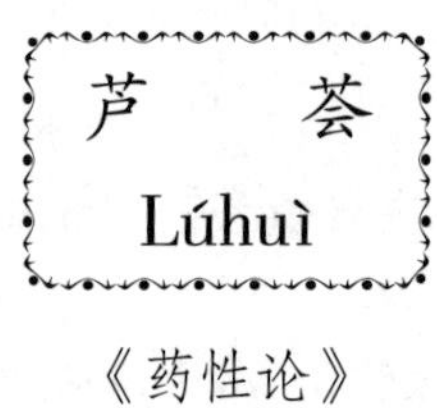

## 芦　荟

Lúhuì

《药性论》

芦荟为百合科植物库拉索芦荟、开普芦荟或其他同属近缘植物叶的液汁浓缩干燥物。库拉索芦荟习称"老芦荟",产于非洲北部及南美洲西印度群岛,我国云南、广东、广西等地有栽培;开普芦荟习称"新芦荟",主产于非洲南部地区。有特殊臭气,味极苦。

【主要药性】苦,寒。归肝、胃、大肠经。

【基本功效】泻下通便,清肝泻火,杀虫疗疳。

【临床应用】

**1. 热结便秘**　本品泻下通便,功似大黄,又能清肝火,用于治疗热结便秘,兼见肝火亢盛,烦躁失眠者,常与朱砂配伍,如《先醒斋医学广笔记》更衣丸。

**2. 肝经实热证**　本品有较好的清肝热作用,"凡属肝脏为病有热者,用之必无疑也"。治肝经火盛之便秘尿赤、头晕头痛、烦燥易怒、惊痫抽搐,常配清泻肝火之品,如《医学六书》当归龙荟丸,其与龙胆草、栀子、青黛等同用。治小儿肝热惊风,症见高热,痉挛抽搐等,常与钩藤、蝉蜕等息风止痉药同用。

**3. 小儿疳积**　本品既能泻下导滞,又能杀虫,以排出胃肠积滞,恢复脾胃健运功能而疗疳积。治消化不良、面色萎黄、形瘦体弱,以及虫积腹痛的小儿疳积,常与消食、驱虫药同用,如《医宗金鉴》芦荟肥儿丸,其与神曲、使君子等同用。

此外,本品外用有杀虫止痒之效,可治癣疮。

【用法用量】2~5 g,宜入丸散。外用适量,研末敷患处。

【使用注意】脾胃虚弱,食少便溏及孕妇慎用。

【参考资料】

1. 本草摘要

《本草经疏》:"芦荟,寒能除热,苦能泄热燥湿,苦能杀虫,至苦至寒,故为除热杀虫之要药。"

《本草再新》:"治肝火,镇肝风,清心热,解心烦,止渴生津,聪耳明目,消牙肿,解火毒。"

《本经逢原》:"芦荟,入厥阴肝经及冲脉。其功专于杀虫清热。"

2. 现代研究　含芦荟苷、异芦荟大黄素苷等多种蒽醌衍生物,还含氨基酸、有机酸、维生素和酶等。有泻下、抗肿瘤、保护胃黏膜、保肝、抗菌等作用。

# 第二节 润下药

以润肠通便为主要功效，常用以治疗肠燥便秘证的药，称为润下药。本类药质地滋润，药性和缓，多为甘平，主入大肠经，作用趋向以沉降为主，能润滑大肠，促进排便而不致腹泻。适用于年老津枯、产后血虚、热病伤津及失血等所致的肠燥便秘。

使用时应根据不同病情，配伍其他药物。若治因热盛津伤而便秘者，配清热养阴药；治因血虚而便秘者，可配伍补血药；兼气滞者，配伍行气药。

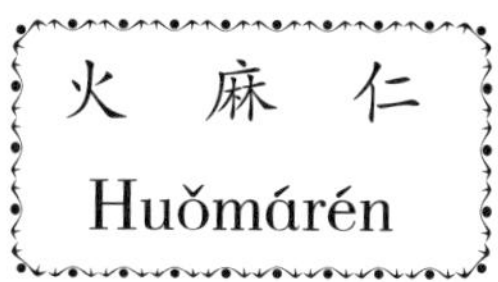


《神农本草经》

火麻仁为桑科植物大麻 *Cannabis sativa* Linn. 的果实，在全国各地均有栽培。气微，味淡。

【主要药性】甘，平。归脾、胃、大肠经。

【基本功效】润肠通便。

【临床应用】

**肠燥便秘** 本品甘平，质润多脂，能润肠通便，且略有滋养补虚作用。适用于老人、产妇及体弱津血不足之肠燥便秘者，单用有效，或配生地、玄参、麦冬等生津润燥之品。治兼有燥热而便秘较甚者，可配泻热通便、行气之品，如《伤寒论》麻子仁丸，其与大黄、厚朴等同用。

【用法用量】10~15 g。打碎入煎。

【参考资料】

1. 本草摘要

《本草汇言》："润大肠风热燥结之药也。"

《本草述》："非血药而有化血之液，不益气而有行气之用，故于大肠之风燥最宜。"

《药品化义》："能润肠，体润能去燥，专利大肠气结便闭。凡年老血液枯燥，产后气血不顺，病后元气未复，或禀弱不能运行皆治。"

2. 现代研究 含脂肪酸、油酸、亚油酸、亚麻酸等脂肪油，胡芦巴碱、大麻酰胺等成分。有润滑肠道、降血压、降血脂等作用。

## 郁 李 仁
Yùlǐrén

《神农本草经》

郁李仁为蔷薇科植物欧李 *Cerasus humilis* (Bge.) Sok.、郁李 *Cerasus japonica* (Thunb.) Lois. 或长梗扁桃 *Amygdalus pedunculata* Pall. 的成熟种子。前两种习称“小李仁”，后一种习称“大李仁”，主产于内蒙古、河北、辽宁等地。气微，味微苦。

【主要药性】辛、苦、甘，平。归脾、大肠、小肠经。

【基本功效】润肠通便，下气利水。

【临床应用】

**1. 肠燥便秘** 本品润肠通便，功似火麻仁而力量较强，且能兼行大肠之气，适用于气滞腹胀、肠燥便秘，常配其他降气润肠通便之品，如《世医得效方》五仁丸，其与苦杏仁、火麻仁、柏子仁等同用。

**2. 水肿、小便不利** 本品能利水消肿，治疗水肿，小便不利，常配其他利水消肿之品，如《大德重校圣济总录》郁李仁汤，其与桑白皮、赤小豆等同用。

【用法用量】6~10 g。打碎入煎。

【使用注意】孕妇慎用。

【参考资料】

1. 本草摘要

《本草纲目》：“郁李仁甘苦而润，其性降，故能下气利水。”

《用药法象》：“专治大肠气滞，燥涩不通。”

《本草经疏》：“郁李仁，主大腹水肿、面目四肢浮肿者。”

2. 现代研究 含苦杏仁苷、脂肪油、挥发性有机酸、皂苷、植物甾醇等。具润滑性缓泻作用，并有抗炎、镇痛及降血压等作用。

# 第三节 峻下药

泻下作用峻猛，能引起剧烈腹泻，常用以治疗水肿停饮病证的药，称为峻下药。本类药性味多为苦寒，主入大肠及肺、肾经，均有毒性，泻下作用峻猛，能引起剧烈腹泻，以排除体内水湿。适用于水肿、臌胀、饮证等正气未衰，邪盛证急，且用一般利水消肿药难以见效者。

部分药物还兼能利尿，能使体内留滞的水湿从二便中排出。

本类药物有毒，攻伐力强，易伤正气，临床应用当“中病即止”，不可久服，同时要注意顾护正气，尤其要注意顾护脾胃。体虚者慎用，孕妇忌用。还要注意本类药物的炮制、剂量、用法及禁忌等,以确保用药安全、有效。

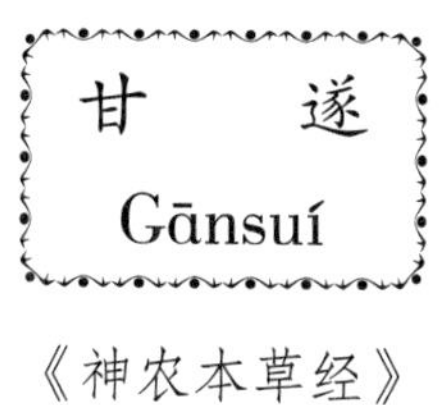

## 甘 遂 Gānsuí

《神农本草经》

甘遂为大戟科植物甘遂 *Euphorbia kansui* T. N. Liou ex S. B. Ho 的块根,主产于陕西、山西、河南等地。气微、味微甘而辣。

【主要药性】苦,寒。有毒。归肺、肾、大肠经。

【基本功效】泻水逐饮,消肿散结。

【临床应用】

**1. 水肿、胸腹积水、痰饮积聚** 本品泻下逐饮力猛,药后可致峻泻,使体内潴留的水饮得以迅速排出体外。凡水肿、大腹臌胀、胸胁停饮,正气未衰者,均可用之。可单用研末服,或配伍其他泻水逐饮之品,如《伤寒论》十枣汤,其与大戟、芫花同用。

**2. 风痰癫痫** 本品尚有攻逐痰涎作用,治风痰癫痫,以本品为末,入猪心煨后,与朱砂末为丸服,如《济生方》遂心丹。

**3. 疮痈肿毒** 本品外用能消肿散结,治疮痈肿毒,可用本品研末水调外敷。

【用法用量】内服宜醋制,入丸散,每次 0.5~1.5 g。本品有效成分难溶于水,故不入煎剂。外用适量,生用。

【使用注意】孕妇及虚弱者禁用。《中国药典》规定本品不宜与甘草同用。

【参考资料】

1. 本草摘要

《神农本草经》:"主大腹疝瘕,腹满,面目浮肿,留饮宿食,破癥坚积聚,利水谷道。"

《药性论》:"能泻十二种水疾,能治心腹坚满,下水,去痰水,主皮肌浮肿。"

《本草求真》:"其性纯阴,故书皆载能于肾经及或隧道水气所结之处奔涌直决,使之尽从谷道而出,为下水湿第一要药。"

2. 现代研究 含大戟二烯醇、甘遂醇、α- 大戟醇、甘遂萜脂 A 和甘遂萜脂 B 等萜类成分,尚含棕榈酸、柠檬酸、草酸、鞣质、树脂等。具泻下、镇痛、利尿、终止妊娠、免疫抑制等作用。

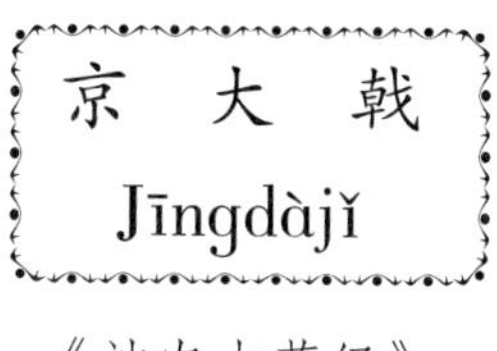

## 京 大 戟 Jīngdàjǐ

《神农本草经》

京大戟为大戟科植物大戟 *Euphorbia pekinensis* Rupr. 的根,主产于江苏、四川、广西等地。气微,味微苦涩。

【主要药性】苦,寒。有毒。归肺、脾、肾经。

【基本功效】泻水逐饮,消肿散结。

【临床应用】

**1. 水肿、胸腹积水、痰饮积聚** 本品泻水逐饮功似甘遂而力稍逊,适用于水肿、胸腹积水等水饮内停之证而正气未衰者,可单用,或与甘遂、芫花等同用,如《伤寒论》十枣汤。

**2. 痈肿疮毒,瘰疬痰核** 本品能消肿散结,内服外用均可。治热毒疮肿,可鲜用捣烂外敷。治痰火凝聚的瘰疬痰核,可与鸡蛋同煮,食鸡蛋。

【用法用量】1.5~3 g。入丸散服,每次 1 g。内服宜醋制。外用适量,生用。

【使用注意】孕妇及虚弱者禁用。《中国药典》规定本品不宜与甘草同用。

【参考资料】

1. 本草摘要

《本草经疏》:"惟留饮、伏饮停滞中焦及元气壮实人患水湿,乃可一暂施耳。"

《名医别录》:"主颈腋痈肿,头痛,发汗,利大小肠。"

《本草正》:"性峻利,善逐水邪痰涎,泻湿热胀满。"

2. 现代研究 含大戟二烯醇、京大戟素等萜类成分,另含生物碱、有机酸、鞣质等。有泻下、降血压、利尿、抗肿瘤等作用。

**附药**

红大戟 为茜草科植物红大戟 *Knoxia valerianoides* Thorel ex Pitard 的块根。

【主要药性】苦,寒。有小毒。归肺、脾、肾经。

【基本功效与主治】泻水逐饮,消肿散结。本品毒烈之性及泻水逐饮功力弱于京大戟,偏于消肿散结,亦用于水肿胀满、胸腹积水、痰饮积聚、气逆咳喘、二便不利、痈肿疮毒,瘰疬痰核。

【用法用量】1.5~3 g;入丸、散服,每次 1 g。内服宜醋制。外用适量,生用。孕妇禁用。

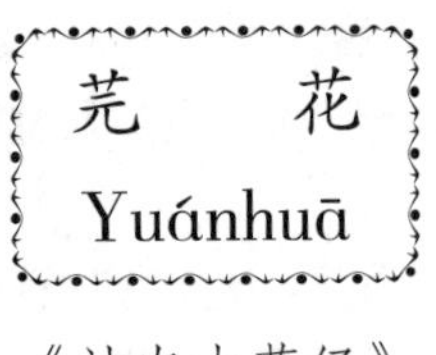


《神农本草经》

芫花为瑞香科植物芫花 *Daphne genkwa* Sieb. et Zucc. 的花蕾,主产于安徽、江苏、浙江等地。气微,味甘、微辛。

【主要药性】苦、辛,温。有毒。归肺、脾、肾经。

【基本功效】泻水逐饮,祛痰止咳;外用杀虫疗疮。

【临床应用】

**1. 水肿、胸腹积水、痰饮积聚** 本品泻水逐饮功似甘遂、京大戟而力稍逊,治水肿、胸腹积水等水饮内停之证而正气未衰者,三者常配伍使用,如《伤寒论》十枣汤。因其以泻胸胁水饮见长,兼能祛痰止咳，故以治胸胁饮停所致的喘咳痰多、胸胁引痛之证最为适宜。

**2. 头疮、顽癣及痈肿**　本品外用能杀虫疗疮，适用于头疮、顽癣及痈肿。可单用研末，或配雄黄用猪脂调敷。

【用法用量】1.5~3 g；研末吞服，1 次 0.6~0.9 g，1 日 1 次。内服宜醋制，以降低毒性。外用适量，生用。

【使用注意】孕妇及虚弱者禁用。《中国药典》规定本品不宜与甘草同用。

【参考资料】

1. 本草摘要

《名医别录》："消胸中痰水，喜唾，水肿，五水在五脏皮肤及腰痛，下寒毒、肉毒。"

《药性论》："治心腹胀满，去水气，利五脏寒痰，涕唾如胶者。主通利血脉，治恶疮风痹湿，一切毒风，四肢挛急，不能行步，能泻水肿胀满。"

《医林纂要·药性》："功专行水，理脾湿，下逆水，滞水。"

2. 现代研究　含芫花素、芹菜素、芫花苷等黄酮类化合物，芫花酯甲、芫花酯乙、芫花酯丙、芫花酯丁、芫花酯戊等二萜类化合物，另含苯甲酸及刺激性油状物等。有泻下、利尿、抗菌、镇咳、祛痰、镇静、抗惊厥、扩张冠状动脉等作用。

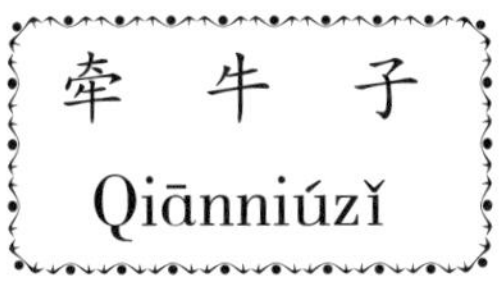

## 牵　牛　子

Qiānniúzǐ

《名医别录》

牵牛子为旋花科植物裂叶牵牛 *Pharbitis nil*（L.）Ching 或圆叶牵牛 *Pharbitis purpurea*（Linn.）Voigt 的成熟种子，在全国大部分地区均产。气微，味辛、苦，有麻感。

【主要药性】苦，寒。有毒。归肺、肾、大肠经。

【基本功效】泻水通便，消痰涤饮，杀虫攻积。

【临床应用】

**1. 水肿胀满、二便不通**　本品既能泻下，又能利水，使水湿之邪从二便排出，其逐水之力虽不及甘遂、京大戟和芫花，但仍属峻下逐水之品，故以治水肿胀满、二便不利等水湿内停之实证为宜，可单用研末服，或与小茴香同用，如《儒门事亲》禹功散。

**2. 痰饮喘咳**　本品能泻肺气、逐痰饮，治肺气壅滞、痰饮喘咳、面目浮肿者，常与葶苈子、苦杏仁等同用，如《太平圣惠方》牵牛子散。

**3. 虫积腹痛**　本品既能杀虫，又可泻下排虫，治蛔虫、绦虫及虫积腹痛，常与槟榔、使君子等同用。

【用法用量】3~6 g。入丸、散服，每次 1.5~3 g。本品炒用药性减缓。

【使用注意】孕妇禁用。《中国药典》规定本品不宜与巴豆、巴豆霜同用。

【参考资料】

1. 本草摘要

《名医别录》："主下气，疗脚满水肿，除风毒，利小便。"

《本草纲目》:“逐痰消饮,通大肠气秘风秘,杀虫。”

《本经逢原》:“白者属金利肺,治上焦痰饮,除壅滞气逆,通大肠风秘,除气分湿热。黑者属水泻肾,而兼泻脾胃之湿,消肿满脚气,利大小便秘。”

2. 现代研究 含苷类、生物碱类、机酸类、脂肪油及糖类等。有泻下、利尿、驱虫等作用。

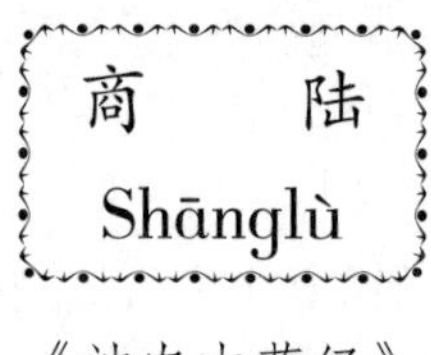

## 商陆 Shānglù

《神农本草经》

商陆为商陆科植物商陆 *Phytolacca acinosa* Roxb. 或垂序商陆 *Phytolacca americana* Linn. 的根,在我国大部分地区均产。气微,味稍甜,久嚼麻舌。

【主要药性】苦,寒。有毒。归肺、脾、肾、大肠经。

【基本功效】逐水消肿,通利二便;外用解毒散结。

【临床应用】

**1. 水肿胀满、二便不通** 本品苦寒泄降,能通利二便而逐水湿,功似牵牛子,然其泻下与利尿作用均较明显。治疗水肿胀满,二便不利者,单用有效,或与鲤鱼、赤小豆煮食,或配其他利水消肿之品,如《济生方》疏凿饮子,其与泽泻、茯苓皮等同用。亦可将本品捣烂,入麝香少许,贴于脐上,以利水消肿。

**2. 疮痈肿毒** 本品外用能解毒消肿散结,治疮痈初起,红肿疼痛者,可用鲜品,酌加食盐,捣烂外敷。

【用法用量】3~9 g。外用适量,煎汤熏洗。

【使用注意】孕妇禁用。

【参考资料】

1. 本草摘要

《名医别录》:“疗胸中邪气,水肿,痿痹,腹满洪直,疏五脏,散水气。”

《药性论》:“能泻十种水病;喉痹不通,薄切醋熬,喉肿处外薄之瘥。”

《本草纲目》:“其性下行,专于行水,与大戟、甘遂盖异性而同功。”

2. 现代研究 含皂苷、甾醇、萜类及多糖等。有泻下、利尿、祛痰、镇咳、抗菌等作用。

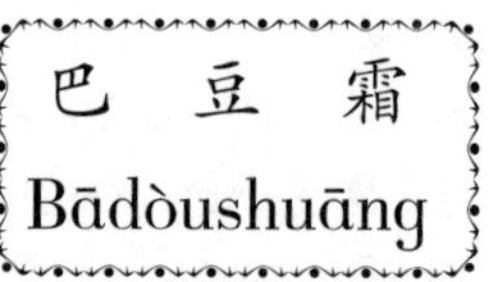

## 巴豆霜 Bādòushuāng

《神农本草经》

巴豆霜为大戟科植物巴豆 *Croton tiglium* Linn. 净仁的炮制加工品,主产于四川、广西、云南等省。气微,味辛辣。

【主要药性】辛,热。有大毒。归胃、大肠经。

【基本功效】峻下冷积,逐水退肿,豁痰利咽;外用蚀疮。

【临床应用】

1. **寒积便秘** 本品辛热,能荡涤肠胃,温通寒积,推陈致新,作用峻猛,有“斩关夺门之功”。适用于寒邪食积阻滞肠胃,卒然腹满胀痛,大便不通,甚至气急口噤者,可单用巴豆霜内服;或配其他泻下、温里药,如《金匮要略》三物备急丸,本品与大黄、干姜同用。

2. **臌胀腹水** 本品有较强的逐水退肿作用,治臌胀腹水难消者,有泻水治标之效,如《肘后备急方》以本品与杏仁炙黄为丸服。

3. **喉痹痰阻** 本品能祛痰涎、利咽喉以使呼吸通畅。适用于喉痹痰涎壅塞气道,呼吸困难,甚则窒息欲死者,可用巴豆去皮,线穿纳入喉中,或将巴豆霜少许吹入喉部,引吐痰涎。

4. **疮痈** 本品局部外用蚀腐肉,疗疮毒,治疗疮痈脓成未溃者,可配乳香、没药等药,促使溃破,利于排脓;若疮痈溃后腐肉不去,可与雄黄、轻粉等同用,以蚀疮去腐。治疥癣恶疮,可用油调本品、雄黄、轻粉末,外搽疮面。

【用法用量】0.1~0.3 g,多入丸、散用。外用适量。

【使用注意】孕妇禁用。《中国药典》规定本品不宜与牵牛子同用。

【参考资料】

1. 本草摘要

《药性论》:“主破心腹积聚结气,治十种水肿,痿痹,大腹。”

《日华子诸家本草》:“通宣一切病,泄壅滞,除风补劳,健脾开胃,消痰破血,排脓消肿毒,杀腹藏虫。治恶疮息肉及疥癞疔肿。”

《医学启原》:“其用有三:导气消积一也,去脏腑停寒二也,消化寒凉及生冷硬物所伤三也。”

2. 现代研究 含巴豆油 34%~57%,另含巴豆毒素、巴豆苷、生物碱及黄酮类成分等。有泻下、抗菌、镇痛、促血小板聚集、抗肿瘤等作用。

### 附药

巴豆 为大戟科植物巴豆的成熟果实。

【主要药性】辛,热。有大毒。归胃、大肠经。

【基本功效与主治】外用蚀疮。用于恶疮疥癣,疣痣。

【用法用量】外用适量,研末涂患处,或捣烂以纱布包擦患处。使用注意同于巴豆霜。

泻下药参考药

| 药名 | 主要药性 | 基本功效 | 主治 | 用法用量 | 使用注意 |
|---|---|---|---|---|---|
| 蓖麻子 | 甘,辛,平,有毒。归大肠、肺经 | 泻下通滞,消肿拔毒 | 大便燥结,痈疽肿毒,喉痹,疮疡 | 煎服,2~5 g,外用适量 | — |
| 亚麻子 | 甘,平。归肺、肝、大肠经 | 润燥通便,养血祛风 | 肠燥便秘,皮肤干燥,瘙痒,脱发 | 煎服,9~15 g | 滑泻者禁用 |

**数字课程学习……**

拓展阅读　　彩图　　微视频　　 自测题

第九章

# 祛风湿药

【教学要求】

掌握：祛风湿药在基本功效、主治、主要药性、配伍应用及使用注意方面的共性；并通过祛风湿有关功效，确定其药性、主治和证候禁忌。独活、木瓜、防己、秦艽、桑寄生、五加皮的药性、功效、配伍应用及其特殊的用法用量、使用注意。

熟悉：祛风湿药的分类。威灵仙、川乌、豨莶草、乌梢蛇、桑枝的功效与主治，以及特殊的用法用量、使用注意。

了解：祛风湿药、祛风湿止痛药、祛风湿舒筋活络药、祛风湿强筋骨药和相关功效术语的含义。臭梧桐、络石藤、狗脊的功效及特殊的用法用量和使用注意。

## 一、含义

以祛风除湿为主要功效，常用以治疗风湿痹证的药物，称为祛风湿药。根据祛风湿药兼有功效的不同，将其分为祛风湿止痛药、祛风湿舒筋活络药和祛风湿强筋骨药三类。

## 二、功效与主治

1. 共有功效与主治　本章药物都具有祛风湿功效，主要用于治疗风湿痹证，症见关节、筋骨、肌肉出现疼痛、酸楚、重着、麻木，关节拘挛、屈伸不利，甚至肿大变形或红肿灼热等表现者。

所谓祛风湿，即祛除留滞于经络、肌肉、筋骨及关节间的风寒湿邪或风湿热邪，治疗风湿痹证的作用。舒筋，即舒缓筋急以解除关节拘急、屈伸不利的治疗作用。活络，即通利脉络以缓解络脉闭阻所致的肌肤麻木或偏瘫的治疗作用，又称通络。

2. 主要兼有功效与主治　本类药物兼有功效除止痛、舒筋、活络外，还有补肝肾、强筋骨。其中，祛风湿止痛药既长于祛风湿，又长于止痛，主要用于痹证肢体或关节疼痛较剧者，亦可用于其他疼痛证。祛风湿舒筋活络药既能祛风湿，又可舒筋、活络，主要用于痹证筋脉拘挛，关节屈伸不利或麻木，亦可用于中风半身不遂等。祛风湿强筋骨药既能祛风湿，又可补肝肾、强筋骨，主要用于痹证日久累及肝肾，腰膝酸软，脚弱无力者，亦可用于肝肾亏虚，筋骨痿弱及小儿骨软行迟等。此外，本章部分药物还具有活血、清热解毒、利水、祛风止痒、止痉等功效，又可用于瘀血证，热毒疮疡，水肿、小便不利，皮肤瘙痒，小儿急慢惊风，破伤风等。

### 三、药性

1. 四气 痹证有寒热之分，一般而言，长于治寒痹者为温性或热性，长于治热痹者为凉性或寒性。由于痹证以寒证居多，故本章药物大多偏于温热性。

2. 五味 多为辛、苦味。本章药主要用以针对风邪、湿邪而祛风除湿。外风宜祛，湿邪宜燥。根据五味中"辛能散""苦能燥"的理论，故多为辛、苦味；其中，具有补肝肾、强筋骨作用的药物，根据五味中"甘能补"的理论，多兼有甘味。

3. 归经 因肝主筋，肾主骨，脾主肌肉，而痹证的病变部位主要在筋骨、关节和肌肉，故祛风湿药主要归肝、肾或脾经。

本章中的川乌、草乌、蕲蛇、金钱白花蛇、香加皮为有毒之药。

### 四、配伍应用

痹证因风、寒、湿、热邪气偏盛的不同，临床上风湿痹证又有行（风）痹、痛（寒）痹、着（湿）痹和热痹之分。医生在使用本章药时，除了要针对性地选用本类药外，还应根据致病邪气的偏盛不同作相应的配伍。风邪偏盛者，配祛风止痛之品；寒邪偏盛者，配温经散寒之品；湿邪偏盛者，配燥湿、利湿或健脾渗湿之品；热邪偏盛者，配清热燥湿或清热利湿之品。此外，痹证日久，气血亏虚，筋骨失养者，当配益气养血或补益肝肾之品；久病入络，气血凝滞，痹证迁延难愈者，当配活血行滞之品，也可加入全蝎、蜈蚣等虫类药祛风通络止痛。

### 五、使用注意

1. 因证选药 治风邪偏盛的行痹，宜选用以祛风为主或性善走窜的祛风湿药；治湿邪偏盛的着痹，宜选用祛湿力强的祛风湿药；治寒邪偏盛的痛痹，当选用温热性较强的祛风湿药；治热邪偏盛的湿热痹证，当选用性偏寒凉的祛风湿药。

2. 证候禁忌 辛温性燥的祛风湿药，易伤阴耗血，阴血亏虚者应慎用。

3. 中病即止 使用祛风湿药，尤其是毒性较大的祛风湿药，应注意中病即止，切忌过量或久服，谨防中毒。

此外，痹证多属慢性疾病，使用汤剂长期服用难以坚持，故多制成丸剂或酒剂便于患者长期服用。酒能温通血脉，辅助药物有效成分溶出，可增强祛风湿药的功效。对少数有毒性的祛风湿药，还要注意其炮制、配伍、剂量、剂型、煎法及给药途径等，确保用药安全。

## 第一节 祛风湿止痛药

本类药味多辛、苦，性多偏温，主入肝、肾经。辛以祛风，苦以燥湿，温以散寒，本类药既能祛风湿，又有明显的止痛作用，主要适用于各类痹证，尤以肢体或关节疼痛较剧者为宜。

祛风湿止痛药以其良好的止痛功效，还可用于牙痛，脘腹疼痛，跌打损伤、瘀肿疼痛等多种疼痛病证。

本类药物多偏温燥，故阴血亏虚者慎用；个别有毒药物，其用法用量更应谨慎。

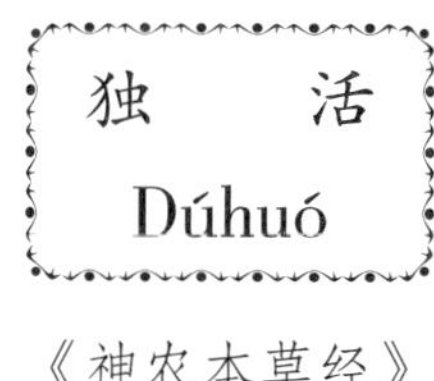

## 独活 Dúhuó

《神农本草经》

独活为伞形科植物重齿毛当归 *Angelica pubescens* Maxim. F. *Biserrata* Shan et Yuan 的根，主产于四川、湖北、安徽等地。有特异香气，味苦辛，微麻舌。

【主要药性】辛、苦，微温。归肾、膀胱经。

【基本功效】祛风除湿，通痹止痛，发散风寒。

【临床应用】

**1. 风寒湿痹，腰膝疼痛** 本品辛散苦燥，气香温通，长于祛风湿，止痹痛，为治风湿痹痛之要药，凡风寒湿痹，无论新久，均可应用。因其主入肾经，性善下行，“专理下焦风湿”，故尤以用于下半身风寒湿痹为宜，可与威灵仙、川乌等祛风湿药同用以增其效。若治痹证日久，肝肾不足，气血亏虚，腰膝酸软，筋骨无力者，常与桑寄生、杜仲、当归等补虚扶正药配伍，如《千金要方》独活寄生汤。

**2. 风寒夹湿表证** 本品有发散风寒湿邪而解表的作用，与羌活相似而稍弱，用于治疗外感风寒挟湿所致的头身酸痛沉重者，可配伍羌活、防风、藁本等，如《内外伤辨惑论》羌活胜湿汤。

此外，本品具有祛风止痛之功，可用于治疗头风头痛、牙痛及瘀血疼痛等痛证。本品尚兼有祛风止痒之功，可用于治疗皮肤瘙痒，内服或外洗均可。

【用量】3~10 g。

【参考资料】

1. 本草摘要

《名医别录》：“疗诸贼风，百节痛风无久新者。”

《景岳全书》：“入肾与膀胱两经，专理下焦风湿。两足痛痹，湿痒拘挛，或因风湿而齿痛，头眩喘逆，奔豚疝瘕，腰腹疼痛等证，皆宜用之。”

《本草正义》：“凡寒湿邪之痹于肌肉，著于关节者，非利用此气雄味烈之味，不能直达于经脉骨节之间。”

2. 现代研究 含香豆素类、苯丙素类、挥发油及氨基酸等成分。有镇痛、镇静、解痉及抗炎、抑菌作用，能抗心律失常、扩张血管、降血压、抑制血小板聚集及抗血栓形成，并有抗肿瘤作用。

# 威　灵　仙
# Wēilíngxiān

《新修本草》

威灵仙为毛茛科植物威灵仙 *Clematis chinensis* Osbeck、棉团铁线莲 *Clematis hexapetala* Pall. 或东北铁线莲 *Clematis manshurica* Rupr. 的根及根茎。前一种主产于江苏、安徽、浙江等地，应用较广。后两种在部分地区应用。威灵仙气微，味淡；棉团铁线莲味咸；东北铁线莲味辛辣。

【主要药性】辛、咸，温。归膀胱经。

【基本功效】祛风湿，通经络。

【临床应用】

**风湿痹痛**　本品辛温行散，走而不守，既能祛风湿，又善通络止痛，为治风湿痹痛之要药。凡风湿痹痛，肢体麻木，筋脉拘挛，屈伸不利者，均可应用。因其性走窜，故尤宜用于风邪偏盛之行痹，症见肢体、关节疼痛游走不定，拘挛掣痛者，可单用为末服，如《太平圣惠方》威灵仙散；或与独活、羌活等祛风湿药同用。

因本品具有通络止痛之功，还可治跌打伤痛、头痛、牙痛等。

此外，本品味咸，能软坚而消骨鲠。古代治疗骨鲠塞咽喉之轻症，可单用煎汤，令患者缓缓咽下；或与砂糖、米醋等同煎服用。

【用量】6~10 g。治骨刺鲠咽，可用 30~50 g。

【参考资料】

1. 本草摘要

《本草纲目》："气温，味微辛咸。辛泄气，咸泄水。故风湿痰饮之病，气壮者服之有捷效。其性大抵疏利，服恐损真气，气弱亦不可服之。威言其性猛也，灵仙言其功神也。"

《本草蒙筌》："消膈中久积痰涎，除腹内痃癖气块。散爪甲皮肤风中痒痛，利腰膝踝湿渗冷疼。盖性好走，能通行十二经，为诸风湿冷痛要药也。"

《本经逢原》："性善下走，通十二经，故能宣通五脏，治胃脘积痛，脚胫痹湿，痛风之要药。消水破坚积，朝食暮效。"

2. 现代研究　含白头翁素、白头翁内酯、植物甾醇、糖类、五环三萜类皂苷、酚类、氨基酸等成分。有抗炎、镇痛、抑菌、抗疟、保肝、利胆、降血糖、降血压、促进尿酸排泄、松弛平滑肌等作用。醋浸液对鱼刺有一定软化作用，并能使咽及食管平滑肌松弛，增强蠕动，促使鱼刺松脱；醇提取物有引产作用。

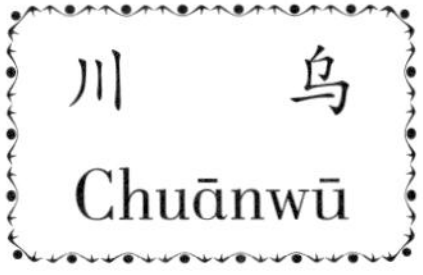

# 川 乌 Chuānwū

《神农本草经》

川乌为毛茛科植物乌头 *Aconitum carmichaelii* Debx. 的母根，主产于四川、云南、陕西等地。气微，味辛辣而麻舌。

【主要药性】辛、苦，热。生川乌有大毒，制川乌有毒。归心、肝、肾、脾经。

【基本功效】祛风除湿，温经止痛。

【临床应用】

**1. 风寒湿痹** 本品辛散苦燥，性热通行，长于祛风除湿、温经散寒，尤善止痛，为治风寒湿痹证之佳品，尤宜用于寒邪偏盛之痛痹。治寒湿侵袭，历节疼痛，不可屈伸者，常与麻黄、芍药、甘草等配伍，如《金匮要略》乌头汤；治寒湿瘀血留滞经络，肢体筋脉拘挛疼痛，关节屈伸不利，可与草乌、地龙、乳香等同用，如《太平惠民和剂局方》小活络丹。

**2. 心腹冷痛，寒疝作痛** 本品散寒止痛之功显著，可用于寒邪凝滞所致的多种痛证。治阴寒内盛，寒凝心脉，心痛彻背，背痛彻心，手足不温者，常与赤石脂、附子、干姜等同用，如《金匮要略》乌头赤石脂丸；治寒疝，绕脐腹痛，手足厥冷者，每与蜂蜜同煎，如《金匮要略》大乌头煎。

**3. 跌扑伤痛，麻醉止痛** 本品因具有止痛之功，可用于跌打损伤，瘀肿疼痛，常与自然铜、地龙、乳香等同用。古方亦常以本品外用作麻醉止痛药，如《医宗金鉴》外敷麻药方，用本品配伍生南星、蟾酥等外用以达局部麻醉之效。

【用法用量】一般炮制后使用，1.5~3 g；并先煎、久煎，以降低毒性。生品宜外用，适量。

【使用注意】生川乌内服宜慎，孕妇禁用。制川乌孕妇慎用。《中国药典》规定本品不宜与半夏、瓜蒌、瓜蒌子、瓜蒌皮、天花粉、川贝母、浙贝母、平贝母、伊贝母、湖北贝母、白蔹、白及同用。

【参考资料】

1. 本草摘要

《神农本草经》："主中风恶风，洗洗出汗，除寒湿痹，咳逆上气，破积聚寒热。"

《洁古珍珠囊》："主寒湿风痹、血痹。"

《长沙药解》："乌头，温燥下行，其性疏利迅速，开通关腠，驱逐寒湿之力甚捷，凡历节、脚气、寒疝、冷积、心腹疼痛之类并有良功。"

2. 现代研究 含乌头碱、次乌头碱、中乌头碱等多种生物碱及乌头多糖等成分。有抗炎、镇痛及免疫抑制作用；有强心作用，但剂量加大则易引起心律失常，终致心脏抑制；乌头碱还可升高血压，增强毒毛旋花子苷 G 对心肌的毒性作用。

### 附药

草乌 为毛茛科植物北乌头 *Aconitum kusnezoffii* Reichb. 的块根。

本品【主要药性】【基本功效与主治】【用法用量】与【使用注意】均与川乌相同。

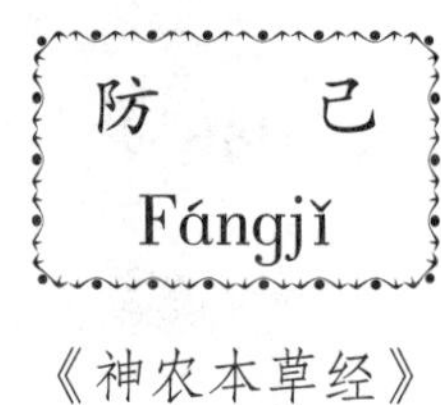

## 防己 Fángjǐ

《神农本草经》

防己为防己科植物粉防己 *Stephania tetrandra* S.Moore 的根，又称“汉防己”，主产于安徽、浙江、湖北等地。气微，味苦。

【主要药性】苦，寒。归膀胱、肺经。

【基本功效】祛风止痛，利水消肿。

【临床应用】

**1. 风湿痹痛** 本品苦泄寒清，既能祛风除湿止痛，又能清热，对风湿热痹，症见关节疼痛，局部灼热红肿，不能屈伸者尤为适宜，常与滑石、薏苡仁、蚕沙等同用，如《温病条辨》宣痹汤。由于本品祛风湿、止痹痛力强，故配伍温性祛风湿药或温经散寒药，亦可治疗风湿寒痹，如《千金要方》防己汤，与乌头、肉桂等同用。

**2. 水肿，小便不利，脚气肿痛** 本品苦寒降泄，入膀胱经，长于泄膀胱湿热而利水消肿，主要用于下焦湿热壅盛所致的水肿胀满、小便不利。治水饮停积，走于肠道，辘辘有声，腹胀便秘者，可与椒目、葶苈子、大黄同用，如《金匮要略》己椒苈黄丸；治表虚不固，风水客搏，腿脚浮肿，上轻下重，不能屈伸者，可与黄芪、白术、甘草同用，如《金匮要略》防己黄芪汤；治脚气肿痛，常与槟榔、木瓜、薏苡仁等同用。

**3. 湿疹疮毒** 本品苦以燥湿，寒以清热，治湿疹疮毒，可与苦参、白鲜皮、金银花等配伍。

【用量】5~10 g。

【使用注意】本品苦寒，易伤胃气，胃纳不佳及阴虚体弱者慎服。

【参考资料】

1. 本草摘要

《名医别录》：“疗水肿，风肿，去膀胱热，伤寒寒热邪气，中风手足挛急……通腠理，利九窍。”

《本草衍义补遗》：“治腰以下至足湿热肿盛，补膀胱，去留热，通行十二经及治中风，手脚挛急。”

《景岳全书》：“味苦，性寒，阴也，降也。去湿热水肿，利大小便，解诸经热壅肿痛，湿热脚气，通九窍热闭，逐膀胱肝肾湿热，及热毒诸疮、湿热生虫等证。”

2. 现代研究 含多种异喹啉类生物碱，并含有黄酮苷、酚类、有机酸、挥发油、糖类等成分。有抗炎、镇痛、解热、抗肿瘤、抗变态反应及免疫抑制、利尿、降血压、扩张冠状血管、保护心肌、抗心律失常作用；能抑制血小板聚集，促进纤维蛋白溶解，抑制凝血酶引起的血液凝固过程。

祛风湿止痛药参考药

| 药名 | 主要药性 | 基本功效 | 主治 | 用法用量 | 使用注意 |
|---|---|---|---|---|---|
| 天山雪莲 | 甘、微苦，温；有小毒。归肝、脾、肾经 | 温肾助阳，祛风胜湿，通经活血 | 风湿痹痛，小腹冷痛，月经不调 | 煎服，3~6 g；或酒浸服；外用适量 | 孕妇忌服 |
| 地枫皮 | 微辛、涩，温；有小毒。归膀胱、肾经 | 祛风除湿，行气止痛 | 风湿痹痛，劳伤腰痛 | 煎服，6~9 g | — |
| 两头尖 | 辛，热；有毒。归脾经 | 祛风湿，消痈肿 | 风寒湿痹，四肢拘挛，骨节疼痛，痈肿溃烂 | 煎服，1~3 g；外用适量 | 孕妇忌服 |
| 金铁锁 | 苦、辛，温；有小毒。归肝经 | 祛风除湿，散瘀止痛，解毒消肿 | 风湿痹痛，胃脘冷痛，跌打损伤，外伤出血；外治虫蛇咬伤，疮疖 | 多入丸、散用，每次 0.1~0.3 g；外用适量 | 孕妇慎用 |
| 羊踯躅 | 辛，温；有大毒。归肝经 | 祛风除湿，散瘀定痛 | 风湿痹痛，偏正头痛，跌扑肿痛，顽癣 | 多入丸、散用，每次 0.6~1.5 g，或浸酒服；外用适量 | 不宜多服、久服；体虚及孕妇禁用 |
| 油松节 | 苦、辛，温。归肝、肾经 | 祛风除湿，通络止痛 | 风寒湿痹，历节风痛，转筋挛急，跌打伤痛 | 煎服，9~15 g | 阴虚血燥慎用 |
| 徐长卿 | 辛，温。归肝、胃经 | 祛风除湿，止痛，止痒 | 风湿痹痛，胃痛胀满，牙痛，腰痛，跌扑伤痛，风疹湿疹 | 煎服，3~12 g。后下 | — |
| 海风藤 | 辛、苦，微温。归肝经 | 祛风湿，通经络，止痹痛 | 风寒湿痹，肢节疼痛，筋脉拘挛，屈伸不利 | 煎服，6~12 g | — |
| 青风藤 | 苦、辛，平。归肝、脾经 | 祛风湿，通经络，利小便 | 风湿痹痛，关节肿胀，麻痹瘙痒 | 煎服，6~12 g | — |
| 丁公藤 | 辛，温。有小毒。归肝、脾、胃经 | 祛风除湿，消肿止痛 | 风湿痹痛，半身不遂，跌扑肿痛 | 煎服，3~6 g；或配制酒剂，内服或外搽 | 发汗作用强，虚弱者慎用；孕妇忌服 |
| 老鹳草 | 辛、苦，平。归肝、肾、脾经 | 祛风湿，通经络，止泻痢 | 风湿痹痛，麻木拘挛，筋骨酸痛，泄泻痢疾 | 煎服，9~15 g | — |

## 第二节 祛风湿舒筋活络药

本类药物味多辛、苦，性或温或寒，主入肝经。既能祛风湿，又有良好的舒筋、活络作用，可用于各型痹证，尤以痹证日久而筋脉不舒，络脉不利，症见关节挛急、屈伸不利、麻木等为宜。

祛风湿舒筋活络药以其良好的舒筋通络作用，还可用于中风半身不遂，口眼㖞斜及气血不足、经络瘀阻而致的肢体拘挛麻木、偏瘫，或肝肾亏虚，阴血不足，筋脉失养之肢体僵硬拘挛等。

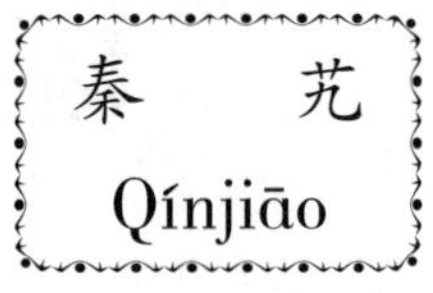

# 秦艽 Qínjiāo

《神农本草经》

秦艽为龙胆科植物秦艽 *Gentiana macrophylla* Pall.、粗茎秦艽 *Gentiana crassicaulis* Duthie ex Burk.、麻花秦艽 *Gentiana straminea* Maxim. 或达乌里秦艽 *Gentiana dahurica* Fisch. 的根。前三种按性状不同分别习称“秦艽”和“麻花艽”,后一种习称“小秦艽”。本品主产于甘肃、青海、陕西等地。气特异,味苦、微涩。

【主要药性】辛、苦,平。归胃、肝、胆经。

【基本功效】祛风湿,舒筋络,止痹痛,退虚热,清湿热。

【临床应用】

**1. 风湿痹证** 本品既能祛风湿,又能舒筋活络,且药性平和,素有“风药中之润剂”之称。凡风湿痹证,筋脉拘挛、骨节酸痛,无论寒热、新久,均可应用。因其性偏凉,兼有清热作用,故尤宜用于湿热痹证,关节红肿热痛者,常与防己、络石藤、忍冬藤等同用。若治风寒湿痹,可配伍天麻、羌活、当归等,如《医学心悟》秦艽天麻汤。

**2. 中风不遂** 本品有舒筋活络之功,能治中风半身不遂、手足拘挛、口眼㖞斜、舌强不语,可配伍防风、天麻、地龙等祛风通络之品。

**3. 骨蒸潮热,疳积发热** 本品退虚热,除骨蒸,为治虚热之要药。治疗阴虚内热,骨蒸潮热,常与青蒿、地骨皮、鳖甲等同用,如《卫生宝鉴》秦艽鳖甲散;治小儿疳积发热,可配伍使君子、银柴胡、胡黄连等。

**4. 湿热黄疸** 本品能清泄肝胆湿热而退黄,治湿热黄疸,可单用或配伍茵陈蒿、栀子、大黄等清利湿热退黄之品。

【用量】3~10 g。

【参考资料】

1. 本草摘要

《神农本草经》:“主寒热邪气,寒湿风痹,肢节痛,下水,利小便。”

《本草新编》:“养血荣筋,通利四肢,能止诸痛,通便利水,散黄疸。又止头风,解酒毒,疗肠风下血。”

《冯氏锦囊秘录》:“风药中之润剂,散药中之补剂,故养血有功。中风多用之者,取祛风活络,养血舒筋。盖治风先治血,血行风自灭耳。”

2. 现代研究 含生物碱、龙胆苦苷、当药苦苷、马钱苷酸、糖类及挥发油等成分。有镇静、镇痛、解热、抗炎、抗变态反应、抗菌、抗病毒、利尿及保肝利胆作用;能降血压,减慢心率,升高血糖。

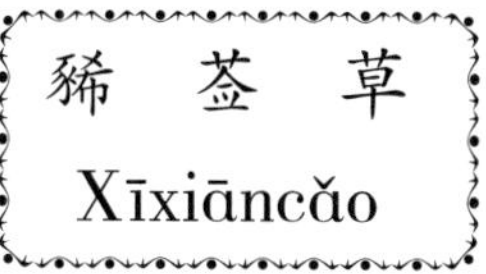

## 豨莶草 Xīxiāncǎo

《新修本草》

豨莶草为菊科植物豨莶 *Siegesbeckia orientalis* Linn.、腺梗豨莶 *Siegesbeckia pubescens* Makino 或毛梗豨莶 *Siegesbeckia glabrescens* Makino 的地上部分，在我国大部分地区均产。气微，味微苦。

【主要药性】生品辛、苦，寒；酒制品微温。归肝、肾经。

【基本功效】祛风湿，利关节，解毒。

【临床应用】

1. **风湿痹痛** 本品辛散苦燥，能祛风湿，通经络，利关节。生用药性苦寒，适用于风湿热痹；酒炙后药性甘温，祛风除湿之中寓有补益肝肾之功，常用于风湿痹痛，筋骨无力，腰膝酸软，四肢麻木，可单用为丸，如《万氏家抄方》豨莶丸，或配伍臭梧桐，如《济世养生集》豨桐丸。

2. **中风不遂** 本品祛风通络，治中风半身不遂，口眼㖞斜，常与蕲蛇、地龙、当归等同用。

3. **风疹，湿疮，痈肿疮毒** 本品生用能清热解毒，治风疹湿疮，可单用内服或外洗，亦可配地肤子、白鲜皮、刺蒺藜等祛风止痒利湿之品。治疮痈肿毒，红肿热痛，可与蒲公英、野菊花等清热解毒药同用。

【用法用量】9~12 g。外用适量。治风湿痹痛，半身不遂多制用；治风疹湿疮，痈肿疮毒宜生用。

【参考资料】

1. 本草摘要

《本草纲目》："治肝肾风气，四肢麻痹，骨痛膝弱，风湿诸疮。"

《景岳全书》："善治中风口眼歪斜，除湿痹腰脚痿痛麻木。"

《得配本草》："专治风湿，四肢麻痹，筋骨疼痛，腰膝软弱。"

2. 现代研究 含生物碱、酚类、苷类、萜类、氨基酸、有机酸、糖类、苦味质及微量元素等成分。有抗炎、镇痛、降血压、扩张血管、抗血栓形成、改善微循环、抗风湿、调节免疫等作用，并有抑菌、抑制单纯疱疹病毒、兴奋子宫等作用。

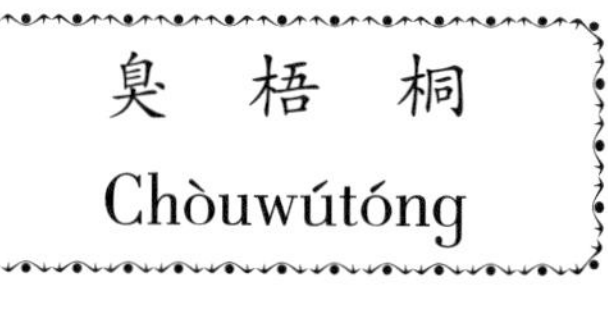

## 臭梧桐 Chòuwútóng

《本草图经》

臭梧桐为马鞭草科植物海州常山 *Clerodendrum trichotomum* Thunb. 的嫩枝和叶，主产于江苏、江西、浙江等地。气异臭，味苦、涩。

【主要药性】辛、苦、甘,凉。归肝经。

【基本功效】祛风湿,通经络,平肝。

【临床应用】

**1. 风湿痹证** 本品辛散苦燥,能祛风湿,通经络。治风湿痹痛,四肢麻木,多与豨莶草配伍,如《济世养生集》豨桐丸。

**2. 中风不遂** 本品祛风通络,治中风半身不遂,常与蕲蛇、地龙、当归等同用。

**3. 风疹,湿疮** 本品辛能散风,苦燥除湿,治风疹湿疮,可单用或配伍地肤子、白鲜皮等。

**4. 肝阳上亢证** 本品性凉入肝,能凉肝平肝,治肝阳上亢,头痛眩晕,多与钩藤、菊花、夏枯草等配伍。现常用于治疗高血压。

【用法用量】5~15 g。用于治疗高血压不宜久煎。研末服,每次 3 g。外用适量。

【参考资料】

1. 本草摘要

《本草纲目拾遗》:"洗鹅掌风、一切疮疥;煎汤洗汗斑;湿火腿肿,久不愈者,同菴闾子浸酒服。并能治一切风湿,止痔肿,煎酒服;治臁疮,捣烂作饼,加桐油贴。"

《质问本草》:"其叶醋浸,贴烂脚臁疮,外科要药。"

《岭南采药录》:"治一切痈疽,捣烂罨之。"

2. 现代研究 含黄酮、糖苷、生物碱,臭梧桐素 A、臭梧桐素 B,内消旋肌醇及植物血凝素等成分。有镇痛、镇静、降血压、抑制肿瘤细胞增殖、抗疟等作用。

## 络 石 藤

## Luòshíténg

《神农本草经》

络石藤为夹竹桃科植物络石 *Trachelospermum jasminoides*(Lindl.)Lem. 的带叶藤茎,主产于江苏、湖北、山东等地。气微,味微苦。

【主要药性】苦,微寒。归心、肝、肾经。

【基本功效】祛风通络,凉血消肿。

【临床应用】

**1. 风湿热痹** 本品祛风湿,通经络,可用于风湿痹痛,筋脉拘挛,关节屈伸不利等。因其性微寒,故用以治热痹为宜,常与忍冬藤、秦艽等祛风湿清热药配伍,亦可单用酒浸服。

**2. 喉痹,痈肿** 本品入心肝血分,能清热凉血,利咽消肿,故可用于热毒壅盛之喉痹、痈肿。治热毒之咽喉肿痛,可以单味药水煎,慢慢含咽;治痈肿疮毒,可与皂角刺、乳香、没药等配伍,如《外科精要》止痛灵宝散。

**3. 跌扑损伤** 本品能凉血消肿而止痛,治跌扑损伤,瘀滞肿痛,可与伸筋草、透骨草、红花等同用。

【用量】6~12 g。

【参考资料】

1. 本草摘要

《神农本草经》:“主风热死肌,痈伤,口干舌焦,痈肿不消,喉舌肿,水浆不下。”

《本草纲目》:“气味平和,其功主筋骨关节风热痈肿。”

《要药分剂》:“专于舒筋活络,凡病人筋脉拘挛不易伸屈者,服之无不获效。”

2. 现代研究 含山辣椒碱等吲哚生物碱,并含有黄酮、三萜、木脂素及甾体类等成分。有强心、扩张血管、降血压、抗痛风、抑菌等作用。

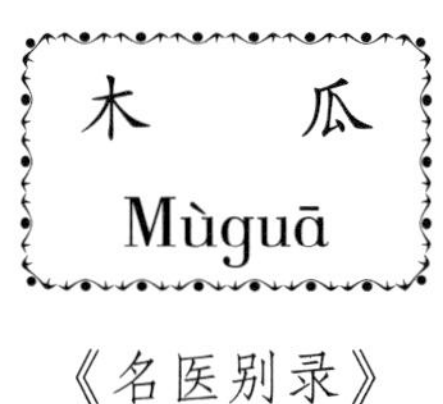

## 木 瓜

## Mùguā

《名医别录》

木瓜为蔷薇科植物贴梗海棠 *Chaenomeles speciosa*(Sweet)Nakai 的近成熟果实,习称“皱皮木瓜”,主产于安徽、湖南、四川等地。气微清香,味酸。

【主要药性】酸,温。归肝、脾经。

【基本功效】舒筋活络,化湿和胃。

【临床应用】

**1. 湿痹拘挛** 本品味酸入肝,长于舒筋活络,为治湿痹,筋脉拘挛之要药,亦常用于腰膝关节酸重疼痛。治风湿寒痹,可与独活、防风、川乌等祛风湿散寒药同用;治风湿热痹,可与秦艽、络石藤、防己等祛风湿清热药同用;治筋急项强,不可转侧,可与乳香、没药、生地等同用,如《普济本事方》木瓜煎;治脚膝疼重,不能远行久立者,可与羌活、独活、附子同用,如《传信适用方》木瓜丹。

**2. 脚气肿痛** 本品温通,去湿舒筋,为脚气肿痛常用药。治湿邪下注,壅滞脚踝的脚气,足胫肿痛,可配伍吴茱萸、槟榔、紫苏叶等,如《朱氏集验方》鸡鸣散。

**3. 吐泻转筋** 本品温香入脾,酸味入肝,既能化湿以和脾胃,又可舒筋以除脚腓挛急,为治湿阻中焦,吐泻不止,脚腓转筋,挛急疼痛之要药。治湿阻中焦之腹痛吐泻转筋,偏寒者,常配吴茱萸、小茴香、紫苏等,如《三因极-病证方论》木瓜汤;偏热者,多配蚕沙、薏苡仁、黄连等,如《霍乱论》蚕矢汤。

此外,本品尚有消食之功,可用于食积不化;并能生津止渴,治疗津伤口渴。

【用量】6~9 g。

【参考资料】

1. 本草摘要

《名医别录》:“主湿痹邪气,霍乱大吐下,转筋不止。”

《药性解》:“主脚气水肿、心腹冷热痛及奔豚,去湿气,调荣卫,助谷气,和脾胃,止吐泻。”

《景岳全书》:“尤专入肝,益筋走血,疗腰膝无力,脚气,引经所不可缺。气滞能和,气脱能固。以能平胃,故除呕逆霍乱转筋,降痰去湿行水。”

2. 现代研究　含齐墩果酸、皂苷、黄酮类、鞣质、维生素 C 和苹果酸、柠檬酸、酒石酸等多种有机酸，并含有氧化酶、过氧化酶及果胶等成分。有抗炎、镇痛、保肝、松弛胃肠平滑肌、抑菌及抗肿瘤等作用。

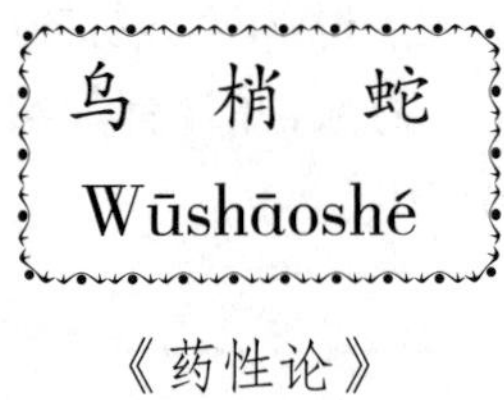

## 乌　梢　蛇
## Wūshāoshé

《药性论》

乌梢蛇为游蛇科动物乌梢蛇 *Zaocys dhumnades*（Cantor）除去内脏的全体，在全国大部分地区有分布。气腥，味淡。

【主要药性】甘，平。归肝经。

【基本功效】祛风，通络，止痉。

【临床应用】

1. **风湿顽痹**　本品性善走窜，能搜风邪，利关节，通经络，治风湿痹证，尤宜用于风湿顽痹，日久不愈者。治风痹，手足麻木拘挛，不能伸举，常配全蝎、天南星、防风等，如《太平圣惠方》乌蛇丸。亦可制酒饮，如《本草纲目》乌蛇酒，用于治疗风湿顽痹，麻木瘫痪，挛急疼痛等。

2. **中风不遂，口眼㖞斜**　本品功善祛风，通经活络，治中风，半身不遂，口眼㖞斜，常与全蝎、地龙、当归等活血通络之品同用。

3. **小儿惊风，破伤风**　本品专入肝经，能祛风定惊止痉，为治惊风抽搐之常用药。治小儿急慢惊风、破伤风之痉挛抽搐，多与蕲蛇、蜈蚣配伍，如《大德重校圣济总录》定命散。

4. **皮肤瘙痒**　本品外走皮肤而祛风止痒，可用于治疗风毒壅于肌肤之皮肤瘙痒等。常与苦参、白鲜皮、地肤子等配伍，以增强祛风止痒之功。

【用法用量】6~12 g；研末服，每次 2~3 g；或入丸剂，或酒浸服。外用适量。

【使用注意】血虚生风者慎用。

【参考资料】

1. 本草摘要

《开宝本草》："主诸风瘙瘾疹，疥癣，皮肤不仁，顽痹诸风。"

《本经逢原》："蛇性主风，而黑色属水，故治诸风顽痹，皮肤不仁，风瘙瘾疹，疥癣热毒，眉须脱落，㾦痒等疮。"

《本草分经》："内走脏腑，外彻皮肤，透骨搜风，截惊定搐，治风湿瘫痪疥癞。"

2. 现代研究　含蛋白质、脂肪及多种氨基酸等成分。有抗炎、镇静、镇痛、抗惊厥、抗蛇毒等作用。

### 附药

*蕲蛇*　为蝰蛇科动物尖吻腹 *Agkistrodon acutus*（Güenther）除去内脏的全体。

【主要药性】甘、咸，温。有毒。归肝经。

【基本功效与主治】祛风、通络、止痉。用于风湿顽痹，麻木拘挛，中风口眼㖞斜，半身不遂，痉挛抽搐，破伤风及瘙痒性皮肤病等。

【用法用量】3~9 g；研末服，每次 1~1.5 g。为充分利用药材，确保疗效，本品尤宜入丸、散、酒剂。使用注意同于乌梢蛇。

金钱白花蛇　为眼镜蛇科动物银环蛇 *Bungarus multicinctus* 的幼蛇体。

本品【主要药性】【基本功效与主治】【用法用量】【使用注意】均同于乌梢蛇。

说明：尖吻腹与银环蛇为剧毒蛇，因此称其“有毒”，实际上作为中药饮片并没有毒性。

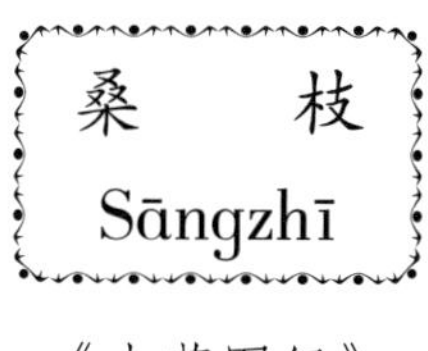

## 桑枝 Sāngzhī

《本草图经》

桑枝为桑科植物桑 *Morus alba* Linn. 的嫩枝，在全国各地均产。气微，味淡。

【主要药性】微苦，平。归肝经。

【基本功效】祛风湿，利关节。

【临床应用】

**风湿痹证**　本品药性平和，善祛风湿，通经络，利关节，凡风湿痹痛，不论新久、寒热均可应用，尤以上肢肩臂酸痛、肢麻者用之为佳。可单用熬膏服，或随证配伍其他药物。偏寒者，常与威灵仙、桂枝等同用；偏热者，多与络石藤、忍冬藤、防己等同用；兼有气血亏虚者，可与黄芪、当归、鸡血藤等同用。

此外，本品尚能利水，治水肿；能祛风止痒，治白癜风、皮疹瘙痒等。

【用量】9~15 g。

【参考资料】

1. 本草摘要

《本草撮要》：“功专祛风湿拘挛，得桂枝治肩臂痹痛；得槐枝、柳枝、桃枝洗遍身痒。”

《本草崇原》：“主遍体风痒干燥，水气，脚气，风气，四肢拘挛，上气，眼晕，肺气咳嗽，消食，利小便。久服轻身，聪明耳目，令人光泽。”

《得配本草》：“治风湿，通关节，除肺咳，利小便，散寒消食。”

2. 现代研究　含黄酮类、香豆素类、生物碱、多糖、氨基酸及鞣质等成分。有抗炎、降血压、降血糖、降血脂、增强免疫、利尿、解痉、抗肿瘤、抗病原微生物等作用。

祛风湿舒筋活络药参考药

| 药名 | 主要药性 | 基本功效 | 主治 | 用法用量 | 使用注意 |
| --- | --- | --- | --- | --- | --- |
| 丝瓜络 | 甘，平。归肺、胃、肝经 | 祛风，通络，活血，下乳 | 风湿痹痛，筋脉拘挛，胸胁胀痛，乳汁不通，乳痈肿痛 | 煎服，5~12 g | — |

续表

| 药名 | 主要药性 | 基本功效 | 主治 | 用法用量 | 使用注意 |
|---|---|---|---|---|---|
| 穿山龙 | 甘、苦，温。归肝、肾、肺经 | 祛风除湿，舒筋通络，活血止痛，止咳平喘 | 风湿痹证，关节肿胀，疼痛麻木，跌扑损伤，闪腰岔气，咳嗽气喘 | 煎服，9~15 g；或酒浸服 | — |
| 野木瓜 | 微苦，平。归肝、胃经 | 祛风止痛，舒筋活络 | 风湿痹痛，腰腿疼痛，头痛，牙痛，痛经，跌打伤痛 | 煎服，9~15 g | — |
| 伸筋草 | 微苦、辛，温。归肝、脾、肾经 | 祛风除湿，舒筋活络 | 关节酸痛，屈伸不利 | 煎服，3~12 g | — |
| 路路通 | 苦，平。归肝、肾经 | 祛风活络，利水，通经 | 风湿痹证，麻木拘挛，水肿胀满，乳少，经闭 | 煎服，5~10 g | 月经过多及孕妇慎服 |

## 第三节　祛风湿强筋骨药

本类药物味多辛、甘、苦，性温或平，主入肝、肾经。甘味具有补益作用。故本类药除祛风湿外，又有补肝肾、强筋骨作用，为强壮性祛风湿药。主要用于风湿日久，累及肝肾所致腰膝酸软无力、疼痛等风湿痹证。

因本类药具有补肝肾、强筋骨作用，还可用于肾虚腰痛，骨痿及肝肾亏虚，小儿行迟等。

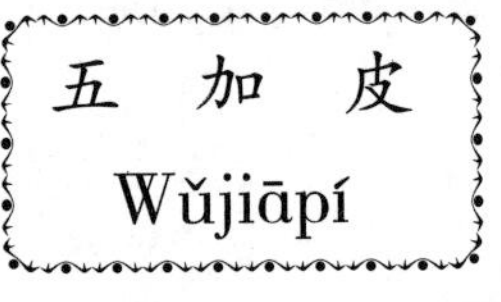

### 五　加　皮
### Wǔjiāpí

《神农本草经》

五加皮为五加科植物细柱五加 *Acanthopanax gracilistylus* W.W.Smith 的根皮，习称“南五加皮”，主产于湖北、河南、安徽等地。气微香，味微辣而苦。

【主要药性】辛、苦，温。归肝、肾经。

【基本功效】祛风除湿，补益肝肾，强筋健骨，利水消肿。

【临床应用】

**1. 风湿痹证**　本品辛能散风，苦能燥湿，温能祛寒，既能祛风湿，又能补肝肾、强筋骨，为强壮性祛风湿药，尤宜用于风湿日久，肝肾不足，腰膝疼痛，筋脉拘挛者，可单用或配伍当归、牛膝等使用，如《本草纲目》五加皮酒。

**2. 筋骨痿软，小儿行迟，体虚乏力**　本品能温养肝肾，强筋健骨。治肝肾不足，筋骨痿软，常与桑寄生、杜仲、牛膝等配伍；治小儿发育不良，骨软行迟，则与龟甲、牛膝、木瓜等同用，如《保婴撮要》五加皮散。

**3. 水肿,脚气浮肿** 本品能利水消肿,治水湿内停之水肿,小便不利,常与茯苓皮、大腹皮、生姜皮等同用,如《太平惠民和剂局方》五皮散;治寒湿壅滞之脚气肿痛,可与木瓜、蚕沙、吴茱萸等同用。

【用法用量】5~10 g。或浸酒、入丸散服。

【参考资料】

1. 本草摘要

《本草纲目》:“治风湿痿痹,壮筋骨,其功良深。”

《药性解》:“主心腹腰膝痛、疝气、骨节拘挛多年、瘀血在皮肤、阴痿囊湿,小儿脚软、女子阴痒阴蚀,补劳伤,坚筋骨,益志气,添精髓。”

《本经逢原》:“为风湿痿痹,壮筋骨助阳气之要药。”

2. 现代研究 含苯丙醇苷类(紫丁香苷、刺五加苷 $B_1$、无梗五加苷 A、无梗五加苷 B、无梗五加苷 C、无梗五加苷 D、无梗五加苷 $K_2$、无梗五加苷 $K_3$)、萜类、多糖、脂肪酸及挥发油等。有抗炎、镇痛、镇静、抗疲劳、抗应激、延缓衰老、增强记忆力、降血糖、抗肿瘤、抗诱变、抗溃疡及抑制血小板聚集等作用,尚有一定的抗排异作用。

**附药**

刺五加 为五加科植物刺五加 *Acanthopanax senticosus* (Rupr. et Maxim.) Harms 的根和根茎或茎。

【主要药性】辛、微苦,温。归脾、肾、心经。

【基本功效与主治】益气健脾,补肾安神。用于脾肺气虚,体虚乏力,食欲不振;肺肾两虚,久咳虚喘;肾虚腰膝酸痛及心脾不足,失眠多梦等。

【用量】9~27 g。

香加皮 为萝藦科植物杠柳 *Periploca sepium* Bunge 的根皮。

【主要药性】辛、苦,温。有毒。归肝、肾、心经。

【基本功效与主治】利水消肿,祛风湿,强筋骨。用于下肢浮肿,心悸气短,风寒湿痹,腰膝酸软。

【用量】3~6 g。

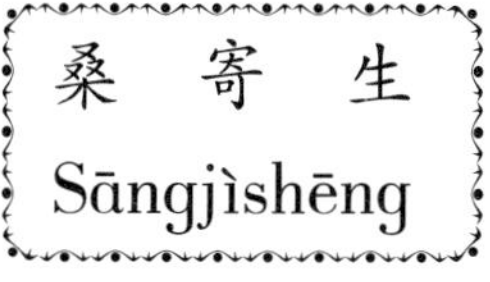

## 桑寄生 Sāngjìshēng

《神农本草经》

桑寄生为桑寄生科植物桑寄生 *Taxillus sutchuenensis* (Lecomte.) Danser 的带叶茎枝,主产于福建、广东、广西等地。气微,味涩。

【主要药性】苦、甘,平。归肝、肾经。

【基本功效】祛风湿，补肝肾，强筋骨，安胎元。

【临床应用】

**1. 风湿痹证，腰膝酸软，筋骨无力**　本品苦能燥，甘能补，既长于祛风湿，又长于补肝肾、强筋骨，故对痹证日久，损及肝肾，腰膝酸软，筋骨无力者尤为适宜，常与独活、杜仲、牛膝等同用，如《千金要方》独活寄生汤。

**2. 胎漏下血，胎动不安**　本品能补肝肾，固冲任，养血而安胎。治肝肾亏虚，冲任不固之胎漏、胎动不安，常配伍续断、菟丝子、阿胶，如《医学衷中参西录》寿胎丸；治妇女崩漏，月经量过多，可配伍阿胶、续断等固冲止血之品，如《证治准绳》桑寄生散。

**3. 头晕目眩**　本品尚能补益肝肾而平肝、降血压，可用于高血压头晕目眩属肝肾不足者，常与杜仲、牛膝等配伍。

【用量】9~15 g。

【参考资料】

1. 本草摘要

《神农本草经》："主腰痛，小儿背强，痈肿，安胎，充肌肤，坚发齿，长须眉。"

《景岳全书》："主女子血热崩中胎漏，固血安胎，及产后血热诸疾，去风热湿痹、腰膝疼痛，长须眉，坚发齿，凉小儿热毒，痈疽疮癞。"

《得配本草》："去风湿，益血脉，主崩漏，散疮疡，安胎下乳，兼治胎产余疾。"

2. 现代研究　含槲皮素、槲皮苷、金丝桃苷、扁蓄苷等黄酮类及少量的右旋儿茶酚、挥发油等成分。有抗炎、镇痛、利尿、降血压、降血脂、抗肿瘤、增加冠状动脉血流量、减慢心率、抑菌、抗病毒等作用。

### 附药

槲寄生　为桑寄生科植物槲寄生 *Viscum coloratum*（Kom.）Nakai 的带叶茎枝。

【主要药性】【基本功效与主治】与【用量】均与桑寄生相同。

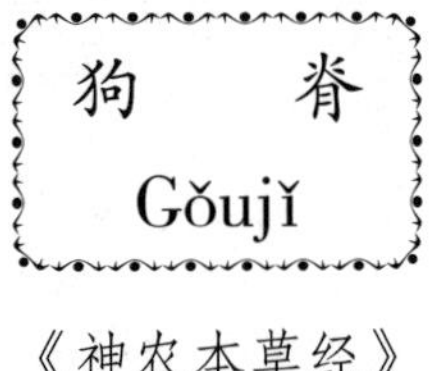


《神农本草经》

狗脊为蚌壳蕨科植物金毛狗 *Cibotium barometz*（Linn.）J. Sm. 的根茎，主产于四川、浙江、福建等地。无臭，味淡、微涩。

【主要药性】苦、甘，温。归肝、肾经。

【基本功效】祛风湿，补肝肾，强腰膝，收敛固涩。

【临床应用】

**1. 风湿痹证，腰脊强痛，足膝痿弱**　本品苦温能温散风寒湿邪，甘温以补肝肾、强腰膝、坚筋骨，能行能补，故对肝肾不足，兼有风寒湿邪之腰脊强痛，不能俯仰，或足膝痿弱，关节不利者最为适宜。常与杜仲、续断、海风藤等补肝肾、强腰膝、祛风湿之品同用，如《中国医学大辞典》狗脊饮。

**2. 尿频遗尿，白带过多** 本品温补固摄，治肾虚不固之尿频、遗尿，常与益智仁、补骨脂、杜仲等同用；治冲任虚寒，带下量多，色白清稀，可与白蔹、鹿茸、艾叶等配伍，如《太平圣惠方》白蔹丸。

此外，狗脊的绒毛有止血作用，外敷可用于金疮出血。

【用量】6~12 g。

【使用注意】肾虚有热，小便不利或短涩黄赤者慎用。

【参考资料】

1. 本草摘要

《神农本草经》："主腰背强，关机缓急，周痹，寒湿膝痛。颇利老人。"

《名医别录》："疗失溺不节，男女脚弱腰痛，风邪淋露，少气目暗，坚脊，利俯仰，女子伤中，关节重。"

《本草正义》："能温养肝肾，通调百脉，强腰膝，坚脊骨，利关节，而驱痹着，起痿废；又能固摄冲带，坚强督任，疗治女子经带淋露，功效甚宏，诚虚弱衰老恒用之品；且温而不燥，走而不泄，尤为有利无弊，颇有温和中正气象。"

2. 现代研究 含萜类、挥发油、醛酮类、植物甾醇、有机酸等成分。有抗炎、镇痛、止血、抗肿瘤作用。

**祛风湿强筋骨药参考药**

| 药名 | 主要药性 | 基本功效 | 主治 | 用法用量 | 使用注意 |
|---|---|---|---|---|---|
| 千年健 | 苦、辛，温。归肝、肾经 | 祛风湿，强筋骨 | 风寒湿痹，腰膝冷痛，拘挛麻木，筋骨痿软 | 煎服，5~10 g；或酒浸服 | 阴虚内热者慎服 |
| 鹿衔草 | 甘、苦，温。归肝、肾经 | 祛风湿，强筋骨，止血，止咳 | 风湿痹痛，肾虚腰痛，腰膝无力，月经过多，久咳劳嗽 | 煎服，9~15 g | — |

**数字课程学习……**

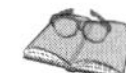 拓展阅读　　彩图　　 微视频　　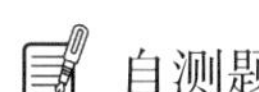 自测题

# 第十章

# 化　湿　药

【教学要求】

掌握：化湿药在基本功效、主治、主要药性、配伍应用和使用注意方面的共性及相似药物功效、应用的异同点。广藿香（附：藿香）、苍术、厚朴（附：厚朴花）的功效、药性、配伍应用及其特殊的用法用量、使用注意。

熟悉：砂仁、白豆蔻（附：白豆蔻壳）的功效与主治及特殊的用法用量、使用注意。

了解：化湿药及化湿功效的含义。佩兰、草豆蔻、草果的功效及特殊的用法用量和使用注意。

## 一、含义

以化湿运脾为主要功效，常用以治疗湿阻中焦证的药物，称为化湿药。

## 二、功效与主治

1. 共有功效与主治　本章药物具化湿运脾之功，主要用于湿阻中焦证，症见脘腹胀满，体倦呕恶，食少便溏，舌苔白腻等者。

脾喜燥恶湿，爱暖而喜芳香。湿阻中焦，易致脾胃运化功能失调而致病。本类药物气味芳香，能芳化湿浊，有利于恢复脾的运化功能，故多用于湿浊内阻，脾为湿困，运化失常所致的湿阻中焦证的治疗。

所谓化湿，主要是指辛香之药消除或减轻中焦湿浊以治疗湿阻中焦证的作用。辛温香燥之性较强，或以苦味为主者，又称燥湿药。

2. 主要兼有功效与主治　部分药物分别兼有行气、止呕、止泻等功效，除可用于湿阻中焦所致的呕恶吐泻、气滞腹胀之外，又可用于其他原因如胃寒、胃热、脾胃虚弱等所致者。部分药物又有温中之效，可用于寒邪内侵或脾胃虚寒所致之脘腹冷痛、吐泻等。有的药物兼能发表解暑，可用于外感风寒表证及暑湿证、湿温证的治疗。

## 三、药性

1. 四气　湿为阴邪，非温不解，湿阻中焦证中寒湿困脾证颇为多见，故本章药物多偏温性。

2. 五味 辛能化浊，苦能燥湿。化湿药多气味芳香，长于消除湿浊，故药味多辛。部分药物温燥除湿，故又味苦。

3. 归经 脾主运化水湿，又合气于胃，化湿药主治脾胃湿阻之证，故主归脾、胃经。

此外，就化湿作用而言，本章药物略偏具升浮之性，但并不明显。常用剂量一般无毒。

## 四、配伍应用

使用化湿药应根据湿浊内阻的不同情况及兼证进行适当的配伍。湿性黏滞，易阻遏气机，湿阻者常兼气滞，出现脘腹胀满等症，故使用化湿药时常与行气药配伍。湿为阴邪，非温不解，得温则和，故寒湿困脾者，常与温里药配伍。湿热困脾者，宜与清热药尤清热燥湿药配伍。脾主运化水湿，脾运健则湿邪化，若脾虚湿阻，脘痞纳呆，神疲乏力，应与补气健脾药配伍，以健脾除湿。治暑湿、湿温等证，应适当配伍清热利湿解暑之品，以清解暑热。治有表证者，当与解表药配伍。陈无择有言“治湿不利小便，非其治也”，故本类药亦常与利水渗湿药配伍，因势利导，使湿邪从小便而解。

## 五、使用注意

1. 因证选药 温燥性较强者，宜用于寒湿困脾证。温燥性较弱者或较强者经配伍，可用于湿热困脾证。

2. 证候禁忌 本类药物多为辛香温燥之品，易耗气伤阴，阴虚血燥及气虚者应慎用。

此外，本类药物大多气味芳香，入汤剂不宜久煎，以免挥发性有效成分散失而降低疗效。

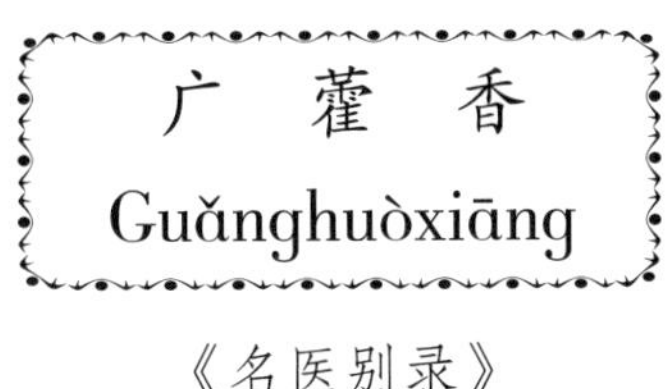


《名医别录》

广藿香为唇形科植物广藿香 *Pogostemon cablin*（Blanco）Benth. 的地上部分，主产于广东、海南等地。有特异香气，味微苦。

【主要药性】辛，微温。归脾、胃、肺经。

【基本功效】化湿运脾，和中止呕，发表解暑。

【临床应用】

**1. 湿阻中焦证** 本品气味芳香，有良好的芳化湿浊、醒脾快胃作用，为芳香化湿要药，常用于湿阻中焦，脾失健运所致的脘腹胀满、食欲不振、呕恶泄泻、身体困倦，多与苍术、厚朴等化湿行气药配伍，如《太平惠民和剂局方》不换金正气散。本品辛散，微温而不燥热，又可与清热药配伍，用于湿热困脾证。

**2. 呕吐** 本品为和中止呕要药，《本草图经》誉其“脾胃吐逆为最要之药”，凡呕吐之证，无论寒热虚实均可应用，湿阻中焦者尤宜。治寒湿困脾，胃失和降者，常与半夏、丁香等同用，如《太平惠民和剂局方》藿香半夏汤；治胃热呕吐者，可与黄连、竹茹等清胃、止呕之品同用；治脾胃虚弱，恶心呕吐者，宜与人参、陈皮等补气健脾及理气和中药配伍；治宿食积滞而脘腹胀痛，呕腐酸臭者，常与山楂、神曲、麦芽等消食药同用；治妊娠恶阻属气滞湿阻者，宜与砂仁、紫苏梗等理气和胃安胎之品配伍。

**3. 暑湿、湿温** 本品辛温芳香，外可开肌腠、散表邪，内能化湿浊、快脾胃，常用于暑天外感风寒，内伤湿滞所致的恶寒发热，头痛胸闷，脘腹胀痛，呕恶腹泻，舌苔白腻者。本品宜与解表化湿、理气和中之品配伍使用，如《太平惠民和剂局方》藿香正气散，以之与紫苏、白芷、厚朴等同用；若治夏伤暑湿而头昏胸闷，恶心口腻，不思饮食者，常与佩兰同用，或以鲜品与薄荷泡水代茶饮；若治湿温初起，邪在气分，湿重于热者，每与厚朴、半夏、茯苓等同用，如《感证辑要》藿朴苓夏汤。治湿热并重者，常与清热利湿之品配伍，如《温热经纬》甘露消毒丹，以之与滑石、茵陈蒿、黄芩等同用。

此外，单用本品煎汤含漱，可香口去臭。与猪胆汁同用，可治鼻渊头痛。

【用法用量】3~10 g，鲜品加倍。或入丸散。叶偏于发表，梗偏于和中。鲜藿香芳香气盛，夏季还可泡水代茶，作化湿和中饮料。

【使用注意】阴虚血燥者不宜用。

【参考资料】

1. 本草摘要

《名医别录》："疗风水毒肿，去恶气，疗霍乱、心痛。"

《本草述》："散寒湿、暑湿、郁热、湿热。治外感寒邪，内伤饮食，或饮食伤冷湿滞，山岚瘴气，不伏水土，寒热作疟等症。"

《药性切用》："力能醒脾，祛暑快胃，辟秽，为吐泻腹痛专药。梗：主和胃化气，而少温散之力。"

2. 现代研究 含挥发油，主要成分是广藿香酮和广藿香醇，还含田蓟苷、藿香苷等非挥发性成分及矿物质。有双向调节胃肠运动、保护肠屏障功能，以及促进胃液分泌、提高胃蛋白酶活性、抗菌、抗病毒、抗疟、止呕、祛痰、止咳、平喘、抗炎、解热、镇痛、调节免疫、发汗等作用。

**附药**

藿香 为唇形科植物藿香 *Agastache rugosa*（Fisch. et Mey.）O. Ktze. 的地上部分。

【主要药性】辛，微温。归肺、脾、胃经。

【基本功效与主治】祛暑解表，化湿和胃。用于夏令感冒，寒热头痛，胸脘痞闷，呕吐泄泻，妊娠恶阻，鼻渊，手、足癣。

【用法用量】6~10 g。或入丸、散。外用适量，煎水洗或研末搽。

【使用注意】阴虚血燥者不宜用。

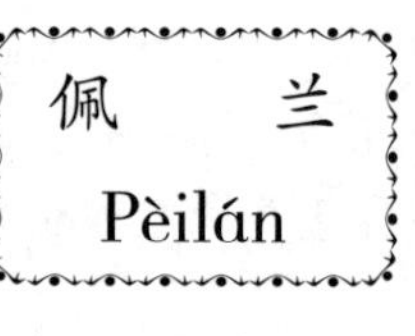


《神农本草经》

佩兰为菊科植物佩兰 *Eupatorium fortunei* Turcz. 的地上部分，主产于江苏、河北、安徽、山东及上海，以江苏产量最大。气芳香，味微苦。

【主要药性】辛，平。归脾、胃、肺经。

【基本功效】化湿运脾，发表解暑。

【临床应用】

**1. 湿阻中焦证**　本品气味芳香，其化湿运脾和中之功与广藿香相似，而作用更为缓和。治寒湿中阻，脘腹胀满，纳呆不饥，呕恶之证，每与广藿香相须为用，并常与苍术、厚朴、白豆蔻等化湿药配伍，以增强化湿之效。又因本品药性平和，不偏温燥，故尤长于治脾经湿热，口中甜腻、多涎、口臭者。可单用，或与清热燥湿药如黄连等配伍使用。

**2. 暑湿、湿温初起**　本品辛香而散，既可化湿，又能发表，功似广藿香而力稍逊，治外感暑湿，恶寒发热、头身重痛、胸闷不饥、腹胀苔腻，常与广藿香、荷叶、陈皮等化湿、解暑之品配伍。治湿温初起，发热、肢体困倦、胸脘胀痛，可以本品与藿香叶、薄荷叶、芦根等配伍，如《重订广温热论》五叶芦根汤。

【用量】3~10 g。鲜品加倍。

【参考资料】

1. 本草摘要

《本草纲目》："按《素问》云：五味入口，藏于脾胃，以行其精气，津液在脾，令人口甘，此肥美所发也。其气上溢，转为消渴，治之以兰，除陈气也。王冰注云：辛能发散故也。李东垣治消渴生津饮，用兰叶，盖本于此。"

《本草正义》："凡胃有陈腐之物，及湿热蕴结于胸膈，皆能荡涤而使之宣散，故口中时时溢出甜水者，非此不除。"

2. 现代研究　含挥发油、黄酮和生物碱类等。有抗菌、抗炎、抗肿瘤、抗病毒、调节胃肠平滑肌功能等作用。

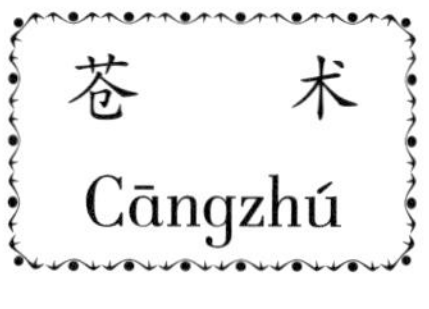

## 苍　术
## Cāngzhú

《神农本草经》

苍术本品为菊科植物苍术 *Atractylodes lancea*（Thunb.）DC. 或北苍术 *Atractylodes chinensis*（DC.）Koidz. 的根茎。前者名茅苍术，又称南苍术，主产于湖北、江苏、河南等地，以江苏茅山一带产者质量最好，故名茅苍术。后者主产于河北、山西、陕西等地。茅苍术香气特异，味微甘、辛、苦。北苍术香气较淡，味苦、辛。

【主要药性】苦、辛，温。归脾、胃、肺、肝经。

【基本功效】燥湿健脾，祛风湿，解表，明目。

【临床应用】

**1. 湿阻中焦证**　本品辛香而苦，温燥性强，既苦温燥湿，又健运脾胃，为燥湿健脾、治疗湿阻中焦证要药。对湿阻中焦、脾失健运而致的脘腹胀满，困倦乏力，食少纳差，呕恶泄泻，舌苔白腻等证，最为适宜，常与厚朴相须为用，如《太平惠民和剂局方》平胃散。因本品具有燥湿健脾之功，亦可用于脾虚湿盛，水肿、痰饮或泄泻不止等证，常与白术、茯苓、泽泻等利水、健脾之品同用。

**2. 风湿痹证**　本品辛温苦燥，能祛风散寒除湿，可用于风湿痹证。因其长于祛湿，故尤宜用于湿痹，常与薏苡仁、独活、羌活等祛风胜湿除痹之品配伍，如《类证治裁》薏苡仁汤。若治湿热痹痛，当与石膏、知母等清热药配伍，如《类证活人书》白虎加苍术汤。治湿热下注、脚膝肿痛痿软之痿证，常与黄柏配伍同用，如《丹溪心法》二妙散。

**3. 风寒夹湿表证**　本品辛散，能开腠理、散风寒而发汗解表，又长于胜湿，故多用于风寒表证夹湿的恶寒发热，无汗，头身困重疼痛者，常与羌活、防风、白芷等发散风寒药配伍，如《太平惠民和剂局方》神术散。

**4. 夜盲症及眼目昏涩**　本品有明目之功，用于治疗夜盲症及眼目昏涩，可单用，或与猪肝、羊肝蒸煮同食。如《太平圣惠方》抵圣散治雀目，以本品研末与猪肝或羊肝煮熟同食。

本品尚有辟秽之功，能胜四时不正之气。《本草纲目》云："故今病疫及岁旦，人家往往烧苍术以避邪气。"多以其烟熏防疫抗病，时疫之病多用之。

此外，本品亦可用于湿热疮疹，或湿热脚气肿痛，当与黄柏、黄芩、木通等清热燥湿及清热利湿药配伍，以清除湿热。

【用法用量】3~9 g。生用燥性强，炒用燥性稍减。

【使用注意】阴虚内热，气虚多汗者忌用。

【参考资料】

1. 本草摘要

《洁古珍珠囊》："诸肿湿非此不能除，能健胃安脾。"

李杲："除湿发汗，健胃安脾，治痿要药。"（引自《本草纲目》）

《本草正义》："凡湿困脾阳，倦怠嗜卧，肢体酸软，胸膈满闷，甚至䐜胀而舌浊厚腻者，非茅术芳香猛烈，不能开泄，而痰饮弥漫，亦非此不化。……而脾家郁湿，或为䐜胀，或为肿满，或为泄泻疟痢，或下流而足重跗肿……但有舌浊不渴见证，茅术一味，是为必须之品。"

2. 现代研究　含倍半萜等挥发油及烯炔类、寡糖类、多糖类、黄酮类等成分。具有抑制胃酸分泌、抗胃溃疡、促进肠胃运动及胃排空，以及抗菌、抗炎、抗病毒、保肝、降血糖、免疫调节及降血压、抗心肌缺血、抗心律失常、镇静、镇痛等作用。

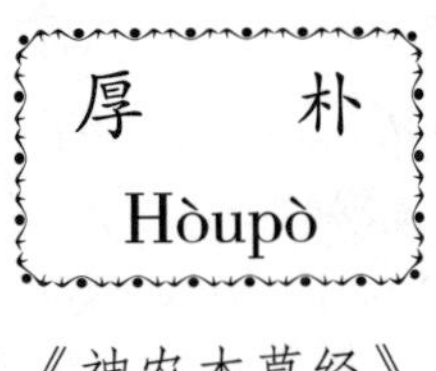

## 厚朴
Hòupò

《神农本草经》

厚朴为木兰科植物厚朴 *Magnolia officinalis* Rehd. et Wils. 或凹叶厚朴 *Magnolia officinalis*（Rehd. et Wils.）Cheng subsp. *biloba*（Rehd. et Wils.）Law 的干皮、根皮及枝皮，主产于四川、湖北、浙江。气香，味辛辣、微苦。

【主要药性】辛、苦，温。归脾、胃、肺、大肠经。

【基本功效】燥湿行气，化痰平喘。

【临床应用】

**1. 湿阻中焦证** 本品辛香苦温而燥，功善燥湿行气。适用于湿阻中焦，脾胃气滞所致的脘腹胀满疼痛，食少呕恶之证。属寒湿中阻者，常与苦温燥湿药配伍使用，如《太平惠民和剂局方》平胃散，与苍术、陈皮等药同用。与黄连、栀子、薏苡仁等清热燥湿、清热利湿之品配伍，可除湿清热，又可用于湿热中阻之证。

**2. 胃肠气滞证** 本品味辛行散，善行中焦之气，使胃肠气机通畅，而消除脘腹胀满，为行气消胀要药，常用于胃肠气滞，脘腹胀满，多与枳实相须为用。若治食积不化，脘腹胀痛，嗳腐吞酸，多与行气消食药配伍，如《兰室秘藏》枳实消痞丸，以之与枳实、麦芽等同用。若治实热积滞，大便秘结，脘腹胀痛，常与泻下清热药配伍，如《伤寒论》大承气汤，以之与大黄、芒硝等同用。若治脾虚气滞，体倦食少，脘腹胀满，宜与人参、白术等补气健脾药配伍，以补脾行气。

**3. 痰饮咳喘** 本品辛散苦降，能燥湿化痰，降气平喘。治痰湿内阻，肺气不降，咳喘胸闷之证，常与半夏、陈皮、紫苏子等燥湿化痰，降气平喘之品配伍，如《太平惠民和剂局方》苏子降气汤。若治痰饮化热，胸闷气喘，烦躁不安，常与石膏、麻黄、苦杏仁等清热宣肺之品配伍，如《金匮要略》厚朴麻黄汤。若治宿有喘疾，又外感风寒而发者，常与桂枝、苦杏仁等发汗解表、止咳平喘之品配伍，如《伤寒论》桂枝加厚朴杏子汤。

此外，取本品行气化痰之功，又可治痰凝气滞之梅核气，常与半夏、紫苏叶等配伍，如《金匮要略》半夏厚朴汤。

【用法用量】3~10 g。生用或姜汁炙用。

【使用注意】气虚津亏者及孕妇慎用。

【参考资料】

1. 本草摘要

《神农本草经》:“主中风伤寒，头痛，寒热惊悸，气血痹，死肌，去三虫。”

《名医别录》:“主温中，益气，消痰下气。疗霍乱及腹痛胀满，胃中冷逆及胸中呕不止，泄痢，淋露。除惊，去留热，止烦满，厚肠胃。”

《本草发挥》引张元素云:“能治腹胀。若元气虚弱，虽腹胀宜斟酌用之，寒胀是也。大热药中兼用，结者散之，乃神药也。误服脱人元气，切禁之。”

2. 现代研究 含厚朴酚和厚朴酚等木脂素类，β- 桉叶醇、荜澄茄醇、丁香烯、薄荷酮等挥发性成分，以及生物碱类成分。具有抗菌、抗病毒、消炎、镇痛、止泻、降胆固醇、抗肿瘤、抗氧化、促进胃排空和肠蠕动、保护心血管、中枢性肌肉松弛及中枢神经抑制等作用。

### 附药

厚朴花 为木兰科植物厚朴或凹叶厚朴的花蕾。

【主要药性】苦，微温。归脾、胃经。

【基本功效与主治】化湿，理气宽中。主治脾胃湿阻气滞之胸腹胀满疼痛，纳少苔腻。

【用量】3~9 g。

# 白 豆 蔻
Báidòukòu

《开宝本草》

白豆蔻为姜科植物白豆蔻 *Amomum kravanh* Pierre ex Gagnep. 或爪哇白豆蔻 *Amomum compactum* Solander ex Maton 的成熟果实。前者习称“原豆蔻”,主产于泰国、柬埔寨、越南等地,我国云南、广东、广西、海南等地有栽培。后者习称“印尼白蔻”,主产于印度尼西亚,我国海南、云南等地有栽培。原豆蔻气芳香,味辛凉略似樟脑。印尼白蔻气味较弱。

【主要药性】辛,温。归脾、胃、肺经。

【基本功效】化湿行气,温中止呕,开胃消食。

【临床应用】

**1. 湿阻中焦及脾胃气滞证** 本品气清香而辛温,善化中焦湿浊,行脾胃之气。适用于湿浊中阻,脾胃气滞,脘腹胀满,不思饮食之证。用于寒湿中阻者,又能温中散寒。可单用,或与砂仁、厚朴等化湿行气药配伍使用。若治脾虚湿阻气滞之胸腹虚胀、食少乏力,常与人参、黄芪、白术等健脾补气之品配伍,如《太平圣惠方》白豆蔻丸。

**2. 湿温初起** 本品长于化湿行气,入肺、脾经,善宣畅中上二焦气机,宣化中上二焦湿浊,且温而不烈,故常用于湿温初起,身热不扬,胸闷不饥,舌苔浊腻之证。若治湿邪偏重者,常与利水渗湿之品如薏苡仁、滑石等同用,如《温病条辨》三仁汤。若治热重于湿者,常与黄芩、滑石等同用,如《温病条辨》黄芩滑石汤。

**3. 呕吐** 本品功善行气宽中,温胃止呕,尤宜用于胃寒湿阻气滞之呕吐。可单用研末服,亦可与广藿香、半夏、陈皮等除湿行气、降逆止呕之品配伍。治小儿胃寒吐乳不食,常与砂仁、甘草等温胃和中之品同用。

**4. 食积不消** 本品芳香醒脾,开胃消食,可用于治疗食积不消,不思饮食,脘腹胀满疼痛,常配伍山楂、神曲、莱菔子等消食药同用。

【用法用量】3~6 g,后下。或入丸散。捣碎生用。

【使用注意】阴虚血燥者慎用。

【参考资料】

1. 本草摘要

《开宝本草》:“主积冷气,止吐逆,反胃,消谷下气。”

《本草通玄》:“其功全在芳香之气,一经火炒,便减功力;即入汤液,但当研细,待诸药煎好,乘沸点服尤妙。”

《本草求真》:“然此另有一种清爽妙气,上入肺经气分,而为肺家散气要药。且其辛温香窜,流行三焦,温暖脾胃,而使寒湿膨胀,虚疟吐逆,反胃腹痛,并翳膜目眦红筋等证悉除。”

2. 现代研究 含桉叶油醇、β- 蒎烯、α- 蒎烯、丁香烯、龙脑乙酸酯等挥发性成分,以及薄荷烷型单萜、半日花烷型二萜和双苯庚烷类等成分。有抗菌、降血糖、抗氧化、促进胃液分泌,调节胃肠运动、止呕、平喘、镇静、催眠、保护肾脏等作用。

**3. 其他**　在常用中药中被冠以“豆蔻”二字者有草豆蔻、白豆蔻、肉豆蔻和红豆蔻四种。按目前的功效分类，草豆蔻和白豆蔻为化湿药，红豆蔻为温里药，肉豆蔻为收涩药。草豆蔻入药时间最早，首载于《名医别录》，且以“豆蔻”作为正名，故历代的豆蔻汤、豆蔻散、豆蔻丸，多以草豆蔻为主药。白豆蔻为外来药，入药最晚，宋代《开宝本草》首先收载，一直以“白豆蔻”为正名。但当时有将其简称“豆蔻”者，使其与草豆蔻混淆不清。有鉴于此，《本草图经》指出：“豆蔻即草豆蔻也，生南海”。其后《本草衍义》再次强调：“豆蔻，草豆蔻也。”1990 年版《中国药典》将“白豆蔻”改名“豆蔻”，一直沿袭至 2020 年版《中国药典》，又导致多版《中药学》教材将本品的出处误记为《名医别录》。为了保持文献的延续性，正本清源，故本教材仍将“白豆蔻”作为正名。

**附药**

白豆蔻壳　为白豆蔻或爪哇白豆蔻的成熟果壳。

【主要药性】微辛，微温。归脾、胃经。

【基本功效与主治】化湿行气，温中止呕。用于湿阻气滞所致的脘腹痞闷，食欲不振，呕吐。

【用法用量】3~5 g，后下。

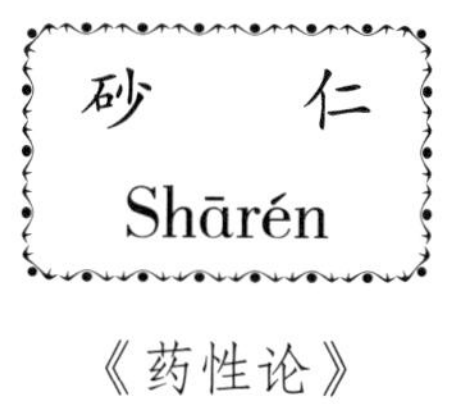


《药性论》

砂仁为姜科植物砂仁 *Amomum villosum* Lour. 或缩砂密 *Amomum villosum* Lour. var. *xanthioides*（Wall. ex Bak.）T. L. Wu et S. J. Chen 或海南砂仁 *Amomum longiligulare* T. L. Wu 的成熟果实。砂仁主产广东、云南等地，质量较好。缩砂密主产于云南等地。海南砂仁主产于海南、广东等地，品质较差。砂仁、缩砂密气芳香而浓烈，味辛凉、微苦。海南砂仁气味稍淡。

【主要药性】辛，温。归脾、胃、肾经。

【基本功效】化湿和胃，温脾止泻，理气安胎。

【临床应用】

**1. 湿阻中焦及脾胃气滞证**　本品气味芳香，辛散温通，善入脾胃，为化湿行气、醒脾和胃之良药。凡治湿阻中焦或脾胃气滞所致脘腹胀痛，食少纳呆，呕吐腹泻等证，均可使用，尤宜用于寒湿气滞者，常与白豆蔻、厚朴、陈皮等化湿行气药同用。若治寒湿内阻，脘腹胀闷冷痛，食少腹泻，常与草豆蔻、干姜等温中、化湿药配伍。若治脾胃气滞，脘腹胀满疼痛明显者，常与木香、枳实等行气消胀止痛药配伍。若治脾虚气滞，食少纳呆，脘腹胀闷，常与补气健脾药配伍，如《太平惠民和剂局方》香砂六君子汤，以之与人参、白术等同用。

**2. 脾胃虚寒，腹痛吐泻**　本品善于温脾暖胃，行气和中，并能止呕、止泻，治脾胃虚寒，腹痛泄泻呕吐者，可单用，如《小儿卫生总微论方》缩砂散；或与白术、人参、干姜等温脾补气药配伍，如《医灯续焰》香砂理中汤。

**3. 妊娠恶阻，胎动不安**　本品行气和中，止呕安胎，用于治疗湿阻气滞，妊娠恶阻及胎动不安，常与半夏、白术、紫苏梗等配伍。若治气血不足，胎动不安者，宜与人参、白术、熟地黄等补气养血药配伍，如《古今医统大全》泰山磐石散。若治肾虚胎元不固，胎动不安者，宜与杜仲、续断、桑寄生等补肾安胎药配伍。

【用法用量】3~6 g，后下。或入丸散。捣碎生用。

【使用注意】阴虚血燥、火热内盛者慎用。

【参考资料】

1. 本草摘要

《药性论》："主冷气腹痛，止休息气痢，劳损，消化水谷，温暖脾胃。"

《开宝本草》："主虚劳冷泻，宿食不消，赤白泄痢，腹中虚痛，下气。"

《药品化义》："若呕吐恶心，寒湿冷泻，腹中虚痛，以此温中调气；若脾虚饱闷，宿食不消，酒毒伤胃，以此散滞化气；若胎气腹痛，恶阻食少，胎胀不安，以此运行和气。"

2. 现代研究　含挥发油、黄酮苷类及钴、镁、锌等微量元素。有抑菌、镇痛、抗炎、止泻、利胆、降血糖、增强胃肠运动、抗胃溃疡、抗氧化、抗变态反应、抗血小板聚集、保肝等作用。

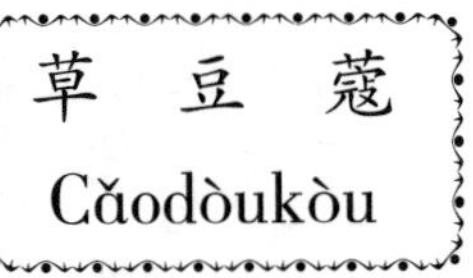

## 草　豆　蔻

Cǎodòukòu

《名医别录》

草豆蔻为姜科植物草豆蔻 *Alpinia katsumadai* Hayata 的近成熟种子，主产于海南、广西等地。气香味辛，微苦。

【主要药性】辛，温。归脾、胃经。

【基本功效】燥湿行气，温中止呕。

【临床应用】

**1. 寒湿中阻气滞证**　本品辛香温燥之性甚于白豆蔻、砂仁，既燥湿化浊，又温中行气，善治寒湿中阻，气机失畅之证，常与温中行气之品如干姜、厚朴、陈皮等同用，如《内外伤辨惑论》厚朴温中汤。

**2. 寒湿呕吐**　本品有类似白豆蔻、砂仁的止呕功效，但更善温中散寒，故多治寒湿中阻，泛吐清涎者，每与温中、止呕之品如肉桂、高良姜、陈皮等同用，如《博济方》草豆蔻散。治气虚寒凝而呕逆不止者，常与人参、甘草、生姜等补气健脾、温中止呕之品同用，如《广济方》豆蔻子汤。

此外，取其温燥寒湿、暖脾止泻之功，可用于治疗寒湿内盛、清浊不分之泻痢腹痛，常与燥湿、行气之品如苍术、厚朴、木香等同用。

【用法用量】3~6 g。或入丸、散。捣碎生用。

【使用注意】阴虚血燥及无寒湿者慎用。

【参考资料】

1. 本草摘要

《名医别录》："主温中，心腹痛，呕吐，去口臭气。"

《本草纲目》："豆蔻治病，取其辛热浮散，能入太阴、阳明，除寒燥湿，开郁化食之力而已。南地卑下，山岚烟瘴，饮啖酸咸，脾胃常多寒湿郁滞之病，故食料必用，与之相宜。"

《本草汇言》："和中暖胃、消宿滞之药也，专主中膈不和，吞酸吐水，心疼肚痛，泄泻积冷，凡一切阴寒壅滞之病，悉主治也。"

2. 现代研究 含挥发油类、二苯庚烷类、氮化合物类、内酯类、黄酮类、多糖、微量元素等成分。有保护胃黏膜、促进胃肠运动、镇吐、抗菌、抗炎、抗氧化、抗肿瘤及保护神经等作用。

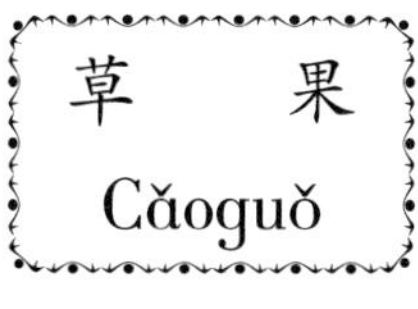

## 草 果 Cǎoguǒ

《饮膳正要》

草果为姜科植物草果 *Amomum tsaoko* Crevost et Lemarie 的成熟果实，主产于云南、广西、贵州等地。有特异香气，味辛，微苦。

【主要药性】辛，温。归脾、胃经。

【基本功效】燥湿温中，除痰截疟。

【临床应用】

**1. 寒湿中阻证** 本品气浓味厚，辛温燥烈，善除寒湿，其燥湿、温中之力，皆强于草豆蔻，故更宜用于寒湿偏盛者。治寒湿中阻，胃失和降之脘腹冷痛、呕吐泄泻、舌苔浊腻者，常与温中散寒、降逆止呕之品如干姜、吴茱萸、半夏等同用。

**2. 疟疾** 本品芳香温燥，能化浊辟秽，燥湿散寒，除痰截疟。适用于寒湿偏盛之疟疾，对山岚瘴气、秽浊湿邪所致瘴疟尤宜，多与常山等截疟药配伍。如《慈幼新书》草果饮，以其配伍常山、知母、槟榔等。

【用法用量】3~6 g。或入丸散。生用、炒用或姜汁炙用。

【使用注意】阴虚血燥及无寒湿者慎用。

【参考资料】

1. 本草摘要

《宝庆本草折衷》："主温中，去恶气，止呕逆，定霍乱，消酒毒，快脾暖胃。"

《本草品汇精要》："消宿食，导滞逐邪，除胀满，去心腹中冷痛。""截诸般疟疾，治山岚瘴气。"

《本草正义》："辛温燥烈，善除寒湿而温燥中宫，故为脾胃寒湿主药。"

2. 现代研究 含单萜烯等挥发油类，邻苯三酚等酚类，以及芦丁、黄酮类、烷类、甾醇、多糖、鞣质、有机酸、蒽醌、强心苷等成分。有调节胃肠功能、抗菌、抗炎、解热、抗氧化、抗肿瘤、调血脂、降血糖、祛痰、镇咳、平喘、抗癫痫等作用。

**数字课程学习……**

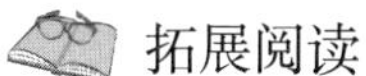 拓展阅读 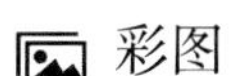 彩图 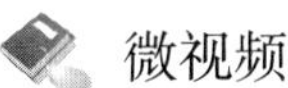 微视频 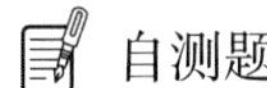 自测题

# 第十一章

# 利 湿 药

【教学要求】

掌握：利湿药（包括利水消肿药、利尿通淋药和利湿退黄药）在功效、主治、性能、配伍及使用注意方面的共性；并通过利湿有关功效，确定其性能、主治和证候禁忌。茯苓、薏苡仁、泽泻、车前子、木通、茵陈、金钱草、虎杖的功效、性能、应用及其用法用量、使用注意的特殊性。

熟悉：利湿药的分类。猪苓、滑石、石韦、瞿麦的功效、主治及用法用量、使用注意的特殊性。

了解：利湿药、利水消肿药、利尿通淋药、利湿退黄药和相关功效术语的含义。萆薢、海金沙、萹蓄、地肤子的功效及用法用量和使用注意的特殊性。

## 一、含义

以通利水道、渗泄水湿为主要功效，常用以治疗水湿内停病证的药物，称为利湿药或利水渗湿药。本类药物大多能使小便畅通，尿量增大，又称利尿药。

根据利湿药的药性和功效与主治差异，分为利水消肿药、利尿通淋药与利湿退黄药三类。

## 二、功效与主治

1. 共有功效与主治　本章的药物都具有利湿功效，主治水湿内停病证。所谓利湿，是指药物通过通利水道，渗泄湿邪，使水湿之邪从小便而去以减轻或消除水湿内停病证的一种治疗作用。又称利水或利尿。相对而言，渗湿作用比较缓和，利水作用较强，二者虽有强弱之分，但目的都是祛除体内停滞之湿邪，故常统称为渗湿利水。利水消肿，是指利湿药通过通利小便，排泄水湿以消退水肿的一种治疗作用。利尿通淋，是指利尿药通过通利水道以减轻或消除小便淋沥涩痛等淋证症状的一种治疗作用。利湿退黄，是指利湿药通过渗利湿邪以促进黄疸消退的一种治疗作用。

其中，利水消肿药以渗除水湿、利尿消肿为共有功效，主要用于水湿溢于皮下的水肿、小便不利，也可用于其他多种水湿病证。利尿通淋药以清利下焦湿热、利尿通淋为共有功效，主要用于湿热下注或湿热蕴结于膀胱所致的淋证，症见小便淋沥、短赤涩痛。利湿退黄药以清利肝胆湿热为共有功效，主要用于肝胆湿热之黄疸，症见目黄、身黄、尿黄等。

2. 主要兼有功效与主治　部分利水消肿药兼有健脾作用，除可用于治疗水肿、小便不利外，还可用于治疗脾虚水湿内停之痰饮、泄泻等证。利尿通淋药和利湿退黄药中的部分药物兼有清热泻火或清热解毒之功，可用于脏腑热证或疮痈肿毒。利尿通淋药中的部分药物既利水湿，又祛风湿，亦可用于风湿痹痛；有些药物既渗利水湿，又祛风止痒，还可用于湿疮、湿疹等。

### 三、药性

1. 四气　利水消肿药以通利水道、渗除水湿为主要作用，部分药物兼有清热之功，故药性大多为平性或寒凉。利尿通淋药与利湿退黄药均主治湿热证，一般为寒性。

2. 药味　结合五味理论，淡味能渗利水湿，且淡为甘之余味，常附于甘，故利湿药大多具有甘淡之味。利尿通淋药与利湿退黄药兼有清热功效，多具有苦味。

3. 归经　肾主水，司膀胱气化；脾主运化水湿，脾运失常，则水湿内停。本类药大多归膀胱、肾、脾经。利湿退黄药主归肝、胆经。

本类药作用趋于下行，故为沉降之性。

### 四、配伍应用

由于气行则水行，气滞则水停，故利湿药最常与行气药配伍应用，以提高疗效。水肿骤起兼有表证者，配伍宣肺解表药；水肿日久见脾肾阳虚者，配伍温补脾肾药；湿热合邪者，配伍清热药；寒湿相并者，配伍温里散寒药；热伤血络见尿血者，配伍凉血止血药。湿热黄疸者，配伍清热燥湿药。此外，脾虚泄泻、痰饮，配伍健脾化湿药；暑湿、湿温，配伍芳香化湿药。

### 五、使用注意

1. 因证选药　使用利湿药，应根据不同病证，选择适宜的药物。如水肿、小便不利选择利水消肿药，淋证选择利尿通淋药，湿热黄疸选择利湿退黄药。

2. 证候禁忌　利湿药能增加尿量、排除大量水分，易耗伤津液，阴虚津亏者应慎用或忌用。利湿药中的滑利之品，孕妇忌用或慎用。

## 第一节　利水消肿药

利水消肿药大多味甘、淡，性平或微寒，归膀胱、脾、肾经，作用沉降，淡味能渗湿利水，以利水消肿为主要功效，适用于水湿内停之水肿、小便不利。本类药又能利小便、实大便，以及消痰饮，故又可治泄泻、痰饮等证。

部分药物兼有健脾作用，尤宜用于脾虚有湿之证，有标本兼顾之功。前人认为“治湿不利小便，非其治也。”利水消肿药中的利水渗湿药，长于利水除湿，还可广泛用于暑湿、湿温、湿痹、湿疹、湿疮、淋证、黄疸、带下等各种水湿病证。

利水消肿药若应用不当，容易耗伤阴液，阴虚津伤者应慎用。

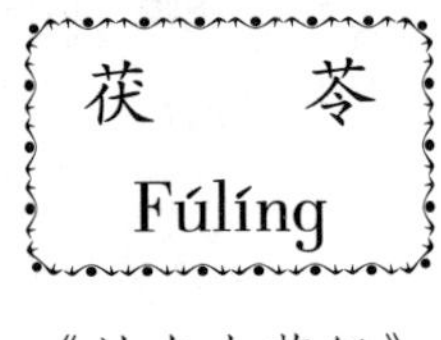

# 茯 苓 Fúlíng

《神农本草经》

茯苓为多孔菌科真菌茯苓 *Poria cocos*（Schw.）Wolf. 的菌核，多寄生于松科植物赤松或马尾松等树根上，野生或栽培，主产于云南、安徽、湖北等地。产云南者称“云苓”，质较优。无臭，味淡。

【主要药性】甘、淡，平。归脾、肾、心经。

【基本功效】利水渗湿，健脾，宁心安神。

【临床应用】

**1. 水肿、小便不利** 本品甘淡渗利，药性平和，无寒热偏胜，既能利水湿以祛邪，又能健脾运以扶正，为利水消肿之要药，适用于寒热虚实各种水肿，其他水湿病证亦常选用。治水湿内停之水肿、小便不利，常与利水消肿之品配伍，以增利水之力，如《伤寒论》五苓散，其与猪苓、白术、桂枝等同用。若治脾肾阳虚水肿，宜与温阳利水药配伍，如《伤寒论》真武汤，其与附子、白术、生姜等同用。若治因水热互结、热伤阴津而小便不利者，须配伍泄热、滋阴之品，如《伤寒论》猪苓汤，其与滑石、猪苓、泽泻等同用。

**2. 痰饮、水湿证** 本品善渗泄水湿、健脾助运，使湿无所聚、痰无以生，凡水湿痰饮之证均可应用。治痰饮停于胸胁，症见胸胁胀满，目眩心悸，短气，常配伍温阳化饮、健脾燥湿之品，如《金匮要略》苓桂术甘汤，其与白术、甘草等同用。若治饮停于胃而呕吐者，多与化饮降逆止呕药配伍，如《金匮要略》小半夏加茯苓汤，其与半夏、生姜同用。

**3. 脾虚证** 本品味甘兼补，能益气健脾，可治脾虚诸证。本品药性平和，作用和缓，多与补气健脾之品同用。治脾胃虚弱，食少纳呆，常与补脾气药配伍，如《太平惠民和剂局方》四君子汤，其与人参、白术、甘草同用。若治脾虚湿盛泄泻，常与补气健脾、除湿、止泻之品同用，如《太平惠民和剂局方》参苓白术散，其与人参、白术、薏苡仁等配伍。

**4. 心神不宁证** 本品入心经，能补脾益气、宁心安神。治心脾两虚，气血不足之心悸、失眠、健忘，多与补气养血安神药配伍，如《济生方》归脾汤，其与人参、当归、远志等同用。治心气亏虚，不能藏神，惊恐不眠者，则与益心气、安心神之品同用，如《医学心悟》安神定志丸，其与人参、远志、龙齿等同用。

【用量】9~15 g。

【参考资料】

1. 本草摘要

《神农本草经》：“主胸胁逆气，忧恚惊邪，恐悸，心下结痛，寒热烦满，咳逆，口焦舌干，利小便。久服安魂养神、不饥延年。”

《本草衍义》：“茯苓、茯神，行水之功多，益心脾不可阙也。”

《世补斋医书》：“茯苓一味，为治痰主药，痰之本，水也，茯苓可以行水。痰之动，湿也，茯苓又可行湿。”

2. 现代研究 含多聚糖类，茯苓聚糖含量最高，其次为茯苓多糖；还含有茯苓酸、三萜类化合物、蛋白质、脂肪、卵磷脂、胆碱、组氨酸、麦角甾醇、腺嘌呤及钾盐等，有利尿、增强免疫、抗肿瘤、保肝、镇静、抗衰老、降血糖等作用。

**附药**

茯苓皮 为茯苓菌核的黑色外皮。

【主要药性】同茯苓。

【基本功效与主治】利水消肿。用于水肿，小便不利，多用治皮肤水肿。

【用量】15~30 g。

茯神 为茯苓菌核中间带有松根的部分。

【主要药性】同茯苓。

【基本功效与主治】宁心安神。用于心神不宁，惊悸，健忘等。

【用量】9~15 g。

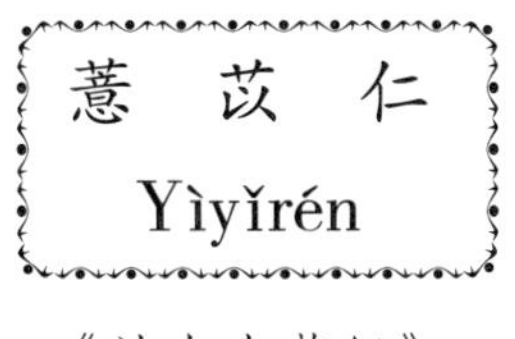

## 薏 苡 仁

Yìyǐrén

《神农本草经》

薏苡仁为禾本科植物薏苡 *Coix lacryma-jobi* Linn. 的成熟种仁，主产于福建、河北、辽宁等地。气微，味微甜。

【主要药性】甘、淡，微寒。归脾、胃、肺经。

【基本功效】利水渗湿，健脾止泻，除痹，清热排脓，解毒散结。

【临床应用】

**1. 水肿，脚气** 本品甘淡渗利，既利水又健脾，功似茯苓。治水肿、小便不利，常与利水消肿之品配伍，如猪苓、泽泻、冬瓜皮等。本品尤宜用于脾虚湿盛之水肿、小便不利，多与茯苓、白术、黄芪等同用，以增强其健脾利水消肿之功。治脚气，常与燥湿、利水之品同用，如吴茱萸、槟榔、木瓜等。

**2. 脾虚泄泻** 本品能渗湿利水、促进脾运，可治脾虚湿盛之泄泻。因本品补益之力和缓，常与补气健脾之品同用，如《太平惠民和剂局方》参苓白术散，其与人参、茯苓、白术等配伍。

**3. 痹证** 本品既渗湿除痹，又疏筋脉、缓痉挛，善疗湿痹筋脉拘急疼痛，常与祛风湿、通经络之品同用，如《类证治裁》薏苡仁汤，其与独活、防风、桂枝等配伍。因其性微寒，能除痹清热，更宜用于风湿热痹，可与清热除湿之品同用，如《温病条辨》宣痹汤，其与防己、蚕沙、滑石等配伍。若治风湿身痛发热，可与宣散之品配伍，如《金匮要略》麻黄杏仁薏苡甘草汤，以本品与麻黄、杏仁、甘草同用。

**4. 肺痈，肠痈** 本品性凉，既能清热利湿，又具排脓消痈之功。治肺痈胸痛，咳吐腥臭脓痰，常与清肺消痈排脓之品同用，如《千金要方》苇茎汤，其与芦根、冬瓜仁、桃仁等配伍。治肠痈腹痛，常与活血止痛、消痈排脓药配伍，如《金匮要略》薏苡附子败酱散，其与附子、败酱草等同用。

**5. 赘疣，癌肿**　本品清热解毒散结，能用于赘疣，可单用或与大青叶、板蓝根、升麻等同用，也可研粉醋调外敷；用于癌肿，临床常用注射用薏苡仁油制剂。

【用法用量】9~30 g。生用利水清热，炒用健脾止泻。本品力缓，用量宜大。亦可作粥食用，为食疗佳品。

【参考资料】

1. 本草摘要

《神农本草经》："主筋急拘挛，不可屈伸，风湿痹，下气。久服轻身益气。"

《名医别录》："除筋骨邪气不仁，利肠胃，消水肿，令人能食。"

《本草纲目》："阳明药也，故能健脾益胃。虚则补其母，故肺痿、肺痈用之。筋骨之病，以治阳明为本，故拘挛筋急风痹者用之。土能胜水除湿，故泄痢水肿用之。按古方小续命汤注云：中风筋急拘挛，语迟脉弦者，加薏苡仁，亦扶脾抑肝之义。"

2. 现代研究　主含脂肪油，尚含挥发油，薏苡仁多糖 A、薏苡仁多糖 B、薏苡仁多糖 C，氨基酸，蛋白质，糖类等。有抗肿瘤、抗血栓形成、抗溃疡、增强免疫、降血糖、抗炎、镇静、镇痛、解热等作用。

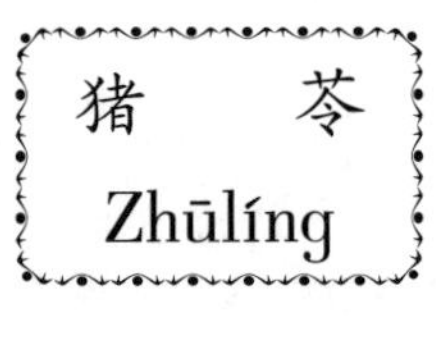

## 猪　苓
## Zhūlíng

《神农本草经》

猪苓为多孔菌科真菌猪苓 *Polyporus umbellatus*（Pers.）Fr. 的菌核，寄生于桦树、枫树、蒙古栎（柞树）的根上，主产于陕西、山西、云南等地。气微，味淡。

【主要药性】甘、淡，平。归肾、膀胱经。

【基本功效】利水渗湿。

【临床应用】

**1. 水肿、小便不利**　本品味淡性平，渗湿利水之功胜于茯苓，但无补脾之功。治水湿停滞的各种水肿，单药应用即有效，如《子母秘录》治妊娠从脚至腹肿、小便不利，《杨氏产乳方》治通身肿满、小便不利，皆以猪苓一味为末，热水调服以治。本品亦可配伍其他渗湿利水同用，如《伤寒论》五苓散，其与茯苓、白术、桂枝等同用。治阴虚有热之小便不利，可与清热利水、益阴之品配伍，如《伤寒论》猪苓汤，其与茯苓、滑石、阿胶等同用。

**2. 泄泻等水湿证**　本品与茯苓相似，长于利水渗湿止泻，常相配伍，用于各种水湿证，尤宜用于水湿泄泻。治水湿内停之泄泻，常与利水之品配伍，如《明医指掌》四苓散，其与茯苓、泽泻、白术同用。治夏秋之间，脾胃伤冷，泄泻不止，可与利水燥湿之品同用，如《丹溪心法》胃苓汤，其与茯苓、泽泻、苍术等同用。

**3. 热淋，带下**　本品渗利下行，治膀胱湿热之小便淋痛，常与清热通淋之品配伍，如《医宗金鉴》十味导赤汤，其与生地、滑石、木通等同用。治带下，其与茯苓、车前子、黄柏等配伍。

【用量】6~12 g。

【使用注意】无水湿者忌用。

【参考资料】

1. 本草摘要

《本草衍义》："猪苓行水之功多，久服必损肾气，昏人目。"

《本草纲目》："猪苓淡渗，气升而又能降，故能开腠理，利小便，与茯苓同功，但入补药不如茯苓也。"

《本草新编》："通淋消肿满，除湿利小便泄滞，助阳利窍。功专于行水，凡水湿在肠胃、膀胱、肢体、皮肤者，必须猪苓以利之。"

2. 现代研究　含麦角甾醇、猪苓多糖、猪苓聚糖、猪苓酸及粗蛋白质等，有利尿、增强免疫、抗肿瘤、保肝、抗衰老等作用。

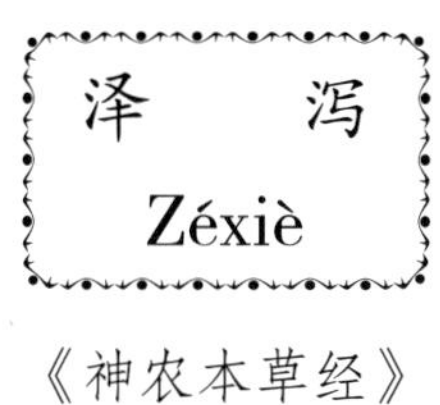

## 泽　泻 Zéxiè

《神农本草经》

泽泻为泽泻科植物泽泻 *Alisma plantago-aquatica* Linn. 的块茎，主产于福建、四川、江西等地。福建、江西产者称为"建泽泻"，质较优。气微，味微苦。

【主要药性】甘、淡，寒。归肾、膀胱经。

【基本功效】利水渗湿，泄热，化浊降脂。

【临床应用】

**1. 水肿、小便不利**　本品甘淡渗利，利水作用较强。治水湿内停，水肿、小便不利，常与利水药物相须为用，如《伤寒论》五苓散，其与茯苓、猪苓、桂枝等配伍。治妊娠浮肿，喘息气促，与桑白皮、槟榔、茯苓等配伍。

**2. 淋证、带下**　本品性寒，渗湿下行，善清下焦、膀胱之湿热。治湿热蕴结膀胱之热淋，小便短赤，淋沥涩痛，常与木通、车前子等同用，以增强清热通淋之功。治湿热下注之带下，常与龙胆草、苦参、黄柏等同用。

**3. 阴虚火旺证**　本品能泄肾之虚火，治相火偏亢之遗精，常与滋阴降火药物同用，如《小儿药证直诀》六味地黄丸，其与熟地黄、山茱萸、山药等同用。

**4. 高脂血症**　本品利水渗湿，可化浊降脂，常用于治疗高脂血症，可与决明子、山楂、荷叶等同用。

此外，本品利水渗湿以消痰饮，治痰饮停聚，清阳不升之头目昏眩，可与利湿或燥湿之品同用，如《金匮要略》泽泻汤，其与白术配伍。

【用法用量】生用、麸炒或盐水炒用。5~10 g。

【使用注意】肾虚精滑无湿热者忌用。

【参考资料】

1. 本草摘要

《名医别录》："止泄精，消渴，淋沥，逐膀胱，三焦停水。"

《药性论》:“主肾虚精自出,治五淋,利膀胱热,宣通水道。”

《本草汇言》:“利水之主药。利水,人皆知之矣;丹溪又谓能利膀胱、包络之火。膀胱包络有火,病癃闭结胀者,火泻则水行,行水则火降矣,水火二字,并行不悖。”

2. 现代研究　含氨基酸、脂肪酸、糖类、四环三萜、倍半萜氧化物及多种微量元素。有利尿、保肝、降血脂、抗动脉粥样硬化、增加离体兔心脏冠状动脉血流量、抗血小板聚集、降血压、轻度降血糖、抗炎、抑菌作用。

利水消肿药参考药

| 药名 | 主要药性 | 功效 | 主治 | 用量 |
|---|---|---|---|---|
| 三白草 | 甘、辛,寒。归脾、肾、胆、膀胱经。 | 清热解毒,利水消肿 | 热淋、血淋,水肿,脚气,黄疸,痢疾,带下,痈肿疮毒,湿疹,蛇咬伤 | 15~30 g |
| 赤小豆 | 甘,平。归心、小肠经 | 利水消肿,解毒,排脓,利湿退黄 | 水肿,疮痈、肠痈,黄疸 | 10~ 30 g |
| 冬瓜皮 | 甘,凉。归脾、小肠经 | 利水消肿,清热解暑 | 水肿,暑热证 | 15~30 g |

## 第二节　利尿通淋药

利尿通淋药大多味甘、淡或苦,药性寒凉,以入膀胱经为主,能清利下焦湿热,以利尿通淋为共有功效,适用于湿热下注或湿热蕴结于膀胱所致的小便短赤、淋沥涩痛之热淋,以及血淋、石淋、膏淋等证。

利尿通淋药中的部分药物兼有清热泻火或清热解毒之功,可用于脏腑热证或疮痈肿毒。部分药物既利水湿,又祛风湿,亦可用于风湿痹痛;有些药物既渗利水湿,又祛风止痒,还用于湿疮、湿疹等。

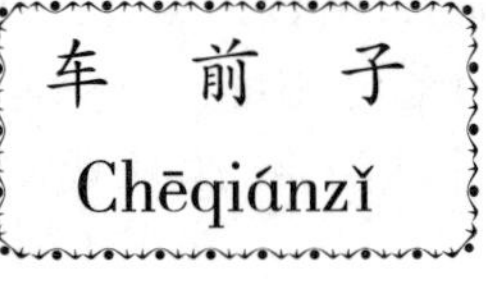

### 车　前　子
Chēqiánzǐ

《神农本草经》

车前子为车前科植物车前 *Plantago asitica* Linn. 或平车前 *Plantago depressa* Willd. 的成熟种子。前者分布于全国,后者主要分布于北方各地。气微,味淡。

【主要药性】甘,微寒。归肾、膀胱、肝、肺经。

【基本功效】清热利尿通淋,渗湿止泻,清肝明目,清肺化痰。

【临床应用】

**1. 淋证，水肿** 本品甘寒滑利，善清膀胱蕴热，利尿通淋，为治热淋要药。治湿热蕴结膀胱，小便淋沥涩痛，常与清热利尿通淋之品配伍，如《太平惠民和剂局方》八正散，其与木通、滑石、瞿麦等同用。治水湿停滞之水肿、小便不利，可与猪苓、茯苓、泽泻等利水消肿药配伍。若治脾肾亏虚之水肿，宜与补益脾肾之品配伍，如《济生方》肾气丸，其与熟地黄、山茱萸、肉桂等同用。

**2. 泄泻** 本品能渗利水湿、分清浊而止泻，善治湿盛之水泻，单用有效，或配伍其他健脾、除湿、止泻药。如治脾虚湿胜泄泻，当与白术、茯苓等健脾药同用。若治夏季外感于寒，内伤于湿所致的暑湿泄痢，应与散寒、利湿药配伍，如《证治准绳》车前子散，其与香薷、茯苓、猪苓等同用。

**3. 目赤肿痛，目暗昏花** 本品有清肝、明目之效。治肝热目赤涩痛，多与菊花、决明子等清肝明目药同用，其功重在清利。若治肝肾亏虚之眼目昏花，则应配合补益肝肾、养肝明目之品，如《太平圣惠方》驻景丸，其与熟地黄、菟丝子等同用。治久患内障，《太平圣惠方》以其与生地黄、麦冬同用。

**4. 痰热咳嗽** 本品性寒入肺，能清泄肺热、化痰止咳。治肺热咳嗽，痰多黄稠者，常与黄芩、瓜蒌、枇杷叶等清肺化痰药同用。

【用法用量】生用或盐水炙用。9~15 g，包煎。

【使用注意】肾虚遗精、滑精无湿热者忌用。

【参考资料】

1. 本草摘要

《神农本草经》："主气癃，止痛，利水道小便，除湿痹。"

《本草纲目》："导小肠热，止暑湿泻痢。"

《药品化义》："主下降，味淡入脾，渗热下行。主治痰泻、热泻，胸膈烦热，周身湿痹。水道利则清浊分，脾斯健矣。"

2. 现代研究 含大量车前籽胶、苷类、车前黏多糖、有机酸、胆碱、甾醇、脂肪油及维生素 A、维生素 B 等。有利尿作用，并能增加尿素、尿酸及氯化钠的排出，抑制肾草酸钙结晶沉积，并有抗衰老、降血脂、降血压、祛痰、镇咳等作用。

**附药**

车前草 为车前、平车前的全草。

【主要药性】同车前子。

【基本功效与主治】同车前子，兼有清热解毒功效，多用于热毒痈肿。

【用法用量】15~30 g。鲜品加倍。外用适量，捣烂外敷。

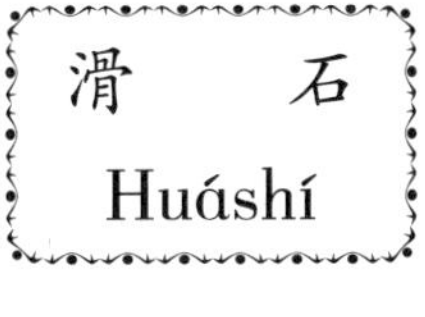

## 滑石 Huáshí

《神农本草经》

滑石为硅酸盐类矿物滑石族滑石，主含含水硅酸镁[$Mg_3(Si_4O_{10})(OH)_2$]，主产于山东、江西、山西等地。无臭，无味，质滑润。

【主要药性】甘、淡，寒。归膀胱、肺、胃经。

【基本功效】利尿通淋，清热解暑，外用收湿敛疮。

【临床应用】

**1. 淋证**　本品性寒清热，甘淡滑利，渗湿利窍，为湿热淋证所常用。治湿热下注，热结膀胱的小便不利、短涩淋沥，常与清热利尿通淋药同用，如《太平惠民和剂局方》八正散，其与木通、车前子、瞿麦等同用。治石淋，多与海金沙、金钱草、石韦等配伍，以增强利尿通淋排石之功，如《小儿卫生总微论方》二石散，即以其与石韦共为末服。

**2. 暑湿，湿温**　本品既利水湿，又清暑热，为暑湿、湿温的常用药。治暑热烦渴、小便不利，如《伤寒标本》六一散以其与甘草同用。治湿温初起，头痛恶寒，身重胸闷，常与宣肺化湿之品配伍，如《温病条辨》三仁汤，以其与薏苡仁、白蔻仁、杏仁等同用。温热病在气分夹湿者，宜配伍其他清热利湿之品，如《温病条辨》黄芩滑石汤，以其与黄芩、猪苓等同用。

**3. 湿疮，湿疹，痱子**　本品外用清热收湿，敛疮止痒。治湿疮、湿疹，可单用或与枯矾、黄柏等为末，撒敷患处。治痱子，用本品与薄荷、甘草等配合，制成痱子粉外用。

【用法用量】研粉或水飞用。10~20 g，包煎。外用，适量，撒或调敷。

【使用注意】脾虚津伤或孕妇忌用。

【参考资料】

1. 本草摘要

《神农本草经》："主身热泄澼，女子乳难，癃闭，利小便，荡胃中积聚寒热。"

《药性论》："能疗五淋，主难产。""除烦热心躁，偏主石淋。"

《本草纲目》："利窍，不独小便也。上能利毛腠之窍，下能利精溺之窍。盖甘淡之味，先入于胃，渗走经络，游溢精气，上输于肺，下通膀胱。肺主皮毛，为水之上源。膀胱司津液，气化则能出。故滑石上能发表，下利水道，为荡热燥湿之剂。"

2. 现代研究　主要含含水硅酸镁及氧化铝、氧化镍等，有吸附和收敛作用，外用撒敷创面有保护创面、吸附分泌物、促进结痂的作用；内服能保护胃肠道黏膜，并能止泻。

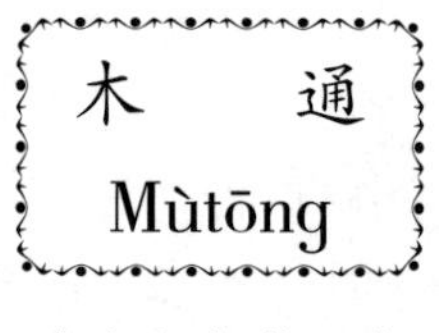

## 木　通
## Mùtōng

《神农本草经》

木通为木通科植物木通 *Akebia quinata*（Houtt.）Decne.、三叶木通 *Akebia trifoliata*（Thunb.）Koidz. 或白木通 *Akebia trifoliata*（Thunb.）Koidz. subsp. *australis*（Diels）T. Shimizu 的藤茎，主产于陕西、山东、河北、山西、河南及西南地区。木通气微，味淡而微辛；三叶木通气微，味微苦涩；白木通气微，味微苦。

【主要药性】苦，寒。归心、肺、小肠、膀胱经。

【基本功效】清热利尿，通经下乳。

【临床应用】

**1. 淋证,水肿**　本品苦寒清热降泄,善清膀胱湿热。治湿热结于膀胱,症见小便淋沥、涩痛短赤,常与其他清热利尿通淋药同用,如《症因脉治》车前子散,即以其与车前子相配。治水肿,小便不利,与利水渗湿之茯苓、桑白皮、泽泻等同用,以增强其利水消肿之功。

**2. 口疮**　本品寒泄通利,能上清心经之火,下泄小肠之热,导心火、湿热从小便而出。治心火上炎之口舌生疮,或心火下移小肠之心烦尿赤等,常与清心利湿、养阴之品同用,如《小儿药证直诀》导赤散,即以其配伍生地、竹叶、甘草。

**3. 经闭,乳少**　本品能通经脉下乳。治血瘀经闭,可与红花、桃仁、牛膝等活血通经药同用。治产后乳少或乳汁不通,可与猪蹄炖服,或配伍其他通下乳汁药,如《大德重校圣济总录》木通汤,即以其与漏芦、石钟乳等同用。

**4. 湿热痹证**　本品能清湿热、利血脉以除痹痛。治湿热痹证见关节红肿热痛者,可与防己、桑枝、络石藤等祛风除湿、清热通络之品配伍。《伤寒论》用当归四逆汤治手足厥寒、脉细欲绝,亦取其通利血脉之功,协助温经散寒、养血和脉之桂枝、细辛、当归等,使血脉流通,阳气畅达,寒散则手足厥寒可除。

【用量】3~6 g。

【使用注意】内无湿热、津液亏虚、小便清长者及孕妇慎用。

【参考资料】

1. 本草摘要

《药性论》:“主治五淋,利小便,开关格,治人多睡,主水肿浮大,除烦热。”

《本草新编》:“逐水气,利小便,亦佐使之药,不可不用,而又不可多用,多用则泄人元气。或疑木通利水去滞气,亦有益之品,而谓泄人元气何也?夫木通利水,功何异于猪苓,但嫌其苦寒损胃,非若淡泻之无害也,胃气既伤,元气必耗,故用之为佐使,则有功无过,倘多用之为君,则过于祛逐,元气必随水而走,安得不耗哉?”

2. 现代研究　含绣球藤皂苷 A、绣球藤皂苷 B,无羁萜,β- 香树脂醇,β- 谷甾醇,以及常春藤皂苷元等。有利尿作用。

### 附药

川木通　为毛茛科植物小木通 *Clematis armandii* Franch. 或绣球藤 *Clematis montana* Buch.-Ham. ex DC. 的藤茎。

【主要药性】淡、苦,寒。归心、小肠、膀胱经。

【基本功效与主治】利尿通淋,清心除烦,通经下乳。用于淋证,水肿,心烦尿赤,口舌生疮,经闭乳少,湿热痹痛。

【用法用量】3~6 g。孕妇慎用。

通草　为五加科植物通脱木 *Tetrapanax papyrifer*(Hook.)K. Koch 的茎髓。

【主要药性】甘、淡,微寒。归肺、胃经。

【基本功效与主治】清热利尿,通气下乳。用于淋证,水肿;产后乳少或乳汁不下。

【用法用量】6~12 g。孕妇慎用。

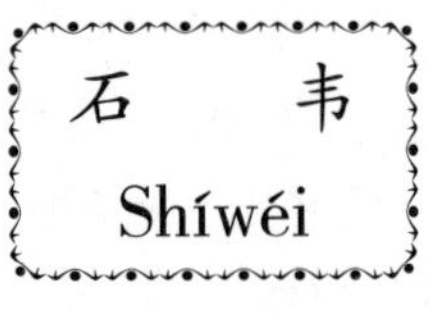

# 石 韦 Shíwéi

《神农本草经》

石韦为水龙骨科植物庐山石韦 *Pyrrosia sheareri*（Baker）Ching 和石韦 *Pyrrosia lingua*（Thunb.）Farwell 或有柄石韦 *Pyrrosia petiolosa*（Christ）Ching 的叶。前两种称大叶石韦，后一种称小叶石韦，在各地普遍野生。庐山石韦气微，味微苦涩；石韦气微，味淡。

【主要药性】甘、苦，微寒。归肺、膀胱经。

【基本功效】利尿通淋，清肺止咳，凉血止血。

【临床应用】

**1. 淋证，水肿** 本品能清利膀胱湿热而利尿通淋，为湿热淋证之常用药。治热淋，常与滑石、木通、车前子等配伍，以加强清热通淋之效，如《全生指迷方》石韦汤，以其与车前子煮浓汁服用。本品既清热利尿通淋，又凉血止血，故又常用于治疗血淋，如《千金要方》石韦散，以其与当归、蒲黄、芍药同用。若治石淋，《太平惠民和剂局方》引《古今录验》方，以其与滑石、木通、瞿麦等共为末；亦可以其配伍海金沙、金钱草等通淋排石之品同用。治水肿实证，常配猪苓、泽泻、薏苡仁等利水消肿药同用。

**2. 肺热咳喘** 本品性凉入肺经，为清肺热、止咳喘之品，适用于肺热咳喘痰多，可与鱼腥草、黄芩、瓜蒌等同用。若治痰中带血者，可配侧柏叶、白茅根等止血之品。

**3. 血热出血** 本品入血，能清热凉血止血，适用于血热妄行之吐血、衄血、尿血、崩漏，可单用或配伍其他清热凉血止血药同用。

【用量】6~12 g。

【参考资料】

1. 本草摘要

《神农本草经》："主劳热邪气，五癃闭不通，利小便水道。"

《本草纲目》："主崩漏金疮，清肺气。"

《本经逢原》："其性寒利，故《本经》治劳热邪气，指劳力伤津，癃闭不通之热邪而言，非虚劳之谓。"

2. 现代研究 含苷类、槲皮素、绿原酸、β- 谷甾醇等。有镇咳、祛痰、平喘、抗菌、抗病毒、抗钩端螺旋体等作用。对放疗或化疗引起的白细胞下降有缓解作用。

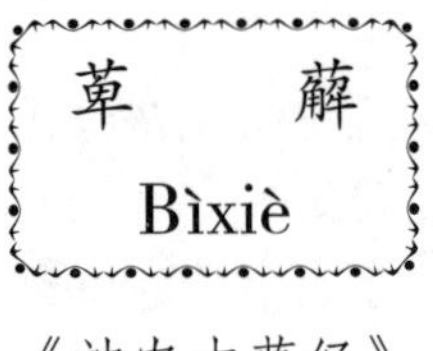

# 萆 薢 Bìxiè

《神农本草经》

萆薢为薯蓣科植物绵萆薢 *Dioscorea septemloba* Thunb.、福州薯蓣 *Dioscorea futschauensis* Uline ex R.Kunth 或粉背薯蓣 *Dioscorea collettii* Hook. f. var. *hypoglauca*（Palibin）C. T. Ting et al. 的根茎。前两种称“绵萆薢”，主产于浙江、福建等地；后一种称“粉萆薢”，主产于浙江、安徽、江西等地。绵萆薢气微，味微苦；粉萆薢气微，味辛、微苦。

【主要药性】苦，平。归肾、胃经。

【基本功效】利湿浊，祛风湿。

【临床应用】

**1. 膏淋，带下** 本品渗利之功，能“除阳明之湿而固下焦，故能去浊分清”，为治膏淋要药。治下焦湿浊所致的膏淋，症见小便混浊如米泔水者，常与温肾散寒化浊之品配伍，如《丹溪心法》萆薢分清饮，以其与乌药、益智仁、石菖蒲等同用。治湿浊下注之带下，与猪苓、白术、泽泻等配伍。

**2. 风湿痹证** 本品能祛风除湿、舒筋通络，常治腰膝痹痛，关节屈伸不利；因其性平，故通过配伍，可用于寒湿或湿热痹痛。治寒湿痹痛，可配散寒除湿之品，如《大德重校圣济总录》萆薢丸，以其与附子、牛膝同用。治湿热痹痛，则与清热燥湿、通络止痛之品，如黄柏、忍冬藤、防己等同用。

【用量】10~15 g。

【参考资料】

1. 本草摘要

《神农本草经》：“主腰背痛强，骨节风寒湿周痹，恶疮不瘳，热气。”

《本草经疏》：“此药祛阳明之湿热以固下焦，故能去浊分清，而疗下元虚冷湿邪为病也。”

《本草备要》：“治风寒湿痹，腰痛久冷，关节老血，膀胱宿水，阴痿失溺，茎痛遗浊，痔瘘恶疮。诸病皆阳明湿热流入下焦，萆薢能除浊分清，古方有萆薢分清饮。”

2. 现代研究 含薯蓣皂苷等多种甾体皂苷，还含棕榈酸、β-谷甾醇、鞣质、蛋白质等。有抗动脉粥样硬化、抑制肿瘤细胞增殖、降血糖及抗菌等作用。

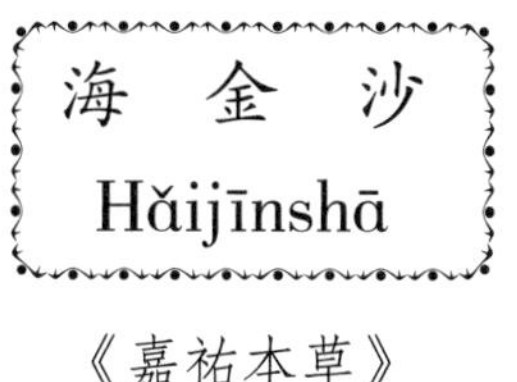

## 海金沙 Hǎijīnshā

《嘉祐本草》

海金沙为海金沙科植物海金沙 *Lygodium japonicum*（Thunb.）Sw. 的成熟孢子，主产于广东、浙江等地。气微，味淡。

【主要药性】甘、淡，寒。归膀胱、小肠经。

【基本功效】利尿通淋。

【临床应用】

**淋证，水肿** 本品性降清利，功专清膀胱湿热，利水道止痛，为治诸淋涩痛之要药。治血淋，可单用为末服，亦可配伍清热通淋、凉血止血药，如白茅根、小蓟等。治石淋，常与鸡内金、金钱草等配伍。治热淋涩痛，可以本品为末，用甘草汤送服，或配伍车前子、木通等，以增清热通淋之功。治膏淋，《世医得效方》海金沙散则以其与滑石、麦冬、甘草同用。治水肿，多与泽泻、猪苓、防己等配伍，以奏利尿消肿之功。

【用法用量】6~15 g，包煎。

【使用注意】肾阴亏虚者慎用。

【参考资料】

1. 本草摘要

《本草品汇精要》："主通关窍，利水道。"

《本草纲目》："治湿热肿满，小便热淋、膏淋、血淋、石淋茎痛，解热毒气。"

《本草求真》："味甘而淡，气寒无毒，为主通利小肠血分要药。凡小肠热闭而见五淋疼痛不止者，服之使热尽从小便而出。"

2. 现代研究　含脂肪油、海金沙素、棕榈酸、硬脂酸、油酸、亚油酸等。有利尿排石、利胆及抗菌等作用。

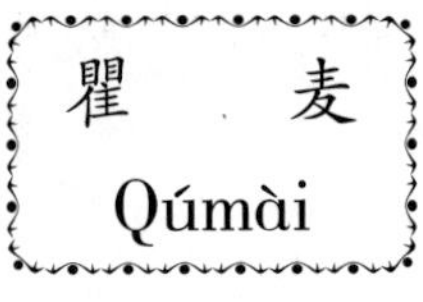

## 瞿　麦
Qúmài

《神农本草经》

瞿麦为石竹科植物瞿麦 *Dianthus superbus* Linn. 和石竹 *Dianthus chinensis* Linn. 的地上部分，主产于河北、河南、江苏等地。无臭，味淡。

【主要药性】苦，寒。归心、小肠、膀胱经。

【基本功效】利尿通淋，活血通经。

【临床应用】

**1. 淋证**　本品苦寒降泄，既清湿热通利水道，又泻心火导热下行，为治淋证之常用药，尤以治热淋小便淋沥涩痛者为宜，常配伍清热通淋药同用，如《太平惠民和剂局方》八正散，以其与萹蓄、木通、车前子等同用。治下焦热结，灼伤脉络，以致小便淋沥，尿中带血，宜配伍凉血止血、清热通淋药，如《太平惠民和剂局方》立效散，以其与栀子、甘草等同用。治石淋，常配伍利尿通淋排石之品，如《证治汇补》石韦散，以其与石韦、滑石、冬葵子同用。

**2. 血瘀闭经、月经不调**　本品能活血通经，治血热瘀阻之经闭或月经不调，可与当归、赤芍、大黄等同用，如《普济方》瞿麦丸。

【用量】9~15 g。

【使用注意】孕妇慎用。

【参考资料】

1. 本草摘要

《神农本草经》："主关格诸癃结，小便不通……明目去翳，破胎堕子，下闭血。"

《本草正》："性滑利，能通小便，降阴火，除五淋，利血脉……凡下焦湿热疼痛诸病皆可用之。"

《本草备要》："降心火，利小便，逐膀胱邪热，为治淋要药。"

2. 现代研究　含苷类、水杨酸甲酯、丁香油酚、维生素 A 类物质等。有利尿、抑菌、抗肿瘤的作用,能使妊娠小鼠流产率增加。

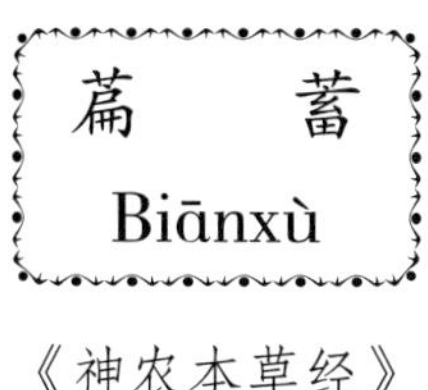

## 萹蓄 Biānxù

《神农本草经》

萹蓄为蓼科植物萹蓄 *Polygonum aviculare* Linn. 的地上部分,在全国各地均产,主产于河南、四川、浙江等地。无臭,味微苦。

【主要药性】苦,微寒。归膀胱经。

【基本功效】利尿通淋,杀虫止痒。

【临床应用】

**1. 淋证** 本品苦降下行,能清利膀胱湿热以通淋涩。治膀胱湿热之小便淋涩疼痛,常与清热利尿通淋之品配伍同用,如《太平惠民和剂局方》八正散,以其与木通、瞿麦、车前子等同用。治血淋,可与大蓟、小蓟、白茅根等凉血止血、清热利水药配伍。

**2. 湿疹阴痒** 本品苦寒,清热利湿、杀虫止痒,可治湿热所致的湿疹、湿疮及阴痒等证,可单用,或配地肤子、蛇床子、荆芥等煎水外洗。

**3. 虫症** 本品苦寒降泄,利湿清热,又可"杀三虫",能治蛔虫病、蛲虫病、钩虫病,可配伍榧子、槟榔等杀虫药,亦可单品煎服。治蛲虫病夜间肛门瘙痒,可用其煎汁,趁热先熏后洗肛门。

【用法用量】9~15 g,鲜品加倍。外用适量。

【使用注意】脾胃虚寒者慎用。

【参考资料】

1. 本草摘要

《神农本草经》:"主浸淫,疥瘙,疽痔,杀三虫。"

《宝庆本草折衷》:"治下焦结热诸淋,小便赤涩,妇人经闭及下水气。"

《本草正义》:"以其泄化湿热,故并治溲涩淋浊。濒湖以治黄疸、霍乱,皆以清热利湿之功用。若湿热疮疡,浸淫痛痒,红肿四溢,脓水淋漓等证,尤其专职。"

2. 现代研究 含苷类、槲皮素、有机酸、右旋儿茶素、果糖、水溶性多糖、钾盐等。有利尿、驱蛔虫及蛲虫、缓泻、利胆、降血压、抗菌等作用。

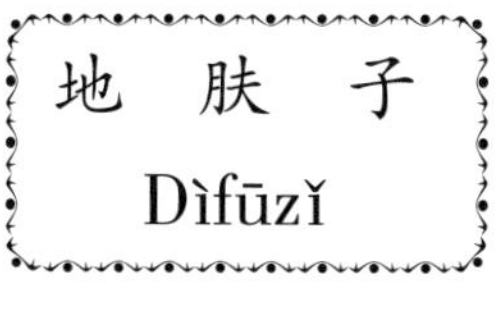

## 地肤子 Dìfūzǐ

《神农本草经》

地肤子为藜科植物地肤 *Kochia scoparia*(Linn.)Schrad. 的成熟果实,在全国大部分地区有产。

气微，味微苦。

【主要药性】苦，寒。归肾、膀胱经。

【基本功效】清热利湿，祛风止痒。

【临床应用】

**1. 淋证，带下** 本品苦寒，清热降泄，能清利湿热通淋。治膀胱湿热，小便不利、淋沥涩痛之证，可配伍清热通淋药，如《济生方》地肤子汤，以其与木通、瞿麦、冬葵子等同用；治湿热下注之带下，常与黄柏、苦参、车前子等同用，以增清热除湿止带之功。

**2. 湿疹，湿疮，皮肤瘙痒** 本品既清热除湿，又祛风止痒，为治皮肤病之常用药，多用于湿热蕴结皮肤或风湿之邪所致的湿疹、湿疮，以及皮肤瘙痒，常与白鲜皮、蛇床子、蝉蜕等燥湿、祛风之品同用，以增强祛湿止痒的作用。若治下焦湿热，外阴湿痒者，可与苦参、龙胆草、白矾等煎汤外洗。

【用法用量】9~15 g，鲜品加倍。外用适量。

【使用注意】脾胃虚寒者慎用。

【参考资料】

1. 本草摘要

《神农本草经》："主膀胱热，利小便。"

《名医别录》："去皮肤中热气，散恶疮，疝瘕，强阴，使人润泽。"

《滇南本草》："利膀胱小便积热，洗皮肤之风，疗妇人诸经客热，清利胎热，妇人湿热带下用之良。"

2. 现代研究 主要含三萜皂苷、黄酮类及脂肪油、蛋白质、维生素 A 类物质等。有抗真菌、抗变态反应、抗辐射、升高白细胞、增强免疫、利尿等作用。

**利尿通淋药参考药**

| 药名 | 主要药性 | 功效 | 主治 | 用量 | 使用注意 |
|---|---|---|---|---|---|
| 灯心草 | 甘、淡，微寒。归心、肺、小肠经 | 利尿通淋，清心降火 | 淋证，水肿；心烦失眠，口舌生疮 | 1~3 g | — |
| 冬葵子 | 甘，寒。归大肠、小肠、膀胱经 | 利尿通淋，下乳，润肠 | 淋证，水肿；乳汁不通或乳少，乳房胀痛；便秘 | 10~15 g | 脾虚便溏者及孕妇慎用 |
| 小通草 | 甘、淡，微寒。归肺、胃经 | 清热利尿，通气下乳 | 淋证，水肿；产后乳少或乳汁不下 | 6~12 g | 孕妇慎用 |
| 连钱草 | 辛、微苦，微寒。归肝、肾、膀胱经 | 利湿通淋，清热解毒，散瘀消肿 | 热淋，石淋，湿热黄疸，疮痈肿毒，跌打损伤 | 15~30 g | — |
| 黄蜀葵花 | 甘、辛，凉 | 利尿通淋，活血止血，解毒消肿 | 淋证，吐血，衄血，崩漏，胎衣不下，痈肿疮毒，水火烫伤 | 5~15 g | — |
| 菝葜 | 甘、酸，平 | 祛风利湿，活血，解毒消痈 | 风湿痹痛，淋证，带下，痈肿疮毒，泄泻，痢疾 | 10~30 g | — |

# 第三节 利湿退黄药

利湿退黄药大多甘淡寒或苦寒，主入肝胆，以清热利湿、利胆退黄为主要功效，适用于湿热黄疸。

利湿退黄药均能清热利湿退黄，大多能清热解毒，对湿疮、湿疹，以及淋证、疮肿等证亦有治疗作用。

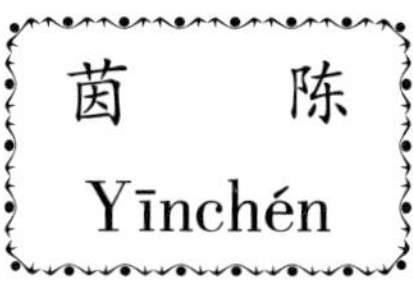

## 茵 陈 Yīnchén

《神农本草经》

茵陈为菊科植物猪毛蒿 *Artemisia scoparia* Waldst.et Kit. 或茵陈蒿 *Artemisia capillaris* Thunb. 的地上部分，主产于陕西、山西、安徽等地。春季采收的习称“绵茵陈”，秋季采割的称“茵陈蒿”。气清香，味微苦。

【主要药性】苦、辛，微寒。归肝、胆经。

【基本功效】利湿退黄，清热解毒。

【临床应用】

**1. 黄疸** 本品苦以降泄，寒能清热，专入肝、胆经，尤善清利肝胆湿热，使湿热从小便而出，故为治黄疸要药。治湿热蕴结肝胆之阳黄，症见目黄身黄，黄色鲜明，尿黄短赤，常与其他清热利湿退黄药配伍，如《伤寒论》茵陈蒿汤，以其与栀子、大黄同用。若治寒湿郁滞之阴黄，症见黄色晦暗，身疲畏寒，手足不温，腹胀便溏等，则与温里散寒药同用，如《卫生宝鉴》茵陈四逆汤，以其与附子、干姜等同用。若治黄疸湿重热少，症见脘痞恶心，小便不利，舌苔厚腻者，则与利湿之品同用，如《金匮要略》茵陈五苓散，以其与茯苓、猪苓、泽泻等配伍。

**2. 湿疮，湿疹** 本品既能清利湿热，又能清热解毒，治湿热蕴结之湿疮、湿疹，可单味药煎汤外洗，也可与清热燥湿、祛风止痒药同用。治风痒疥疮，《千金要方》以其与黄柏、苦参、地肤子等同用。治风瘙瘾疹，《大德重校圣济总录》茵陈蒿散，则以其与荷叶同用。

【用法用量】6~15 g。外用适量，煎汤熏洗。

【参考资料】

1. 本草摘要

《神农本草经》：“主风湿寒热邪气，热结黄疸。”

《名医别录》：“通身发黄，小便不利，除头热，去伏瘕。”

《本草再新》：“泻火平肝，化痰止咳，发汗，利湿消肿，疗疮火诸毒。”

2. 现代研究 含挥发油蒿属香豆素、绿原酸、茵陈素、茵陈色原酮、茵陈黄酮、蓟黄素等。有利胆、保肝,利尿、解热、镇痛、抗炎、降血脂、降血压、增加冠状动脉血流量、扩张脑血管、抗心律失常、增强免疫功能及抗菌等作用。

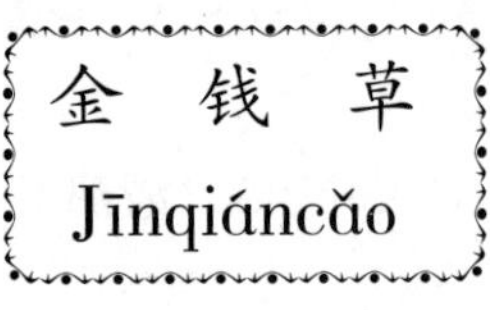

## 金钱草 Jīnqiáncǎo

《本草纲目拾遗》

金钱草为报春花科植物过路黄 *Lysimachia christinae* Hance 的全草,习称大金钱草,在江南各省均有分布,主产于四川。气微,味淡。

【主要药性】甘、淡,微寒。归肝、胆、肾、膀胱经。

【基本功效】利湿退黄,利尿通淋,解毒消肿。

【临床应用】

**1. 湿热黄疸** 本品味甘淡、性寒凉,入肝、胆经,能清热利湿、利胆退黄。治湿热蕴结肝胆之黄疸,常与茵陈蒿、栀子等同用,以增清利肝胆湿热之力。

**2. 石淋,热淋** 本品功擅清热利水,通淋排石,为治石淋、热淋之要药,尤善治石淋。治石淋,可单用本品大剂量煎汤服用或煎汤代茶饮,或与海金沙、鸡内金、滑石等通淋排石药同用。治热淋,常与车前子、瞿麦、萹蓄等清热利尿药配伍。本品还可用于治疗肝胆结石,常配伍疏肝利胆、清热利湿退黄之品,如《中国药典》利胆排石片,以其与茵陈蒿、大黄、郁金等同用。

**3. 痈肿疔疮,毒蛇咬伤** 本品能清热解毒消肿,治热毒所致恶疮肿毒及毒蛇咬伤等证,可用鲜品捣汁内服、捣烂外敷,或配以清热解毒之蒲公英、野菊花、紫花地丁等使用。

【用法用量】15~30 g,大剂量 30~60 g。外用适量。

【参考资料】

1. 本草摘要

《本草纲目拾遗》:"葛祖方,去风散毒煎汤洗一切疮疥神效。《采药志》云,发散头风风邪,治脑漏,白浊,热淋,玉茎肿痛,捣汁冲生酒吃,神效。"

《草木便方》:"除风毒。癫狗咬伤,捣酒服;疠风、丹毒,生服、(外)涂。"

《四川中药志》:"清血热,清肺止咳,消水肿,治肾结石、胆结石、跌打损伤及疟疾。"

2. 现代研究 含黄酮类、苯甲酸、尿嘧啶、环腺苷酸(cAMP)及环鸟苷酸(cGMP)样物质、多糖、微量元素等成分。有利胆排石、利尿排石、镇痛、抑菌、抗炎、抑制血小板聚集、增强免疫功能、抗氧化等作用。

**附药**

广金钱草 为豆科植物广东金钱草 *Desmodium styracifolium*(Osbeck.)Merr. 的全草。

【主要药性】甘、淡,凉。归肝、肾、膀胱经

【基本功效与主治】清热除湿,利尿通淋。用于热淋,砂淋,石淋,小便涩痛;水肿;黄疸。

【用量】15~30 g。

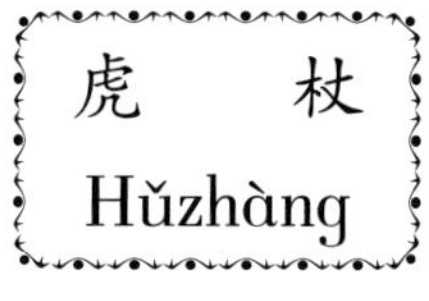

# 虎　杖 Hǔzhàng

《名医别录》

虎杖为蓼科植物虎杖 *Reynoutria japonica* Houtt. 的根茎和根，主产于江苏、江西、山东等地。气微，味微苦、涩。

【主要药性】苦，寒。归肝、胆、肺经。

【基本功效】利湿退黄，清热解毒，活血祛瘀，化痰止咳。

【临床应用】

**1. 湿热黄疸，淋浊，带下**　本品苦泄寒清，既清泄肝胆之热，又利湿退黄，常用于湿热黄疸。可单味药水煎，亦可配伍茵陈蒿、黄柏、栀子等，以增清热利湿退黄之效。治湿热蕴结膀胱之淋证，小便涩痛，单用有效，如姚僧垣《集验方》治五淋，以其为末，米饮送下，或配伍木通、车前子、瞿麦等利尿通淋药。本品清利下焦湿热而止带，治湿热下注之带下，可配黄柏、芡实、薏苡仁等同用。

**2. 水火烫伤，痈肿疮毒，毒蛇咬伤**　本品清解热毒之力较强，能“攻诸肿毒”，又具活血之功，为治热毒疮痈所常用，既可配伍清热解毒之金银花、连翘、蒲公英等水煎内服，又可用鲜品捣烂外敷，或煎汤外洗。治水火烫伤，可单用为末，与麻油调敷，或与地榆、冰片等配伍研末外敷。治毒蛇咬伤，多取鲜品捣烂敷患处。

**3. 瘀血证**　本品入血分，能祛瘀通经、消肿止痛。治血瘀经闭、痛经，常与川芎、红花、益母草等活血通经药配伍。治癥瘕积聚，可与活血消癥药配伍，如《千金要方》以其与牛膝等药配伍，或与三棱、莪术等同用。治跌打损伤，瘀肿疼痛，常配伍乳香、没药等活血消肿药。治风寒湿痹，血络阻滞，关节不利，《太平圣惠方》虎杖散，以其配伍乌头、羌活、防风等。本品既具苦寒清热之性，又能利湿，治痹证，尤宜用于湿热痹证，常与秦艽、防己等清热祛风通络之品同用。

**4. 肺热咳嗽**　本品既清泄肺热，又化痰止咳，尤宜用于肺热咳嗽。可单味药煎服，亦可配伍浙贝母、黄芩、瓜蒌等。

此外，本品还能泻热通便、凉血止血，可用于治疗热结便秘，以及血热吐血、便血、痔疮出血。

【用法用量】9~15 g。外用适量，可煎水外洗、研末外敷、制成油膏外涂。

【使用注意】孕妇忌服。

【参考资料】

1. 本草摘要

《名医别录》：“主通利月水，破留血癥结。”

《本草拾遗》：“主风在骨节间及瘀血，煮汁作酒服之。”

《滇南本草》：“攻诸毒肿，止咽喉疼痛，利小便，走经络……治五淋白浊，痔漏，疮痈，妇人赤白带下。”

2. 现代研究　含蒽醌类化合物、白藜芦醇，多糖、氨基酸、维生素、微量元素等。有强心、减慢心率、增加心肌营养血流量、降血脂、抗血栓、降血压、降血糖、保肝、抗肿瘤、解热、镇痛、镇咳、平喘及抗菌、抗病毒等作用。

利湿退黄药参考药

| 药名 | 主要药性 | 功效 | 主治 | 用量 | 使用注意 |
|---|---|---|---|---|---|
| 垂盆草 | 甘、淡、微酸,微寒。归心、肝、胆经 | 利湿退黄,清热解毒 | 黄疸;疮痈;咽喉肿痛;毒蛇咬伤;烫伤 | 15~30 g | — |
| 地耳草 | 苦、甘,凉。归肝、胆经 | 利湿退黄,清热解毒,活血消肿 | 黄疸;肺痈,乳痈,肠痈,疮痈;跌打损伤 | 15~30 g | — |
| 鸡骨草 | 甘、微苦,凉。归肝、胃经 | 利湿退黄,清热解毒,疏肝止痛 | 湿热黄疸;胁肋不舒,胃脘胀痛,乳痈肿痛 | 15~30 g | — |
| 青叶胆 | 苦,寒 | 清热解毒,利湿退黄 | 湿热黄疸,热淋,急性胃炎,痢疾 | 10~15 g | 虚寒者慎用 |
| 积雪草 | 苦、辛,寒。归肺、脾、肾、膀胱经 | 清热利湿,活血止血,解毒消肿 | 发热,咳喘,咽喉肿痛,肠炎,痢疾,湿热黄疸,水肿,淋证,尿血,疮毒等 | 9~15 g | — |
| 菊苣 | 苦,寒 | 清热利湿,健胃消食 | 湿热黄疸,肾炎水肿,胃脘胀痛,食欲不振 | 3~9 g | 虚寒者慎用 |

**数字课程学习……**

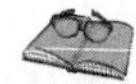 拓展阅读 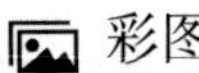 彩图 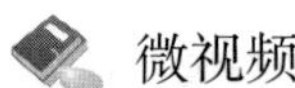 微视频 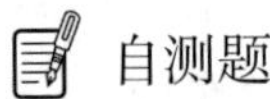 自测题

# 第十二章

# 温 里 药

【教学要求】

掌握：温里药在功效、主治、性能特点、配伍应用及使用注意方面的共性，并通过温里药有关功效，确定其性能、主治和证候禁忌。附子、肉桂、干姜、吴茱萸的功效、性能、应用、特殊用法及特殊使用注意。

熟悉：散寒止痛、回阳救逆等有关功效术语的含义。小茴香、丁香、花椒的功效、主治及特殊使用注意。

了解：温里药的含义。高良姜、胡椒、荜茇、荜澄茄的功效及特殊使用注意。

## 一、含义

以温散里寒为主要功效，常用以治疗里寒证的药物，称为温里药，又称温里祛寒药。

## 二、功效与主治

1. 共有功效与主治　本章药物都具有温里祛寒的功效，主治外寒直中脏腑经络，或阳气不足、阴寒内生所致里寒证，尤宜用于里寒实证。寒邪凝滞，易致气血不畅而发生疼痛，故温里药多能散寒而止痛。因其主要归经和主治不同，又可进一步细分为多种功效：主入脾胃者，能温中散寒止痛，用于治疗外寒直中脾胃，或脾胃虚寒证，症见脘腹冷痛、呕吐泄泻、食欲不振、舌淡苔白等。主入肺经者，能温肺化饮，用于治疗肺寒痰饮证，症见痰鸣咳喘、痰白清稀、舌淡苔白滑等。主入肝经者，能暖肝散寒止痛，用于治疗寒滞肝经证，症见少腹冷痛、寒疝腹痛、厥阴头痛或痛经等。主入肾经者，能温肾助阳，用于治疗肾阳亏虚证，症见阳痿宫冷、腰膝冷痛、夜尿频多、滑精遗尿等。主入心肾二经者，能温阳通脉，用于治疗心肾阳虚证，症见心悸怔忡、畏寒肢冷、小便不利、肢体浮肿等；或回阳救逆，用于治疗亡阳证，症见畏寒蜷卧、汗出神疲、四肢厥逆、脉微欲绝等。

2. 主要兼有功效与主治　本章药物有的还兼能温助阳气，可用于阳虚证；或兼能行气、降逆、止呕，用于治疗气滞或气逆之胁腹胀痛、呕吐；有的还兼能燥湿、杀虫而止痒，用于治疗湿疹、湿疮、阴痒等。

## 三、药性

1. 四气　温里药治疗寒邪所致之寒证，即《黄帝内经》所谓“寒者热之”、《神农本草经》“疗寒以热药”之意，故本章药物均为温热之性。

2. 药味　寒邪凝滞收引，治应散之、行之，五味中辛能散、能行，故本章药物药味多为辛。甘味具有补虚之性，故具有补阳功效的药物又兼甘味。因寒邪与湿邪常兼夹致病，故兼能燥湿的药物还兼有苦味等。

3. 归经　寒邪入内，可侵入机体的各脏腑及经络。本类药物皆能温中散寒，故均归脾、胃经，有的兼入肝、肾、心、肺等经。

此外，本章药物以温里散寒、补火助阳为主要功效，故其作用趋势偏于升浮。

在本类药物中，附子、吴茱萸为有毒之品。

## 四、配伍应用

使用温里药应根据不同证候作适当配伍。若外寒入里，表寒仍未解者，配伍辛温解表药；寒凝气滞者，配伍行气药；寒凝血瘀者，配伍活血化瘀药；寒湿内阻者，配伍芳香化湿药或温燥祛湿药；脾肾阳虚者，配伍温补脾肾药；亡阳气脱者，宜配伍大补元气之品。

## 五、使用注意

1. 因证选药　本类药物均有温中散寒的作用，故中焦寒证均可选用。对于其他里寒证，如肺寒停饮，选温肺化饮药；寒疝，选暖肝散寒药；肾阳虚，选温肾补火药；心肾阳气大衰，应选用回阳之品。

2. 证候禁忌　本类药物性多辛热燥烈，易耗阴助火，故热证、阴虚证、津血亏虚者忌服。孕妇及气候炎热之时或炎热地域人群应慎服。

3. 中病即止　温里药性温热，过用易生热助火，故应中病即止。

此外，附子、吴茱萸有毒，应使用炮制品并注意用法和剂量。

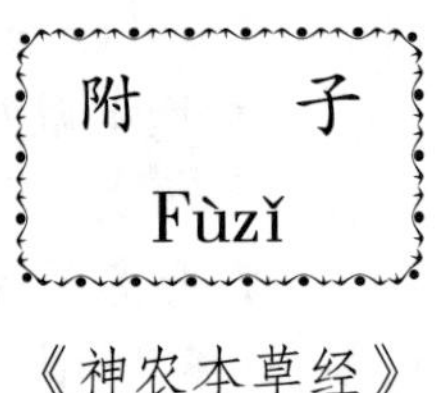


《神农本草经》

附子为毛茛科植物乌头 *Aconitum carmichaelii* Debx. 子根的加工品，主产于四川。气微，味麻，刺舌。

【主要药性】辛、甘，大热。有毒。归心、肾、脾经。

【基本功效】回阳救逆，补火助阳，散寒止痛。

【临床应用】

**1. 亡阳虚脱**　本品味辛大热，秉性纯阳，既补肾阳以益火，以挽救散失之元阳，又温心阳以复脉;并能散阴寒,以利阳气恢复,故为“回阳救逆第一品药”。本品可治久病伤阳、阴寒内盛,或大汗、大吐、大泻所致肾、心阳气衰败所致的亡阳证,症见冷汗自出,四肢厥冷,脉微欲绝者。如《伤寒论》四逆汤,其与干姜、甘草同用。若治亡阳兼气脱者,如《正体类要》参附汤,其与人参同用,以奏回阳救逆、补气固脱之效。

**2. 阳虚诸证** 本品下补肾阳、中温脾阳、上助心阳,凡肾、脾、心诸脏阳气衰弱,阴寒内盛者,均可应用。

治肾阳不足、命门火衰所致畏寒肢冷,腰膝冷痛、夜尿频多、阳痿滑精、宫冷不孕者,如《景岳全书》右归丸,其与肉桂、鹿角胶、杜仲等同用。有的肾阳虚者,因下元虚衰,虚阳上浮而面赤、头眩、虚喘、心悸、失眠、脉微弱等,本品补阳助火之功能使上浮之虚阳回归下元,而收“引火归元”之效,可与黄芪、人参等同用。如《本草正》称其:“大能引火归源,制伏虚热,善助参芪成功,尤赞术地建效。”

治心阳虚,胸痹心痛、心悸气短等,可与桂枝、人参、五味子等温阳益气药同用。

治脾阳虚、寒湿内盛所致脘腹冷痛、呕吐、食少溏泻者,如《太平惠民和剂局方》附子理中汤,其与人参、白术、干姜等同用。治脾肾阳虚、水气内停所致小便不利、肢体浮肿者,如《伤寒论》真武汤,其与茯苓、白术等同用;治脾肾阳虚,寒积于里,传导无力而大便秘结者,可以与大黄同用,如《金匮要略》大黄附子汤。治心阳衰弱之心悸气短、胸痹心痛者,可配伍人参、桂枝、三七等温阳益气、活血止痛之品。

此外,治阳虚外感风寒者,常与细辛、麻黄配伍,如《伤寒论》麻黄附子细辛汤。治阳虚自汗不止者,常与益气固表止汗的黄芪配伍,如《魏氏家藏方》芪附汤。

**3. 寒凝疼痛证** 本品既可温阳,又可散寒,对于寒凝脏腑经络之疼痛诸证,不论虚实,皆有良好的止痛效果。除上述脾阳虚脘腹冷痛、肾阳虚腰膝冷痛、心肾阳虚胸痹疼痛之外,属于寒湿证者,亦常使用。本品还相似于川乌,尤长于温经通络而逐风寒湿邪,凡风寒湿痹,骨节疼痛者皆可应用,亦善治寒痹痛剧者。如《伤寒论》甘草附子汤,以本品与桂枝、白术、甘草同用。治寒滞肝脉之痛经,可与当归、川芎、小茴香等行气活血药同用。

【用法用量】3~15 g。先煎,久煎,至口尝无麻辣感为度。

【使用注意】本品辛热燥烈,易伤阴动火,故热证、阴虚阳亢者及孕妇忌用。《中国药典》规定本品不宜与半夏、瓜蒌、瓜蒌子、瓜蒌皮、天花粉、川贝母、浙贝母、平贝母、伊贝母、湖北贝母、白蔹、白及同用。内服须炮制。

【参考资料】

1. 本草摘要

《神农本草经》:“主风寒咳逆邪气,温中,金疮,破癥坚积聚,血瘕,寒湿踒躄,拘挛,膝痛,不能行步。”

《本草汇言》:“附子,回阳气,散阴寒,逐冷痰,通关节之猛药也。诸病真阳不足,虚火上升,咽喉不利,饮食不入,服寒药愈甚者,附子乃命门主药,能入其窟穴而招之,引火归原,则浮游之火自熄矣。凡属阳虚阴极之候,肺肾无热证者,服之有起死之殊功。”

《本草正义》:“附子,本是辛温大热,其性善走,故为通十二经纯阳之要药,外则达皮毛而除表寒,里则达下元而温痼冷,彻内彻外,凡三焦经络,诸脏诸腑,果有真寒,无不可治。”

2. 现代研究 含乌头碱、新乌头碱、次马头碱、去甲乌头碱等生物碱成分。有强心、抗心肌缺血、抗缓慢型心律失常、抗休克、抗血栓、抗炎、抗溃疡、镇痛、镇静、局部麻醉等作用。

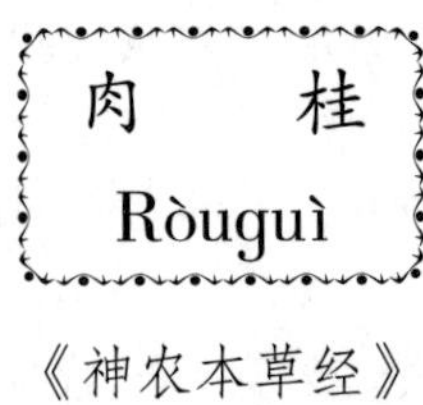

## 肉　　桂
## Ròuguì

《神农本草经》

肉桂为樟科植物肉桂 *Cinnamomum cassia* Presl 的树皮，主产于广西、广东、海南等地。气香浓烈，味甜、辣。

【主要药性】辛、甘，大热。归肾、脾、心、肝经。

【基本功效】补火助阳，散寒止痛，温通经脉，引火归元。

【临床应用】

**1. 阳虚诸证**　本品辛甘性热，为补火助阳之要药，其温助肾阳、脾阳、心阳强于桂枝，亦与附子相似，且相须为用，能治肾阳不足、命门火衰诸症，如《景岳全书》右归丸，其与附子等同用。治脾阳虚或脾肾两虚之肢冷神疲、食少便溏，如《三因极－病证方论》桂附理中丸，其与附子、人参、白术等同用。治心阳不足之心悸气短、胸闷不舒，常与人参、黄芪、当归等补气、活血药同用。下元虚衰而虚阳上浮者，亦有“引火归元”之效，并常与五味子、人参等同用。

**2. 寒凝诸痛证**　本品辛热温散，亦善去痼冷沉寒而止痛。治寒犯脾胃之脘腹冷痛，如《太平惠民和剂局方》大已寒丸，其与干姜、高良姜、荜茇同用。治寒邪内侵之胸痹心痛，如《寿世保元》桂附丸，其与附子、干姜、川椒等同用。治寒疝腹痛，如《景岳全书》暖肝煎，其与小茴香、沉香、乌药等同用。治风寒湿痹痛，如《千金要方》独活寄生汤，其与独活、桑寄生、杜仲等同用。

**3. 寒凝血瘀证**　本品辛散温通，善入血分，温通血脉，促进血行，消散瘀滞，为治寒凝血瘀之要药。治寒凝血滞之月经不调、痛经或闭经，如《医林改错》少腹逐瘀汤，其与川芎、当归、赤芍等同用。治妇人产后瘀血阻滞之恶露不尽、腹痛不止，可与益母草、当归、川芎等活血祛瘀之品同用。治阴寒凝滞、痰瘀阻结之阴疽、流注，如《外科证治全生集》阳和汤，其与鹿角胶、白芥子、麻黄等同用。

此外，对于久病体虚气血不足者，在补气益血方中加入少量肉桂，有鼓舞气血生长之效。

【用法用量】1~5 g，宜后下；或焗服；尤宜研末冲服，每次 1~2 g。

【使用注意】热邪炽盛、阴虚火旺及有出血倾向者忌用；孕妇慎用。《中国药典》规定本品不宜与赤石脂同用。

【参考资料】

1. 本草摘要

《神农本草经》：“主上气咳逆结气，喉痹吐吸，利关节，补中益气。”

《汤液本草》：“补命门不足，益火消阴。”

《本草求真》：“大补命门相火，益阳治阴。凡沉寒痼冷、营卫风寒、阳虚自汗、腹中冷痛、咳逆结气、脾虚恶食、湿盛泄泻、血脉不通、死胎不下、目赤肿痛，因寒因滞而得者，用此治无不效。”

2. 现代研究　含桂皮醛、肉桂醇、肉桂酸、酯酸苯丙脂、香豆素、鞣质等成分。有扩张血管、增加冠状动脉及脑血流量、抗血小板聚集、抗凝血酶、镇静、镇痛、解热、抗惊厥、增强消化功能、降血糖、抗菌等作用。

3. 其他 本品的功效表述中保留有“引火归元”，是为了与《中国药典》一致，其实，这是温助肾阳功效的特殊效果，作为独立功效并不妥当，容易导致初学者误以为是肉桂有别于附子的特殊作用。

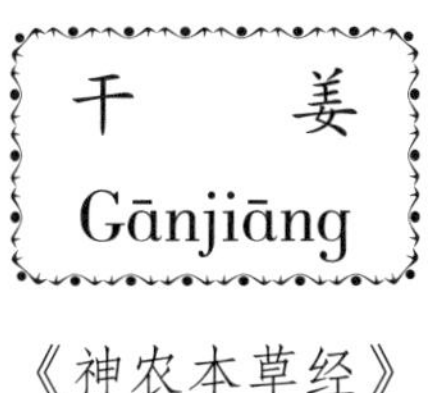

## 干 姜 Gānjiāng

《神农本草经》

干姜为姜科植物姜 *Zingiber officinale* Roscoe 的根茎，主产于四川、广东、湖北等地。气香、特异，味辛辣。

【主要药性】辛，热。归脾、胃、肾、心、肺经。

【基本功效】温中散寒，回阳通脉，温肺化饮。

【临床应用】

**1. 脾胃寒证** 本品主入脾胃经，功善温中散寒、健运脾阳，为温暖中焦之要药。无论外寒内侵的实寒证，还是阳气不足、寒从内生的虚寒证，均可使用。治寒邪直中中焦之脘腹冷痛，如《外台秘要》单用本品研末服。治脾胃虚寒之脘腹冷痛、食欲不振或呕吐泄泻，如《伤寒论》理中丸，可与人参、白术等同用。治胃寒之呕吐，如《金匮要略》半夏干姜散，可与半夏同用。

**2. 亡阳证** 本品入心、脾、肾经，有温阳守中、回阳通脉之力。治心肾阳虚、阴寒内盛之亡阳厥逆、脉微欲绝，每与附子相须为用，既能助附子回阳救逆，又能降低其毒性，如《伤寒论》四逆汤，其与附子、炙甘草同用。

**3. 寒饮喘咳** 本品上能温肺散寒以化已成之饮，中能温脾运水以免痰饮内生。治寒饮喘咳之形寒背冷、痰多清稀，如《伤寒论》小青龙汤，其与细辛、五味子、麻黄等同用。

【用量】3~10 g。

【使用注意】本品辛热燥烈，故阴虚内热、血热妄行者忌用，孕妇慎用。

【参考资料】

1. 本草摘要

《神农本草经》:“主胸满咳逆上气，温中，止血，出汗，逐风湿痹，肠澼下痢。”

《洁古珍珠囊》:“其用有四：通心助阳，一也；去脏腑沉寒痼冷，二也；发诸经之寒气，三也；治感寒腹痛，四也。”

《本草求真》:“干姜，大热无毒，守而不走，凡胃中虚冷，元阳欲绝，合以附子同投，则能回阳立效，故书则有附子无姜不热之句。”

2. 现代研究 含姜辣素、姜烯、水芹烯、莰烯、姜烯酮、姜酮、龙脑、姜醇、柠檬醛等成分，有止呕、保护胃黏膜、抑制胃酸分泌、强心、升血压、镇静、镇痛、抗炎、抗血小板聚集、抗血栓、降血脂、保肝、利胆等作用。

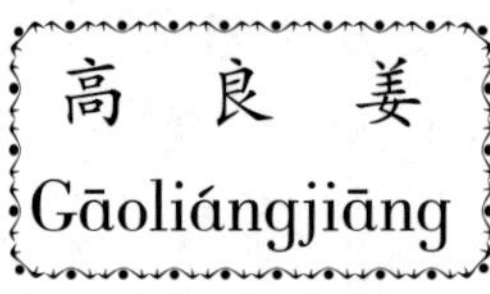

## 高良姜 Gāoliángjiāng

《名医别录》

高良姜为姜科植物高良姜 *Alpinia officinarum* Hance 的根茎，主产于广东、广西、海南等地。气香，味辛辣。

【主要药性】辛，热。归脾、胃经。

【基本功效】温胃止呕，散寒止痛。

【临床应用】

**1. 胃寒脘腹冷痛** 本品善温胃散寒止痛，为治脘腹冷痛之常用药。治胃寒脘腹冷痛，如《太平惠民和剂局方》二姜丸，常与炮姜相须为用。治胃寒肝郁之脘腹胀痛，常配伍疏肝解郁药，如《良方集腋》良附丸，与香附同用。

**2. 胃寒呕吐，嗳气吞酸** 本品又能温散寒邪而和胃止呕。治胃寒呕吐，嗳气吞酸，与半夏、生姜等同用。治虚寒呕吐，与党参、茯苓、白术等同用。

【用量】3~6 g。

【参考资料】

1. 本草摘要

《名医别录》："主暴冷，胃中冷逆，霍乱腹痛。"

《本草汇言》："高良姜，祛寒湿、温脾胃之药也。若老人脾肾虚寒，泄泻自利，妇人心胃暴痛，因气怒、因寒痰者，此药辛热纯阳，除一切沉寒痼冷，功与桂、附同等。苟非客寒犯胃，胃冷呕逆，及伤生冷饮食，致成霍乱吐泻者，不可轻用。"

2. 现代研究 含挥发油、黄酮及辛辣成分高良姜酚等。有促进胃液分泌、抗溃疡、调节肠平滑肌、镇痛、抗炎、抗缺氧、抗菌等作用。

### 附药

红豆蔻 为姜科植物红豆蔻 *Alpinia galanga*（Linn.）Willd. 的成熟果实。

【主要药性】辛，温。归脾、肺经。

【基本功效与主治】散寒燥湿，醒脾消食。用于脘腹冷痛，食积胀满，呕吐泄泻，饮酒过多。

【用量】3~6 g。

# 吴 茱 萸
## Wúzhūyú

《神农本草经》

吴茱萸为芸香科植物吴茱萸 *Evodia rutaecarpa* (Juss.) Benth.、石虎 *Evodia rutaecarpa* (Juss.) Benth.var.*offcinalis* (Dode) Huang 或波氏吴萸 *Evodia rutaecarpa* (Juss.) Benth. var.*bodinieri* (Dode) Huang 的近成熟果实，主产于贵州、广西、湖南等地。气芳香浓郁，味辛辣而苦。

【主要药性】辛、苦，热。有小毒。归肝、脾、胃、肾经。

【基本功效】散寒止痛，降逆止呕，燥湿止泻。

【临床应用】

**1. 寒凝疼痛证** 本品辛热，既散寒止痛，又疏肝行气，为治寒凝气滞诸痛证的常用药。治肝寒上犯之厥阴头痛、干呕、吐涎沫者，如《伤寒论》吴茱萸汤，以其与生姜等温中降逆之品同用。治寒滞肝脉，寒疝腹痛，如《医方简义》导气汤，以其与小茴香、木香等温经散寒、行气止痛之药同用。治冲任虚寒、瘀血阻滞之痛经，常配温经散寒、行气止痛之药，如《金匮要略》温经汤，以其与桂枝、当归、川芎等同用。治寒湿脚气肿痛，或上冲入腹，如《朱氏集验方》鸡鸣散，以其与木瓜、苏叶、槟榔等宣散寒湿药同用。

**2. 呕吐吞酸证** 本品既温中和胃又疏肝下气而止呕制酸，故为治呕吐吞酸要药。治证属胃寒肝乘者，常配伍生姜、半夏等温中散寒、降逆止呕之药，以增强散寒止呕之力。治证属肝郁化火、肝胃不和，兼见胁痛口苦者，如《丹溪心法》左金丸，以其与清胃热之黄连同用。

**3. 虚寒泄泻** 本品辛热苦燥，能燥湿止泻，用于治疗脾肾阳虚，五更泄泻，如《校注妇人良方》四神丸，以其与补骨脂、肉豆蔻、五味子等温补脾肾、涩肠止泻之品同用，共收助阳止泻之功。

此外，本品外用还能燥湿而止痒，治湿疹、湿疮，单用或配收湿止痒药，煎汤外洗或干粉撒布患处均宜。以本品研末，用米醋调敷足心(涌泉穴)，治口疮等，可引热下行。

【用法用量】2~5 g。外用适量。

【使用注意】本品辛热燥烈，易耗气动火，不宜过量或久服。阴虚有热者忌用。孕妇慎用。

【参考资料】

1. 本草摘要

《神农草本经》:"主温中下气，止痛，咳逆寒热，除湿血痹，逐风邪，开腠理。"

《本草纲目》:"开郁化滞，治吞酸，厥阴痰涎头痛，阴毒腹痛，疝气，血痢，喉舌口疮。"《本草经疏》:"吴茱萸，辛温暖脾胃而散寒邪，则中自温、气自下，而诸证悉除。"

2. 现代研究 含挥发油、生物碱、有机酸及吴茱萸苦素、柠檬苦素等成分，有止呕、抗溃疡、保肝、利胆、健胃、镇痛、强心、抑制血小板聚集、抗血栓、兴奋子宫、抗菌、抗病毒、抗氧化、利尿等作用。

3. 其他 称本品有"助阳止泻"功效者，系与四神丸的复方功效混淆了，本品并非助阳之药，而有杂燥湿之功，应称"燥湿止泻"较为准确。

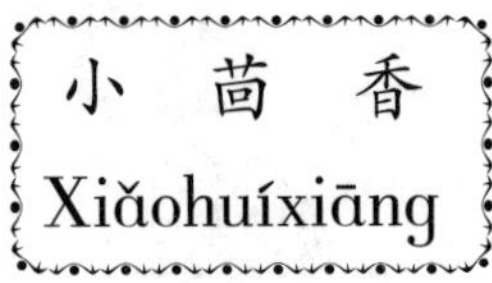

# 小 茴 香 Xiǎohuíxiāng

《新修本草》

小茴香为伞形科植物茴香 *Foeniculum vulgare* Mill. 的成熟果实，主产于内蒙古、山西等地。有特异香气，味微甜、辛。

【主要药性】辛，温。归肝、肾、脾、胃经。

【基本功效】散寒止痛，理气和胃。

【临床应用】

**1. 寒疝腹痛，痛经** 本品辛香温散，入肝肾经，既散寒温肾暖肝，又行气止痛，为治寒疝腹痛、睾丸偏坠胀痛之要药。可单用本品炒热，布裹温熨腹部；亦可配伍行气散寒止痛之品，如《医学发明》天台乌药散，其与乌药、木香、高良姜等同用；《张氏医通》香橘散，其与橘核等同用。治肝经受寒之少腹冷痛，或冲任虚寒之痛经，如《医林改错》少腹逐瘀汤，其与当归、川芎、肉桂等同用。

**2. 脾胃寒凝气滞证** 本品入脾、胃经，既能温中散寒止痛，又能行气开胃止呕。治胃寒气滞之脘腹胀痛、食少吐泻等，可与高良姜、香附、乌药等温中止痛药同用；治脾胃虚寒者，可与白术、陈皮等健脾益胃药同用。

【用法用量】3~6 g。外用适量。

【使用注意】阴虚火旺者慎用。

【参考资料】

1. 本草摘要

《新修本草》："主诸瘘，霍乱及蛇伤。"

《开宝本草》："主膀胱、肾间冷气及盲肠气，调中止痛、呕吐。"

《本草汇言》："温中快气之药也。方龙潭曰，此药辛香发散，甘平和胃，故《唐本草》善主一切诸气。如心腹冷气，暴疼心气，呕逆胃气，腰肾虚气，寒湿脚气，小腹弦气，膀胱水气，阴颓疝气，阴汗湿气，阴子冷气，阴肿水气，阴胀滞气。其温中散寒，立行诸气，乃小腹少腹至阴之分之要品也。"

2. 现代研究 含挥发油、脂肪油、油酸、亚油酸等。有调节胃肠功能、抗溃疡、利胆、抗凝血、镇痛、杀菌等作用。

### 附药

八角茴香 为木兰科植物八角 *Illicium verum* Hook.f. 的成熟果实，又名大茴香、八角。

【主要药性】辛，温。归肝、肾、脾、胃经。

【基本功效与主治】温阳散寒，理气止痛。用于寒疝腹痛，肾虚腰痛，胃寒呕吐，脘腹冷痛。

【用法用量】3~6 g。使用注意同于小茴香。

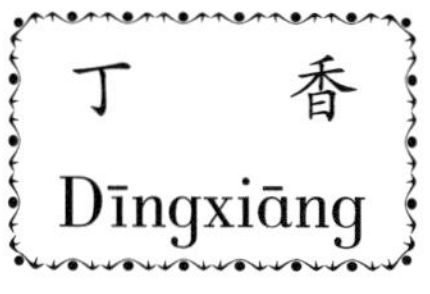

## 丁 香 Dīngxiāng

《雷公炮炙论》

丁香为桃金娘科植物丁香 *Eugenia caryophyllata* Thunb. 的花蕾，习称公丁香，原产于坦桑尼亚、马来西亚、印度尼西亚，我国广东、海南等地有引种。气芳香浓烈，味辛辣、有麻舌感。

【主要药性】辛，温。归脾、胃、肺、肾经。

【基本功效】温中止痛，降逆和胃，补肾助阳。

【临床应用】

**1. 胃寒呃逆呕吐** 本品主入脾、胃经，既能温中散寒，又善降逆止呕、止呃，为治胃寒呕吐、呃逆之要药。治虚寒呃逆，如《症因脉治》丁香柿蒂汤，可与柿蒂、人参、生姜同用。

**2. 脘腹冷痛** 本品能散寒温中而止痛。治胃寒冷痛，可与高良姜、香附、延胡索等同用。治脾胃虚寒之食少吐泻，可与党参、白术、砂仁等同用。

**3. 肾虚阳痿** 本品入肾经，有温肾助阳起痿之功，常与附子、肉桂、淫羊藿等补肾壮阳药同用，以助温补肾阳之力。

【用法用量】1~3 g。可研末外敷。

【使用注意】《中国药典》规定本品不宜与郁金同用。

【参考资料】

1. 本草摘要

《药性论》:“治冷气腹痛。”

《日华子诸家本草》:“治口气，反胃，疗肾气，奔豚气，阴痛，壮阳，暖腰膝。”

《本草正》:“温中快气。治上焦呃逆，除胃寒泻痢，七情五郁。”

2. 现代研究 主含挥发油，油中主要成分是丁香油酚、乙酰丁香油酚等。有促进胃液分泌、止呕、止泻、镇痛、抗炎、抗惊厥、抑菌、抗血小板聚集、抗凝血、抗血栓形成、利胆和抗缺氧等作用。

### 附药

母丁香 为桃金娘科植物丁香的近成熟果实，又名鸡舌香。

【主要药性】辛，温。归脾、胃、肺、肾经。

【基本功效与主治】温中降逆，补肾助阳。用于脾胃虚寒，呃逆呕吐，食少吐泻，心腹冷痛，肾虚阳痿。

【用法用量】1~3 g。可研末外敷。使用注意同丁香。

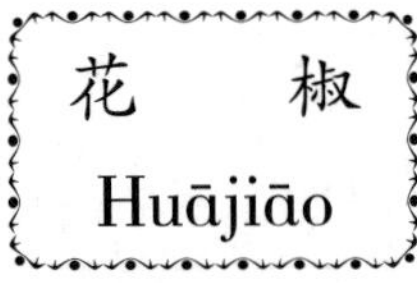


《神农本草经》

花椒为芸香科植物青花椒 *Zanthoxylum schinifolium* Sieb. et Zucc. 或花椒 *Zanthoxylum bungeanum* Maxim. 的成熟果皮，在我国大部分地区有分布，但以四川产者为佳，故名川椒、蜀椒。青花椒气香，味微甜而辛；花椒香气浓，味麻辣而持久。

【主要药性】辛，温。归脾、胃、肾经。

【基本功效】温中止痛，杀虫止痒。

【临床应用】

**1. 中寒脘腹冷痛，呕吐泄泻**　本品入脾、胃经，善温中燥湿、散寒止痛。治外寒内侵之脘腹冷痛、呕吐，可与生姜、白豆蔻等同用。治脾胃虚寒之脘腹冷痛、呕吐、不思饮食，如《金匮要略》大建中汤，可与干姜、人参等同用。

**2. 虫积腹痛**　本品能驱虫，内服或灌肠可驱虫并安蛔止痛。治蛔厥腹痛，手足厥逆，烦闷吐蛔，如《伤寒论》乌梅丸，可与乌梅、干姜、黄柏等同用。治小儿蛲虫病之肛周瘙痒，可单用煎液进行保留灌肠。

**3. 湿疹，阴痒**　本品外用能燥湿杀虫而止痒。治妇人阴痒可与吴茱萸、蛇床子等同用，水煎熏洗。治湿疹瘙痒，可单用或与苦参、蛇床子、地肤子、黄柏等同用，煎汤外洗。

【用法用量】3~6 g。外用适量，煎汤熏洗。

【参考资料】

1. 本草摘要

《神农本草经》："秦椒，主风邪气，温中，除寒痹，坚齿发，明目。蜀椒，主邪气咳逆，温中，逐骨节皮肤死肌，寒湿痹痛，下气。"

《本草纲目》："椒，纯阳之物，乃手足太阴、右肾命门气分之药。其味辛而麻，其气温以热。入肺散寒，治咳嗽；入脾除湿，治风寒湿痹，水肿泻痢；入右肾补火，治阳衰溲数、足弱，久痢诸证。"

2. 现代研究　含挥发油、生物碱、内酯等成分。有抗溃疡、保肝、止泻、镇痛、抗炎、抑菌等作用。

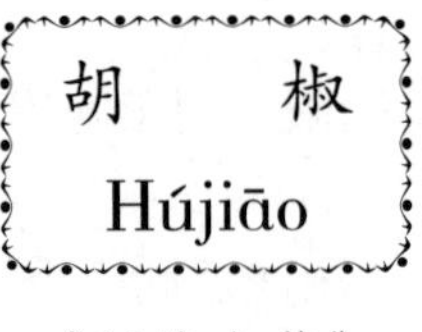


《新修本草》

胡椒为胡椒科植物胡椒 *Piper nigrum* Linn. 的近成熟或成熟果实，主产于海南、广东等地。气芳香，味辛辣。

【主要药性】辛，热。归胃、大肠经。

【基本功效】温中散寒，下气，消痰。

【临床应用】

**1. 胃寒呕吐，腹痛泄泻，食欲不振**　本品能温中散寒止痛。治胃寒脘腹冷痛、呕吐，可单用研末入猪肚中炖服，或与高良姜、荜茇等同用。治反胃、不欲饮食，如《是斋百一选方》以其与半夏、姜汁为丸服。治脾胃虚寒之泄泻，可与吴茱萸、白术等同用。

**2. 癫痫痰多**　本品辛散温通，能下气行滞消痰，治痰气郁滞、蒙蔽清窍之癫痫痰多，可与荜茇等份为末服。

【用法用量】0.6~1.5 g，研粉吞服。外用适量。

【参考资料】

1. 本草摘要

《新修本草》："主下气，温中，去痰，除脏腑中风冷。"

《本草衍义》："去胃中寒痰，吐水，食已即吐，甚验。过则走气。大肠寒滑亦用，须各以他药佐之。"

《本草经疏》："其味辛，气大温，性虽无毒，然辛温太甚，过服未免有害，气味俱厚，阳中之阳也。其主下气、温中、去痰，除脏腑中风冷者，总因肠胃为寒冷所乘，以致脏腑不调。痰气逆上，辛温暖肠胃而散风冷，则痰气降，脏腑和，诸证悉瘳矣。"

2. 现代研究　含胡椒醛、二氢香芹醇、氧化石竹烯、胡椒碱、胡椒林碱、胡椒新碱等成分。有促胆汁分泌、抗惊厥、镇静、抗炎等作用。

### 附药

荜茇　为胡椒科植物荜拔 *Piper longum* Linn. 的近成熟或成熟果穗。

【主要药性】辛，热。归胃、大肠经。

【基本功效与主治】温中散寒，下气止痛。用于脘腹冷痛，呕吐，泄泻，寒凝气滞之胸痹心痛，头痛，牙痛。

【用法用量】1~3 g。外用适量，研末塞龋洞中。

荜澄茄　为樟科植物山鸡椒 *Litsea cubeba*（Lour.）Pers. 的成熟果实。

【主要药性】辛，温。归脾、胃、肾、膀胱经。

【基本功效与主治】温中散寒，行气止痛。用于胃寒呕逆，脘腹冷痛，寒疝腹痛，寒湿郁滞之小便浑浊。

【用量】1~3 g。

温里药参考药

| 药名 | 主要药性 | 功效 | 主治 | 用法用量 | 使用注意 |
|---|---|---|---|---|---|
| 辣椒 | 辛，热。归心、脾经 | 温中散寒，开胃消食 | 寒滞腹痛，呕吐，泻痢，冻疮 | 煎服，0.9~2.4 g。外用适量 | — |
| 藏菖蒲 | 苦、辛，温。归心、肝、胃经 | 温胃，消炎止痛 | 补胃阳，消化不良，食物积滞，白喉，炭疽等 | 煎服，3~6 g | 阴虚阳亢，汗多、精滑者慎服 |

**数字课程学习……**

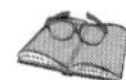 拓展阅读　 彩图　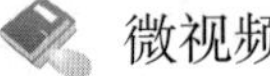 微视频　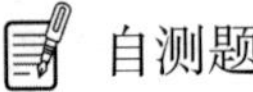 自测题

# 第十三章

# 行　气　药

【教学要求】

掌握:行气药在功效、主治、性能、配伍及使用注意方面的共性;联系行气药的具体功效、主治,确定其性能和证候禁忌。陈皮、枳实、木香、香附、川楝子的功效、性能、应用及用法用量、使用注意的特殊性。

熟悉:青皮、沉香、乌药、薤白的功效、主治及用法用量的特殊性。

了解:行气、理气、破气等相关功效术语的含义。佛手、荔枝核、柿蒂的功效及使用注意的特殊性。

## 一、含义

凡能疏畅气机、消除气滞而具有行气功效,常用以治疗气滞证的药物,称为行气药。其中能较广泛地调理气机,又兼有降气功效者,又称理气药。

## 二、功效与主治

1. 共有功效与主治　本类药物均具有行气功效,行气力强的又叫破气药,用于气机不畅所致的气滞证,症见胀痛、痞满等。根据行气药的疗效特长、作用部位和强弱,其功效又有行气止痛、行气消胀、行气除痞、行气和中、疏肝解郁、行气宽胸、行气导滞、破气散结等不同表述。本类药可用于气滞证或因饮食不节、思虑劳倦所致脾胃气滞证,症见脘腹胀痛、痞满不舒、嗳气吞酸、恶心呕吐、大便不利等;或因情志不遂所致的肝气郁滞证,症见抑郁寡欢、烦躁易怒、胁肋胀痛、乳房胀痛、月经不调、疝气疼痛等;或因痰瘀停积,胸中气滞,症见胸闷不舒、咳嗽气喘、胸痹疼痛等。

2. 主要兼有功效与主治　本类药物多兼有降气功效,还可用于气逆证,症见恶心、呕吐、呃逆等。有的兼有燥湿化痰的功效,可用于湿痰咳嗽、胸痹、心下痞满等;或兼有健胃消食功效,可用于食积胀满、嗳腐吞酸等;或兼有调经止痛等功效,可用于月经不调、行经疼痛等;或兼有温里散寒、通阳散结等功效,可用于寒凝气滞胸脘腹痛,或寒痰瘀阻胸痹心痛等。

## 三、药性

1. 四气　行气药大多具有温性,性温能通行。少数偏寒,或为平性。

2. 五味　行气药多为辛、苦味，辛能行滞散郁，苦能降泄。

3. 归经　行气药以理肺气、调脾气、降胃气、疏肝气为主，故主归肺、脾、胃、肝经。

此外，本类药物皆能行散通滞而调畅气机，故作用趋向以升浮为主。其中兼能降气者，又有沉降之性。

本章中的川楝子为有小毒之药。

## 四、配伍应用

应用本类药时，除应根据不同病证选择相应的行气药外，还需根据病因和兼症进行必要配伍。如脾胃气滞者当选理脾和胃药，因食积停滞者配伍消食导滞药，湿阻脾胃者配伍燥湿、化湿药，脾胃气虚者配伍补中益气药；肝气郁滞者当选疏肝理气药，因寒凝肝脉者宜配伍暖肝散寒药，兼月经不调者宜配伍调经止痛药，兼血瘀者宜配伍活血祛瘀药，肝血不足者宜配伍养血柔肝药；肺气壅滞者当选宣降肺气药，因外邪犯肺者宜配伍解表药，因痰湿阻肺宜配伍燥湿化痰药等。此外，肺、脾、胃、肝之间在生理上相互联系，在病理上也会相互影响，如肝脾不调，肝胃不和，宜以疏肝理气药与理脾和胃药配伍；如治脾失健运，聚湿生痰者，宜以调脾和胃药与化痰药同用。

## 五、使用注意

1. 因证选药　应区分病位和证型，选择行气止痛药、行气消胀药、行气除痞药，行气和中药、疏肝解郁药、行气宽胸药、行气导滞药；或根据病证的轻重，选择行气药或破气药。同时根据病证的升降趋势，选择行气或降气的药物对应治疗。

2. 证候禁忌　因行气药多辛温香燥，易耗气伤阴，故气虚阴伤及血虚者慎用。破气药孕妇忌用。

3. 用法　行气药多为芳香之物，活性成分多易挥散，一般不宜久煎。

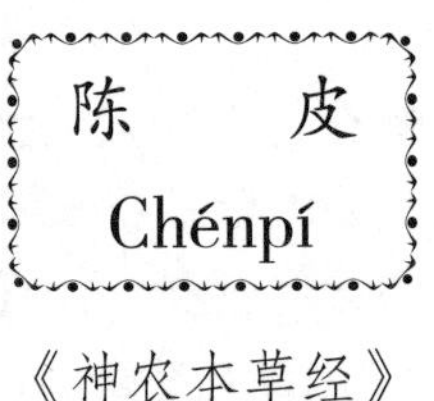

## 陈　皮 Chénpí

《神农本草经》

陈皮为芸香科植物柑橘 *Citrus reticulata* Blanco 及其栽培变种的成熟果皮，主产于广东、福建、四川等地。气香浓郁，味辛、苦。

【主要药性】辛、苦，温。归脾、肺经。

【基本功效】理气健脾，燥湿化痰。

【临床应用】

**1. 脾胃气滞证**　本品气香温通，辛行苦降，善入脾胃而疏理气机，为理气健脾之要药。本品又能燥脾湿以助运化，尤宜用于寒邪或湿邪所致之脾胃气机阻滞。治脾胃气滞之脘腹胀满疼痛，单用或配伍木香、枳实等行气药；治寒湿阻中，可配苍术、厚朴等苦温燥湿药，如《太平惠民和剂局方》的平胃散；治食积气滞，可配山楂、神曲等消食药，如《丹溪心法》保和丸；治外感风寒，内伤湿滞，可配藿香、紫苏等散寒解表、化湿行气药，如《太平惠民和剂局方》藿香正气丸；治脾虚气滞，可配党参、白术的补气健脾药，如《小儿药证直诀》异功散。

**2. 呕吐、呃逆**　本品苦味性降，又能降胃气，为治呕吐、呃逆之佳品。治脾胃寒冷，胃失和降之气逆呕吐，可与温中止呕的生姜同用；治胃热呕吐，可配伍清胃止呕的竹茹，如《金匮要略》橘皮竹茹汤；治虚寒呕吐，可配人参、生姜等补脾、温中药，如《外台秘要》人参饮。

**3. 湿痰、寒痰咳嗽**　本品苦能燥湿，辛香化湿，温脾行气以温化水湿，湿去痰消，且入肺调理肺气化痰止咳，为治湿痰、寒痰咳嗽之要药。治湿痰咳嗽，常配半夏、茯苓等燥湿化痰、渗湿利水药，如《太平惠民和剂局方》二陈汤；治寒痰咳嗽，常配干姜、甘草等，如《大德重校圣济总录》四顺散；治脾虚失运而痰湿犯肺，可配党参、白术等，如《医学正传》六君子汤。

此外，本品入肺走胸，能行气通痹止痛，治痰阻气滞之胸痹心痛，可配伍枳实、生姜等，如《金匮要略》橘皮枳实生姜汤。

【用量】3~10 g。

【使用注意】本品辛苦温燥，能伤阴助热，故阴虚舌红少津及内有实热者慎用。

【参考资料】

1. 本草摘要

《神农本草经》："主胸中瘕热逆气，利水谷，久服去臭，下气通神。"

《名医别录》："下气，止呕咳，治气冲胸中，吐逆霍乱，疗脾不能消谷，止泄，除膀胱留热停水，五淋，利小便，去寸白。"

《本草纲目》："疗呕哕反胃嘈杂，时吐清水，痰痞痎疟，大肠秘塞，妇人乳痈。入食料，解鱼腥毒。""其治百病，总取其理气燥湿之功。同补药则补，同泻药则泻，同升药则升，同降药则降。脾乃元气之母，肺乃摄气之籥，故橘皮为二经气分之药，但随所配而补泻升降也。"

2. 现代研究　含挥发油、黄酮类成分、有机胺类及微量元素等。有抑制胃肠平滑肌收缩、抗胃溃疡、保肝、利胆、祛痰、平喘、扩张冠状动脉、升血压、抗炎、抗变态反应、抗菌、抗病毒、降血脂等作用。

**附药**

橘核　为芸香科植物橘及其栽培变种的成熟种子。

【主要药性】苦，平。归肝、肾经。

【基本功效与主治】理气，散结，止痛。用于疝气疼痛，睾丸肿痛，乳痈乳癖等。

【用量】3~10 g。

橘络　为芸香科植物橘及其栽培变种的中果皮及内果皮之间的纤维束群。

【主要药性】甘、苦，平。归肝、肺经。

【基本功效与主治】行气通络，化痰止咳。用于痰滞经络之胸痛、咳嗽、痰多，痰中带血。

【用量】3~5 g。

化橘红　为芸香科植物化州柚 *Citrus grandis* Tomentosa 或柚 *Citrus maxima*（Burm.）Merr. 的未成熟或接近成熟的外层果皮。

【主要药性】辛、苦，温。归肺、脾经。

【基本功效与主治】理气宽中,燥湿化痰。用于寒痰、湿痰,咳嗽痰多,食积伤酒,呕恶痞闷等。

【用法用量】3~10 g。使用注意同于陈皮。

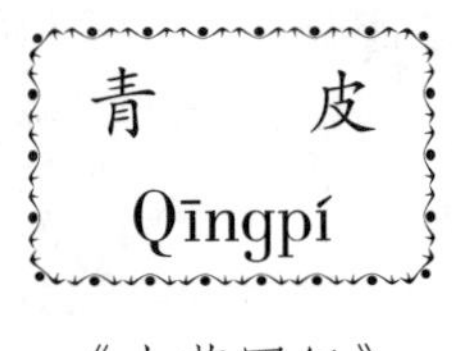

## 青 皮 Qīngpí

《本草图经》

青皮为芸香科植物柑橘及其栽培变种的幼果或未成熟果实的果皮,主产于广东、福建、四川等地。前者习称“个青皮”,气香,味酸、苦、辛,香气浓。后者习称“四花青皮”,气清香,味苦、辛。

【主要药性】苦、辛,温。归肝、胆、胃经。

【基本功效】疏肝破气,消积化滞。

【临床应用】

**1. 肝郁气滞证** 本品苦泄下行,辛散温通,性猛入肝,尤善于疏理肝胆之气,为肝郁气滞之要药。治肝郁气滞,胸胁胀痛、乳房胀痛,可配伍柴胡、郁金、香附等疏肝理气药;治乳癖,乳房结块,可单用煎汤,或配柴胡、橘叶等;治乳痈肿痛,可配瓜蒌、蒲公英、漏芦等解毒消肿、化痰散结药;治寒疝疼痛,可与乌药、小茴香、木香等温肝止痛药同用,如《医学发明》的天台乌药散。

**2. 脾胃食积气滞** 本品辛行苦降,既能消积,又能行气止痛,常用于治食积停滞,脾胃气滞,脘腹胀痛等,可与山楂、神曲、麦芽等消食药同用;若治气滞脘腹胀痛者,可与木香、枳壳、大腹皮等行气止痛、消胀药同用。

**3. 癥瘕积聚,久疟痞块** 本品苦泄峻烈,辛散温通力强,能破气散结,善治气滞血瘀之癥瘕积聚,久疟痞块等,常与三棱、莪术、鳖甲等活血消癥、软坚散结之药配伍。

【用法用量】3~10 g。生用破气消积,醋炙用增强疏肝止痛之力。

【使用注意】本品苦泄辛温,性烈耗气,气虚、阴虚者慎用,不宜久用。

【参考资料】

1. 本草摘要

《洁古珍珠囊》:“青皮主气滞,破积结,少阳经下药也。陈皮治高,青皮治低。”

《本草纲目》:“青橘皮,其色青气烈,味苦而辛,治之以醋,所谓肝欲散,急食辛以散之,以酸泄之,以苦降之也。”

《本草汇言》:“青橘皮,破滞气,削坚积之药也……此剂苦能泄,辛能散,芳香能辟邪消瘴,运行水谷,诚专功也。”

2. 现代研究 含挥发油类等成分与陈皮相似,但所含成分的量不同。有促进消化液分泌和排出肠内积气,抑制肠道平滑肌收缩、解痉,以及利胆、祛痰、平喘等作用。

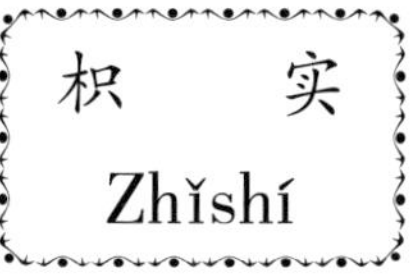

# 枳 实 Zhǐshí

《神农本草经》

枳实为芸香科植物酸橙 *Citrus aurantium* Linn. 及其栽培变种或甜橙 *Citrus sinensis*(Linn.) Osbeck 的幼果，主产于四川、江西、湖南等地。气清香，味苦、微酸。

【主要药性】苦、辛、酸，微寒。归脾、胃、大肠经。

【基本功效】破气消积，化痰除痞。

【临床应用】

**1. 脾胃气滞，痞满胀痛** 本品辛行苦降，气锐力猛，入脾、胃经，为破气除痞要药。治食积而脾胃气滞，脘腹胀满疼痛者，常与山楂、麦芽、神曲等消食和胃药同用，如《医学正传》曲麦枳术丸；若治脾胃虚弱，运化无力，食后脘腹痞满作胀者，常与健脾的白术配伍，消补兼施，健脾消痞，如《内外伤辨惑论》枳术丸。

**2. 大肠气滞，泻痢后重，大便不通** 本品入大肠，可通便导滞。治热结便秘，气机阻滞，腹满胀痛，可与大黄、芒硝、厚朴等攻下积滞、行气除满药同用，如《伤寒论》大承气汤。治湿热泻痢，气滞而里急后重，可与黄芩、黄连等清热燥湿药同用，如《内外伤辨惑论》枳实导滞丸。

**3. 痰阻气滞，胸痹，结胸** 本品能行气化痰以消痞、除满、止痛，常用以治疗胸痹、结胸，胸闷、胸痛。治痰浊闭阻、胸阳不振之胸痹，胸中满闷、疼痛者，如《金匮要略》枳实薤白桂枝汤；治痰热结胸，可与黄连、瓜蒌、半夏同用，如《温病条辨》小陷胸加枳实汤。

**4. 脏器下垂** 治胃扩张、胃下垂、子宫脱垂、脱肛等脏器下垂者，可配伍黄芪、党参等补中益气之品。

【用法用量】3~10 g。麸炒后性较平和。

【使用注意】本品为破气之品，易耗散真气，孕妇及脾胃虚弱者慎用。

【参考资料】

1. 本草摘要

《神农本草经》:“主大风在皮肤中，如麻豆苦痒，除寒热结，止痢，长肌肉，利五脏。”

《名医别录》:“除胸胁痰癖，逐停水，破结实，消胀满，心下急，痞痛，逆气，胁风痛，安胃气，止溏泄，明目。”

《本草衍义补遗》:“枳实泻痰，能冲墙倒壁。”

2. 现代研究 含黄酮类、生物碱类、挥发油类成分等，还含有蛋白质、氨基酸等。有调节胃肠运动、抗溃疡、保肝、利胆、兴奋子宫平滑肌、抗氧化、抗菌、镇痛、降血糖、降血脂、抗血栓、利尿、抗变态反应等作用，枳实注射液可升高血压、抗休克、强心。

**附药**

枳壳 为芸香科植物酸橙及其栽培变种的未成熟果实。

【主要药性】苦、辛、酸，微寒。归脾、胃经。

【基本功效与主治】理气宽中，行滞消胀。用于胸胁气滞，胀满疼痛，食积不化，痰饮内停，脏器下垂。

【用法用量】3~10 g。使用注意同枳实。

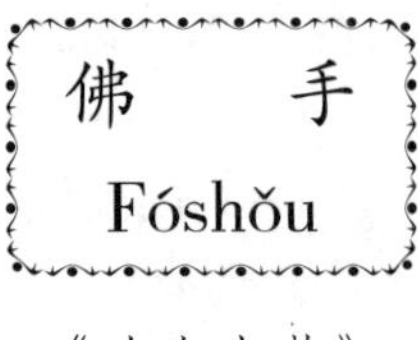

## 佛手 Fóshǒu

《滇南本草》

佛手为芸香科植物佛手 *Citrus medica* Linn. var. *Sarcodactylis*（Noot.）Swingle 的果实，主产于四川、广东、福建等地。气香浓，味微甜后苦。

【主要药性】辛、苦、酸，温。归肝、脾、胃、肺经。

【基本功效】疏肝理气，和胃止痛，燥湿化痰。

【临床应用】

**1. 肝胃气滞，胸胁胀痛** 本品辛香行散，味苦疏泄，善于疏肝解郁、行气止痛，常用于肝郁气滞及肝胃不和之胸胁胀痛、脘腹痞满等。治肝郁气滞，胸胁胀痛，常与柴胡、青皮、郁金等疏肝理气药同用；治肝胃不和之胃脘胀痛连及两胁，常与柴胡、香附、枳壳等疏肝、和胃药同用。

**2. 脾胃气滞，胃脘痞满，食少呕吐** 本品辛行苦泄，入脾、胃经，能理气和中止痛。治脾胃气滞之脘腹胀痛，呕恶食少等症，常与木香、陈皮、枳壳等行气和胃药同用。

**3. 痰湿壅肺，咳嗽痰多** 本品苦温燥湿而化痰，辛香又能疏肝行气，故善治湿痰咳嗽日久、痰多胸闷或胸胁作痛者，可单用水煎，也可与法半夏、陈皮等配伍。

【用量】3~10 g。

【参考资料】

1. 本草摘要

《滇南本草》："补肝暖胃，止呕吐，消胃寒痰，治胃气疼痛，止面寒疼，和中行气。"

《本草纲目》："煮酒饮，治痰气咳嗽，煎汤，治心下气痛。"

《本草便读》："功专理气快膈，惟肝脾气滞者宜之，阴血不足者，亦嫌其燥耳。"

2. 现代研究 含挥发油、黄酮类、香豆素类、萜类等成分。有抑制肠道平滑肌、扩张冠状动脉、抑制心肌、减慢心率、降血压、平喘、祛痰、抗应激、抗肿瘤、调节免疫等药理作用。

**附药**

香橼 为芸香科植物枸橼 *Citrus medica* Linn. 的成熟果实。

【主要药性】辛、苦、酸，温。归肝、脾、肺经。

【基本功效与主治】疏肝解郁，理气宽中，燥湿化痰。适用于肝胃气滞，胸胁胀痛，脾胃气滞，脘腹痞满，呕吐嗳气，痰多咳嗽等。

【用量】3~10 g。

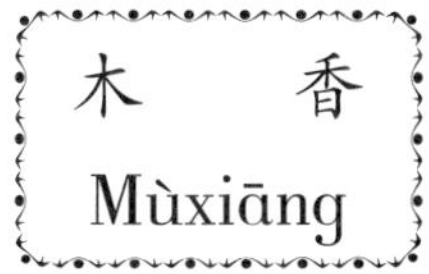

# 木 香 Mùxiāng

《神农本草经》

木香为菊科植物木香 *Aucklandia lappa* Decne. 的根，原产于印度、缅甸、巴基斯坦，从我国广州进口，称为广木香。国内云南引种者，名"云木香"，主产于云南、四川、西藏。气香特异，浓郁，味微苦。

【主要药性】辛、苦，温。归脾、胃、大肠、三焦、胆经。

【基本功效】行气止痛，健脾消食。

【临床应用】

**1. 脾胃气滞证** 本品辛行苦泄温通，芳香气烈，能通理三焦，尤善行脾胃之气滞，故为行气调中止痛之佳品，又能健脾消食，食积气滞者亦宜。治脾胃气滞，脘腹胀痛，可单用本品磨汁，或与砂仁、陈皮、厚朴等行气和胃药同用；治食滞中焦、脘痞腹痛，可与陈皮、莱菔子等同用；治寒凝中焦，可与干姜、小茴香等温中散寒药同用；治脾虚气滞，脘腹胀满、食少便溏，可与人参、白术、陈皮等补气健脾药同用，如《时方歌括》香砂六君子汤。

**2. 大肠气滞，泻痢后重** 本品能行大肠之滞气，为治泻痢后重之要药。治湿热泻痢，里急后重，常与清热燥湿药黄连配伍，如《太平惠民和剂局方》香连丸；治饮食积滞，脘腹胀满，泻而不爽，可与槟榔、青皮、大黄等行气导滞药同用，如《儒门事亲》木香槟榔丸。

**3. 肝胆气滞诸证** 本品能疏理肝胆和三焦之气机。治湿热郁蒸，肝失疏泄，气机阻滞之胸胁胀痛、黄疸、口苦，可与郁金、大黄、茵陈等配伍；治寒疝腹痛及睾丸偏坠疼痛，可与川楝子、小茴香等同用，如《医方简义》导气汤。

此外，本品芳香，能醒脾开胃，在补益方剂中用之，能减轻补益药的腻胃和滞气之弊，能使补气养血药补而不滞。

【用法用量】3~6 g。生用行气力强；煨用实肠止泻，用于泄泻腹痛。

【使用注意】本品辛温香燥，凡阴虚火旺者慎用。

【参考资料】

1. 本草摘要

《日华子诸家本草》："治心腹一切气，膀胱冷痛，呕逆反胃，霍乱泄泻痢疾，健脾消食，安胎。"

《本草纲目》："木香乃三焦气分之药，能升降诸气。"

《本草求真》："木香，下气宽中，为三焦气分要药。然三焦则又以中为要……中宽则上下皆通，是以号为三焦宣滞要剂。"

2. 现代研究 含挥发油，主要为萜内酯类、烯类成分，以及少量的酮、醛、酚等化合物。有治疗胃溃疡、促进胃肠运动、止泻、抑菌、抗炎、抗肿瘤、扩张血管、抑制血小板聚集等药理作用。

**附药**

川木香 为菊科植物川木香 *Dolomiaea souliei*（Franch.）Shih 或灰毛川木香 *Dolomiaea souliei*

(Franch.) Shih var. *mirabilis* (Anth.) Shih 的根。

【主要药性】辛、苦，温。归脾、胃、大肠、胆经。

【基本功效与主治】行气止痛。用于胸胁、脘腹胀痛，肠鸣腹泻，里急后重。

【用法用量】3~9 g。使用注意同木香。

土木香　为菊科植物土木香 *Inula helenium* (Linn.) 的根。

【主要药性】辛、苦，温。归肝、脾经。

【基本功效与主治】健脾和胃，行气止痛，安胎。适用于胸胁、脘腹胀痛，呕吐泻痢，胸胁挫伤，岔气作痛，胎动不安。

【用法用量】3~9 g。使用注意同木香。

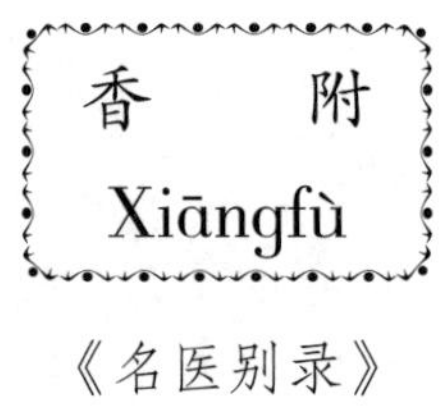

## 香　附
## Xiāngfù

《名医别录》

香附为莎草科植物香附子 *Cyperus rotundus* Linn. 的根茎，主产于山东、浙江、湖南等地。本品气香，味微苦。

【主要药性】辛、微苦、微甘，平。归肝、脾、三焦经。

【基本功效】疏肝解郁，理气宽中，调经止痛。

【临床应用】

**1. 肝郁气滞诸证**　本品辛香行散，味苦疏泄，主入肝经，善理肝气之郁结并止痛，为疏肝解郁之要药。治肝郁气滞之胁肋胀痛，可与柴胡、川芎等疏肝理气药同用，如《景岳全书》柴胡疏肝散；治寒凝气滞，肝气犯胃之胃脘疼痛，可配温中散寒药高良姜，如《良方集腋》良附丸；治寒疝腹痛，可与小茴香、乌药、吴茱萸等温肝止痛药同用；治气、血、痰、火、湿、食六郁所致胸膈痞满、脘腹胀痛、呕吐吞酸、饮食不化等，可与川芎、苍术、栀子等活血、燥湿、清热药同用，如《丹溪心法》越鞠丸。

本品疏肝理气，又善调经止痛，为妇科调经要药。治肝郁气滞，月经不调、经闭痛经，可单用，或与柴胡、川芎、当归等行气、活血、调经药同用；治乳房胀痛，多与柴胡、青皮、瓜蒌皮等行气疏肝、化痰散结药同用。

**2. 脾胃气滞证**　本品味辛能行，入脾经有行气宽中之功，故常用于治疗脾胃气滞证，脘腹胀痛、胸膈噎塞、嗳气吞酸、纳呆，可与砂仁、乌药、苏梗等同用。治外感风寒兼脾胃气滞者，可与苏叶、陈皮同用，如《太平惠民和剂局方》香苏散。

【用法用量】6~10 g。生用或醋炙，醋炙增强疏肝止痛作用。

【参考资料】

1. 本草摘要

《本草纲目》："香附之气平而不寒，香而能窜，其味多辛能散，微苦能降，微甘能和……生则上行胸膈，外达皮肤，熟则下走肝肾，外彻腰足……乃气病之总司，女科之主帅也。"

《本草求真》:“香附,专属开郁散气,与木香行气,貌同实异,木香气味苦劣,故通气甚捷,此则苦而不甚,故解郁居多,且性和于木香,故可加减出入,以为行气通剂,否则宜此而不宜彼耳。”

《本草正义》:“香附,辛味甚烈,香气颇浓,皆以气用事,故专治气结为病。”

2. 现代研究　含挥发油、生物碱、黄酮类及三萜类等成分。有抑制子宫收缩、保肝、利胆、解热、镇痛、抗菌、抗炎、抗肿瘤等药理作用,其挥发油能抑制肠道平滑肌收缩,总生物碱、苷、黄酮类成分有强心、减慢心率、降血压等作用。

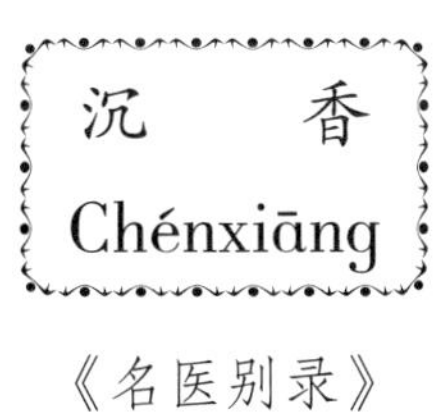

## 沉香 Chénxiāng

《名医别录》

沉香为瑞香科植物土沉香 *Aquilaria sinensis*(Lour.) Spreng. 含有树脂的木材,主产于海南、广东、广西。本品气芳香,味苦。

【主要药性】辛、苦,微温。归脾、胃、肾经。

【基本功效】行气止痛,温中止呕,纳气平喘。

【临床应用】

**1. 寒凝气滞,脘腹胀闷疼痛**　本品辛香走窜,性温祛寒,善于行气散寒止痛。治寒凝气滞之脘腹胀痛,常与乌药、木香、槟榔等散寒、行气、止痛药同用,如《卫生家宝》沉香四磨汤;治脾胃虚寒,脘腹冷痛,常与肉桂、干姜、附子等温里止痛药同用。

**2. 胃寒呕吐呃逆**　本品辛温散寒,味苦质重,能温中降气而止呕。治寒邪犯胃,呕吐清水,可与陈皮、荜澄茄、胡椒等温中、行气、止呕药同用;治脾胃虚寒,呕吐呃逆,经久不愈者,可与人参、丁香、豆蔻等补脾、温中、止呕药同用。

**3. 肾虚气逆喘息**　本品能温肾纳气平喘,常用于治疗肾虚气逆喘息。治下元虚冷,肾不纳气之虚喘证,常与肉桂、附子、补骨脂等温阳、益肾药同用,如《太平惠民和剂局方》黑锡丹;治上盛下虚之痰饮喘嗽,常与紫苏子、半夏、厚朴等配伍,如《太平惠民和剂局方》苏子降气汤。

【用法用量】1~5 g,后下。尤宜冲服散剂,或以水磨汁兑服,每次 0.5~1 g。

【使用注意】本品辛温助热,阴虚火旺者慎用。

【参考资料】

1. 本草摘要

《本草纲目》:“治上热下寒,气逆喘急,大肠虚闭,小便气淋,男子精冷。”

《本草通玄》:“沉香温而不燥,行而不泄,扶脾而运行不倦,达肾而导火归元,有降气之功,无破气之害,洵为良品。”

《药品化义》“:沉香,纯阳而升,体重而沉,味辛走散,气雄横行,故有通天彻地之功,治胸背四肢诸痛及皮肤作痒。”

2. 现代研究　含挥发油、树脂及醛、醇、酮、酚类成分。有抑制肠道平滑肌收缩、痉挛及镇静、镇痛、平喘、抗菌等药理作用。

**附药**

檀香 为檀香科植物檀香 *Santalum album* Linn. 树干的心材。

【主要药性】辛，温。归脾、胃、心、肺经。

【基本功效与主治】行气止痛，散寒调中。适用于寒凝气滞，胸膈不舒，胸痹心痛，脘腹疼痛，呕吐食少等证。

【用法用量】2~5 g，宜后下。

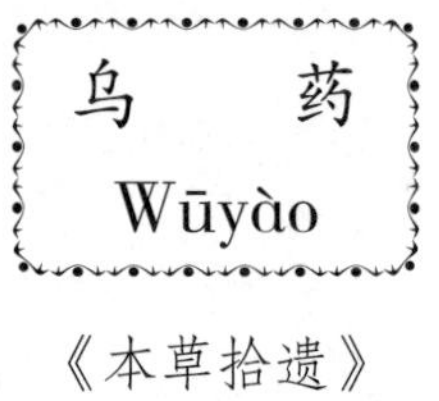

## 乌药 Wūyào

《本草拾遗》

乌药为樟科植物乌药 *Lindera aggregata*（Sims）Kosterm. 的块根，主产于浙江、安徽、湖南。气香，味微苦、辛，有清凉感。

【主要药性】辛，温。归脾、肺、肾、膀胱经。

【基本功效】行气止痛，温肾散寒。

【临床应用】

**1. 脾、肝、肺之寒凝气滞诸证** 本品辛温，能疏理气机，散寒止痛，入肺、脾、肝经，能治三经寒凝气滞者。治脾胃气滞，脘腹胀痛，可配伍木香、陈皮等行气和中药；治寒疝腹痛，可配伍小茴香、青皮等温肝行气药，如《医学发明》天台乌药散；治寒凝气滞之痛经，可配当归、吴茱萸、香附等。治寒郁气滞，气逆喘急者，可与麻黄、沉香、小茴香等散寒、平喘药同用。

**2. 肾阳不足，遗尿，尿频** 本品入肾与膀胱经而能温肾散寒，缩尿止遗。治肾阳不足，膀胱虚冷之小便频数、小儿遗尿，可与益智仁、山药等益肾固脬药同用，如《校注妇人良方》缩泉丸。

【用量】6~10 g。

【参考资料】

1. 本草摘要

《日华子诸家本草》："治一切气，除一切冷，治霍乱及反胃吐食，泻痢，痈疖疥癞。"

《本草拾遗》："主中恶心腹痛，蛊毒……宿食不消，天行疫瘴，膀胱肾间冷气攻冲，背膂，妇人血气，小儿腹中诸虫。"

《本草纲目》："（治）中气，脚气，疝气，气厥头痛，肿胀喘息，止小便频数及白浊。"

2. 现代研究 含生物碱、挥发油、脂肪酸等成分。对胃肠道平滑肌有兴奋和抑制的双向调节作用，能促进消化液的分泌，还具有抗病毒、抑菌、兴奋心肌、镇静、抗炎、镇痛、保肝、调节凝血功能等作用。

# 川　楝　子
## Chuānliànzǐ

《神农本草经》

川楝子为楝科植物川楝 *Melia toosendan* Sieb.et Zucc. 的成熟果实，主产于四川、贵州、云南。气特异，味酸、苦。

【主要药性】苦，寒。归肝、小肠、膀胱经。有小毒。

【基本功效】疏肝泄热，行气止痛，杀虫。

【临床应用】

**1. 肝郁化火，气滞疼痛**　本品苦寒清泄，既清肝火，又行气止痛，主治肝郁化火诸痛。治肝胃不和或肝郁化火所致胸胁、脘腹疼痛，以及疝气疼痛，常与活血、行气、止痛的延胡索配伍，如《素问病机气宜保命集》金铃子散；治寒疝腹痛，常配伍小茴香、木香、吴茱萸等，如《医方简义》导气汤。

**2. 虫积腹痛**　本品既能驱虫，又能行气止痛。治蛔虫等引起的虫积腹痛，每与槟榔、使君子等驱虫药同用。外用杀虫而疗癣，治头癣、秃疮，可单用本品焙黄研末，以油调膏，外涂。

【用法用量】5~10 g。外用适量，研末调涂。炒用寒性减弱。

【使用注意】本品苦寒有毒，不宜使用过量或持续服用，脾胃虚寒、孕妇及肝肾功能异常者慎用。

【参考资料】

1. 本草摘要

《神农本草经》："主温疾伤寒，大热烦狂，杀三虫、疥疡，利小便水道。"

《本草纲目》："楝实，导小肠膀胱之热，因引心包相火下行，故心腹痛及疝气为要药。"

《本草逢源》："苦寒性降，能导湿热下走渗道，人但知其有治疝之功，而不知荡热止痛之用。"

2. 现代研究　含川楝素、黄酮、多糖、脂肪油等。有松弛奥迪括约肌、收缩胆囊、促进胆汁排泄，兴奋肠道平滑肌等作用；川楝素对猪蛔虫、蚯蚓、水蛭、蛲虫、鞭毛虫等有抑杀作用；尚有抑制真菌、抗炎、抗肿瘤等作用。

### 附药

苦楝皮　为楝科植物川楝或楝 *Melia azedarach* Linn. 的树皮和根皮。

【主要药性】苦，寒。归肝、脾、胃经。有毒。

【基本功效与主治】杀虫，疗癣。适用于蛔虫病，蛲虫病，虫积腹痛，疥癣瘙痒等。

【用法用量】3~6 g。外用适量，研末，用猪脂调敷患处。使用注意同川楝子。

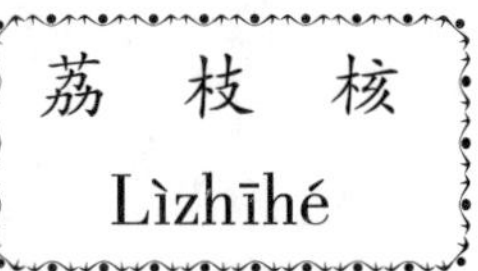


《本草衍义》

荔枝核为无患子科植物荔枝 *Litchi chinensis* Sonn. 的成熟种子，主产于福建、广东、广西。气微，味微甘、苦、涩。

【主要药性】甘、微苦，温。归肝、肾经。

【基本功效】行气散结，祛寒止痛。

【临床应用】

**1. 疝气腹痛，睾丸肿痛** 本品辛行苦泄，性温祛寒，主入肝经，有疏肝理气，散结消肿，散寒止痛之功。治寒凝气滞之疝气疼痛、睾丸肿痛，可与小茴香、青皮、乌药等同用。睾丸肿痛属肝经实火、湿热下注者，可与龙胆、川楝子、栀子等同用。

**2. 胃脘胀痛，痛经，产后腹痛** 本品有疏肝和胃，散寒止痛的作用。治肝气郁结，肝胃不和之胃脘胀痛，可与木香、佛手等同用；治肝郁气滞血瘀之痛经及产后腹痛，可与香附、当归等同用。

【用法用量】5~10 g。生用或盐水炙用。

【参考资料】

1. 本草摘要

《本草衍义》："治心痛及小肠气。"

《本草纲目》："行散滞气，治㿗疝气痛，妇人血气痛。"

《本草备要》："入肝肾，散滞气，辟寒邪，治胃脘痛，妇人血气刺痛。"

2. 现代研究　含挥发油、皂苷、黄酮类、鞣质、多糖等成分。有降血糖、调血脂、抗氧化、抗病毒、抗肿瘤、提高免疫功能及保肝等药理作用。

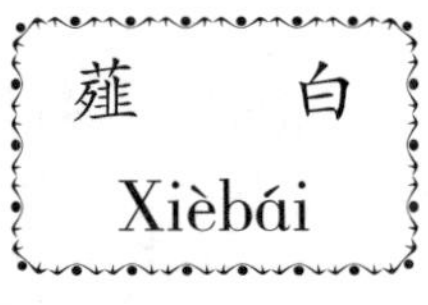


《神农本草经》

薤白为百合科植物薤白 *Allium macrostemon* Bunge. 或藠头 *Allium chinense* G. Don 的鳞茎，主产于东北、河北、江苏。有蒜臭，味微辣。

【主要药性】辛、苦，温。归心、肺、胃、大肠经。

【基本功效】通阳散结，行气导滞。

【临床应用】

**1. 胸痹心痛** 本品辛散温通，善于散阴寒之凝滞、通胸阳之闭结，为治胸痹要药。治寒痰阻滞、胸阳不振所致胸痹证，可与瓜蒌、半夏、枳实等化痰散结药配伍，如《金匮要略》瓜蒌薤白白酒汤、瓜蒌薤白半夏汤、枳实薤白桂枝汤；治痰凝血瘀之胸痹，则可与丹参、川芎、瓜蒌等活血、化痰药配伍。

**2. 脘腹痞满胀痛，泻痢后重** 本品辛行苦降，归胃、大肠经，有行气导滞、消胀止痛之功。治胃寒气滞之脘腹痞满胀痛，可与高良姜、砂仁、木香等同用；治胃肠气滞，泻痢里急后重，可单用本品或与木香、枳实等配伍。

【用量】5~10 g。

【参考资料】

1. 本草摘要

《用药法象》："治泻痢下重，能泄下焦阳明气滞。"

《本草纲目》："治少阴病厥逆泄痢及胸痹刺痛，下气散血安胎。"

《本草求真》："薤，味辛则散，散则能使在上寒滞立消；味苦则降，降则能使在下寒滞立下；气温则散，散则能使在中寒滞立除；体滑则通，通则能使久痼寒滞立解。是以下痢可除，瘀血可散，喘急可止，水肿可敷，胸痹刺痛可愈，胎产可治，汤火及中恶卒死可救，实通气、滑窍、助阳佳品也。"

2. 现代研究 含挥发油、甾体皂苷类成分，还含前列腺素、生物碱及含氮化合物等。有促纤维蛋白溶解、降血脂、抗氧化、抑制血小板聚集和释放、抑制动脉平滑肌细胞增生、抗菌、降血压、利尿、抗肿瘤、镇痛等作用。

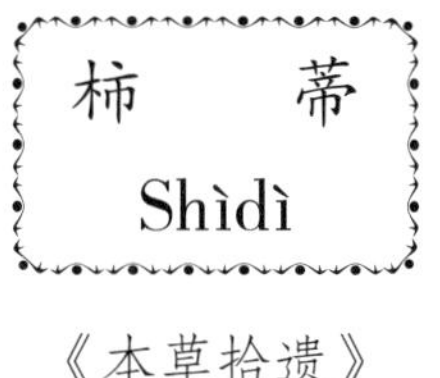

## 柿蒂 Shìdì

《本草拾遗》

柿蒂为柿树科植物柿 *Diospyros kaki* Thunb. 的宿萼，主产于河北、河南、山东。气微，味涩。

【主要药性】苦、涩，平。归胃经。

【基本功效】降气止呃。

【临床应用】

**呃逆** 本品味苦降泄，专入胃经，善降胃气，为止呃逆之要药，可用于多种呃逆。治胃寒呃逆，可与丁香、生姜等温中止呕药同用，如《济生方》柿蒂汤；治虚寒呃逆，可与人参、丁香同用，如《症因脉治》丁香柿蒂汤；治胃热呃逆，可与黄连、竹茹等同用；治痰浊内阻之呃逆，可与半夏、陈皮、厚朴等同用。

【用法用量】5~10 g；或入丸、散服。

【使用注意】气虚下陷，无呃逆者忌用。

【参考资料】

1. 本草摘要

《滇南本草》："治气膈反胃。"

《本草纲目》:“古方单用柿蒂煮汁饮之,取其苦温能降逆气也。”

《本草求真》:“柿蒂味苦性平,虽与丁香同为止呃之味,然一辛热一苦平,合用兼得寒热兼济之妙。”

2. 现代研究　含三萜类成分,还含有β-谷甾醇、糖苷、鞣质等。有抗心律失常、镇静、抗惊厥等作用。

行气药参考药

| 药名 | 性味归经 | 功效 | 主治 | 用法用量 | 使用注意 |
|---|---|---|---|---|---|
| 九里香 | 辛,微苦,温,有小毒。归肝、胃经 | 行气止痛,活血散瘀 | 胃痛,风湿痹痛;外治牙痛,跌扑肿痛,虫蛇咬伤 | 6~12 g,外用适量,研末外敷 | — |
| 九香虫 | 咸,温,归肝、脾、肾经 | 理气止痛,温中助阳 | 胃寒胀痛,肝胃气痛,肾虚阳痿,腰膝酸痛 | 3~10 g;或入丸、散 | 凡阴虚内热者忌服 |
| 刀豆 | 甘、温,归胃、肾经 | 温中,下气,止呃 | 虚寒呃逆,呕吐 | 6~9 g | 胃热炽盛者忌用 |
| 山奈 | 辛,温,归胃经 | 行气温中,消食,止痛 | 胸膈胀满,脘腹冷痛,饮食不消 | 6~9 g | — |
| 广枣 | 甘,酸,平 | 行气活血,养心,安神 | 气滞血瘀,胸痹作痛,心悸气短,心神不安 | 1.5~2.5 g | — |
| 甘松 | 辛、甘,温,归脾、胃经 | 理气止痛,开郁醒脾,外用祛湿消肿 | 脘腹胀满,食欲不振,呕吐;外用治牙痛,脚气肿痛 | 3~6 g。外用适量,泡汤漱口或煎汤洗脚或研末敷患处 | — |
| 玫瑰花 | 甘,微苦,温,归肝、脾经 | 行气解郁,和血,止痛 | 肝胃气痛,食少呕恶,月经不调,跌扑伤痛 | 3~6 g | — |
| 贯叶金丝桃 | 辛,寒,归肝经 | 疏肝解郁,清热利湿,消肿通乳 | 肝气郁结,情志不畅,心胸郁闷,关节肿痛,乳痈,乳少 | 2~3 g | — |
| 娑罗子 | 甘,温。归肝、胃经 | 疏肝理气,和胃止痛 | 肝胃气滞,胸腹胀闷,胃脘疼痛 | 3~9 g | — |
| 预知子 | 苦,平。归肝、胃经 | 疏肝理气,活血止痛,散结,利尿 | 脘胁胀痛,痛经经闭,痰核痞块,小便不利 | 3~9 g | — |
| 黄山药 | 苦、微辛,平,归胃、心经 | 理气止痛,解毒消肿 | 胃痛,吐泻腹痛,跌打损伤;外治疮痈肿毒,瘰疬痰核 | 15~30 g。外用适量,捣烂敷患处 | — |
| 梅花 | 微酸,平。归肝、胃、肺经 | 疏肝和中,化痰散结 | 肝胃气痛,郁闷心烦,梅核气,瘰疬疮毒 | 3~5 g | — |
| 蜘蛛香 | 微苦、辛、温。归心、脾、胃经 | 理气止痛,消食止泻,祛风除湿,镇惊安神 | 脘腹胀痛,食积不化,腹泻痢疾,风湿痹痛,腰膝酸软,失眠 | 3~6 g | — |

**数字课程学习……**

拓展阅读 彩图 微视频 自测题

# 第十四章

# 消　食　药

【教学要求】

掌握:消食药在基本功效、主治、主要药性、配伍应用和使用注意方面的共性及相似药物功效、应用的异同点。山楂(附:山楂叶)、神曲(附:建神曲)、鸡内金的功效、药性、配伍应用及其特殊的用法用量、使用注意。

熟悉:麦芽、莱菔子的功效与主治及特殊的用法用量、使用注意。

了解:消食药及消食功效的含义。稻芽(附:谷芽)的功效。

## 一、含义

以消化食积为主要功效,常用以治疗饮食积滞证的药物,称为消食药。

## 二、功效与主治

1. 共有功效与主治　本类药物均有消食化积的功效,主治饮食积滞证,症见脘腹胀满,不思饮食,嗳腐吞酸,恶心呕吐,大便失常,矢气臭秽等。

饮食积滞常因饮食不节,致食停胃脘,或因脾胃虚弱,运化失司,或因外感邪气,尤外感风寒伤及脾胃,影响脾胃运化功能,或因情志所伤,肝木乘脾,使脾主运化的功能降低等引起。

消食化积是指辅助脾胃消化饮食。其中,消食是助饮食消化,化积是化解停积在胃的宿食。

2. 主要兼有功效与主治　部分药物兼有运脾健胃或行气的功效,对治疗脾胃虚弱,运化失司所致饮食积滞,或食积而气滞者尤宜。部分药物兼有止泻之功,炒焦后效力更强,可用于泄泻尤脾胃虚弱或饮食积滞所致者。

## 三、药性

1. 四气　多性平,或偏温。

2. 五味　甘能和,消食药多能健脾和中,故多有甘味。少数药物兼能行气、解表,故有辛味。

3. 归经　脾主运化,胃主受纳和腐熟水谷,饮食积滞病位在中焦脾胃,故消食药主归脾、胃经。

此外,本章药物升降浮沉特性不明显,常用剂量无毒。

## 四、配伍应用

应用本类药物，须根据不同的病情，作相应的配伍。食积内停，多阻碍气机，患者出现脾胃气滞，故本类药常配行气宽中之品；若治湿阻中焦兼饮食积滞，当与化湿药配伍；若治食积化热，当配伍苦寒清热或轻下药；若治食积腹泻，大便不爽，可配伍少量泻下药以缓下导滞；若治脾胃虚弱，饮食积滞，当配伍健脾补气药；若治脾胃虚寒，食积不化，当配伍温中散寒药；若治外感风寒或肝郁犯脾而致食积者，宜配伍发散风寒或疏肝解郁之品。

## 五、使用注意

1. 因证选药　区分食积的类型及证型，选用和配伍相应的药物。如治油腻肉食积滞，选用善于消化脂肪、蛋白质类食品的药物；治米面薯芋积滞，选用善于消化淀粉类食品的药物；治脾胃虚弱，饮食积滞者，选用兼有健脾助运功效的药物，并适当配伍补气健脾之品；治外感表证，饮食积滞者，选用兼能解表的药物，并配伍解表之品同用。

2. 证候禁忌　消食药作用虽然缓和，但消法耗气，气虚而无积滞者慎用，尤素体脾胃虚弱而常见饮食积滞者，当以调养脾胃为主，不宜单用或过用消食药，以免再伤脾胃。

此外，对暴饮暴食，食积时短，症情急重者，当用涌吐法使其尽快吐出胃中宿食，消食药则缓不济急。

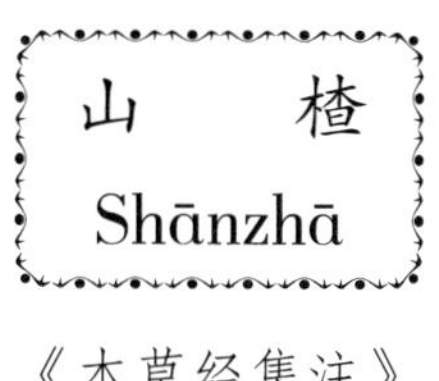


《本草经集注》

山楂为蔷薇科植物山里红 *Crataegus pinnatifida* Bge. var. *major* N. E. Br. 或山楂 *Crataegus pinnatifida* Bge. 的成熟果实，主产于河南、山东、河北等地。气微清香，味酸、甘。

【主要药性】酸、甘，微温。归脾、胃、肝经。

【基本功效】消食健胃，行气散瘀，化浊降脂。

【临床应用】

**1. 饮食积滞证**　本品消食化积作用较强，且能健运脾胃，可用于各种饮食积滞证，尤善消油腻肉食积滞。单用煎服即有效，更常与神曲、麦芽等消食药配伍，以增强消食之功，如《丹溪心法》保和丸。

**2. 瘀血证**　本品微有辛温之性，其活血散瘀作用较为温和，《医学衷中参西录》言其“化瘀血而不伤新血”，对产后瘀滞腹痛、恶露不尽，血瘀经闭、痛经，可单药煎汤饮，或与当归、益母草、香附等活血调经、疏肝理气之品同用。治瘀血阻滞，胸痹心痛，可与丹参、川芎、红花等活血行气、祛瘀止痛之品配伍。

**3. 泻痢腹痛，疝气肿痛**　本品略有行气散瘀止痛和治痢之功，可用于泻痢腹痛或疝气肿痛等。治泻痢腹痛，可以山楂肉炒为末治之，亦可与黄连、木香等解毒、行气导滞之品配伍。治疝气肿痛,可与小茴香、荔枝核等长于治疝之行气止痛药同用。

此外,本品能化浊降脂,现代用本品及其制剂治疗高脂血症、高血压、冠心病等有较好疗效。

【用法用量】9~12 g。生山楂长于散瘀降脂,炒山楂长于消食化积,焦山楂长于消食止泻。

【使用注意】脾虚无积滞或胃酸分泌过多者及孕妇慎用。

【参考资料】

1. 本草摘要

《日用本草》:"化食积,行结气,健胃宽膈,消血痞气块。"

《本草纲目》:"化饮食,消肉积,癥瘕,痰饮痞满吞酸,滞血痛胀。"

《随息居饮食谱》:"醒脾气,消肉食,破瘀血,散结消胀,解酒化痰,除疳积,止泻痢。"

2. 现代研究 主含黄酮类、黄烷及其聚合物类、有机酸、三萜类和甾体类等,有降血脂、降血压、抗动脉粥样硬化、增强心肌收缩力和冠脉流量、抗心律失常及免疫调节作用。本品还能保护胃黏膜、调节胃肠道蠕动、增加胃中消化酶的分泌,能提高蛋白酶活性,使肉类易被消化,还能增强胰脂肪酶活性,促进脂肪分解。本品尚有抑菌、保肝、利尿、抗氧化、抗肿瘤、收缩子宫、抗血小板聚集等作用。

**附药**

山楂叶 为蔷薇科植物山里红或山楂的叶。

【主要药性】酸,平。归肝经。

【基本功效与主治】活血化瘀,理气通脉,化浊降脂。主治气滞血瘀,胸痹心痛,胸闷腹胀,心悸健忘,眩晕耳鸣及高脂血症、高血压、冠心病等。

【用法用量】3~10 g,或泡水代茶饮。

【使用注意】孕妇慎用。

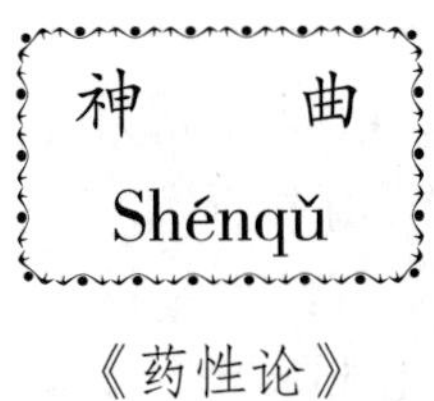


《药性论》

神曲为面粉或麸皮和一些药物混合后经发酵而成的加工品,在全国各地均产。有陈腐气,味苦。

【主要药性】甘、辛,温。归脾、胃经。

【基本功效】消食和胃。

【临床应用】

**饮食积滞证** 本品甘温,能消食和胃,并略兼辛味,能"行脾胃滞气"(《本草经疏》),故对各种饮食积滞证均颇为常用,尤善消谷麦酒食之积,常与山楂、麦芽、陈皮等同用,如《丹溪心法》保和丸。饮食积滞而兼脾胃虚弱者,可配伍人参、白术、麦芽等补气健脾助运之品,如《证治准绳》健脾丸。若治积滞日久不化,脘腹胀满疼痛,可配伍厚朴、木香、槟榔等消积化滞、行气消胀之品,如《普济方》木香神曲丸。本品炒焦后又具止泻之功，对食积腹泻可发挥消食与止泻双重作用，并常与焦山楂、焦麦芽同用，习称"焦三仙"。本品味辛能散，略兼解表之功，故对食积而兼外感者较之其他消食药更为适宜。

此外，古代丸剂中有金石、贝壳类药物者，恐难以消化吸收，有时以本品作赋型剂糊丸，又可助药物之消化。

【用法用量】5~15 g。或入丸、散。止泻宜炒焦用。

【参考资料】

1. 本草摘要

《药性论》："化水谷宿食，癥结积滞，健脾暖胃。"

《滇南本草》："宽中，扶脾胃以进饮食，消隔宿停留胃内之食，止泻。"

《本经逢原》："其功专于消化谷麦酒积，陈久者良。"

2. 现代研究　含多种消化酶、挥发油、麦角固醇、维生素B、苷类、黄酮类及酵母菌等微生物。具有促进胃肠道蠕动、调节肠道菌群及止泻等作用。

**附药**

建神曲　由麦粉、麸皮加厚朴、木香、白术、青皮、槟榔、葛根、紫苏、荆芥、防风、羌活、枳实、香附等40多味药品加工而成，因主产于福建泉州而得名，又名泉州神曲。

【主要药性】苦，温。归脾、胃经。

【基本功效与主治】消食化积，化湿理气，发散风寒。主治饮食积滞，尤宜用于食积而外感风寒者。

【用法用量】5~15 g。止泻宜炒焦用。

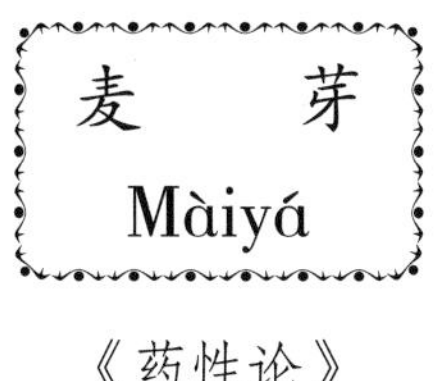

## 麦　芽
## Màiyá

《药性论》

麦芽为禾本科植物大麦 *Hordeum vulgare* Linn. 的成熟果实经发芽的炮制品，全国各地均产。气微，味微甘。

【主要药性】甘，平。归脾、胃经。

【基本功效】行气消食，健脾开胃，回乳消胀。

【临床应用】

**1. 饮食积滞证**　本品甘平，既能消食又能行气，兼健脾开胃，消食化积之力较佳，可用于各种饮食积滞证，最适用于米面薯芋等淀粉类食积证。可单用本品煎服或研末服。亦常与山楂、神曲等药同用，习惯上称为"三仙"。治小儿乳食停滞，轻者单用本品煎服或研末服，或配伍陈皮、谷芽等。若治脾胃虚弱，食少纳呆，食后胀满者，可配伍神曲、白术、陈皮等，如《证治准绳》健脾丸。

**2. 断乳或乳汁郁积，乳房胀痛** 本品入肝经，能行气疏肝，有良好的回乳消胀作用，可减少乳汁分泌，用于妇女断乳或乳汁郁积致乳房胀痛，可单用生麦芽或炒麦芽 120 g，或用生麦芽、炒麦芽各 60 g，煎服。

此外，取本品行气疏肝之功，可治疗肝郁气滞或肝胃不和之胁痛、脘腹胀痛等，常配伍柴胡、川楝子、香附等。

【用法用量】10~15 g，回乳可用至 60~120 g。生用长于消食和胃，疏肝理气；炒用开胃消食作用增强，并长于回乳；炒焦后消食化积作用更强。

【使用注意】哺乳期妇女不宜使用。

【参考资料】

1. 本草摘要

《药性论》："消化宿食，破冷气，去心腹胀满。"

《滇南本草》："宽中，下气，止呕吐，消宿食，止吞酸、吐酸，止泻，消胃宽膈，并治妇人奶乳不收，乳汁不止。"

《本草纲目》："消化一切米面诸果食积。"

2. 现代研究 含麦芽糖等多糖类，淀粉酶、蛋白酶等酶类，以及大麦芽碱、胆碱、维生素、细胞色素 C 等成分。本品有助于消化，能分解、水解糖和淀粉，促进胃酸和胃蛋白酶的分泌，能促进性激素分泌、调节肠道菌群、保肝、降血糖、调节泌乳素分泌、抗血小板聚集。本品还有抗真菌、抗结肠炎、抗氧化及肌肉松弛等作用。

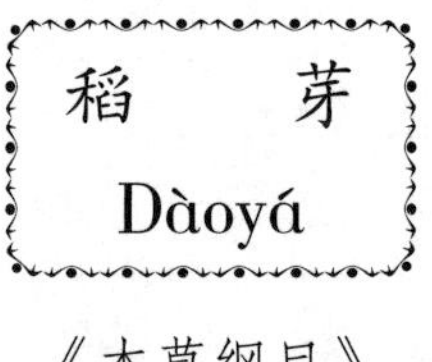

## 稻芽 Dàoyá

《本草纲目》

稻芽为禾本科植物稻 *Oryza sativa* Linn. 的成熟果实经发芽的炮制品，主产于南方各地。气微，味淡。

【主要药性】甘，温。归脾、胃经。

【基本功效】消食和中，健脾开胃。

【临床应用】

**饮食积滞证** 在消食化积的功用方面，本品与麦芽相似，但作用较麦芽缓和，二者常相互配伍，以增强疗效。本品消食而不耗气，尤宜于脾虚食少，饮食不消者，可与党参、白术、砂仁等同用。

【用法用量】9~15 g。生用，炒用或炒焦用。

【参考资料】

1. 本草摘要

《本草纲目》："快脾开胃，下气和中，消食化积。"

《本经逢原》："启脾进食，宽中消谷，而能补中，不似麦芽之克削也。"

2. 现代研究 含麦芽糖、淀粉、脂质、蛋白质、淀粉酶、腺嘌呤、胆碱及多种氨基酸。有促进小肠蠕动、助消化、抗变态反应等作用。

**附药**

谷芽 为禾本科植物粟 *Setaria italica*(L.) Beauv. var. *germanica*(Mill.) Schred. 的成熟果实经发芽干燥的炮制加工品。

【主要药性】甘,温。归脾、胃经。

【基本功效与主治】消食和中,健脾开胃。主治食积不消,腹胀口臭,脾胃虚弱,食少不饥。

【用量】9~15 g。

## 莱 菔 子
## Láifúzǐ

《日华子诸家本草》

莱服子为十字花科植物萝卜 *Raphanus sativus* Linn. 的成熟种子,在全国各地均产。气微,味淡、微苦辛。

【主要药性】辛、甘,平。归脾、胃、肺经。

【基本功效】消食除胀,降气化痰。

【临床应用】

**1. 食积气滞证** 本品辛甘行散,既能消食和中,又善行气消胀,故尤宜用于食积气滞所致的脘腹胀满、嗳气吞酸、腹痛腹泻等症,多与山楂、神曲、陈皮等消食、行气药同用,如《丹溪心法》保和丸。因其辛散,容易耗气,一般用于实证。若治脾胃虚弱,食积气滞者,可与白术等同用,以消补兼施,如《丹溪心法》大安丸。治胃肠气滞而无食积者,可与木香、厚朴等行气药配伍使用。

**2. 咳喘痰多,胸闷食少** 本品能入肺经,善降气化痰,止咳定喘,又善消食化积,治痰壅气滞之咳喘、痰多、胸闷兼食积者尤宜,常与白芥子、苏子等化痰、止咳平喘药同用,如《韩氏医通》三子养亲汤。亦有单用本品者。

【用法用量】5~12 g。或入丸散。生用力峻易致恶心,可涌吐风痰。炒用性缓,长于降气化痰、消食除胀。

【使用注意】气虚而无食积、痰滞者慎用。

【参考资料】

1. 本草摘要

《日华子诸家本草》:"水研服,吐风痰,醋研消肿毒。"

《滇南本草》:"下气宽中,消膨胀,消痰涎,消宿食,消面积滞,降痰,定吼喘,攻肠胃积滞,治痞块,单腹疼。"

《本草纲目》:"下气定喘,治痰,消食,除胀,利大小便,止气痛,下痢后重。"

2. 现代研究 含莱菔素、苷类、硫化合物、脂肪酸、糖类、氨基酸、谷甾醇、维生素等。具有抗菌、抗炎、抗肿瘤、抗诱变、抗氧化、降血压、降血脂、祛痰、止咳、平喘、导泻、促进胃肠运动等作用。

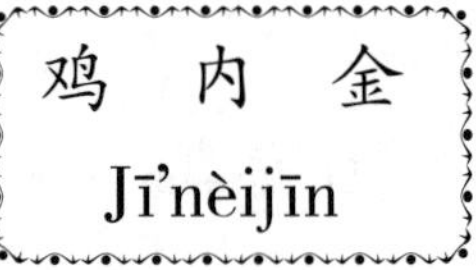

# 鸡内金 Jī'nèijīn

《神农本草经》

鸡内金为雉科动物家鸡 *Gallus gallus domesticus* Brisson 的砂囊内壁,在全国各地均产。气微腥,味微苦。

【主要药性】甘,平。归脾、胃、小肠、膀胱经。

【基本功效】消食健胃,涩精止遗,通淋化石。

【临床应用】

**1. 饮食积滞,小儿疳积** 本品消食作用颇佳,并有健胃之功。既能直接促进食积消化,又能健运脾胃以防食积,广泛用于各种饮食积滞证,食积兼脾虚者尤为多用。食积不化轻者,单用本品研末服用,如《千金要方》用其治食积反胃、食入即吐。若治食积较重,脘腹胀满、不思饮食者,常配山楂、神曲、麦芽等同用。治兼呕吐、泄泻者,可再加广藿香、厚朴、半夏等同用。小儿疳积多属本虚标实之证,常见脾虚而饮食积滞,本品消食健胃,常与白术、山药等补气健脾之品配伍治之。

**2. 遗尿、遗精** 本品有固精缩尿止遗之功,治肾虚遗尿、尿频,常与桑螵蛸、覆盆子等补肾缩尿药同用。治肾虚遗精,可以本品炒焦研末,黄酒送服,亦可配伍菟丝子、莲子、芡实等以益肾固精。

**3. 各类结石病** 本品可通淋化石,现代常用其治疗泌尿系统结石或胆石症,宜与金钱草、海金沙、郁金等利尿通淋及利胆退黄之品配伍,亦可用于胃石症等病的治疗,单用即有效。

此外,本品能软坚散结,消瘀通经,可用于症瘕积聚及妇女经闭。

【用法用量】3~10 g;研末服,每次 1.5~3 g。研末服效果优于煎剂。生用,炒用或醋炙用。

【使用注意】脾虚无积滞者慎用。

【参考资料】

1. 本草摘要

《神农本草经》:"主泄利。"

《日华子诸家本草》:"止泄精,并尿血、崩中、带下、肠风、泻痢。"

《滇南本草》:"宽中健脾,消食磨胃。治小儿乳食结滞,肚大筋青,痞积疳积。"

2. 现代研究 含促胃液素、角蛋白、淀粉酶、胃蛋白酶、多糖、氨基酸、维生素及微量元素等。有提高胃液分泌量和酸度、增强胃运动及胃蛋白酶和胰脂肪酶活性,还有加强膀胱括约肌收缩、减少尿量、降血糖、降血脂、抗氧化、解酒、抗肾结石、改善细胞免疫功能、改善血流动力、抗动脉粥样硬化、加速放射性锶的排泄等作用。

**数字课程学习……**

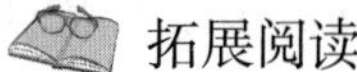 拓展阅读　　彩图　　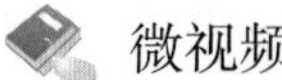 微视频　　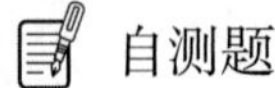 自测题

# 第十五章

# 驱 虫 药

【教学要求】

掌握：驱虫药的基本功效、主治、配伍应用及使用注意。槟榔的功效、药性、配伍应用及其特殊的用法用量、使用注意。

熟悉：使君子、雷丸的功效与主治及特殊的用法用量、使用注意。

了解：驱虫药的含义，性能特点，与驱虫有关的功效术语的含义。榧子的功效及特殊的用法用量和使用注意。

## 一、含义

以驱除或杀灭人体肠道寄生虫为主要功效，常用以治疗肠道寄生虫病的药物，称为驱虫药。

## 二、功效与主治

1. 共有功效与主治　本章药物均有驱虫作用，对人体肠道内各种寄生虫有毒杀或麻痹作用，促使其排出体外，故可用于治疗蛔虫病、绦虫病、蛲虫病、钩虫病及姜片虫病等多种肠道寄生虫病。

肠道寄生虫病往往因饮食不洁，食入寄生虫卵所致，临床症状因感染寄生虫的种类不同而异。患者常因寄生虫寄生在肠道导致消化功能失调，症见不思饮食或多食善饥，嗜食异物，腹痛绕脐，时发时止，胃中嘈杂，呕吐清水，肛门瘙痒等；疾病迁延日久，则见面色萎黄，形体消瘦，腹大青筋暴露，周身浮肿等。部分患者症状轻微，可无明显临床证候。上述患者均应服用驱虫药治疗。

此外，部分驱虫药对肠道以外部位的寄生虫，如血吸虫、阴道毛滴虫等，亦有一定作用。

2. 主要兼有功效与主治　某些药物兼有行气、消积、润肠等作用，还可治疗食积气滞、小儿疳积、便秘等。

## 三、药性

1. 四气　驱虫药的药性没有规律，或温、或寒、或平，因肠道内的寄生虫病多不具有明显的寒热表现，故驱虫药的四气与其驱虫应用的关系不大。

2. 五味　驱虫药的药味也无共性。部分药物的药味与其兼有功效有关，更多的是表示其真实滋味。

3. 归经 本类药物主要针对肠道寄生虫，故主要归大肠经。

此外，驱虫药对于肠道寄生虫的治疗作用以下行驱除为主，故略具有沉降的趋向性。

本章中的鹤虱为有毒之药。

## 四、配伍应用

驱虫药多与泻下药同用，以利虫体排出。此外，还可以根据患者体质强弱、寒热虚实、证情缓急进行配伍。若治兼有积滞者，可与消积导滞药物同用；治脾胃虚弱者，配伍健脾和胃之品，攻补兼施；治兼热者配伍清热药，治兼寒者配伍温里药等。

## 五、使用注意

1. 因证选药 使用驱虫药当先辨明寄生虫种类，选用有针对性治疗效果的驱虫药，如绦虫病选用槟榔、南瓜子等，蛔虫病选用使君子等。

2. 证候禁忌 虫证患者若腹痛剧烈或兼发热，暂时不宜使用驱虫药，应待症状缓解后再行驱虫。素体虚弱、年老体衰者及孕妇应慎用。

3. 中病即止 驱虫药为祛邪之药，用法用量宜合理、适当，中病即止。

此外，驱虫药一般应在空腹时服用，使药物充分作用于虫体而取得较好的驱虫效果。患者在服药期间饮食宜清淡，忌食生冷、油腻之品。

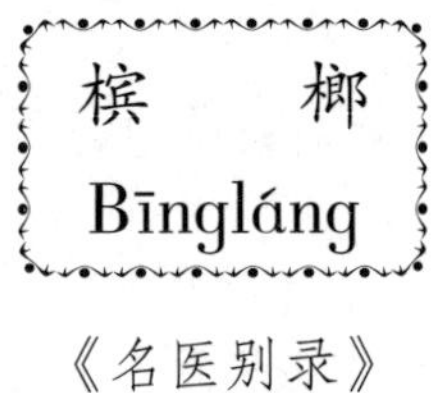


《名医别录》

槟榔为棕榈科植物槟榔 *Areca catechu* Linn. 的成熟种子，主产于海南、福建、台湾等地。气微，味涩、微苦。

【主要药性】苦、辛，温。归胃，大肠经。

【基本功效】驱虫，消积，行气，利水，截疟。

【临床应用】

**1. 多种肠道寄生虫病** 本品对绦虫、蛔虫、蛲虫、姜片虫、钩虫等肠道寄生虫都有驱杀作用，并借其缓泻作用而有助于驱除虫体。本品治绦虫病疗效最佳，单用有效，但须重用；现代多与南瓜子同用，增强驱杀绦虫之力。治蛔虫、蛲虫病，常与使君子、苦楝皮等驱蛔药同用。治姜片虫病，常与乌梅、甘草同用。

**2. 食积气滞，泻痢后重** 本品辛能行、苦降泄，入胃、肠经，善行胃肠之气，消积导滞，兼能缓泻通便。治食积气滞、腹胀便秘，或痢疾里急后重，如《儒门事亲》木香槟榔丸，其与木香、青皮、大黄等行气导滞药同用。治湿热泻痢，常与木香、黄连、芍药等清热燥湿、行气合营药同用，如《素问病机气宜保命集》芍药汤。

**3. 水肿，脚气肿痛** 本品有利水行气之功。本品治水肿实证，二便不利，常与其他利水退肿药同用，如《济生方》疏凿饮子，其配伍商陆、泽泻、木通等；治寒湿脚气肿痛，常与温里、化湿、行气之药配伍，如《证治准绳》鸡鸣散，其与吴茱萸、木瓜、陈皮等同用。

**4. 疟疾** 本品能截疟，与常山同用，能增强截疟功效，如《杨氏家藏方》截疟七宝饮。

【用法用量】3~10 g。驱绦虫、姜片虫 30~60 g。生用力佳，炒焦消食导滞，用于食积不消、泻痢后重。

【使用注意】本品缓泻，脾虚便溏或气虚下陷者忌用；孕妇慎用。

【参考资料】

1. 本草摘要

《名医别录》："主消谷逐水，除痰癖，杀三虫，伏尸，疗寸白。"

《药性论》："宣利五脏六腑壅滞，破坚满气，下水肿，治心痛，风血积聚。"

《本草纲目》："治泻痢后重，心腹诸痛，大小便气秘，痰气喘息。疗诸疟，御瘴疠。"

2. 现代研究 含槟榔碱等生物碱，又含脂质、鞣质、槟榔红色素等。对绦虫、蛲虫、蛔虫、钩虫、血吸虫均有麻痹或驱杀作用，并有兴奋胆碱受体、促进唾液和汗腺分泌、增强肠蠕动、减慢心率、降低血压及抗菌等作用。

**附药**

焦槟榔 为槟榔的炮制品。

【主要药性】苦、辛，温。归胃、大肠经。

【基本功效与主治】消食导滞。用于食积不消，泻痢后重。

【用量】3~10 g。

大腹皮 为棕榈科植物槟榔的果皮。

【主要药性】辛，微温。归脾、胃、大肠、小肠经。

【基本功效与主治】行气宽中，行水消肿。用于湿阻气滞，脘腹胀闷，大便不爽，水肿胀满，脚气浮肿，小便不利。

【用法用量】5~10 g。气虚体弱者慎用。

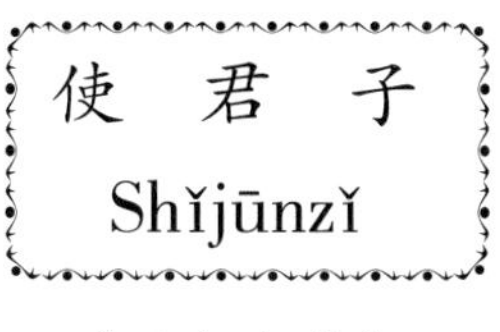

## 使君子 Shǐjūnzǐ

《开宝本草》

使君子为使君子科植物使君子 *Quisqualis indica* Linn. 的成熟果实，主产于四川、广东、云南等地。气微香，味微甜。

【主要药性】甘，温。归脾、胃经。

【基本功效】驱虫，消积。

【临床应用】

**1. 蛔虫病，蛲虫病**　本品味甘性温气香，入脾、胃经，有良好的驱虫作用，为驱蛔要药，尤宜用于小儿蛔虫病。轻者单用本品炒香嚼服；重者需与其他驱虫药配伍，以增强疗效，如《证治准绳》使君子散，其与苦楝皮、槟榔等同用。本品治蛲虫病，常与百部、槟榔等同用。

**2. 小儿疳积**　本品甘温，能杀虫、健脾、消积，用于治疗小儿疳积，面色萎黄、形瘦腹大、腹痛有虫者，常与健脾补虚药配伍，以攻补兼施，如《幼科发挥》肥儿丸，其与白术、山药等同用。

【用法用量】使君子 9~12 g，捣碎入煎剂；使君子仁，6~9 g，多入丸、散或单用。小儿每岁 1~1.5 粒，炒香嚼服，1 日总量不超过 20 粒。

【使用注意】本品过量，或与热茶同服，易致呃逆、腹泻、眩晕等不良反应，故不可过量，服用时当忌饮茶。

【参考资料】

1. 本草摘要

《开宝本草》："主小儿五疳，小便白浊，杀虫，疗泻痢。"

《本草纲目》："健脾胃，除虚热，治小儿百病疮癣。""此物味甘气温，既能杀虫，又益脾胃，所以能敛虚热而止泻痢，为小儿诸病要药。""忌饮热茶，犯之即泻。"

《本草正》："使君子，凡小儿食此，亦不宜频而多，大约性滑，多则能伤脾也。"

2. 现代研究　含胡芦巴碱等生物碱、有机酸、脂肪酸类成分，对蛔虫及蛲虫均有麻痹作用，在体外有抑制多种皮肤真菌的作用。

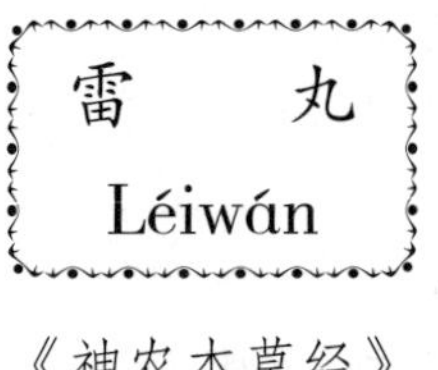

## 雷　丸
## Léiwán

《神农本草经》

雷丸为白蘑科真菌雷丸 *Omphalia lapidescens* Schroet. 的菌核，主产于四川、贵州、云南等地。气微，味微苦，嚼之有颗粒感，微带黏性，久嚼无渣。

【主要药性】微苦，寒。归胃、大肠经。

【基本功效】驱虫，消积。

【临床应用】

**1. 多种肠道寄生虫病**　本品对多种肠道寄生虫均有驱杀作用，尤以驱杀绦虫为佳。治绦虫病，可单用研末吞服，亦可与南瓜子、槟榔等配伍。治钩虫病、蛔虫病，可与行气、驱虫药配伍，如《证治准绳》追虫丸，其与槟榔、苦楝皮、木香等同用。治蛲虫病，可与大黄、牵牛子等同用。

**2. 小儿疳积**　本品具杀虫消积之功，治小儿疳积，常与使君子、鹤虱、榧子、槟榔各等分为末，食前温米饮调服，如《杨氏家藏方》雷丸散。

【用法用量】入丸、散，15~21 g。一般研粉服，1 次 5~7 g，饭后用温开水调服，1 日 3 次，连服 3 天。

【使用注意】因本品所含驱虫活性成分是一种蛋白酶（雷丸素），加热至 60℃左右即易于破坏而失效，故不宜入煎剂。

【参考资料】

1. 本草摘要

《神农本草经》:“主杀三虫,逐毒气,胃中热。”

《名医别录》:“逐邪气,恶风汗出,除皮中热、结积、蛊毒,白虫、寸白自出不止。”

《本草正》:“杀三虫,逐蛊毒诸毒,降胃中实热,痰火癫狂,除百邪恶气,并一应血积气聚。”

2. 现代研究 含雷丸素等蛋白酶类成分,还含有雷丸多糖、麦角甾醇等。雷丸中所含的蛋白酶对绦虫体蛋白质有分解作用,从而破坏虫体;对蛔虫、阴道毛滴虫等亦有杀灭作用。雷丸多糖有抗炎、增强免疫、抗肿瘤等作用。

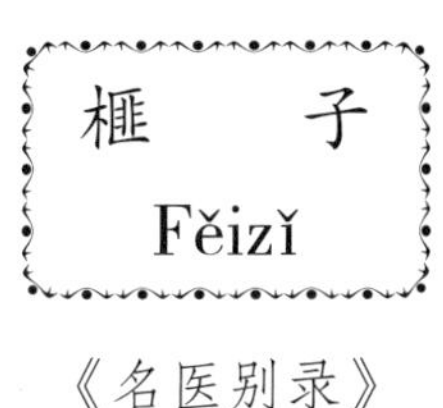

## 榧 子
Fěizǐ

《名医别录》

榧子为红豆杉科植物榧树 *Torreya grandis* Fort. ex Lindl. 的成熟种子,主产于安徽、福建、江苏等地。气微,味微甜而涩。

【主要药性】甘,平。归肺、胃、大肠经。

【基本功效】驱虫消积,润肺止咳,润燥通便。

【临床应用】

**1. 多种肠道寄生虫病** 本品味甘性平,杀虫而不易伤胃,且能通便以利驱虫,对蛔虫、绦虫、钩虫、姜片虫等多种肠道寄生虫都有效。治蛔虫病,常与使君子、苦楝皮等同用。治绦虫病,常与槟榔、南瓜子等同用。治钩虫病,可单用或与槟榔、贯众等同用。

**2. 肠燥便秘** 本品甘润平和,入大肠经,有润肠通便之效。治痔疮便秘,《本草衍义》单用本品炒熟嚼服;治肠燥便秘,可与火麻仁、郁李仁、瓜蒌仁等同用。

**3. 肺燥咳嗽** 本品甘润,入肺经,能润肺止咳,但力弱,治肺燥咳嗽以轻症为宜,也可与川贝母、沙参、瓜蒌仁等养阴润肺止咳药同用。

【用法用量】9~15 g。炒熟嚼服,1 次 15 g。

【使用注意】大便溏薄者不宜用。

【参考资料】

1. 本草摘要

《神农本草经》:“主腹中邪气,去三虫,蛇螫蛊毒。”

《名医别录》:“主五痔,去三虫蛊毒。”

《本草备要》:“润肺,杀虫。”

2. 现代研究 含亚油酸、硬脂酸、油酸等成分,还含甾醇、草酸、多糖、鞣质等,有驱杀绦虫、钩虫等寄生虫的作用。

驱虫药参考药

| 药名 | 主要药性 | 基本功效 | 主治 | 用法用量 | 使用注意 |
|---|---|---|---|---|---|
| 鹤虱 | 苦、辛，平。有小毒。归脾、胃经 | 驱虫消积 | 蛔虫病，蛲虫病，绦虫病，虫积腹痛，小儿疳积 | 煎服，3~9 g | 孕妇慎用 |
| 南鹤虱 | 苦、辛，平。有小毒。归脾、胃经 | 驱虫消积 | 蛔虫病，蛲虫病，绦虫病，虫积腹痛，小儿疳积 | 煎服，3~9 g | 孕妇慎用 |
| 南瓜子 | 甘，平。归胃、大肠经 | 驱虫 | 绦虫病 | 研粉，60~120 g，冷水调服 | |

**数字课程学习……**

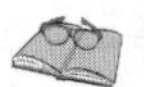 拓展阅读  彩图  微视频  自测题

# 第十六章

# 止　血　药

【教学要求】

掌握：止血药在主要药性、基本功效、临床应用方面的共性、特殊性和分类归属。小蓟、地榆、白茅根、三七、茜草、白及、仙鹤草、艾叶的药性、基本功效、临床应用、特殊用法和特殊使用注意。

熟悉：止血药的含义、分类，各类止血药及相关功效的含义。槐花、侧柏叶、蒲黄、炮姜的基本功效、主治、特殊用法和特殊使用注意。

了解：大蓟、苎麻根、五灵脂、棕榈炭、血余炭的基本功效、特殊用法和特殊使用注意。

## 一、含义

以制止体内外出血为主要功效，常用以治疗各种出血病证的药物，称为止血药。

根据止血药药性和功效与主治的不同特点，一般将其分为凉血止血药、化瘀止血药、收敛止血药与温经止血药四类。

## 二、功效与主治

1. 共有功效与主治　本章的药物都具有直接制止出血的功效，有的还能消除出血的原因，主要用于治疗咳血、衄血、吐血、便血、尿血、崩漏及外伤出血等体内外各种出血病证。

2. 主要兼有功效与主治　本章部分药物还有凉血、解毒、泻火、化瘀、止痛、利尿等功效，分别适用于热毒疮痈、瘀血阻滞、小便不利等证。

所谓止血，是指能制止出血，治疗各种出血病证的功效。其中，既能止血，又能清热凉血者，称凉血止血药，用于血热妄行者，症见血色鲜红，并伴有口渴、面红目赤、舌红、脉滑或数等；既能止血，又能活血化瘀者，称化瘀止血药，用于出血而兼有瘀滞者，症见出血，淋漓难尽，血色紫暗或成块，并伴有局部疼痛、痛处不移等；既能止血，又能收涩者，称收敛止血药，用于出血不止，邪气不盛，或有虚损不足、神疲力乏、舌淡脉细及外伤出血等症者；既能止血，又能温里祛寒者，称温经止血药，用于虚寒性出血者，症见血色淡而清稀、面色萎黄、乏力、畏寒肢冷、舌淡脉细或迟等。

## 三、药性

1. 四气　凉血止血药，主要用于血热妄行出血者，故性偏于寒凉；温经止血药，主要用于虚寒性出血者，故性偏于温热；化瘀止血药，或温、或寒、或平，无规律性；收敛止血药，多为平性，或微偏寒凉。

2. 药味　凉血止血药，有清泄的特点，故为苦味，其滋味不苦者，习惯标为甘味；化瘀止血药，兼能化瘀，具有止血不留瘀的特点，故一般为辛味；收敛止血药，既能止血，又能收涩，故一般为酸涩味；温经止血药，能温里散寒，亦有辛味。

3. 归经　因心主血、肝藏血、脾统血，故本类药物以归心、肝、脾经为主，尤以归心、肝二经者为多。有的药物的归经，或因其止血作用部位不同而互有差异。

此外，就止血功效而言，其作用趋向偏于沉降。

### 四、配伍应用

出血之证，病因不同，病情轻重缓急有异，部位有别。因此，止血药物的应用，必须根据出血的不同原因和病情，进行相应的选择和必要的配伍，以期标本兼顾。如治血热妄行而出血者，宜选用凉血止血药，并配伍清热泻火、清热凉血药；治瘀血内阻，血不循经而出血者，宜选用化瘀止血药，并配伍行气活血药；治虚寒性出血者，宜选用温经止血药或收敛止血药，并配伍益气健脾、温阳药。根据前人"下血必升举，吐衄必降气"的用药经验，故对于便血、崩漏等下部出血病证，应适当配伍升举之品；而对于衄血、吐血等上部出血病证，可适当配伍降气之品。

### 五、使用注意

1. 因证选药　应根据出血证的不同证型选用适宜的止血药。

2. 证候禁忌　在大剂量使用凉血止血药和收敛止血药时，可适当加入活血之品以防止血而留瘀。治出血过多，气随血脱者，若单用止血药恐缓不济急，当急投大补元气之药，益气固脱以救其急。

3. 使用注意　凉血止血药和收敛止血药，易凉遏恋邪，有止血留瘀之弊，故出血兼有瘀滞者不宜单独使用。在止血药中，凉血止血药最为常用，因其性寒凉，原则上不宜用于虚寒性出血。又因凉血止血药寒凉易于凉遏留瘀，故不宜过量久服。此外，前人认为，止血药经炮制成炭后，能增强其止血效果，故有"烧炭诸黑药皆能止血"（《本草纲目》）和"红见黑则止"的说法。一般而言，多数药物炒炭后其性变苦、涩，可增强止血之效。但寒凉性质的止血药炒炭，其寒凉之性减弱或消失，可使其变为收敛止血药，适用范围扩大。然而有些止血方，如《校注妇人良方》治疗血热出血的四生丸，就强调药以鲜用为佳。因此，止血药是否炒炭用，应视具体药物而定，不可一概而论，应以提高疗效为原则。

## 第一节　凉血止血药

既能止血，又能凉血，常用于治疗血热出血证的药物，称凉血止血药。本类药性属寒凉，味多苦甘，以止血为主，又能清泄血分之热，适用于血热妄行所致的上下各部位出血，症见血色鲜红、口干、脉数等。

本类药物具有凉血止血之功，部分药物兼有清热解毒、利尿等功效，又可治热毒疮痈、水火烫伤、水肿等证。

本类药物虽有凉血之功，但清热作用不强，在治疗血热出血证时，常须配伍清热凉血药。若治血热夹瘀之出血，宜配伍化瘀止血药。治急性出血较甚者，可配伍收敛止血药以加强止血之效。

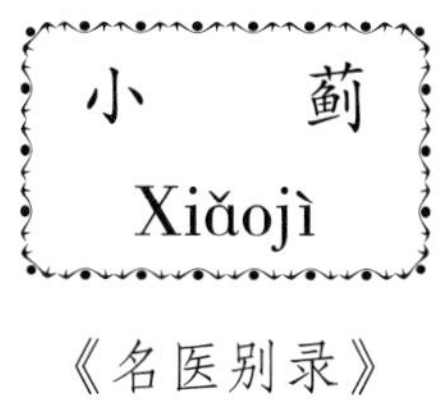

## 小　蓟

## Xiǎojì

《名医别录》

小蓟为菊科植物刺儿菜 *Cirsium setosum*（Willd.）MB. 的地上部分，在全国大部分地区均产。气弱，味微苦。

【主要药性】甘、苦，凉。归心、肝经。

【基本功效】凉血止血，解毒消痈。

【临床应用】

**1. 血热出血证**　本品凉血止血，主治血热所致的各种出血病证。可单用捣汁服。因其兼能利尿通淋，故多用于治疗尿血、血淋，常配清热泻火、利尿通淋之生地、滑石、淡竹叶等同用，如《济生方》小蓟饮子。

**2. 热毒疮疡**　本品能清热解毒，兼能散瘀消肿，用于治疗热毒疮疡初起肿痛之证。可单用鲜品捣烂敷患处，也可配其他清热解毒之金银花、连翘、蒲公英等同用。

【用法用量】5~12 g，鲜品可用 30~60 g；外用适量，捣敷患处。

【使用注意】因本品寒凉易伤脾胃之阳气，故脾胃虚寒者慎用。

【参考资料】

1. 本草摘要

《本草纲目拾遗》："清火、疏风、豁痰，解一切疔疮痈疽肿毒。"

《医学衷中参西录》："鲜小蓟根……性凉濡润，故善入血分，最清血分之热，凡咳血、吐血、衄血、二便下血之因热者，服者莫不立愈。"

2. 现代研究　含黄酮苷、三萜类化合物及简单酚酸。具有止血、抑菌、降血脂、利胆、利尿、强心、镇静等作用。

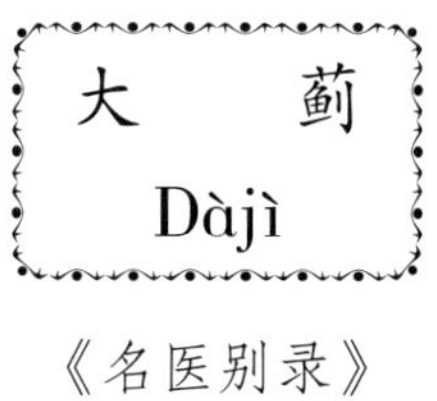

## 大　蓟

## Dàjì

《名医别录》

大蓟为菊科植物蓟 *Cirsium japonicum* Fisch. ex DC. 的地上部分，在全国大部分地区均产。气微，味淡。

【主要药性】甘、苦，凉。归心、肝经。

【基本功效】凉血止血，解毒消痈。

【临床应用】

大蓟的功效与主治与小蓟相同，治疗血热出血及热毒疮疡，二者常配伍使用。大蓟凉血止血，解毒消痈之功较小蓟强。

此外，大蓟还有降血压作用，其中以根的作用更佳。

【用法用量】9~15 g，鲜品可用 30~60 g；外用适量，捣敷患处。

【使用注意】同小蓟。

【参考资料】

1. 本草摘要

《名医别录》："主女子赤白沃，安胎，止吐血衄鼻，令人肥健。"

《本草经疏》："大蓟根最能凉血，血热解则诸证自愈矣。"

《本草新编》："破血止血甚奇，消肿安崩亦效，去毒亦神。但用于初起之血症大得奇功，而不能治久伤之血症也。盖性过于凉，非胃所喜，可以降火，而不可以培土故耳。"

2. 现代研究　含挥发油、三萜、甾体、黄酮及其多糖。具有促进凝血、降血压、抑菌、抗病毒等作用。

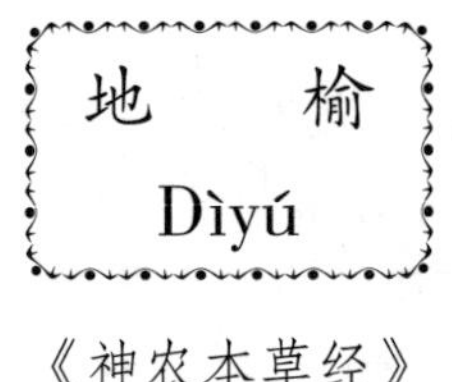

## 地　榆

## Dìyú

《神农本草经》

地榆为蔷薇科植物地榆 *Sanguisorba officinalis* Linn. 或长叶地榆 *Sanguisorba officinalis* Linn. var. *longifolia*（Bertol.）Yü et Li 的根，主产于安徽、浙江、江苏等地。气微，味微苦、涩。

【主要药性】苦、酸、涩，微寒。归肝、大肠经。

【基本功效】凉血止血，解毒敛疮。

【临床应用】

**1. 血热出血证**　本品凉血止血，兼能收敛止血，可用于治疗多种血热出血之证。因其性下降，故尤宜用于下焦血热之便血、痔血、崩漏之症。治疗便血因热甚者，常与其他清热凉血止血药如生地黄、黄芩等同用；治疗痔疮出血，血色鲜红者，常与祛风清肠，凉血止血之槐角、防风等配伍，如《太平惠民和剂局方》槐角丸；治疗血热甚，崩漏量多色红者，其与清热凉血之生地黄、黄芩等同用。对于血痢不止者，本品又能止痢，如《大德重校圣济总录》地榆汤，其与甘缓解毒之甘草同用。

**2. 烫伤、湿疹、疮疡痈肿**　本品泻火解毒，为治水火烫伤之要药，可单味药研末麻油调敷，或与其他泻火解毒药配伍，如配大黄粉，或配黄连、冰片研末调敷；治湿疹及皮肤溃烂，可以用本品浓煎外洗，或用纱布浸药外敷，亦可与敛疮生肌之煅石膏、枯矾共研末外敷患处；本品清热凉血，又能解毒消肿，治疮疡痈肿，无论成脓与否均可应用。若治初起脓未成者，可单用地榆煎汁浸洗，或湿敷患处；若脓已成者，可用单味鲜地榆，或配伍其他清热解毒药，捣烂外敷局部。

【用法用量】9~15 g，大剂量可用至 30 g；或入丸、散。外用适量，研末涂敷患处。止血多炒炭用，解毒敛疮多生用。

【使用注意】本品性寒苦涩，凡虚寒性出血或有瘀者慎用。对于烧烫伤患者，不宜大面积使用地榆制剂外涂，以防其所含鞣质被大量吸收而引起中毒性肝炎。

【参考资料】

1. 本草摘要

《日华子诸家本草》："排脓，止吐血、鼻洪、月经不止、血崩、产前后诸血疾，赤白痢并水泻，浓煎止肠风。"

《本草纲目》："地榆，除下焦热，治大小便血证。"

《本草求真》："其性主收敛，既能清降，又能收涩，则清不虑其过泄，涩亦不虑其过滞，实为解热止血药也。但血热者当用，虚寒者不宜用。久病者宜用，初起者不宜用。"

2. 现代研究　含三萜皂苷、酚酸性化合物及糖苷。有止血、凝血、抑菌、增强免疫、促进伤口愈合等作用。

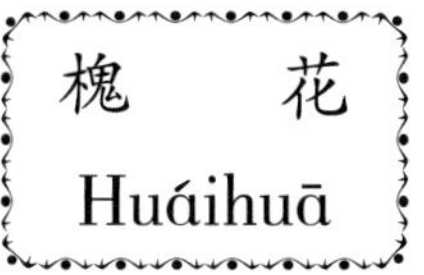

## 槐　花
## Huáihuā

《日华子诸家本草》

槐花为豆科落叶乔木植物槐 *Sophora japonica* Linn. 的花蕾及花，主产于辽宁、河北、河南等地。气清香，味微苦、涩。

【主要药性】苦，微寒。归肝、大肠经。

【基本功效】凉血止血，清泻肝火。

【临床应用】

**1. 血热出血证**　本品凉血止血，凡血热所致的各种出血证，均可运用。因其归大肠经，善清泄大肠之火热而止血，故用于痔血、便血等下部出血最为适宜。本品常与清热凉血药同用，如地榆、山栀等。

**2. 目赤、头痛**　本品清泻肝火，可用于肝火上炎所导致的目赤、头胀头痛及眩晕等证，可用单味药煎汤代茶饮，或配伍清泻肝火之夏枯草、菊花等。

【用法用量】5~10 g。止血多炒炭用，清热泻火宜生用。

【使用注意】脾胃虚寒及阴虚发热而无实火者慎用。

【参考资料】

1. 本草摘要

《日华子诸家本草》："治五痔，心痛，眼赤，杀腹藏虫及热，治皮肤风并肠风泻血，赤白痢。"

《洁古珍珠囊》:“凉大肠之热。”

《本草求真》:治“大、小便血,舌衄。”

2. 现代研究 含芸香苷、槐花甲素、槐花乙素、鞣质等。有止血、降低心肌耗氧量、保护心功能、抑菌、降血压、降低毛细血管通透性和脆性等作用。

**附药**

槐角 为槐的干燥成熟果实。

【主要药性】苦,寒。归肝、大肠经。

【基本功效与主治】清热泻火,凉血止血。用于肠热便血,痔肿出血,肝热头痛,眩晕目赤。

【用量】6~9 g。

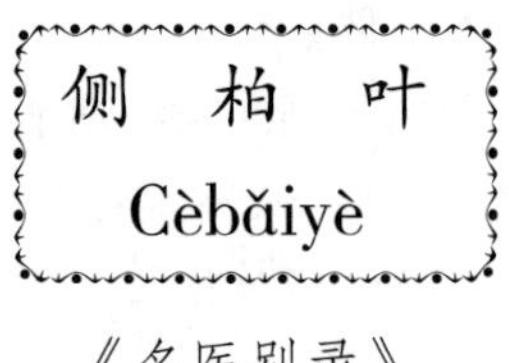

## 侧柏叶 Cèbǎiyè

《名医别录》

侧柏叶为柏科植物侧柏 *Platycladus orientalis*(Linn.) Franco 的枝梢及叶,在全国各地均有产。气清香,味苦、涩、微辛。

【主要药性】苦、涩,寒。归肺、肝、脾经。

【基本功效】凉血止血,化痰止咳。

【临床应用】

**1. 血热出血证** 本品善清血热,兼能收敛止血,为治各种出血病证之要药,尤用以治血热出血病证为宜。治血热妄行所致吐血、衄血,如《妇人大全良方》四生丸,本品与鲜地黄等凉血止血药同用。

**2. 肺热咳嗽** 本品清肺热,化痰止咳。用于肺热咳嗽痰多者,可单味运用,或配清热化痰之贝母等同用。

【用法用量】6~12 g;外用适量。止血多炒炭用,化痰止咳宜生用。

【使用注意】久服、多服,易致胃脘不适及食欲不振。

【参考资料】

1. 本草摘要

《名医别录》:“主吐血、衄血、痢血、崩中赤白……去湿痹,止肌(一作‘生肌’)。”

《本草正》:“善清血凉血,去湿热湿痹,骨节疼痛。捣烂可敷火丹,散痄腮肿痛热毒。”

《医林纂要》:“泄肺逆,泻心火,平肝热,清血分之热。”

2. 现代研究 含挥发油、黄酮类、鞣质、脂肪类成分及微量元素。具有止血、镇咳、祛痰、平喘、镇静、抑菌、抗病毒等作用。

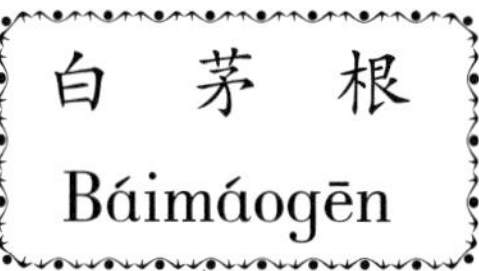

# 白茅根 Báimáogēn

《神农本草经》

白茅根为禾本科植物白茅 *Imperata cylindrica*（Linn.）Beauv. 的根茎，在全国各地均有产，但以华北地区较多。气弱，味甜。

【主要药性】甘，寒。归肺、胃、膀胱经。

【基本功效】凉血止血，清热利尿，清肺胃热。

【临床应用】

**1. 血热出血证**　本品清血分之热而凉血止血，凡吐血、衄血、咳血、尿血、崩漏等多种血热出血之证，皆可应用。本品兼能清热利尿，导热下行，故对膀胱湿热蕴结而致尿血、血淋之证，尤为适宜，可单用本品煎汁或鲜品捣汁服用。

**2. 热淋、水肿、黄疸**　本品能清热利尿通淋，有利水而不伤阴的特点，为治湿热淋证、水肿之良品。治热淋、水肿，小便不利，可单用或与其他清热利尿药同用；治湿热黄疸，常配清热利湿退黄之茵陈、栀子等同用。

**3. 胃热呕吐、肺热咳喘**　本品既能清胃热而止呕，又能清肺热而止咳。治胃热呕吐，常与清胃热、止呕逆之芦根、竹茹等同用；治肺热咳喘，常配清肺化痰、止咳平喘之桑白皮同用。

【用法用量】9~30 g，鲜品加倍。多生用，止血亦可炒炭用。

【参考资料】

1. 本草摘要

《神农本草经》："主劳伤虚羸，补中益气，除瘀血、血闭，寒热，利小便。"

《本草正义》："白茅根，寒凉而味甚甘，能清血分之热而不伤于燥，又不黏腻，故凉血而不虑其积瘀，以主吐衄呕血。泄降火逆，其效甚捷，故又主胃火哕逆呕吐，肺热气逆喘满。"

《医学衷中参西录》："善利小便淋涩作疼，因热小便短少，腹胀身肿；又能入肺清热以宁嗽定喘；为其味甘，且鲜者嚼之多液，故能入胃滋阴以生津止渴，并治肺胃有热，咳血、吐血、衄血、小便下血，然必用鲜者其效方著。"

2. 现代研究　含糖类、简单酸类及钾盐，尚含类胡萝卜素类及叶绿素、维生素、白头翁素等。具有止血、利尿、抑菌、抗病毒等作用。

# 苎 麻 根
## Zhùmágēn

《名医别录》

苎麻根为荨麻科植物苎麻 *Boehmeria nivea*（L.）Gaudich. 的根和根茎，在我国中部、南部、西南部均产。气微，味淡。

【主要药性】甘，寒。归心、肝经。

【基本功效】凉血止血，安胎，清热解毒。

【临床应用】

1. **血热出血证** 本品凉血止血，凡咳血、吐血、衄血、崩漏等多种血热出血证，皆可应用。若出血量少，证情较轻者，可单用本品煎服；证情较重，出血不止，有气随血脱之象者，可与益气固脱之人参同用。

2. **胎动不安、胎漏下血** 本品既能止血，又能清热安胎，历来被视为安胎之要药。凡胎热不安、胎漏下血之证，可单用，也可配养血安胎药之阿胶、当归等同用。

3. **热毒痈肿** 本品清热解毒，故可用于治疗热毒痈肿，多以外用为主，常以鲜品捣敷患处或煮浓汁外洗患处。

【用法用量】10~30 g；鲜品 30~60 g，捣汁服。外用适量，煎汤外洗，或鲜品捣敷。

【参考资料】

1. 本草摘要

《名医别录》："主小儿赤丹，其渍苎汁治渴。"能"安胎"。

《本草纲目拾遗》："治诸毒，活血，止血。功能发散，止渴，安胎，涂小儿丹毒，通蛊胀，崩淋，哮喘，白浊，滑精，牙痛，喉闭骨哽，疝气……跌扑损伤。"

《医林纂要》："孕妇两三月后，相火日盛，血益热，胎多不安。苎根甘咸入心，能布散其光明，而不为郁结，此安胎良药也。"

2. 现代研究 含酚类、三萜（或甾醇）、绿原酸、咖啡酸等。具有止血、抑菌等作用。

**凉血止血药参考药**

| 药名 | 主要药性 | 基本功效 | 主治 | 用量 | 使用注意 |
| --- | --- | --- | --- | --- | --- |
| 瓦松 | 酸、苦，凉，归肝、肺、脾经 | 凉血止血，解毒，敛疮 | 血痢，便血，痔血，疮口久不愈合 | 3~9 g | 外用适量，研末涂敷患处 |

## 第二节 化瘀止血药

既能止血，又能活血化瘀，常用以治瘀滞出血证的药物，称为化瘀止血药。本类药味多辛、苦、甘，主归肝、心经，以化瘀止血为主要功效，具有止血而不留瘀的特点，适用于瘀血内阻而血不循经之出血病证，伴见刺痛，舌紫暗或有瘀斑，出血夹血块等瘀血特征。

其中部分药物尚能消肿、止痛，还可用于治疗跌打损伤、闭经、瘀滞心腹疼痛等病证。

本类药物虽适用于出血兼有瘀滞之证，然随证配伍也可用于其他各种出血证。本类药物具行散之性，出血而无瘀者及孕妇宜慎用。

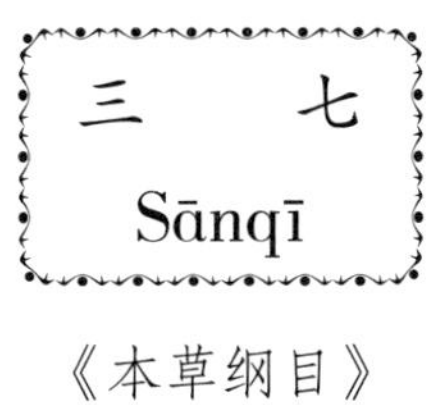


《本草纲目》

三七为五加科植物三七 *Panax notoginseng*（Burkill.）F. H. Chen ex C. H. Chow 的根，主产于云南、广西等地。气微，味甘微苦。

【主要药性】甘、微辛、微苦，温。归肝、胃经。

【基本功效】化瘀止血，消肿定痛。

【临床应用】

**1. 体内外各种出血证** 本品功善止血，又能化瘀，有止血不留瘀、化瘀不伤正的特点，诚为止血之良药，对人体内外各种出血，无论有无瘀滞，均可应用，尤用于有瘀滞者为宜。单味药内服、外用，或配入复方使用均有良效。在凉血止血，收敛止血等方中配入本品，既可增强止血之效，又可防其留瘀之弊。

**2. 跌打损伤，瘀滞肿痛** 本品活血化瘀而消肿定痛，为治瘀血诸证之佳品，被前人誉为“金疮、杖疮之圣药”。凡治跌打损伤，瘀血肿痛，筋骨折伤等，本品皆为首选药物。可以单味三七为末，黄酒或白开水送服，或配伍其他活血消肿之红花、土鳖虫、桃仁等使用，如《中国药典》(2020年版)之跌打丸。

此外，本品还有补虚强壮的作用，民间常以之与母鸡或猪肉炖服，治虚损劳伤，现代多用于冠心病心绞痛、高脂血症、手术后粘连、脑震荡后遗症及脑血管硬化等。

【用法用量】3~9 g；研末吞服，1~3 g。外用适量。

【使用注意】孕妇慎用。

【参考资料】

1. 本草摘要

《本草纲目》：“止血散血定痛，金刃箭伤跌扑仗疮血出不止者，嚼烂涂，或为末掺之，其血即止。亦主吐血衄血、下血血痢、崩中经水不止、产后恶血不下，血运血痛，赤目痈肿，虎咬蛇伤诸病。”

《本草新编》：“三七根，止血之神药也，无论上中下之血，凡有外越者，一味独用亦效，加入于补血补气药之中则更神。盖此药得补而无沸腾之患，补药得此而有安静之休也。”

2. 现代研究　含皂苷、黄酮苷、氨基酸等。具有止血、促进骨髓造血功能、抗血小板聚集、降血压、减慢心率、抗心律失常、抗心肌缺血、抗脑缺血、镇痛、抗炎、抗衰老、抗疲劳、改善记忆力、抗肿瘤等作用。

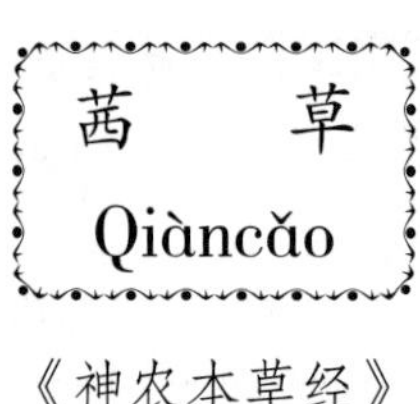

## 茜　草
## Qiàncǎo

《神农本草经》

茜草为茜草科植物茜草 *Rubia cordifolia* Linn. 的根及根茎，主产于安徽、江苏、山东等地。气微，味微苦。

【主要药性】苦、微辛，寒。归肝经。

【基本功效】凉血化瘀止血，通经。

【临床应用】

**1. 血热夹瘀的出血证**　本品既能凉血，又能化瘀，具有较好的止血作用。适用于血热或瘀血所致的出血证，对于血热夹瘀的各种出血证尤为适宜。治疗血热咳血、吐血、衄血、尿血等，轻者可单用本品煎服，重者常配伍其他凉血止血之小蓟、白茅根等使用。

**2. 血瘀经闭、跌打损伤、风湿痹痛**　本品能通经络、行瘀滞、利关节，用于治疗闭经、跌打损伤、风湿痹痛等血瘀经络闭阻之证，尤多用于妇科。治疗血瘀闭经，单用本品酒煎服，或配活血通经之桃仁、红花、当归等同用；治疗跌打损伤，可单味药泡酒服，或配活血疗伤之三七、乳香、没药等同用；治疗痹证，可单用本品浸酒服，或配伍祛风通络之独活、海风藤等。

【用法用量】6~10 g，大剂量可用 30 g。止血可炒炭用，活血通经可生用或酒炒用。

【参考资料】

1. 本草摘要

《神农本草经》：“主寒湿风痹，黄疸，补中。”

《本草纲目》：“茜根赤色而气温，味微酸而带咸。色赤入营，气温行滞，味酸入肝而咸走血，手足厥阴血分之药也，专于行血活血。俗方用治女子经水不通，以一两煎酒服之，一日即通，甚效。”

《医林纂要》：“茜草，色赤入血分，泻肝则血藏不瘀，补心则血用而能行，收散则用而不费，故能剂血气之平，止妄行之血而祛瘀通经，兼治痔瘘疮疡扑损。”

2. 现代研究　含蒽醌类物质。具有促凝血、升高白细胞、镇咳、祛痰、抑菌、抑制结石形成等作用。

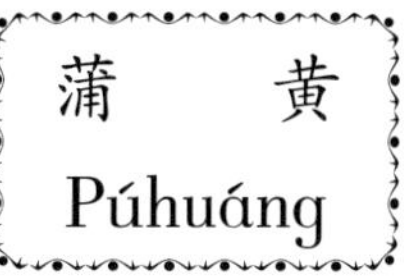

# 蒲　黄
# Púhuáng

《神农本草经》

蒲黄为香蒲科植物水烛香蒲 *Typha angustifolia* L.、东方香蒲 *Typha orientalis* Presl 或同属植物的花粉，主产于浙江、江苏、湖北等地。气微，味淡。

【主要药性】甘、微辛，平。归肝、心包经。

【基本功效】止血，化瘀，利尿。

【临床应用】

**1. 体内外各种出血证**　本品炒用长于收敛止血，兼有活血行瘀之功，为止血行瘀之良药，有止血不留瘀的特点，可用于治疗体内外各种出血病证，且无论属寒属热，有无瘀滞皆宜。治疗吐血、衄血、咯血、尿血、崩漏等，可单用冲服，亦可配伍其他止血药。治外伤出血，可单用外敷伤口。

**2. 瘀滞痛证**　本品生用能行血通经，消瘀止痛，凡跌打损伤、痛经、产后瘀痛、心腹疼痛等瘀血作痛者均可应用，尤为妇科所常用，可与化瘀止痛之五灵脂相须为用。

**3. 血淋**　本品既能止血，又能利尿通淋，故可用于治疗血淋涩痛，常与利尿通淋之冬葵子、生地同用，如《证治准绳》蒲黄散。

【用法用量】5~10 g；本品为花粉类药材，质地轻浮，入汤剂宜包煎。外用适量，研末外敷或调敷。本品止血多炒用，化瘀、利尿多生用。

【参考资料】

1. 本草摘要

《神农本草经》："主心腹膀胱寒热，利小便，止血，消瘀血。"

《本草汇言》："蒲黄，血分行止之药也。主诸家失血……至于治血之方，血之上者可清，血之下者可利，血之滞者可行，血之行者可止。凡生用则性凉，行血而兼消；炒用则味涩，调血而且止也。"

《药品化义》："蒲黄，专入脾经。若诸失血久者，炒用之以助补脾之药，摄血归源，使不妄行。又取体轻行滞，味甘和血，上治吐衄咯血，下治肠红崩漏。但为收功之药，在失血之初，用之无益。若生用亦能凉血消肿。"

2. 现代研究　含黄酮、甾类、脂质、生物碱及氨基酸等。具有促凝血、降血压、减轻心脏负荷、增加冠状动脉血流量、改善微循环、提高机体耐缺氧能力、减轻心肌缺血性病变、兴奋离体子宫、增强离体肠蠕动，以及降血脂、抗动脉粥样硬化、抗炎、利胆、利尿、镇痛、平喘及抗缺血再灌注损伤等作用。

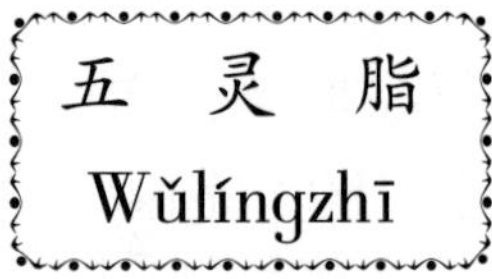

## 五灵脂 Wǔlíngzhī

《开宝本草》

五灵脂为鼯鼠科动物复齿鼯鼠 *Trogopterus xanthipes* 的粪便，主产于河北、山西、甘肃等地。本品气腥臭，稍带柏树叶样香气，味微苦。

【主要药性】苦、咸、微辛，温。归肝经。

【基本功效】化瘀止血，活血止痛。

【临床应用】

**1. 瘀滞出血证** 本品既能止血，又能活血散瘀，且无留瘀之弊，适用于瘀血内阻、血不归经之出血，尤多用于治疗妇女崩漏，月经过多，色紫多块，少腹刺痛者，可单味药炒制研末，温酒送服，或配其他化瘀止血药同用，如三七、蒲黄等。

**2. 瘀血阻滞诸痛证** 本品苦泄温通，专入肝经血分，活血化瘀，善止疼痛，为治疗血瘀诸痛之要药。“凡经、产、跌打诸瘀，心、腹、胁、肋诸痛皆疗”（《玉楸药解》），常与活血散瘀、调经止痛之蒲黄相须为用，如《太平惠民和剂局方》失笑散。

【用法用量】3~10 g，宜包煎。本品生用有腥臭味，不利于服用，制后可矫臭矫味。醋炙可增强其化瘀止血作用，酒炙可增强其活血止痛作用。

【使用注意】血虚无瘀滞者及孕妇慎用。不宜与人参配伍。

【参考资料】

1. 本草摘要

《开宝本草》：“主疗心腹冷气，小儿五疳，辟疫，治肠风，通利气脉，女子血闭。”

《本草纲目》：“止妇人经水过多，赤带不绝，胎前产后血气诸痛，男女一切心腹、胁肋、少腹诸痛，疝痛，血痢肠风腹痛，身体血痹刺痛。”

《本草经疏》：“五灵脂，其功长于破血行血，故凡瘀血停滞作痛，产后血晕，恶血冲心，少腹儿枕痛，留血经闭，瘀血心胃间作痛，血滞经脉，气不得行，攻刺疼痛等证，在所必用。”

2. 现代研究 含尿素、尿酸、维生素 A 类物质及树脂。有抑制血小板聚集、改善血液流变性、降低心肌细胞耗氧量、缓解平滑肌痉挛、增强机体免疫功能、抑菌等作用。

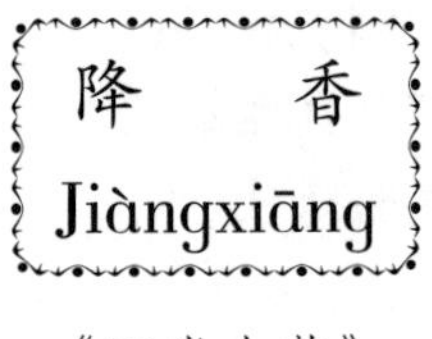

## 降香 Jiàngxiāng

《证类本草》

降香本品为豆科植物降香 *Dalbergia odorifera* T. Chen 树干和根的心材，主产于海南、广东、广西、云南等地。气香、味淡稍苦。

【主要药性】辛，温。归肝、脾经。

【基本功效】化瘀止血，理气止痛。

【临床应用】

**1. 出血证**　本品化瘀行血止血，适用于瘀滞性出血证，尤其适用于跌打损伤所致的内外出血之证，为外科常用之品。治刀伤出血，《名医别录》单用本品研末外敷；治金刃或跌仆损伤，血流不止，《是斋百一选方》以本品与收敛止血之五倍子共研末，捣敷患处；治内伤吐血、衄血，属血瘀或气火上逆所致者，以本品与顺气降逆、化瘀止血之丹皮、郁金等同用。

**2. 胸胁疼痛、跌损瘀痛**　本品化瘀理气止痛，可用于治疗血瘀气滞之胸胁、心腹疼痛及跌损瘀肿疼痛。治上部瘀血停滞胸膈者，单用本品为末煎服；本品亦常与化瘀止痛之五灵脂、川芎、郁金等同用。治跌打损伤，瘀肿疼痛，常配化瘀消肿止痛之乳香、没药等同用。

**3. 呕吐腹痛**　本品能降气辟秽，和中止呕，可用于秽浊内阻脾胃之呕吐、腹痛，常与和中止痛、化浊止呕之藿香、木香等同用。

【用法用量】9~15 g，宜后下；研末吞服 1~2 g；外用适量。

1. 本草摘要

《本草纲目》："疗折伤金疮，止血定痛，消肿生肌。"

《本草经疏》："上部伤，瘀血停积胸膈骨，按之痛或并胁肋痛。""治内伤或怒气伤肝吐血。"

《本经逢原》："降真香色赤，入血分而下降，故内服行血破滞，外涂可止血定痛，又虚损吐红，色瘀味不鲜者宜加服之，其功与花蕊石散不殊。"

2. 现代研究　含异黄酮衍生物的单聚体、双聚体、肉桂烯类衍生物等。具有抗血栓、抗凝血、增加冠状动脉血流量、减慢心率、抗惊厥、镇痛等作用。

**化瘀止血药参考药**

| 药名 | 主要药性 | 基本功效 | 主治 | 用法用量 | 使用注意 |
| --- | --- | --- | --- | --- | --- |
| 竹节参 | 甘、微苦，温。归肝、脾、肺经 | 散瘀止血，消肿止痛，祛痰止咳，补虚强壮 | 痨嗽咯血，跌扑损伤，咳嗽痰多，病后虚弱 | 6~9 g | — |
| 花蕊石 | 酸、涩，平。归肝经 | 化瘀止血 | 咯血，吐血，外伤出血，跌扑伤痛 | 4.5~9 g，多研末吞服。外用适量 | 孕妇慎用 |
| 独一味 | 甘、苦，平。归肝经 | 活血止血，祛风止痛 | 跌打损伤，外伤出血，风湿痹痛 | 2~3 g | — |

## 第三节　收敛止血药

以止血为主要作用，兼能收涩，尤宜用于治疗无明显邪气之出血证的药物，称为收敛止血药。

本类药物性多平，或凉而不寒。味多涩，或质黏，或为炭类，故能收敛止血。

其中，部分药物兼能消肿、利尿、止痢，可用于治疗痈肿疮疡，小便不利、久泻、久痢等证。

本类药物性涩收敛，有留瘀恋邪之弊，故应用于出血无明显邪气和血瘀者为宜，且多配化瘀止血药或活血祛瘀药同用。对于出血有瘀或出血初期邪实者，当慎用之。

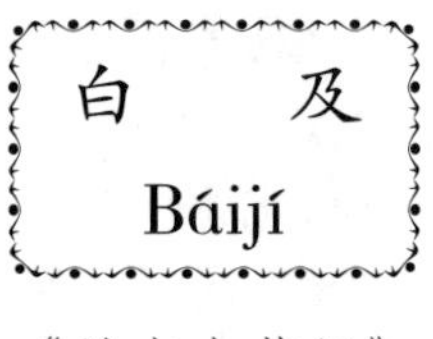


《神农本草经》

白及为兰科植物白及 *Bletilla striata*（Thunb. ex Murray）Rchb. F. 的块茎，主产于贵州、四川、湖南等地。无臭，味苦，嚼之有黏性。

【主要药性】苦、甘、涩，寒。归肺、胃、肝经。

【基本功效】收敛止血，消肿生肌。

【临床应用】

**1. 体内外诸出血证** 本品为收敛止血之要药，可用于治疗咳血、衄血、吐血、便血及外伤出血等体内外诸出血证，尤多用于肺、胃出血之证。治疗胃出血之吐血、便血，常配收敛止血、制酸止痛的海螵蛸；治疗肺痨咳血，常配化瘀止血的三七；治诸内出血证，用单味药研末，糯米汤调服；治外伤或金创伤出血，可单味药研末外敷或水调外敷。

**2. 痈肿疮疡、水火烫伤、手足皲裂、肛裂** 本品能消散痈肿，敛疮生肌，为外疡消肿生肌的常用药，内服与外用皆宜。治疗痈肿疮疡，初起可配清热解毒消痈之金银花、皂角刺、乳香等同用；若治疮痈已溃，久不收口者，单用本品研末外敷。治水火烫伤，可以本品研末，用油调敷，或配伍敛疮生肌之煅石膏粉、凡士林调膏外用；治手足皲裂、肛裂，可以本品研末，麻油调涂，能促进裂口愈合。

【用法用量】6~15 g；大剂量可用至 30 g；亦可入丸、散，入散剂，每次用 2~5 g；研末吞服，每次 3~6 g。外用适量。

【使用注意】《中国药典》规定本品不宜与乌头类药材同用。

【参考资料】

1. 本草摘要

《神农本草经》："主治痈肿，恶疮，败疽，伤阴，死肌，胃中邪气，贼风鬼击，痱缓不收。"

《本草汇言》："白及，敛气、渗痰、止血、消痈之药也。此药质极黏腻，性极收涩，味苦气寒，善入肺经。凡肺叶破损，因热壅血瘀而成疾者，以此研末日服，以坚敛肺藏，封填破损，痈肿可消，溃败可托，死肌可去，脓血可洁，有托旧生新之妙用也。"

2. 现代研究 含菲类衍生物、胶质和淀粉等。有止血、保护胃黏膜、促进肉芽生长、促进疮面愈合、抑菌等作用。

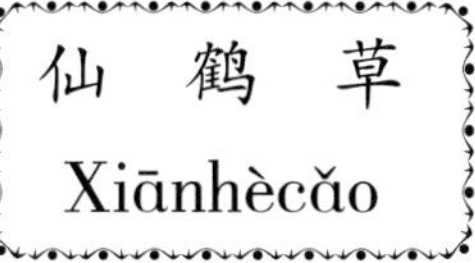

## 仙　鹤　草 Xiānhècǎo

《本草图经》

仙鹤草为蔷薇科植物龙牙草 *Agrimonia pilosa* Ledeb. 的全草，主产于浙江、江苏、湖南等地。气微，味微苦。

【主要药性】苦、涩，平。归心、肝经。

【基本功效】收敛止血，截疟，止痢，解毒，补虚。

【临床应用】

**1. 各种出血证**　本品功能收敛止血，广泛用于全身各部的出血之证，因其药性平和，凡出血病证，无论寒热虚实，皆可应用。治血热妄行之出血证，可配凉血止血之生地、侧柏叶、牡丹皮等；治虚寒性出血证，可与益气补血、温经止血之党参、炮姜、艾叶等药同用。

**2. 腹泻，痢疾**　本品涩肠止泻止痢，药性平和，不易敛邪，又能止血，故对于血痢及久病泻痢者尤为适宜，可单用本品水煎服，或与石榴皮等涩肠止泻药同用。

此外，本品补虚，民间治疗“脱力”（即劳力过度而肌肉酸痛、体倦乏力等），以其与大枣共煮后食枣肉并饮其汁；治气血不足者，亦可与黄芪、当归等补益气血之品同用。本品略有苦泄疮毒之力，治疮疖痈肿，可与金银花、连翘、蒲公英等解毒消痈药同用，外敷、内服皆可。本品能截疟，还可辅助治疗疟疾。

【用法用量】6~12 g；大剂量可用至 30~60 g；外用适量。

【参考资料】

1. 本草摘要

《滇南本草》：“治妇人月经或前或后，赤白带下，治面寒腹痛，日久赤白血痢。”

《本草纲目拾遗》：“葛祖方：消宿食，散中满，下气，疗吐血各病，翻胃噎膈，疟疾，喉痹，闪挫，肠风下血，崩痢，食积，黄白疸，疔肿痈疽，肺痈，乳痈，痔肿。”

2. 现代研究　含仙鹤草素。尚含鞣质、甾醇、皂苷和挥发油。具有促凝血、杀虫、抗菌消炎、抗肿瘤、镇痛等作用。

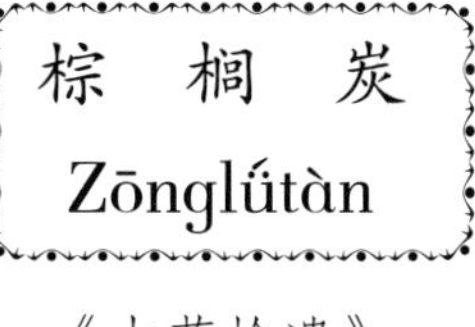

## 棕　榈　炭 Zōnglǘtàn

《本草拾遗》

棕榈炭为棕榈科植物棕榈 *Trachycarpus fortunei*（Hook.）H. Wendl. 的叶柄制成的炭化物。气微，味淡。

【主要药性】苦、涩,平。归肝、肺、大肠经。

【基本功效】收敛止血。

【临床应用】

**多种出血证** 本品为收敛止血之要药,可用于吐血、衄血、崩漏等多种出血证,尤多用于崩漏。因其收敛性强,故用于出血而无瘀滞者为宜。治血热妄行之吐血、衄血、咳血,常与其他凉血止血药如小蓟、栀子等配伍;治脾不统血,冲任不固之崩漏下血,常配伍益气固涩之黄芪、白术、煅龙骨等。

此外,本品苦涩收敛,且能止泻止带,尚可用于久泻久痢,妇女带下。

【用法用量】3~9 g;炒炭研末服,每次 1~1.5 g。

【使用注意】出血兼有瘀滞,湿热下痢初起者慎用。

【参考资料】

1. 本草摘要

《本草拾遗》:"烧作灰,主破血止血。"

《日华子诸家本草》:"止鼻洪、吐血,破癥,治崩中带下,肠风,赤白痢。入药烧灰用,不可绝过。"

《本草纲目》:"棕灰性涩,若失血去多,瘀滞已尽者,用之切当,所谓涩可去脱也。与乱发同用更良。年久败棕入药尤妙。"

2. 现代研究 含大量纤维及鞣质,并含有较丰富的金属元素,有促凝血和收缩子宫的作用。

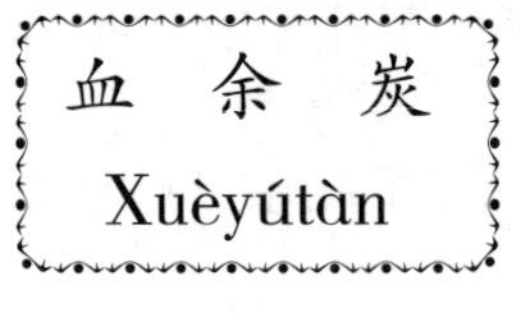

## 血余炭 Xuèyútàn

《神农本草经》

血余炭为人发制成的炭化物。本品烧之有焦发气味,味苦。

【主要药性】苦,平。归肝、胃经。

【基本功效】收敛止血,化瘀,利尿。

【临床应用】

**多种出血证** 本品苦涩性平,能收涩止血,兼能消瘀,有止血而不留瘀的特性,可用于各种出血的病证,既可内服,也可外用;既可单用,亦可因证配伍使用。如《医学衷中参西录》化血丹,其与化瘀止血药三七、花蕊石同用。

此外,本品利尿,能治小便不利,可单用或与滑石等利尿药同用。

【用法用量】5~10 g;尤宜研末服用,每次 1.5~3 g;外用适量。

【使用注意】因本品煅后有焦发气味,易致恶心呕吐,故脾胃虚弱者慎用。

【参考资料】

1. 本草摘要

《神农本草经》:"主五癃,关格不通,利小便水道,疗小儿痫,大人痓。"

《名医别录》:“主咳嗽,五淋,大小便不通,小儿惊痫。止血,鼻衄烧之吹内立已。”

《日华子诸家本草》:“止血闷血运,金疮伤风,血痢。入药烧灰,勿令绝过。煎膏长肉,消瘀血也。”

2. 现代研究　含炭素、胱氨酸及脂类,具有止血和抗菌作用。

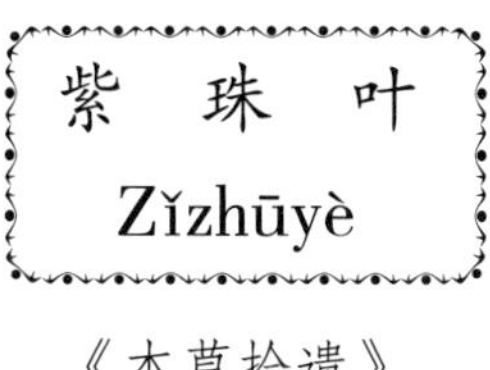

## 紫　珠　叶
Zǐzhūyè

《本草拾遗》

紫珠叶为马鞭草科植物杜虹花 *Callicarpa formosana* Rolfe 的叶,主要分布于陕西及河南南部至长江以南各地。气微,味微苦涩。

【主要药性】苦、涩,凉。归肝、肺、胃经。

【基本功效】凉血收敛止血,散瘀解毒消肿。

【临床应用】

**1. 各种出血证**　本品既能清热凉血止血,又能收敛止血,用于各种内外出血证,如咯血、衄血、吐血、便血、崩漏、紫癜及外伤出血等。因本品归肝、肺、胃经,用于肺胃血热出血证尤宜,可与槐花、白及各等分,为末冲服。其与仙鹤草同用,煎服,可有收敛止血之效。

**2. 用于烧伤及热毒疮疡、喉痹、痔疮等**　本品有清热解毒敛疮之功,为治诸热毒证所常用。可单用研末,局部外敷;亦可与连翘、牛蒡子、黄芩等清热解毒药配伍,煎服。

【用法用量】3~15 g;研末吞服,每次 1.5~3 g。外用适量,敷患处。

【参考资料】

1. 本草摘要

《本草拾遗》:“解诸毒物,痈疽,喉痹,毒肿,下瘘,蛇虺虫螫,狂犬毒……洗疮肿,除血长肤。”

《植物名实图考》:“洗疮毒”“治陡发头肿、头风……又治跌打损伤,去风湿。”

2. 现代研究　含黄酮类、甾类、三萜、固醇等成分。具有止血、抑菌、镇痛等作用。

### 附药

大叶紫珠　为马鞭草科植物大叶紫珠 *Callicarpa macrophylla* Vahl 的叶或带叶嫩枝。

【主要药性】辛、苦,平。归肝、肺、胃经。

【基本功效与主治】散瘀止血,消肿止痛。用于衄血,咯血,吐血,便血,外伤出血,跌扑肿痛。

【用法用量】15~30 g。外用适量,研末敷患处。

广东紫珠　为马鞭草科植物广东紫珠 *Callicarpa kwangtungensis* Chun 的茎枝和叶。

【药性】苦、涩,凉。归肝、肺、胃经。

【基本功效与主治】收敛止血,散瘀,清热解毒。用于衄血,咯血,吐血,便血,崩漏,外伤出血,肺热咳嗽,咽喉肿痛,热毒疮疡,水火烫伤。

【用法用量】9~15 g。外用适量,研粉敷患处。

收敛止血药参考药

| 药名 | 主要药性 | 基本功效 | 主治 | 用法用量 |
|---|---|---|---|---|
| | 微苦、涩，凉。归肝经 | 收敛止血 | 各种出血 | 9~15 g；外用适量，研末敷患处 |
| | 甘、涩，平。归肝、肺、胃经 | 收敛止血，化瘀 | 多种出血 | 9~15 g |

## 第四节　温经止血药

既可止血，又能温里散寒，常用以治疗虚寒出血证的药物，称为温经止血药。本类药物性属温热，能温内脏，益脾阳，固冲脉而统摄血液，具有温经止血之效，适用于脾不统血，冲脉失固之虚寒性出血病证，症见出血日久，血色暗淡，且具有全身虚寒表现者。

本类药物兼有温里作用，可达止呕、止泻、止痛、调经等多种效果，故又可治疗多种里寒证，证见妇女宫寒腹痛、痛经，脾胃虚寒、脘腹冷痛等。

本类药物在应用时，若治属脾不统血者，应配温阳益气健脾药；治属肾虚冲脉失固者，宜配益肾暖宫补摄之品。然其性温热，热盛及阴虚火旺之出血证者忌用。

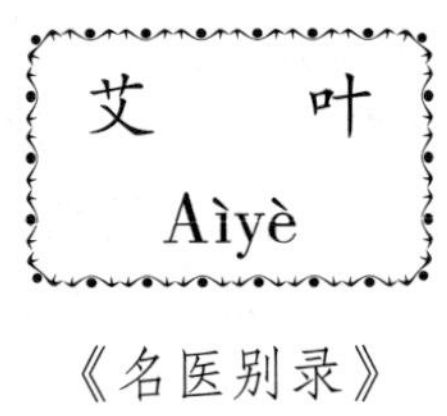

### 艾　叶
### Aìyè

《名医别录》

艾叶为菊科植物艾 *Artemisia argyi* Lévl. et Van. 的叶，在全国大部分地区均产。气清香，味苦。

【主要药性】辛、苦，温。有小毒。归肝、脾、肾经。

【基本功效】温经止血，散寒止痛；外用祛湿止痒。

【临床应用】

**1. 虚寒性出血证**　本品温可散寒，能暖气血而温经脉，为温经止血之要药，适用于虚寒出血病证，尤善治疗下元虚冷，冲任不固所致的崩漏下血。可单用本品，水煎服，或与温经散寒、养血止血之阿胶、芍药、干地黄等同用，如《金匮要略》胶艾汤。

**2. 月经不调、痛经**　本品能温经脉，止冷痛，“尤为调经之妙品”（《本草经疏》），常用于下焦虚寒或寒客胞宫所致的月经不调、经行腹痛、宫寒不孕等病证，可与散寒止痛、养血调经之香附、吴茱萸、当归等同用，如《仁斋直指方》艾附暖宫丸。治胞宫虚寒，冲任不固，血不养胎而胎漏下血，胎动不安者，可与养血、益肾安胎的阿胶、白芍、桑寄生等同用。

**3. 湿疹、湿疮皮肤瘙痒**　本品煎汤外用，能祛湿止痒。治湿疹、湿疮等皮肤瘙痒，可单用，或配伍黄柏、苦参、花椒等除湿止痒药。

此外，将本品捣绒，制成艾条、艾炷等，用以熏灸体表穴位，能温煦气血，透达经络，可用于阳虚寒盛或风寒湿邪所致的各种疼痛。

【用法用量】3~9 g;外用适量,供灸治或熏洗用。温经止血宜炒炭用,余则生用。

【参考资料】

1. 本草摘要

《名医别录》:"主灸百病,可作煎,止下痢,吐血,下部䘌疮,妇人漏血,利阴气,生肌肉,辟风寒,使人有子。"

《药性论》:"止崩血,安胎,止腹痛。"

《本草纲目》:"艾叶……服之则走三阴而逐一切寒湿,转肃杀之气为融和。灸之则透诸经而治百种病邪,起沉疴之人为康泰,其功亦大矣。"

2. 现代研究 含挥发油。具有促凝血、止血、平喘、镇咳、祛痰、抑菌、兴奋子宫等作用。

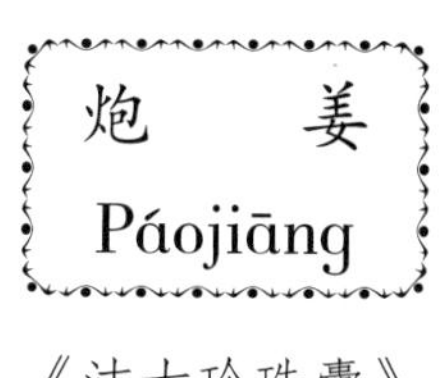

## 炮 姜

Páojiāng

《洁古珍珠囊》

炮姜为姜科植物姜 *Zingiber officinale* Roscoe 干燥根茎的炮制加工品,主产于四川、贵州等地。气香,味辛辣。

【主要药性】辛,热。归脾、胃、肾经。

【基本功效】温经止血,温中止痛。

【临床应用】

**1. 虚寒性出血证** 本品既能直接止血,又能温脾而助其统血,故尤宜用于脾胃虚寒,脾不统血之吐血、便血等多种出血证。可单以本品为末,米汤饮下,或配伍温阳益气之附子、人参、黄芪等药使用。治疗冲任虚寒,崩漏下血,可与温经止血之艾叶等同用。

**2. 腹痛、腹泻** 本品性温,善暖脾胃,能温中止痛、止泻,适用于中焦受寒或脾胃虚寒所致的腹痛、腹泻等病证,常与温中散寒止痛之高良姜同用,如《太平惠民和剂局方》二姜丸。

【用量】3~9 g。

【参考资料】

1. 本草摘要

《本草正》:"阴盛格阳,火不归元,及阳虚不能摄血而为吐血、衄血、下血者,但宜炒熟留性用之,最为止血之要药。"

《医学入门》:"温脾胃,治里寒水泄,下痢肠澼,久疟,霍乱,心腹冷痛胀满,止鼻衄,唾血,血痢,崩漏。"

《得配本草》:"炮姜守而不走,燥脾胃之寒湿,除脐腹之寒痞,暖心气,温肝经,能去恶生新,使阳生阴长,故吐衄下血有阴无阳者宜之。"

2. 现代研究 含挥发油、树脂、淀粉等。具有止血和抗胃溃疡作用。

温经止血药参考药

| 药名 | 主要药性 | 基本功效 | 主治 | 用法用量 |
|---|---|---|---|---|
| 伏龙肝(灶心土) | 辛，温。归脾、胃经 | 温中止血，止呕，止泻 | 虚寒性出血；胃寒呕吐；脾虚泄泻 | 15~30 g，布包先煎 |

## 数字课程学习……

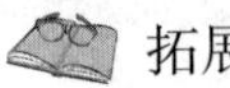 拓展阅读　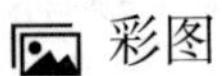 彩图　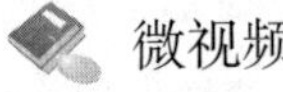 微视频　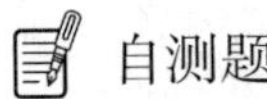 自测题

# 第十七章

# 活血化瘀药

**【教学要求】**

掌握：活血化瘀药在基本功效、主治、主要药性、配伍应用及使用注意方面的共性；通过活血化瘀有关的功效，确定其药性、主治和证候禁忌。掌握川芎、延胡索、郁金、丹参、红花、桃仁、益母草、牛膝、莪术等药的功效、药性、配伍应用及其特殊的用法用量、使用注意。

熟悉：活血化瘀药的分类。姜黄、乳香、鸡血藤、土鳖虫、骨碎补、马钱子等药的功效与主治及其特殊的用法用量、使用注意。

了解：活血化瘀药及各类活血化瘀药和相关功效术语的含义。没药、自然铜、苏木、血竭、三棱、水蛭等药的功效及其特殊的用法用量、使用注意。

## 一、含义

以通畅血行、消散瘀血为主要功效，常用以治疗瘀血证的药物，称为活血化瘀药，或称为活血祛瘀药，简称活血药或化瘀药。其中活血作用较峻烈者，又称为破血药或逐瘀药。

根据活血化瘀药的药性和功效与主治差异，分为活血止痛药、活血调经药、活血疗伤药和破血消癥药四类。

## 二、功效与主治

1. 共有功效与主治　本类药物都具有活血化瘀功效，主治瘀血证。所谓活血化瘀，是药物通过通行血脉、消散瘀血的基本功效，达到止痛、消癥、疗伤、通痹、消痈、通经络、调理月经等效果。临床内科、外科、妇科、儿科等科室将活血化瘀药广泛用于瘀血阻滞引起的疼痛、癥瘕积聚、跌仆损伤、关节痹痛、中风不遂、痈肿疮疡，血滞经闭、痛经、产后腹痛等症。

2. 主要兼有功效与主治　本类药物分别兼有行气、凉血、止血等功效，宜用于气滞血瘀、瘀热互结及瘀滞出血之证，亦可主治气滞证、血热证及出血证等。

## 三、药性

1. 四气　血受寒则凝，寒凝是瘀血最常见的病因。本类药物大多主治寒凝血瘀之证，故多偏温性。部分药物能凉血、清热，性偏寒凉，对血热瘀滞者更为适宜。

2. 五味　根据“辛能行”的五味理论，本类药一般为辛味。因又有“苦能泄”“咸入血”之说，故部分药物还兼有苦味或咸味。

3. 归经　因心主血，肝藏血，古有“恶血必归于肝”之说，故本类药物多归心、肝经。

在本类药中，水蛭、马钱子、土鳖虫为有毒之药。

## 四、配伍应用

应用活血化瘀药时，除根据各类药物的不同特点而随证选用外，尚需针对引起瘀血的病因进行配伍，以达到标本兼治的效果。由于气滞可以导致血瘀，血瘀也常兼有气滞，因此使用活血化瘀药时，常配伍行气药；因寒致瘀者，当配温里散寒药；因热致瘀者，宜配清热凉血药；热毒疮痈者，宜配清热解毒药；癥瘕积聚者，当配软坚散结药；痹证者，宜与祛风湿药同用；若久瘀体虚或因虚致瘀者，宜配相应的补益药以通补兼施。

## 五、使用注意

1. 因证选药　使用活血化瘀药，应区分瘀血病证的不同主症、寒热、程度和兼夹证等，选用合适的药物。

2. 证候禁忌　本类药物易耗血动血，不宜用于妇女月经过多者及其他出血证无瘀血现象者，孕妇尤当慎用或忌用。破血逐瘀之品，易伤人正气，体虚者慎用。有毒药物，需注意其炮制方法、用法用量。

3. 中病即止　活血化瘀药尤其是破血药，久服易损伤正气，故宜中病即止，不宜多服、久服。

# 第一节　活血止痛药

以活血止痛为主要功效，用于治疗多种瘀滞疼痛证的药物，称为活血止痛药。本类药物有活血祛瘀之功，兼能行气，故能止痛，主治血瘀气滞证，症见头痛、胸胁痛、心腹痛、痛经、产后腹痛、肢体痹痛、跌打损伤瘀肿疼痛及疮痈肿痛等。

临床应用时，应根据病情的不同，选择相应的药物，并进行适当配伍。如血瘀兼有肝郁者，宜配伍疏肝理气之品；跌打损伤，瘀肿疼痛者，宜配伍活血疗伤之品；妇女经产诸痛，宜配伍活血调经之品；外科疮疡痈肿，宜配伍解毒消痈之品；久病入络，癥瘕积聚者，还宜配伍活血消癥及软坚散结之品。

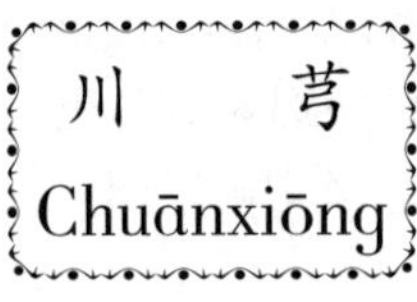


《神农本草经》

川芎为伞形科植物川芎 *Ligusticum chuanxiong* Hort. 的根茎，主产于四川。气浓香，味苦、辛。

【主要药性】辛，温。归肝、胆、心包经。

【基本功效】活血行气，祛风止痛。

【临床应用】

**1. 血瘀气滞诸痛证**　本品辛散温通，既能活血，又能行气，为“血中气药”，广泛用于血瘀气滞所致的胸、胁、腹诸痛证。治胸痹心痛，其与当归、丹参、瓜蒌等药同用。治肝郁气滞而致血行不畅之胸胁疼痛，如《景岳全书》柴胡疏肝散，其与疏肝解郁的柴胡、香附等同用。因其尤善“下行血海”而“下调经水”，故为妇科活血调经之要药，通过配伍，可用于治疗多种妇科瘀血证。治疗血瘀经闭、痛经，如《医宗金鉴》桃红四物汤，其与活血调经的红花、桃仁、当归等同用。治疗冲任虚寒而有瘀滞的月经不调、痛经，如《金匮要略》温经汤，其与温经散寒、养血活血的吴茱萸、桂枝、当归等同用。治产后恶露不下，瘀阻腹痛，如《傅青主女科》生化汤，其与养血祛瘀、温经止痛的当归、桃仁、炮姜等同用。此外，本品治跌仆损伤，疮疡痈肿也可随证配伍。

**2. 头痛**　本品辛温升散，“上行头目”，为治头痛之要药，故李杲说“头痛需用芎”。治瘀血头痛，如《医林改错》通窍活血汤，其与赤芍、麝香等同用。治风寒头痛，如《太平惠民和剂局方》川芎茶调散，其与祛风散寒的荆芥、防风等同用。治风热头痛，本品常与清热祛风的菊花、石膏、僵蚕等同用。治风湿头疼，如《内外伤辨惑论》羌活胜湿汤，其与祛风解表的羌活、防风等同用。

**3. 风湿痹痛**　本品辛散温通，可治风寒湿痹疼痛，如《千金要方》独活寄生汤，其与祛风除湿的独活、桑寄生等药同用。

【用法用量】3~10 g。酒炙可增强川芎温通升散之力，因本品含挥发油，煎煮时间不宜过长。

【使用注意】本品温燥，阴虚火旺者慎用；孕妇忌用。

【参考资料】

1. 本草摘要

《神农本草经》：“主中风入脑头痛、寒痹，筋挛缓急，金疮，妇人血闭无子。”

《洁古珍珠囊》：“上行头角，助清阳之气止痛；下行血海，养新生之血调经。”

《本草汇言》：“芎䓖，上行头目，下调经水，中开郁结，血中气药。尝为当归所使，非第治血有功，而治气亦神验也……味辛性阳，气善走窜而无阴凝黏滞之态，虽入血分，又能去一切风，调一切气。”

2. 现代研究　含挥发油、生物碱（如川芎嗪）等成分。有镇痛、镇静、解痉、降血压、抗肿瘤、抑菌、平喘等作用。

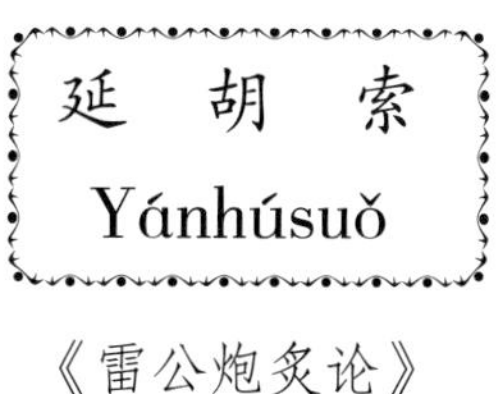


《雷公炮炙论》

延胡索为罂粟科植物延胡索 *Corydalis yanhusuo* W.T.Wang 的块茎，主产于浙江、江苏、湖北等地。气微，味苦。

【主要药性】辛、苦，温。归肝、脾经。

【基本功效】活血，行气，止痛。

【临床应用】

**气血瘀滞诸痛证** 本品辛散温通，作用温和，"能行血中气滞，气中血滞，故专治一身上下诸痛"(《本草纲目》)，为止痛之良药。无论何种痛证，均可配伍应用，尤其对气滞血瘀痛证最为擅长。治胸闷胸痛者，如《世医得效方》玄胡索散，其与缓急止痛的甘草同用。治肝气犯胃，郁而化热，胃脘疼痛，连及两胁，如《素问病机气宜保命集》金铃子散，其与疏肝泄热、行气止痛的川楝子(又名金铃子)同用。治寒疝腹痛，其与疏肝行气、散寒止痛的小茴香、吴茱萸等同用。治气滞血瘀之痛经、月经不调、产后瘀滞腹痛，其与活血养血、调经止痛的当归、红花、香附等同用。治跌打损伤，瘀肿疼痛，其与散瘀消肿的乳香、没药等同用。

【用法用量】3~10 g。研粉吞服，一次 1.5~3 g。醋炙后可增强止痛的作用。酒炙后，可增强活血的作用。

【使用注意】孕妇慎用。

【参考资料】

1. 本草摘要

《雷公炮炙论》:"治心痛欲死。"

《本草纲目》:"玄胡索，能行血中气滞，气中血滞，故专治一身上下诸痛，用之中的，妙不可言……盖玄胡索能活血化气，第一品药也。"

《本草正义》:"延胡虽为破滞行血之品，然性情尚属和缓，不甚猛烈，古人必以酒为导引助其运行，其本性之不同于峻厉亦可想见。而又兼能行气，不专于破瘀见长，故能治内外上下气血不宣之病，通滞散结，主一切肝胃胸腹诸痛，盖攻破通导中之冲和品也。"

2. 现代研究 含生物碱、淀粉、黏液质、挥发油及树脂等成分。有镇痛、催眠、镇静、扩张外周血管、降血压、降血脂、抗心肌缺血、抗脑缺血、抗溃疡、抑制胃酸分泌等作用。

**附药**

夏天无 为罂粟科植物夏天无 *Corydalis decumbens* (Thunb.) Pers. 的块茎。

【主要药性】苦、微辛，温。归肝经。

【基本功效与主治】活血通络，行气止痛，祛风除湿。临床多应用于中风偏瘫，跌仆损伤，肝阳头痛，风湿痹痛，关节拘挛，高血压等。

【用法用量】6~12 g，研末分 3 次服。使用注意同延胡索。

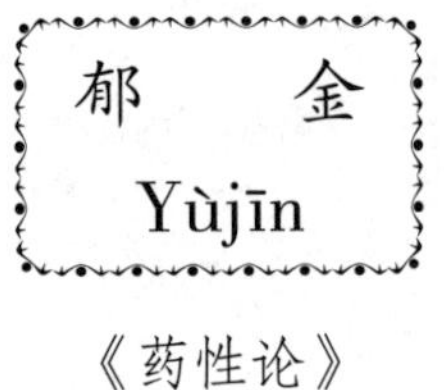


《药性论》

郁金为姜科植物温郁金 *Curcuma wenyujin* Y.H.Chen et C.Ling、姜黄 *Curcuma longa* Linn.、广

西莪术 *Curcuma kwangsiensis* S.G.Lee et C.F.Liang 或蓬莪术 *Curcuma phaeocaulis* Val. 的块根。前二者分别习称"温郁金"和"黄丝郁金",其余按性状不同习称"桂郁金"和"绿丝郁金"。温郁金主产于浙江、四川;姜黄主产于四川、福建;广西莪术主产于广西;蓬莪术主产于四川、广东、福建等地。温郁金气微香,味微苦;黄丝郁金气芳香,味辛辣;桂郁金气微,味微辛苦;绿丝郁金气微,味淡。

【主要药性】辛、苦,寒。归肝、心、肺经。

【基本功效】活血止痛,行气解郁,清心凉血,利胆退黄。

【临床应用】

**1. 气滞血瘀诸痛证**　本品味辛行散,既能活血止痛,又能行气解郁,为"血分之气药"(《本草经疏》)。因其性偏寒凉,对血瘀气滞而有郁热之胸、胁、腹痛证最为适宜。治肝郁有热、气滞血瘀之痛经、乳房作胀,如《傅青主女科》宣郁通经汤,其与行气活血的香附、当归、柴胡等同用。治胸胁损伤,胸闷疼痛,其与活血止痛的降香、五灵脂等同用。治疗癥瘕痞块,其与化癥消瘀的鳖甲、莪术、丹参、青皮等同用。

**2. 痰热蒙蔽心窍之证**　本品辛散苦泄,能解郁开窍,且性寒入心经,能凉血清心,故可用于治疗湿温病浊邪蒙蔽清窍,神志昏迷,如《温病全书》菖蒲郁金汤,其与清心化痰开窍的栀子、竹沥、石菖蒲等同用。治疗癫痫、癫狂因气郁痰阻,闭塞心窍者,如《摄生众妙方》白金丸,以本品配伍白矾以清心开窍、豁痰醒神。

**3. 血热出血证**　本品入肝经血分能凉血,味苦、辛,能降泄顺气。因其能凉血降气,"降下火气则血不妄行"(《本草经疏》),可达止血之效,故可用于治疗肝郁化火,气上逆之吐血、衄血、倒经,如《医学心悟》生地黄汤,其与清热凉血的生地、丹皮、栀子等同用。治疗热结下焦,伤及血络之尿血、血淋,如《普济方》郁金散,其与凉血止血的生地、丹皮、小蓟等同用。

**4. 湿热黄疸、胆石症**　本品性寒入肝、胆经,能清利肝胆湿热而退黄排石。治湿热黄疸,其与清热利湿退黄的茵陈蒿、栀子等同用。治湿热胆石症,其与利胆排石的金钱草、鸡内金等同用。

【用法用量】3~10 g。研末服,2~5 g。排结石剂量可稍大。临床生用居多,经醋炙后,疏肝止痛作用增强。

【使用注意】孕妇慎用。不宜与丁香、母丁香同用。

【参考资料】

1. 本草摘要

《本草纲目》:"治血气心腹痛,产后败血、冲心欲死,失心癫狂。"

《本草汇言》:"其性轻扬,能散郁滞,顺逆气,上达高巅,善行下焦,心肺肝胃气血火痰郁遏不行者最验。故治胸胃膈痛,两胁胀满,肚腹攻疼,饮食不思等证;又治经脉逆行,吐血衄血,唾血血腥。此药能降气,气降则火降,而痰与血亦各循其安所之处而归原矣。"

《本草备要》:"行气,解郁……泄血,破瘀……凉心热,散肝郁……治妇人经脉逆行。"

2. 现代研究　含挥发油等成分。有抗炎、镇痛、抗菌等作用。

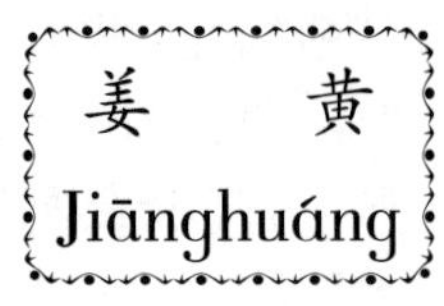


《新修本草》

姜黄为姜科植物姜黄 *Curcuma longa* Linn. 的根茎，主产于四川、福建等地。气特异，味苦、辛。

【主要药性】辛、苦，温。归脾、肝经。

【基本功效】破血行气，通经止痛。

【临床应用】

**1. 血瘀气滞诸痛证** 本品辛散苦泄温通，入血分能活血行瘀，入气分能行散滞气，也为血中之气药，使瘀散滞通而痛解，广泛用于血瘀气滞诸痛证。治胸阳不振，血瘀气滞之心腹痛，如《大德重校圣济总录》姜黄散，其与活血行气止痛的当归、木香、乌药等同用。治气滞血瘀之痛经、经闭、产后腹痛，其与活血调经的当归、川芎、红花等同用。治跌打损伤，瘀肿疼痛，如《伤科方书》姜黄汤，其与活血散瘀的苏木、乳香等同用。

**2. 风湿痹痛** 本品温通气血，善通经活络，通痹止痛，长于行肢臂而止痹痛，如《太平惠民和剂局方》五痹汤，其与祛风除湿的羌活、防风等同用。

此外，本品单用外敷可治疗皮癣初发痛痒。

【用法用量】3~10 g。研末服，2~3 g。外用适量，研末调敷。

【使用注意】孕妇忌用。

【参考资料】

1. 本草摘要

《新修本草》："主心腹结积，疰忤，下气，破血，除风热，消痈肿，功力烈于郁金。"

《日华子诸家本草》："治癥瘕血块，痈肿，通月经，治扑损瘀血，消肿毒，止暴风痛，冷气，下食。"

《本草纲目》："治风痹臂痛。"

2. 现代研究 含挥发油、黄酮类等成分。有增加心肌血流量、抗凝血、抑制血小板聚集、利胆、保肝、降血脂、抗肿瘤、抗突变、抗氧化、抗炎、保护胃黏膜等作用。

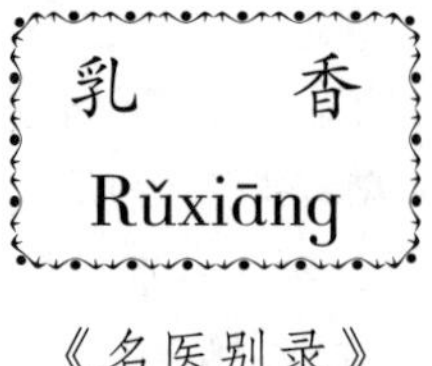


《名医别录》

乳香为橄榄科植物阿拉伯乳香 *Boswellia carteri* Birdw. 及同属植物鲍达乳香 *Boswellia bhaw-dajiana* Birdw. 树皮渗出的树脂，主产于非洲索马里、埃塞俄比亚等地。气芳香，味微苦。

【主要药性】辛、苦，温。归心、肝、脾经。

【基本功效】活血定痛，消肿生肌。

【临床应用】

**1. 血瘀气滞诸痛证** 本品辛散温通，内能宣通脏腑，外能透达经络，既能活血化瘀，又能行散滞气，止痛之功较著。《洁古珍珠囊》谓其能“定诸经之痛”。本品善治血瘀气滞之疼痛，常与没药相须为用。治气血瘀滞之胸腹或胃脘疼痛，其与行气止痛的川楝子、木香等同用。治疗痛经、经闭、产后瘀阻腹痛，如《医学衷中参西录》活络效灵丹，其与祛瘀通经止痛的当归、丹参等同用。

**2. 跌打损伤、疮疡痈肿** 本品既能活血消肿，又能生肌敛疮。既可内服，亦可外用，为外科、伤科常用之要药。治跌打损伤，瘀血肿痛，如《良方集腋》七厘散，其与活血通经止痛的没药、血竭、红花等同用。治疮疡肿毒初起，红肿热痛，如《校注妇人良方》仙方活命饮，其与清热解毒、消痈散结的金银花、白芷、没药等同用。治疮疡溃破，久不收口，如《疮疡经验全书》海浮散，其与没药共研末外用，以生肌敛疮。

【用法用量】3~5 g。外用适量，生用或炒用，研末外敷。入丸、散剂用，制作前期宜冷冻干燥，低温粉碎。

【使用注意】生肌敛疮宜局部外用。孕妇及脾胃虚弱者慎用。

【参考资料】

1. 本草摘要

《名医别录》：“疗风水毒肿，去恶气。疗风瘾疹痒毒。”

《本草纲目》：“乳香香窜，能入心经，活血定痛，故为痈疽疮疡、心腹痛要药。”

《药性切用》：“活血舒筋，祛风止痛，为治痹活络专药。”

2. 现代研究 含树脂、树胶、挥发油及少量苦味质等成分。有镇痛、抑制免疫、抗肿瘤、抗炎、抗溃疡等作用。

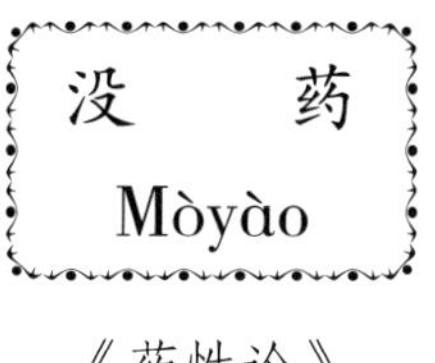

## 没 药

## Mòyào

《药性论》

没药为橄榄科植物地丁树 *Commiphora myrrha* Engl. 或哈地丁树 *Commiphora molmol* Engl. 的树脂，主产于非洲索马里、埃塞俄比亚等地。香气浓，味苦、微辛。

【主要药性】辛、苦，平。归心、肝、脾经。

【基本功效】散瘀定痛，消肿生肌。

【临床应用】

没药的功效与主治与乳香相似。治疗跌打损伤、瘀滞疼痛，痈疽肿痛，疮疡溃后久不收口及一切瘀滞痛证，常与乳香相须为用。本品与乳香稍有区别，乳香偏于行气伸筋，临床多用于治疗痹症；没药偏于祛瘀，临床多用于治疗血瘀气滞较重的痛证。

【用法用量】3~5 g。外用适量，生用或炒用，研末外敷。入丸、散剂用，制作前期宜冷冻干燥，低温粉碎。

【使用注意】生肌敛疮宜局部外用。孕妇及脾胃虚弱者慎用。

【参考资料】

1. 本草摘要

《医学入门》:"此药推陈致新,故能破宿血,消肿止痛,为疮家奇药也。"

《医学衷中参西录》:"乳香、没药……二药并用,为宣通脏腑,流通经络之要药,故凡心胃胁腹肢体关节诸疼痛皆能治之。又善治女子行经腹疼,产后瘀血作疼,月事不以时下。其通气活血之力,又善治风寒湿痹,周身麻木,四肢不遂及一切疮疡肿疼,或其疮硬不疼。外用为粉以敷疮疡,能解毒消肿,生肌止疼。"

2. 现代研究　含树脂、树胶、挥发油等成分。有镇痛、抗炎、降血脂、抗血栓、抑制血小板聚集、改善微循环、改善血液流变性等作用。

活血止痛药参考药

| 药名 | 主要药性 | 基本功效 | 主治 | 用法用量 | 使用注意 |
| --- | --- | --- | --- | --- | --- |
| 灯盏细辛(灯盏花) | 辛、微苦,温。归心、肝经 | 活血通络,止痛,祛风散寒 | 中风偏瘫,胸痹心痛,风湿痹痛,头痛,牙痛 | 9~15 g。煎服或研末蒸鸡蛋服。外用适量 | — |
| 两面针 | 苦、辛,平。有小毒。归肝、胃经 | 行气止痛,活血化瘀,祛风通络,解毒消肿 | 风湿痹痛,跌打伤痛,胃痛,牙痛,毒蛇咬伤,水火烫伤 | 5~10 g。外用适量,研末调敷或煎水洗患处 | 本品有小毒,不宜过量使用 |
| 枫香脂 | 辛、微苦,平。归肺、脾经 | 活血止痛,解毒生肌,凉血止血 | 跌打损伤,血热出血,外伤出血,痈疽肿痛 | 1~3 g,宜入丸、散服。外用适量 | — |
| 桃枝 | 苦,平。归心、肝经 | 活血通络,解毒,杀虫 | 心腹痛,风湿关节痛,腰痛,跌打损伤,口疮,皮癣 | 9~15。外用适量,煎水含漱或洗浴 | — |

## 第二节　活血调经药

以活血调经为主要功效,用于治疗妇科经产瘀滞诸证的药物,称为活血调经药。本类药物通过活血祛瘀之功,达到通调经水之效。本品主治血行不畅、月经不调等证,可用于治疗痛经、经闭及产后瘀滞腹痛,恶露不尽等经产疾病;亦常用于瘀血胸腹痛证、癥瘕、跌打损伤、疮痈肿毒等病症。

临床应用时,应根据瘀滞发生的原因而选用不同的活血调经药,并进行适当的配伍。女子以肝为先天。妇女瘀滞经产之证,多与肝之疏泄失常有关,故在使用本类药时,常配伍疏肝理气之品;女子血瘀经闭,兼有气血亏虚者,宜配伍补气养血之品;若治瘀热互结者,宜配伍清热解毒之品;若治寒凝血滞者,宜配伍温经散寒之品。

本类药物有活血调经之功，因药性寒热不同，兼有凉血、养血、补肝肾之效，有行血而不峻猛、通经而不伤正的特点。

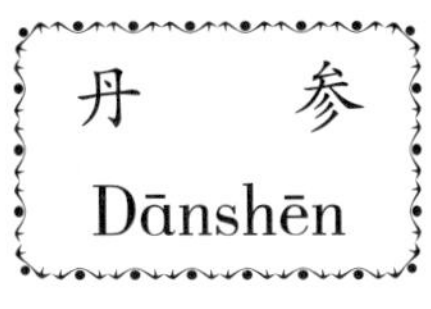

## 丹　参 Dānshēn

《神农本草经》

丹参为唇形科植物丹参 *Salvia miltiorrhiza* Bunge. 的根及根茎，主产于四川、安徽、江苏等地。气微，味微苦涩。

【主要药性】苦，微寒。归心、肝经。

【基本功效】活血祛瘀，通经止痛，清心除烦，凉血消痈。

【临床应用】

**1. 瘀血诸痛证**　本品功擅活血祛瘀，作用平和，能祛瘀生新，活血而不伤正，前人有"一味丹参散，功同四物汤"之说，故广泛用于瘀血所致的各种病证；又因其性偏寒，更适用于瘀热互结之证。治疗瘀血引起的月经不调、痛经、经闭及产后瘀阻腹痛，《妇人良方大全》丹参散，将丹参研末，酒调服。又如《卫生鸿宝》宁坤至宝丹，其与活血调经的益母草、当归等同用。治疗血脉瘀阻之胸痹心痛，脘腹疼痛，如《医宗金鉴》丹参饮，其与行气止痛的砂仁、檀香等同用。治癥瘕积聚，其与活血理气、软坚散结的三棱、莪术、鳖甲等同用。治跌打损伤，肢体瘀血作痛，其与活血止痛的当归、乳香、没药等同用。治风湿痹证，其与祛风湿的防风、秦艽等同用。

**2. 疮疡痈肿**　本品性寒，既能凉血活血，又能清热消痈，可用于热毒瘀阻引起的疮痈肿毒，如《医学衷中参西录》消乳汤，其与清热解毒的金银花、连翘等同用。

**3. 热入营血，心烦不眠**　本品性属寒凉，且入心经，既能凉血活血，又能清心除烦而安神，可用于温热病热入营分之心烦少寐，如《温病条辨》清营汤，其与清营凉血的生地、竹叶等同用。此外，治血不养心引起的心悸怔忡、失眠健忘，其可与补益精血的党参、龙眼肉、白芍等同用。

【用法用量】10~15 g。生用清心除烦力强，酒炙后加强活血化瘀调经的作用。

【使用注意】孕妇慎用。《中国药典》规定本品不宜与藜芦同用。

【参考资料】

1. 本草摘要

《神农本草经》："主心腹邪气，肠鸣幽幽如走水，寒热积聚，破癥除瘕，止烦满，益气。"

《日华子诸家本草》："养神定志，通利关脉。治冷热劳，骨节疼痛，四肢不遂；排脓止痛，生肌长肉；破宿血，补新生血；安生胎，落死胎；止血崩带下，调妇人经脉不匀，血邪心烦；恶疮疥癣，瘿赘肿毒，丹毒。"

《重庆堂随笔》："丹参，降而行血，血热而滞者宜之，故为调经产后要药。"

2. 现代研究　含酚酸类、黄酮类成分。有抗心脑缺血、扩张血管、抗血小板聚集、改善微循环、改善血液流变性、调血脂及抗动脉粥样硬化、保护胃黏膜、镇痛、抗炎、抗肿瘤等作用。

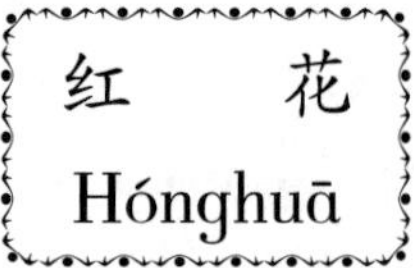

# 红 花
Hónghuā

《开宝本草》

红花为菊科植物红花 *Carthamus tinctorius* Linn. 的花，主产于河南、湖北、四川、新疆等地。气微香，味微苦。

【主要药性】辛，温。归心、肝经。

【基本功效】活血通经，散瘀止痛。

【临床应用】

**1. 血滞经闭、痛经、产后瘀滞腹痛** 本品辛散温通，为活血通经止痛之要药，尤其是妇产科血瘀病证的常用药，如《医宗金鉴》桃红四物汤，其与活血养血通经的当归、赤芍、桃仁等同用。

**2. 癥瘕积聚、心腹瘀痛、跌打损伤及疮疡肿痛** 本品通过活血祛瘀而达消癥、通畅血脉、消肿止痛之效。治疗癥瘕积聚，其与活血消癥的三棱、莪术等同用。治心脉痹阻，胸痹心痛，其与通阳散结、活血止痛的桂枝、瓜蒌、丹参等同用。治跌打损伤，瘀肿作痛，其与活血疗伤的苏木、乳香、没药等同用。治疮疡肿痛，其与清热解毒、消痈散结的连翘、紫花地丁等同用。

**3. 斑疹色暗** 本品能活血祛瘀而消斑，可用于治疗瘀热郁滞导致的斑疹色暗，如《麻科活人书》当归红花饮，其与凉血解毒、化斑透疹的紫草、大青叶、牛蒡子等同用。

【用法用量】3~10 g。单用酒煎服。外用适量。

【使用注意】孕妇慎用。

【参考资料】

1. 本草摘要

《新修本草》:“治口噤不语，血结，产后诸疾。”

《本草纲目》:“活血，润燥，止痛，散肿，通经。”

《本草汇言》:“红花，破血、行血、和血、调血之药也。”

2. 现代研究 含挥发油、黄酮类等成分。有抗炎、镇痛、调节免疫、降血脂、抗肿瘤等作用。

**附药**

西红花 为鸢尾科植物番红花 *Crocus sativus* Linn. 的柱头。

【主要药性】甘，平。归心、肝经。

【基本功效与主治】活血化瘀，凉血解毒，解郁安神。用于经闭癥瘕，产后瘀阻，温毒发斑，忧郁痞闷，惊悸发狂。

【用法用量】1~3 g，煎服或沸水泡服。使用注意同红花。

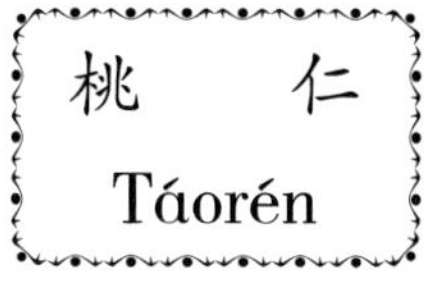

# 桃仁 Táorén

《神农本草经》

桃仁为蔷薇科植物桃 *Amygdalus persica* Linn. 或山桃 *Amygdalus davidiana*（Carr.）C. de Vos 的成熟种子。桃在全国各地均产，山桃主产于辽宁、河北、河南等地。本品气微，味微苦。

【主要药性】苦、甘，平。归心、肝、大肠经。

【基本功效】活血祛瘀，润肠通便，止咳平喘。

【临床应用】

**1. 瘀血证**　本品入心、肝血分，能活血散瘀，有推陈致新之功，可配伍用于多种瘀血证。治瘀血经闭、痛经，如《医宗金鉴》桃红四物汤，其与活血养血调经的红花、当归等同用。治产后瘀滞腹痛，如《傅青主女科》生化汤，其与化瘀生新、温经止痛的炮姜、川芎等同用。治跌打损伤，瘀肿疼痛，如《医学发明》复元活血汤，其与活血通络止痛的当归、红花等同用。治肺痈，如《千金方》苇茎汤，其与清热解毒、消痈排脓的苇茎、冬瓜仁等同用；治肠痈，如《金匮要略》大黄牡丹皮汤，其与大黄、丹皮等同用。

**2. 肠燥便秘**　本品为种仁，富含油脂，故能润燥滑肠，主治肠燥便秘，如《脾胃论》润肠丸，其与养血润肠的当归、火麻仁、瓜蒌仁等同用。

**3. 咳嗽气喘**　本品味苦，能降肺气，有止咳平喘之功，治咳嗽气喘，尤其是兼有肠燥便秘者，既可单用煮粥，亦可配止咳平喘的杏仁、紫苏子等同用。

【用法用量】5~10 g。宜捣碎入煎。

【使用注意】孕妇忌用；便溏者慎用。本品含苦杏仁苷，在体内可分解成氢氰酸，对延髓呼吸中枢具有抑制作用，过量服用桃仁，可致中毒。

【参考资料】

1. 本草摘要

《神农本草经》："主瘀血，血闭癥瘕，邪气，杀小虫。"

《名医别录》："止咳逆上气，消心下坚，除卒暴击血，破癥瘕，通月水，止痛。"

《洁古珍珠囊》："治血结、血秘、血燥，通润大便，破蓄血。"

2. 现代研究　含苷类、挥发油、脂质等成分。有镇咳、平喘、镇痛、抗炎、抗菌、抗变态反应、抗肿瘤、保肝、延缓衰老等作用。

# 益　母　草
# Yìmǔcǎo

《神农本草经》

益母草为唇形科植物益母草 *Leonurus artemisia*（Lour.）S. Y. Hu 的地上部分，在我国大部分地区均产。气微，味微苦。

【主要药性】辛、苦，微寒。归肝、心包、膀胱经。

【基本功效】活血调经，利水消肿，清热解毒。

【临床应用】

**1. 血滞经闭、痛经、产后瘀滞腹痛等瘀血证**　本品苦泄辛散，主入血分，善活血调经，祛瘀生新，为妇科经产要药，故有益母之名。治血滞经闭、痛经及产后瘀滞腹痛，可单用熬膏服，如《中国药典》益母草膏；也可配伍活血调经的当归、丹参、川芎、赤芍等同用。治跌打损伤、胸痹疼痛等瘀血证也可选用本品。

**2. 水肿，小便不利**　本品既能利水消肿，又能活血化瘀，尤宜用于水瘀互阻的水肿。可单用，亦可配伍利尿的白茅根、泽兰等同用。

此外，本品有清热解毒之效，治疮痈肿毒，其与清热解毒的蒲公英、连翘等同用。

【用法用量】9~30 g，鲜品 12~40 g。可熬膏，入丸剂。外用适量捣敷或煎汤外洗。

【使用注意】孕妇慎用。

【参考资料】

1. 本草摘要

《神农本草经》："主瘾疹痒，可作浴汤。"

《本草正》："益母草，性滑而利，善调女人胎产诸证，故有益母之号……然惟血热血滞及胎产艰涩者宜之。若血气素虚兼寒及滑陷不固者皆非所宜，不得以其益母之名，谓妇人所必用也。盖用其滑利之性则可，求其补益之功则未也。"

《本草纲目》："活血、破血、调经、解毒。治胎漏产难，胎衣不下，血晕，血风，血痛，崩中漏下，尿血，泻血，疳、痢、痔疾，打扑内损瘀血，大便小便不通。"

2. 现代研究　含益母草碱等生物碱，另含有机酸、苷类、黄酮类等成分。有兴奋子宫平滑肌、扩张冠状动脉、抗心肌缺血和心律失常、抑制血小板聚集及血栓形成等作用。

## 附药

茺蔚子　为唇形科植物益母草的成熟果实。

【主要药性】辛、苦，微寒。归心包、肝经。

【基本功效与主治】活血调经，清肝明目。用于月经不调，闭经，痛经，目赤翳障，头晕胀痛。

【用法用量】5~10 g。使用注意同于益母草。

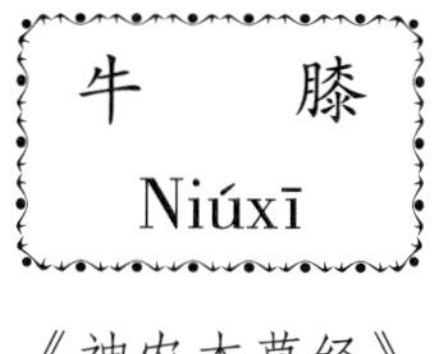

# 牛　膝
Niúxī

《神农本草经》

牛膝为苋科植物牛膝 *Achyranthes bidentata* Blume. 的根，主产于河南、四川等地。气微，味微甜而稍苦涩。

【主要药性】苦、甘、酸，平。归肝、肾经。

【基本功效】逐瘀通经，补肝肾，强筋骨，引火（血）下行，利尿通淋。

【临床应用】

**1. 血滞经闭、痛经、产后腹痛及跌扑伤痛**　本品性善下行，长于活血祛瘀，故尤多用于妇科、伤科瘀血凝滞之证。治瘀阻经闭、痛经、月经不调、产后腹痛，其与活血调经的当归、桃仁、红花等同用。治跌打损伤、腰膝瘀痛，其与活血疗伤止痛的续断、当归、乳香等同用。

**2. 肝肾不足证**　本品能补肝肾、强筋骨，治肝肾亏虚之腰腿酸痛，软弱无力者，其与补肝肾、强筋骨的杜仲、续断、补骨脂等同用。治痹痛日久，腰膝酸痛者，如《千金要方》独活寄生汤，其与祛风湿、止痹痛、强筋骨的独活、桑寄生等同用。此外，治湿热成痿、足膝痿软者，如《医学正传》三妙丸，其与清热燥湿的苍术、黄柏等同用。

**3. 肝阳上亢证，胃火上炎证及气火上逆，迫血妄行证**　本品性善下行，能引上亢之阳下潜、引上炎之火下降、引上逆之血下行。治肝阳上亢之头痛眩晕，如《医学衷中参西录》镇肝熄风汤，其与平肝潜阳的代赭石、生牡蛎、生龟板等同用。治胃火上炎之齿龈肿痛、口舌生疮，如《景岳全书》玉女煎，其与清胃滋阴降火的生地黄、石膏、知母等同用。治气火上逆，迫血妄行之吐血、衄血，其与凉血止血的白茅根、栀子等同用。

**4. 淋证**　本品性善下行，能行瘀利尿通淋。治淋证小便涩痛，其与利水通淋的冬葵子、瞿麦、车前子等同用。

【用法用量】5~12 g。活血祛瘀、引火（血）下行、利尿通淋，宜生用；酒炙增强活血祛瘀作用；盐炙增强补肝肾、强筋骨作用。

【使用注意】孕妇及月经过多者慎用。

【参考资料】

1. 本草摘要

《神农本草经》："主寒湿痿痹，四肢拘挛，膝痛不可屈伸，逐血气，伤热火烂，堕胎。"

《本草纲目》："治久疟寒热，五淋尿血，茎中痛，下痢，喉痹，口疮，齿痛，痈肿恶疮，伤折。"

《医学衷中参西录》："善引气血下注，是以用药欲其下行者，恒以之为引经。故善治肾虚腰疼腿疼，或膝疼不能屈伸，或腿痿不能任地。兼治女子月闭血枯，催生下胎。又善治淋疼，通利小便，此皆其力善下行之效也。"

2. 现代研究　含甾体类、萜类、多糖类等成分。有扩张血管、改善血液流变性、抗炎、镇痛、降血压、增强免疫、兴奋子宫平滑肌、抗受精卵着床等作用。

**附药**

川牛膝　为苋科植物川牛膝 *Cyathula officinalis* Kuan 的根。

【主要药性】甘、微苦，平。归肝、肾经。

【基本功效与主治】逐瘀通经，通利关节，利尿通淋。用于经闭癥瘕，胞衣不下，关节痹痛，足痿筋挛，尿血血淋，跌扑损伤。

【用法用量】5~10 g。使用注意同牛膝。

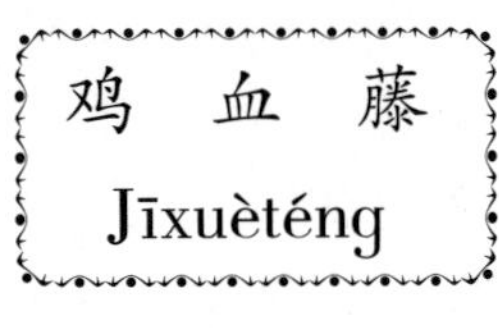

## 鸡　血　藤
## Jīxuèténg

《本草纲目拾遗》

鸡血藤为豆科植物密花豆 *Spatholobus suberectus* Dunn 的藤茎，主产于广西、云南等地。气微，味涩。

【主要药性】苦、甘，温。归肝、肾经。

【基本功效】活血补血，调经止痛，舒筋活络。

【临床应用】

**1. 月经不调、痛经、闭经，产后瘀阻腹痛**　本品苦而不燥，温而不烈，性质和缓，既能活血祛瘀，又能补血，凡血瘀、血虚妇科病证均可应用，对血瘀兼有血虚的经产诸证尤其适宜。治血瘀之月经不调、痛经、闭经，其与活血调经的当归、川芎、香附等同用。治血虚月经不调、痛经、闭经，其与养血调经的当归、熟地、白芍等同用。

**2. 风湿痹痛，手足麻木，肢体瘫痪**　本品行血养血，兼舒筋活络，对于上述病证，无论血瘀、血虚或血虚兼瘀者均可应用。如治风湿痹痛，肢体麻木，其与祛风湿止痹痛的独活、威灵仙、桑寄生等同用。治中风气血不足、瘀血阻络所致的肢体瘫痪，其与益气活血通络的黄芪、丹参、地龙等同用。

【用法用量】9~15 g。浸酒服或煎膏服。

【参考资料】

1. 本草摘要

《本草纲目拾遗》："大补气血，与老人妇女更为得益。""统治百病，能生血、和血、补血、破血；又能通七窍，走五脏，宣筋络。"

2. 现代研究　含异黄酮类化合物、甾体及其糖苷类等成分。有抗炎、调节免疫、镇静、催眠、降血脂等作用。

**附药**

滇鸡血藤　为木兰科植物凤庆南五味子 *Kadsura interior* A.C. Smith 的藤茎。

【主要药性】苦、甘，温。归肝、肾经。

【基本功效与主治】活血补血，调经止痛，舒筋通络。用于月经不调，痛经，肢体麻木，瘫痪，风湿痹痛，气血虚弱。

【用量】15~30 g。

活血调经药参考药

| 药名 | 主要药性 | 基本功效 | 主治 | 用法用量 | 使用注意 |
|---|---|---|---|---|---|
| 小叶莲 | 甘，平。有小毒。归肝经 | 调经活血 | 血瘀经闭，难产，死胎，胎盘不下 | 3~9 g，多入丸、散服 | 孕妇忌用 |
| 王不留行 | 苦，平。归肝、胃经 | 活血通经，下乳消肿，利尿通淋 | 血瘀经闭，痛经，产后乳汁不下及乳痈肿痛 | 5~10 g | 孕妇慎用 |
| 月季花 | 甘，温。归肝经 | 活血调经，疏肝解郁 | 月经不调，闭经，痛经，跌打损伤，痈疽疮疡 | 3~6 g | 孕妇慎用 |
| 卷柏 | 辛，平。归肝、心经 | 活血通经 | 闭经，痛经，癥瘕痞块，跌扑损伤。卷柏炭化瘀止血。用于吐血，崩漏，便血，脱肛 | 5~10 g | 孕妇慎用 |
| 泽兰 | 苦、辛，微温。归肝、脾经 | 活血调经，祛瘀消痈，利水消肿 | 血瘀经闭，痛经，产后瘀阻腹痛，跌打损伤，水肿 | 6~12 g | — |
| 凌霄花 | 甘、酸，寒。归肝、心包经 | 活血通经，凉血祛风 | 血瘀经闭，癥瘕，跌打损伤，周身瘙痒，风疹 | 5~9 g | 孕妇慎用 |

## 第三节　活血疗伤药

以活血化瘀、疗伤止痛为主要功效，用于治疗伤科瘀滞疾病的药物，称为活血疗伤药。本类药物通过活血化瘀之功，达到疗伤止痛之效；有些药物兼有续筋接骨、止血生肌之效。主治跌打损伤、瘀肿疼痛、骨折筋损、金疮出血等伤科疾病，亦可用于其他瘀血病证。

临床应用时，应根据伤科瘀滞发生的原因而选用不同的活血疗伤药，并进行适当的配伍。因肾主骨、生髓，治疗骨折筋伤等病证时，多配伍补肝肾、强筋骨之品；若治跌打损伤、瘀肿疼痛者，常配伍消肿散结之品；若治金疮出血，宜配伍化瘀止血生肌之品。

本类药物中的土鳖虫、马钱子为有毒之品，当注意其炮制、用法用量及不良反应。气虚体弱者及孕妇、月经期者，当忌用或慎用。

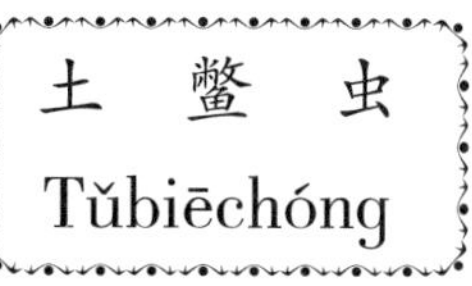

### 土　鳖　虫

### Tǔbiēchóng

《神农本草经》

土鳖虫为鳖蠊科昆虫地鳖 *Eupolyphaga sinensis* Walker 或冀地鳖 *Steleophaga plancyi*（Boleny）

雌虫的全体，主产于湖南、湖北、江苏等地。气腥臭，味微咸。

【主要药性】咸，寒。有小毒。归肝经。

【基本功效】破血逐瘀，续筋接骨。

【临床应用】

**1. 血瘀经闭，癥瘕积聚**　本品能破血逐瘀以通经、消癥，为治血瘀经闭、癥瘕积聚之要药。治血瘀经闭，产后瘀滞腹痛，如《金匮要略》下瘀血汤，其与活血调经的大黄、桃仁等同用。治癥瘕积块，如《金匮要略》鳖甲煎丸，其与疏肝破血消癥的柴胡、桃仁、鳖甲等同用。

**2. 跌打损伤，筋伤骨折，瘀肿疼痛**　本品性善走窜，能活血疗伤，续筋接骨，为伤科常用之药。治骨折伤痛，可单用研末调敷，或研末黄酒冲服；或用复方，如《杂病源流犀烛》接骨紫金丹，其与祛瘀疗伤止痛的自然铜、骨碎补、乳香等同用。治骨折筋伤后期，筋骨软弱者，如《伤科大成》壮筋续骨丸，其与补肝肾、强筋骨的续断、杜仲等同用。

【用法用量】3~10 g。研末服，1~1.5 g。外用适量。内服多炒制，用以减少其腥臭味。酒炙后其活血祛瘀作用增强。

【使用注意】孕妇禁用。

【参考资料】

1. 本草摘要

《神农本草经》："主心腹寒热洗洗，血积癥瘕，破坚，下血闭。"

《药性论》："治月水不通，破留血积聚。"

2. 现代研究　含多种氨基酸、挥发油、生物碱、甾醇等成分。有抗血栓、抗血小板聚集、抗缺氧、保肝、抗突变、降血脂等作用。

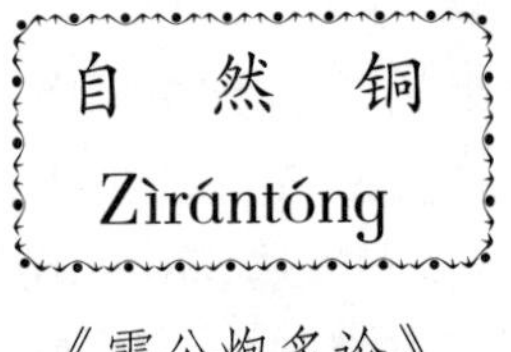

## 自　然　铜

## Zìrántóng

《雷公炮炙论》

自然铜为硫化物类矿物天然黄铁矿，主产于四川、湖南、云南等地。无臭无味。

【主要药性】辛，平。归肝经。

【基本功效】散瘀止痛，续筋接骨。

【临床应用】

**跌打损伤，骨折筋断，瘀肿疼痛**　本品味辛而散，入肝经血分，有活血散瘀止痛、促进骨折愈合的作用，为伤科接骨疗伤要药，外敷内服均可，如《医宗金鉴》八厘散，其与活血止痛疗伤的苏木、乳香、没药等同用。

【用法用量】3~9 g，多入丸、散服，若入煎剂宜先煎。外用适量。火煅可使其中砷含量降低，火煅透醋淬研末，每次服 0.3 g。

【使用注意】不宜久服。孕妇忌用。

【参考资料】

1. 本草摘要

《日华子诸家本草》："排脓，消瘀血，续筋骨。治产后血邪，安心，止惊悸。"

《开宝本草》："疗折伤，散血止痛，破积聚。"

《本草纲目》："接骨之功与铜屑同，不可诬也。但接骨之后，不可常服，即便理气活血可尔。"

2. 现代研究　主含二硫化铁，还含铜、砷、锑等杂质及20余种微量元素。有促进骨痂生长、促进骨折愈合、促进骨髓及其周围血液中网状细胞和血红蛋白增生、抗菌等作用。

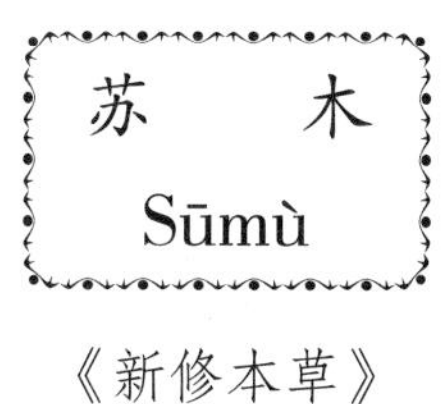

## 苏木 Sūmù

《新修本草》

苏木为豆科植物苏木 *Caesalpinia sappan* Linn. 的心材，主产于广西、广东、云南等地。气微，味微涩。

【主要药性】咸、辛，平。归心、肝、脾经。

【基本功效】活血疗伤，消肿止痛。

【临床应用】

**1. 跌打损伤，骨折筋伤，瘀滞肿痛**　本品味辛能散，咸入血分，功能活血散瘀、消肿止痛而疗伤，治跌打损伤，瘀滞肿痛或骨折，既可内服，也可外用。内服常配活血止痛疗伤的乳香、没药、自然铜等同用；外用配伍活血消肿止痛的刘寄奴、泽兰等，煎汤熏洗伤处。治痈肿疮毒，可配伍解毒消痈散结的金银花、连翘等。

**2. 血滞经闭，痛经，产后瘀阻腹痛，痈肿疮毒**　本品活血祛瘀，亦有通经止痛之效，治妇科瘀滞经产诸证，可单药水煎服，也可配伍活血通经止痛的川芎、当归、红花等。

【用法用量】3~9 g。外用适量。

【使用注意】月经过多者和孕妇慎用。

【参考资料】

1. 本草摘要

《新修本草》："主破血，产后血胀闷欲死者。"

《日华子诸家本草》："治妇人血气心腹痛，月候不调及蓐劳，排脓止痛，消痈肿、扑损瘀血。"

《本草经疏》："凡积血与夫产后血胀闷欲死，无非心肝二经为病，此药咸主入血，辛能走散，败浊瘀积之血行，则二经清宁，而诸证自愈。"

2. 现代研究　含挥发油、有机酸、鞣质等成分。有镇静、催眠、抑菌、镇痛、抗惊厥、抗肿瘤、增强心肌收缩力、促进微动脉血流、抑制血小板聚集、降胆固醇等作用。

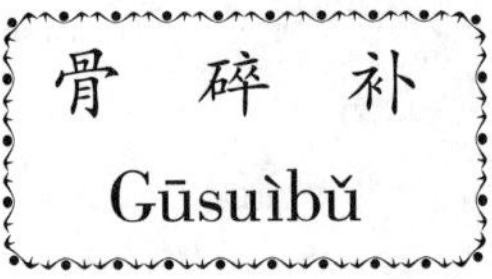

## 骨碎补 Gūsuìbǔ

《药性论》

骨碎补为水龙骨科植物槲蕨 *Drynaria roosii* (Nakaike) 的根茎，主产于浙江、湖北、广东等地。气微，味淡、微涩。

【主要药性】苦，温。归肝、肾经。

【基本功效】疗伤止痛，补肾强骨；外用消风祛斑。

【临床应用】

**1. 跌打损伤** 本品能通血脉，续筋骨，疗伤痛，为伤科要药，尤宜用于跌打筋骨损伤、瘀血肿痛之证。可单用本品浸酒内服或外敷，亦可水煎服，如《太平圣惠方》骨碎补散，其与活血止痛、接骨疗伤的没药、自然铜等同用。

**2. 肾虚诸证** 本品入肾经，能温补肾阳，强健筋骨，可治肾虚所致的腰痛脚弱、耳鸣耳聋、牙痛、久泻等证。治肾虚腰痛、足膝痿弱，如《太平圣惠方》神效方，其与补肾强腰的补骨脂、牛膝等同用。治肾虚耳鸣、耳聋、牙痛，其与补肾益精泻火的熟地、山茱萸、泽泻等同用。治肾虚久泻，可单用，或配温肾暖脾止泻的补骨脂、益智仁、吴茱萸等同用。

此外，本品还可用于斑秃、白癜风等病证的治疗。

【用法用量】3~9 g。外用适量。

【使用注意】本品性温助阳，阴虚内热者慎用。

【参考资料】

1. 本草摘要

《药性论》："主骨中毒气，风血疼痛，五劳六极，口手不收，上热下热。"

《开宝本草》："主破血，止血，补伤折。"

《本草纲目》："治耳鸣及肾虚久泻，牙疼。"

2. 现代研究 含苷类、黄酮类等成分。有强心、降血脂、镇静、镇痛、抑菌、促进骨对钙的吸收、改善软骨细胞、推迟骨细胞的退行性病变及抑制链霉素耳毒性等作用。

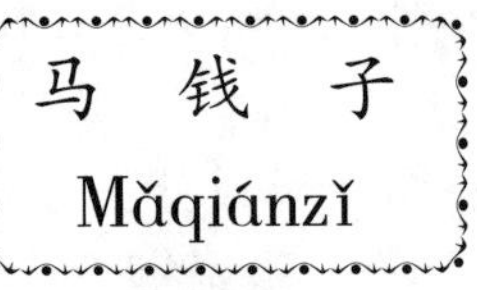

## 马钱子 Mǎqiánzǐ

《本草纲目》

马钱子为马钱科植物马钱 *Strychnos nux-vomica* L. 的成熟种子，主产于印度、越南、缅甸等地。气微，味极苦。

【主要药性】苦，温。有大毒。归肝、脾经。

【基本功效】通络止痛，散结消肿。

【临床应用】

**1. 跌打损伤**　本品善活血通络消肿，又长于止痛，尤为伤科疗伤止痛之佳品。治跌打损伤，骨折肿痛，可配伍散瘀消肿止痛的乳香、没药等。

**2. 风湿顽痹，麻木瘫痪**　本品善通经络，透达关节，止痛力强，为治风湿顽痹、拘挛疼痛、麻木瘫痪之佳品，单用有效，或配祛风湿、活血通络止痛的羌活、乳香、全蝎等同用。

**3. 痈疽肿痛**　本品能攻毒散结消肿，治痈疽疮毒，多外用，单用或配其他解毒消肿散结之品使用。

【用法用量】0.3~0.6 g，炮制后入丸、散用。内服宜制用，高温砂炒或油炙后能降低毒性。外用适量，研末调涂，也可浸软后切片外贴。

【使用注意】本品有大毒，炮制不当、过量（中毒剂量 1.5~3 g，中毒致死剂量 4~12 g）或久服易致中毒。不宜多服、久服及生用；有毒成分能经皮吸收，外用不宜大面积涂敷。孕妇禁用，运动员慎用。

【参考资料】

1. 本草摘要

《本草纲目》："治伤寒热病，咽喉痹痛，消痞块。"

《医学衷中参西录》："开通经络，透达关节之力，实远胜于他药也。"

2. 现代研究　含士的宁（番木鳖碱）等生物碱，另有脂质、蛋白质、有机酸等成分。有镇痛、镇静、镇咳、祛痰、兴奋中枢、提高大脑皮质的感觉中枢功能等作用。

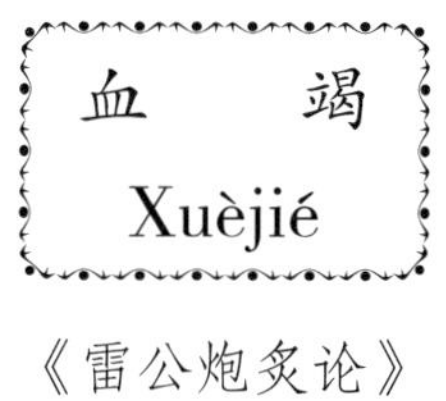

## 血竭 Xuèjié

《雷公炮炙论》

血竭为棕榈科植物麒麟竭 *Daemonorops draco* Bl. 果实渗出的树脂经加工而成，主产于印度尼西亚、马来西亚、伊朗等国，在我国的广东、台湾等地也有种植。气微，味淡。

【主要药性】甘、咸，平。归心、肝经。

【基本功效】活血止痛，化瘀止血；外用生肌敛疮。

【临床应用】

**1. 跌打损伤、瘀滞心腹疼痛**　本品入血分而散瘀止痛，为伤科要药。治跌打损伤，筋骨疼痛，如《良方集腋》七厘散，其与化瘀止痛的乳香、没药、红花等同用。治产后瘀滞腹痛、痛经、经闭及瘀血阻滞的心腹刺痛，其与活血止痛的当归、莪术、三棱等同用。

**2. 外伤出血及疮疡不敛**　本品有化瘀止血、生肌敛疮之功。治上述病症，均可单用研末外敷患处，亦可配伍其他止血或生肌敛疮药。

此外，本品亦可治疗胃、十二指肠溃疡及上消化道出血。

【用法用量】研末服，1~2 g。或入丸剂。外用研末撒或入膏药用。

【使用注意】孕妇及月经期者忌用。

【参考资料】

1. 本草摘要

《新修本草》："主五脏邪气，带下、止痛，破积血、金疮生肉。"

《海药本草》："主打伤折损，一切疼痛，补虚及血气搅刺，内伤血聚。"

《日华子诸家本草》："治一切恶疮疥癣久不合者……引脓。"

2. 现代研究　含黄酮类、皂苷类、甾醇类等成分。有抗血小板聚集、抗血栓、抗菌、抗炎等作用。

活血疗伤药参考药

| 药名 | 主要药性 | 基本功效 | 主治 | 用法用量 | 使用注意 |
| --- | --- | --- | --- | --- | --- |
| 儿茶 | 苦、涩，微寒。归肺、心经 | 活血止痛，止血生肌，收湿敛疮，清肺化痰 | 外伤瘀肿，出血，疮痈，湿疹，肺热咳嗽 | 1~3 g，包煎；多入丸、散服。外用适量 | — |
| 小驳骨 | 辛，温。归肝、肾经 | 祛瘀止痛，续筋接骨 | 跌打损伤，筋伤骨痛，血瘀经闭，产后腹痛 | 9~15 g。外用适量 | 孕妇慎用 |
| 亚乎奴（锡生藤） | 甘、苦，温。归肝、脾经 | 消肿止痛，止血生肌 | 外伤肿痛，创伤出血 | 外伤肿痛，干粉适量，加酒或蛋清调敷患处。创伤出血，干粉适量，外敷，一日 1 次 | — |
| 刘寄奴 | 苦，温。归心、肝、脾经 | 散瘀止痛，疗伤止血，活血通经，消食化积 | 跌打损伤，外伤出血，血瘀经闭，产后腹痛，饮食积滞 | 3~10 g。外用适量 | 孕妇慎用 |

## 第四节　破血消癥药

以破血逐瘀为主要功效，用于治疗癥瘕积聚等证的药物，称为破血消癥药。本类药物药性峻猛，活血作用最强，能破血逐瘀、消癥散积。主治瘀血日久入络，或瘀血重证，尤多用于癥瘕积聚。

临床应用时，应根据病情不同进行适当的配伍。如配伍行气破气药或化痰软坚药，以加强其破血消癥之效。又因癥积之人病程较长，多兼体虚，常与补虚之品同用，以达攻补兼施之效，亦可防其药性峻猛而耗伤正气。

本类药物药性峻猛，易耗气、动血。出血证，阴血亏虚，气虚体弱者及孕妇、月经期者，当忌用或慎用。其中虫类药物，如水蛭、斑蝥等兼有毒性，当注意其用法用量。

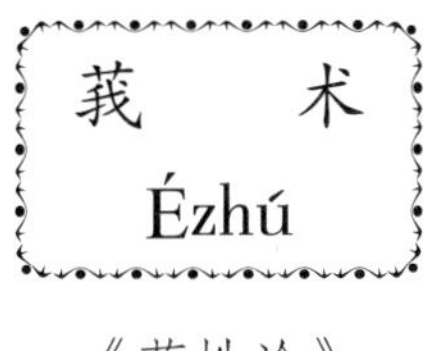

# 莪　术
Ézhú

《药性论》

莪术为姜科植物蓬莪术、广西莪术或温郁金的根茎。蓬莪术主产于四川，广东、福建等地；温郁金又称温莪术，主产于浙江、四川；广西莪术又称桂莪术，主产于广西。蓬莪术、广西莪术味微苦、辛；温郁金味苦、微辛。

【主要药性】辛、苦，温。归肝、脾经。

【基本功效】破血行气，消积止痛。

【临床应用】

**1. 气滞血瘀所致癥瘕积聚、经闭及心腹瘀痛**　本品苦泄，辛散温通，既入血分破血逐瘀，又入气分行气止痛，可用于治疗气滞血瘀所致的病症，尤善消癥瘕积聚。与三棱相须为用，可增强破瘀消癥止痛之功。此外，本品既破血祛瘀，又消肿止痛，可用于跌打损伤，瘀肿疼痛，常与其他祛瘀疗伤药同用。

**2. 食积脘腹胀痛**　本品入脾、胃经，有较强的行气消积止痛之功，用于食积不化，气滞较重之脘腹胀痛甚者，如《证治准绳》莪术丸，其与行气止痛、消食导滞的青皮、槟榔等同用。

【用法用量】6~9 g。醋炒入肝经血分，破血逐瘀多用；生用行气消积力强，食积腹痛多用。外用适量。

【使用注意】本品药性峻猛，有耗气伤血之弊，不宜过量久服。孕妇禁用，月经过多者忌用。

【参考资料】

1. 本草摘要

《药性论》："治女子血气心痛，破痃癖冷气，以酒醋摩服。"

《日华子诸家本草》："治一切气，开胃消食，通月经，消瘀血，止扑损痛，下血及内损恶血等。"

《本草图经》："治积聚诸气，为最要之药。"

2. 现代研究　含挥发油、黄酮类等成分。有升高白细胞、抑菌、保肝、抗炎、镇痛、抗溃疡等作用。

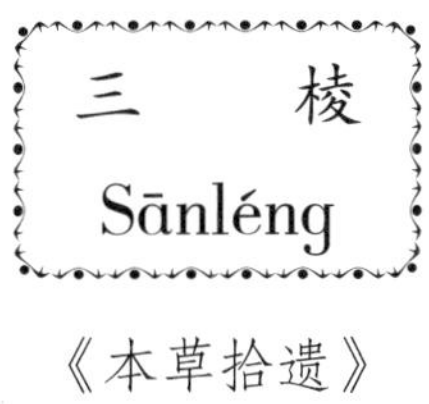

# 三　棱
Sānléng

《本草拾遗》

三棱为黑三棱科植物黑三棱 *Sparganium stoloniferum*（Graebn.）Buch.-Ham. ex Juz. 的块茎，主产于江苏、河南等地。气微，味淡，嚼之微有麻辣感。

【主要药性】辛、苦,平。归肝、脾经。

【基本功效】破血行气,消积止痛。

【临床应用】三棱功效主治与莪术基本相同,然三棱破血之功强于莪术,破气之功不如莪术,两者常相须为用。

【用法用量】5~10 g。醋炙后可增强破血祛瘀止痛作用。

【使用注意】本品药性峻猛,有耗气伤血之弊,不宜过量久服。孕妇禁用,月经过多者慎用。《中国药典》规定本品不宜与芒硝、玄明粉同用。

【参考资料】

1. 本草摘要

《日华子诸家本草》:"治妇人血脉不调,心腹痛,落胎,消恶血,补劳,通月经,治气胀,消扑损瘀血,产后腹痛,血运并宿血不下。"

《开宝本草》:"主老癖癥瘕结块。"

《医学衷中参西录》:"三棱气味俱淡,微有辛意;莪术味微苦,气微香,亦微有辛意,性皆微温,为化瘀血之要药……若细核二药之区别,化血之力三棱优于莪术,理气之力莪术优于三棱。"

2. 现代研究　含挥发油、有机酸等成分。有延长纤维蛋白的凝聚时间、抗血栓、抑制血小板聚集、降低血液黏滞度的作用;能增加心肌耗氧量,提高心肌氧利用率;对子宫平滑肌有兴奋作用。

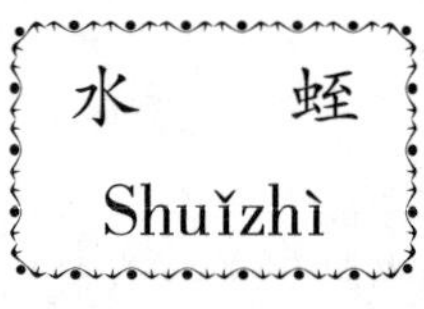

## 水　蛭

## Shuǐzhì

《神农本草经》

水蛭为水蛭科动物水蛭 *Whitmania pigra* Whitman 的全体,在全国大部分地区均有出产。气微腥。

【主要药性】咸、苦,平。有小毒。归肝经。

【基本功效】破血通经,逐瘀消癥。

【临床应用】

**1. 血瘀经闭,癥瘕积聚**　本品咸苦入血分,通过破血逐瘀之功,以达通经、消癥之效。治经闭、癥瘕,如《伤寒论》抵当汤,其与活血、破血逐瘀的桃仁、虻虫等同用。

**2. 跌打损伤**　取其破血逐瘀之功,能治跌打损伤,如《普济方》接骨火龙丹,其与活血疗伤的苏木、自然铜等同用。治瘀血内阻,心腹疼痛,大便不通,如《济生方》夺命散,其与攻下逐瘀的大黄、牵牛子等同用。此外,本品还用于血小板增多症、颅内血肿。

【用法用量】1~3 g。多研末服,0.3~0.5 g。用滑石粉或米炒后能降低毒性,质地酥脆,利于粉碎。

【使用注意】孕妇禁用,月经过多者忌用。

【参考资料】

1. 本草摘要

《神农本草经》:“主逐恶血,瘀血,月闭,破血瘕,积聚,无子,利水道。”

《别录》:“堕胎。”

《本草衍义》:“治伤折。”

2. 现代研究　含蛋白质、肝素、抗凝血酶、钠、钾、钙等成分。有抗血栓、抑制纤维蛋白原转化为纤维蛋白、抑制凝血因子的活性及凝血酶诱导的血小板反应的作用,有较强的抗凝血作用。此外,还有抑制肿瘤细胞增殖、终止妊娠、减少蛋白尿等作用。

破血消癥药参考药

| 药名 | 主要药性 | 基本功效 | 主治 | 用法用量 | 使用注意 |
|---|---|---|---|---|---|
| 干漆 | 辛,温。有毒。归肝、脾经 | 破瘀通经,消积,杀虫 | 妇女闭经,瘀血癥瘕,虫积腹痛 | 多入丸、散,2~5 g | 孕妇及对漆过敏者禁用 |
| 马鞭草 | 苦,凉。归肝、脾经 | 活血散瘀,截疟,解毒,利水退黄 | 癥瘕积聚,闭经,痛经,疟疾,喉痹,痈肿,水肿,热淋 | 5~10 g | 孕妇慎用 |
| 片姜黄 | 辛、苦,温。归脾、肝经 | 破血行气,通经止痛 | 胸胁刺痛,胸痹心痛,痛经,闭经,癥瘕,风湿肩臂疼痛,跌扑肿痛 | 3~9 g | 孕妇慎用 |
| 水红花子 | 咸,微寒。归肝、胃经 | 散瘀消癥,消积止痛 | 癥瘕痞块,瘿瘤肿痛,食积不消,胃脘胀痛 | 15~30 g。外用适量,熬膏敷患处 | 孕妇忌用 |
| 急性子 | 微苦、辛,温。有小毒。归肺、肝经 | 破血软坚,消积 | 癥瘕痞块,闭经,噎膈 | 3~5 g | 孕妇慎用 |
| 斑蝥 | 辛,热。有大毒。归肝、胃、肾经 | 破血逐瘀,散结消癥,攻毒蚀疮 | 癥瘕肿块,恶疮,顽癣,痈疽瘰疬 | 0.03~0.06 g,炮制后多入丸、散用。外用适量,研末或浸酒醋,或制油膏涂敷患处,不宜大面积用 | 本品有毒,内服慎用;孕妇禁用 |

**数字课程学习……**

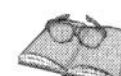 拓展阅读　　彩图　　微视频　　自测题

# 第十八章

# 化 痰 药

**【教学要求】**

掌握:化痰药(包括温化寒痰药和清化热痰药)在基本功效、主治、主要药性、配伍应用及使用注意方面的共性。掌握通过化痰药等有关功效,确定其药性、主治和证候禁忌的分析方法。半夏、川贝母、浙贝母、瓜蒌、桔梗的功效、药性、配伍应用及其特殊的用法用量和使用注意。

熟悉:化痰药的分类。天南星、芥子、旋覆花、竹茹的功效与主治及特殊的用法用量、使用注意。

了解:化痰药、温化寒痰药、清化热痰药和相关功效术语的含义。白附子、白前、竹沥、前胡、天竺黄、蛤壳、昆布的功效及特殊的用法用量和使用注意。

## 一、含义

以祛痰并能消痰为主要功效,常用以治疗痰证的药物,称为化痰药。祛痰功效的作用比较局限,特指促进肺窍痰浊的排出;消痰则是促进肺窍之外广义之痰的消散。

根据化痰药的药性和功效与主治差异,分为温化寒痰药与清化热痰药两类。

## 二、功效与主治

1. 共有功效与主治　化痰药大多具有祛痰功效,主治痰阻于肺,症见咳嗽有痰,或咳喘胸闷、咯痰不利者。其中,又能消痰者,亦可用于治疗痰阻中焦的脘痞腹胀,痰蒙清窍之眩晕,痰蒙心窍之昏厥、癫痫,痰扰心神之睡眠不安,肝风夹痰之中风、惊厥,痰阻经络之肢体麻木、半身不遂、口眼㖞斜,痰浊流窜皮肉筋骨之瘰疬、瘿瘤、阴疽、流注等证。

其中,温化寒痰药主要用于寒痰、湿痰证,症见咳嗽气喘,或咯或吐、痰多色白,舌苔白腻,以及由寒痰、湿痰所致眩晕、肢体麻木、阴疽流注等。清化热痰药主要用于热痰证,症见咳嗽气喘,痰黄色稠,苔黄腻,以及痰热所致的癫痫、中风、惊厥、瘿瘤、瘰疬等。

2. 主要兼有功效与主治　本类药物多兼止咳、平喘功效,宜用于痰湿壅肺之咳嗽、喘息;部分药物味苦沉降,还能和胃降逆,可用于痰阻气逆之呕恶;部分温化寒痰药还兼有消肿止痛的功效,又常用于疮痈肿毒。

祛痰,是指祛除肺窍狭义之痰,以缓解或消除痰咳、痰喘的治疗作用。消痰,是指消散肺窍以外的广义痰浊，以缓解或消除瘰疬、瘿瘤、阴疽、流注等痰证的治疗作用。既能祛痰，又能消痰者，称为化痰。根据化痰的作用强弱等，还有豁痰、导痰、涤痰、滑痰等功效术语表述，可在临床应用化痰药时作为参考。

### 三、药性

1. 四气　温化寒痰药主治湿痰、寒痰证，其药性偏于温燥；清化热痰药主治热痰证，其药性偏于寒凉。

2. 药味　在五味理论中，缺乏用以概括化痰药功效特点的味。因此，本类药物一般依据其兼有功效和滋味确定其味。如兼能解表、宣肺或滋味辛辣者，标以辛味；兼能清热、降泄者，标以苦味；能消痰散结，或海生药材，标以咸味。

3. 归经　因为肺为"贮痰之器"，脾为"生痰之源"，故化痰药的化痰功效主归肺、脾经。痰邪为患，易致肝风夹痰或痰蒙心窍，故化痰药亦有归心、肝经者。

此外，化痰药的升降浮沉作用趋向不明显，其中，祛痰药和消痰散结药，略能升浮；能止咳平喘者，趋于沉降。

本章中的半夏、天南星、白附子、大皂角为有毒之药。

### 四、配伍应用

根据"脾为生痰之源"，治脾失健运者，本品常与健脾燥湿药同用。痰易阻滞气机，所谓"气滞则痰凝，气行则痰消"，故化痰药常与行气药同用。针对证型：治寒痰证配伍温里药，治热痰证配伍清热药，治湿痰证配伍燥湿、利湿药，治阴虚燥痰证配伍养阴润肺药。针对症状：治咳嗽、喘促与止咳平喘药同用，治癫痫、惊厥可与平肝息风药、开窍药同用，治瘿瘤、瘰疬与软坚散结药同用，治阴疽、流注与温阳通络药同用。

### 五、使用注意

1. 因证选药　使用化痰药，应根据痰证的寒、热，选择合适的化痰药。如寒痰、湿痰证宜选用温化寒痰药，热痰证宜选用清化热痰药，燥痰证宜选用润燥化痰药，顽痰宜选用化痰力较强的豁痰、涤痰药。

2. 证候禁忌　温燥之品、刺激性强及药性峻猛的化痰药，凡阴亏气虚、有出血倾向者及孕妇均应慎用或忌用。化痰药中有毒之品，内服宜炮制，或合理配伍，或采用正确的煎煮方式。

## 第一节　温化寒痰药

以燥湿化痰或温散寒痰为主要功效的药物，称为温化寒痰药。其药味多为辛、苦，药性偏于温燥。主治寒痰、湿痰证，症见咳嗽、气喘，痰多质稀色白，易于咳吐而出，苔腻等；亦可治寒痰、湿痰所致眩晕、肢体麻木、中风、口眼㖞斜、阴疽流注等。

本类药常与温里散寒、健脾燥湿药配伍，以温散里寒而助化痰之力。因其药性温燥，有的还具有较强的刺激性，热痰、燥痰证，或阴虚燥咳、痰中带血者应慎用。

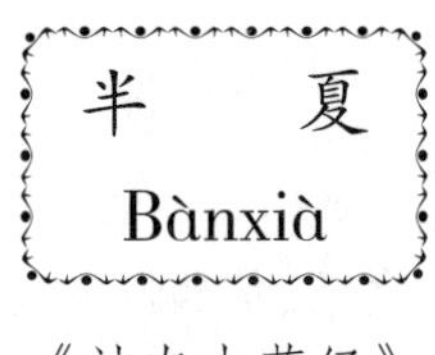

## 半　夏 Bànxià

《神农本草经》

半夏为天南星科植物半夏 *Pinellia ternata* (Thunb.) Breit. 的块茎，主产于四川、湖北、河南等地。气微，味辛辣、麻舌而刺喉。

【主要药性】辛、温。有毒。归脾、胃、肺经。

【基本功效】燥湿化痰，止咳，降逆止呕，消痞散结；外用消肿止痛。

【临床应用】

**1. 湿痰、寒痰证**　本品辛散温燥，入脾、肺二经，能燥湿浊、化痰饮，兼能温脾肺，故为燥湿化痰、温化寒痰之要药。因本品兼具止咳作用，尤善治湿痰咳嗽证，症见咳嗽痰多、质稀色白易咯吐者，如《太平惠民和剂局方》二陈汤，本品与陈皮、茯苓等配伍；若治寒饮咳喘之痰多清稀，形寒背冷者，应与温肺化饮之干姜、细辛等同用，如《伤寒论》小青龙汤。本品燥湿化痰力较强，亦可与黄芩、瓜蒌等清热化痰药配伍，以治热痰咳嗽而痰多之证。

本品又能消散广义之湿痰和寒痰。治痰浊上蒙清窍所致眩晕、头痛、不眠等，如《医学心悟》半夏白术天麻汤，本品与白术、天麻等配伍；治湿痰内盛，胃气失和而夜寐不安者，可配秫米以和胃安神，如《灵枢·邪客》半夏秫米汤。本品通过化痰之功，亦善散结消痞。治寒热互结心下痞满者，可与辛热的干姜同用，再配伍苦降清胃的黄连、黄芩，如《伤寒论》半夏泻心汤；治胸脘痞闷、拒按之痰热结胸，常与瓜蒌、黄连配伍，如《伤寒论》小陷胸汤；治气郁痰结，阻结咽部之梅核气，常与厚朴、紫苏叶等配伍，如《金匮要略》半夏厚朴汤。

对于痰浊凝结所致的瘿瘤痰核，痈疽肿毒，本品内服能消痰散结，外用可消肿止痛。治瘿瘤、痰核，可与海藻、昆布、浙贝母、香附、青皮等同用，以达化痰行气、软坚散结之效；治痈疽发背及乳疮，《肘后备急方》用生半夏研末，鸡子白调涂患处。

**2. 呕吐反胃**　本品入脾、胃经，能降逆和胃，有良好的止呕作用，又可燥化痰湿而助脾胃运化。因其偏于温燥，故尤以治痰饮或胃寒所致呕吐为宜，常与生姜配伍，既增强温中化痰、降逆止吐之效，又减弱半夏之毒性，如《金匮要略》小半夏汤；治胃热呕吐，可与清胃止呕的黄连、竹茹等配伍；治胃虚呕吐，可与补脾益胃药人参、白蜜等配伍，如《金匮要略》大半夏汤；治胃阴虚之呕吐、呃逆，亦可与麦冬、石斛等清热益胃生津药配伍。

【用法用量】一般炮制后使用，3~9 g。生品外用，适量，磨汁涂或研末以酒调敷患处。

【使用注意】《中国药典》规定本品不宜与川乌、制川乌、草乌、制草乌、附子同用；孕妇慎用；生品内服宜慎。

【参考资料】

1. 本草摘要

《神农本草经》："主伤寒寒热，心下坚，下气，喉咽肿痛，头眩，胸胀，咳逆，肠鸣，止汗。"

《名医别录》:"消心腹胸膈痰热满结,咳嗽上气,心下急痛坚痞,时气呕逆,消痈肿,堕胎,疗痿黄,悦泽面目。生令人吐,熟令人下。"

《本经逢原》:"半夏,同苍术、茯苓治湿痰;同瓜蒌、黄芩治热痰;同南星、前胡治风痰;同芥子、姜汁治寒痰;惟燥痰宜瓜蒌、贝母,非半夏所能治也。"

2. 现代研究　含生物碱、挥发油、β-谷甾醇、葡萄糖苷、多糖、微量元素等成分。有镇咳、祛痰、镇吐、催眠、抗惊厥、抗心律失常、降血脂、抑菌、抗炎、抗肿瘤等作用。半夏蛋白注射给药有抗早孕与致畸作用。

3. 其他　该药的功效常表述为"燥湿化痰,降逆止呕,散结消痞;外用消肿止痛。"因本草文献和现代研究均表明其具有较好的止咳功效,且能和降胃气止呕,故本教材表述为"燥湿化痰,止咳止呕,散结消痞;外用消肿止痛。"

**附药**

法半夏　为半夏的炮制加工品。

【主要药性】辛,温。归脾、胃、肺经。

【基本功效与主治】燥湿化痰。用于痰多咳喘,痰饮眩悸,风痰眩晕,痰厥头痛。

【用法与用量】3~9 g。使用注意同半夏。

姜半夏　为半夏的炮制加工品。

【主要药性】辛,温。归脾、胃、肺经。

【基本功效与主治】温中化痰,降逆止呕。用于痰饮呕吐,胃脘痞满。

【用法用量】3~9 g。使用注意同半夏。

清半夏　为半夏的炮制加工品。

【性味与归经】辛,温。归脾、胃、肺经。

【基本功效与主治】燥湿化痰。用于湿痰咳嗽,胃脘痞满,痰涎凝聚,咯吐不出。

【用法用量】3~9 g。使用注意同半夏。

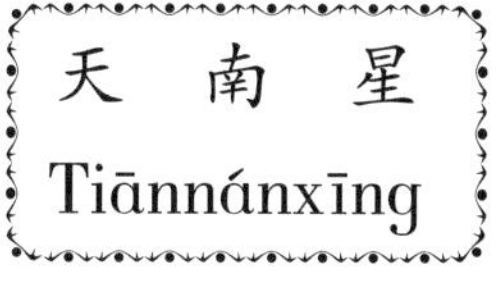

## 天南星 Tiānnánxīng

《神农本草经》

天南星为天南星科植物天南星 *Arisaema heterophyllum* Blume、东北天南星 *Arisaema amurense* Maxim. 或异叶天南星的块茎,主产于河南、河北、四川等地;东北天南星主产于辽宁、吉林等地;异叶天南星主产于江苏、浙江等地。本品气微辛,味麻辣。天南星经生姜、白矾炮制,称制天南星。

【主要药性】苦、辛,温。有毒。归肺、肝、脾经。

【基本功效】燥湿化痰,息风止痉;外用散结消肿止痛。

【临床应用】

**1. 湿痰、寒痰证**　本品燥湿化痰,功似半夏而温燥过之,且毒性更甚,故治湿痰、寒痰证不如半夏常用，多用之治顽痰阻肺，咳嗽痰多，头眩胸闷，苔厚腻等，常与半夏、枳实、橘红等配伍，如《传信适用方》导痰汤；治痰热咳嗽，咯痰黄稠，可与黄芩、瓜蒌等清热化痰药配伍。

**2. 风痰证** 本品既能燥湿化痰，又入肝经，辛散而能祛风通络，息风止痉，尤善祛风痰，故常用于风痰诸证。治风痰眩晕证，常与半夏、天麻等药配伍；治风痰留滞经络，半身不遂，手足顽麻，口眼㖞斜者，常与化痰、息风、通络的半夏、白附子、川乌等药配伍，如《太平惠民和剂局方》青州白丸子；治破伤风，角弓反张，痰涎壅盛者，则配伍白附子、天麻、防风等药，如《外科正宗》玉真散。

**3. 痈肿，瘰疬痰核，蛇虫咬伤** 生品外用，能消肿散结。治痈疽肿痛，未成脓者，本品可促其消散；治已成脓者，本品可促其溃败。治热毒重者，须与清热解毒之天花粉、大黄、黄柏同用，如《外科正宗》如意金黄散；治阴疽肿硬难溃，可配伍草乌、半夏等药同用；治瘰疬痰核，可研末以醋调敷，或与半夏、川乌、浙贝母等同用；治毒蛇咬伤，可配雄黄外敷。

【用法用量】3~10 g；内服宜用制天南星。外用生品适量，研末以醋或酒调敷患处。

【使用注意】阴虚燥痰者忌用；孕妇慎用。

【参考资料】

1. 本草摘要

《本草纲目》："味辛而麻，故能治风散血；气温而燥，故能胜湿除涎；性紧而毒，故能攻积拔肿而治口㖞舌糜。"

《本经逢原》："南星、半夏，皆治痰药也。然南星专走经络，故中风麻痹以之为向导；半夏专走肠胃，故呕逆泄泻以之为向导。"

2. 现代研究 含苷类、甾醇、脂肪酸、黄酮、多糖、生物碱、核苷类等成分。有镇静、镇痛、抗惊厥、抗菌、抗炎、抗肿瘤、祛痰、抗心律失常、抗凝血、抗氧化等作用。

**附药**

*胆南星* 为制天南星的细粉与牛胆汁、羊胆汁或猪胆汁经加工而成，或为生天南星细粉与牛胆汁、羊胆汁或猪胆汁经发酵加工而成。

【主要药性】苦、微辛，凉。归肺、肝、脾经。

【基本功效与主治】清热化痰，息风定惊。用于痰热咳嗽，咯痰黄稠，中风痰迷，癫狂惊痫。

【用量】3~6 g。

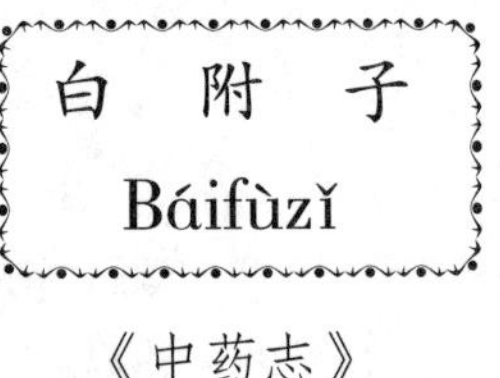


《中药志》

白附子为天南星科植物独角莲 *Typhonium giganteum* Engl. 的块茎，主产于河南、陕西、四川等地。气微，味淡，麻辣刺舌。

【主要药性】辛，温。有毒。归胃、肝经。

【基本功效】燥湿化痰，祛风止痉，解毒散结，止痛。

【临床应用】

**1. 风痰证**　本品辛温燥烈之性甚强，既能燥湿痰，又能祛风痰、定惊搐而止痉，功类天南星而性锐上行头面，尤多用于头面部风痰诸证。治中风口眼㖞斜，语言謇涩，常与全蝎、僵蚕等息风止痉、通络药物配伍，如《杨氏家藏方》之牵正散；治风痰壅盛之惊风、癫痫及痰厥头痛、眩晕，常与半夏、天南星等配伍；治偏正头痛，常与白芷、川芎等祛风止痛药配伍。

**2. 瘰疬痰核**　本品有解毒散结止痛之功。治瘰疬痰核，可以鲜品捣烂外敷。

此外，本品还可以与其他息风止痉药同用以治破伤风；磨汁内服或外敷，或与清热解毒药同用可治疗毒蛇咬伤。

【用法用量】3~6 g；研末服，0.5~1 g；宜用白矾、生姜炮制后用。外用生品适量捣烂，熬膏或研末以酒调敷患处。

【使用注意】本品温燥毒烈之性甚强，故热盛动风、血虚生风者及孕妇均不宜使用。生品内服宜慎。

【参考资料】

1. 本草摘要

《中国药用植物志》："治淋巴结结核。"

《四川中药志》："镇痉止痛，祛风痰，治面部病，中风失音，心痛血痹，偏正头痛，喉痹肿痛，破伤风。"

2. 现代研究　含苷类、生物碱、有机酸、脂肪酸、挥发油、微量元素等成分。有抗肿瘤、抗炎、抑菌、镇静、抗惊厥、祛痰、抗破伤风毒素等作用。

关白附　为毛茛科植物黄花乌头 *Aconitum coreanum*（Lévl.）Rapaics 的块根。

【主要药性】辛、甘，热。有毒。归胃、肝经。

【基本功效与主治】祛风痰，定惊痫，散寒止痛。用于中风痰壅，口眼㖞斜，半身不遂，癫痫，破伤风，偏正头痛，小儿惊风，头风，风湿痹痛，湿疹瘙痒，瘰疬痰核，毒蛇咬伤等。

【用法用量】1.5~6 g，一般在炮制后使用。外用生品适量捣烂，熬膏或研末以酒调敷患处。孕妇忌用。《中国药典》规定本品不宜与川贝母、浙贝母、平贝母、伊贝母、湖北贝母、土贝母、半夏、白蔹、瓜蒌、瓜蒌子、瓜蒌皮、天花粉、白及等药物同用。

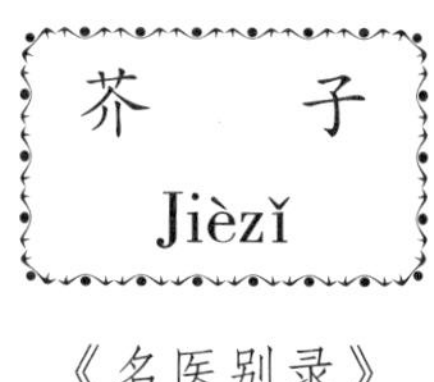


《名医别录》

芥子为十字花科植物白芥 *Sinapis alba* Linnaeus. 或芥的成熟种子。前者称"白芥子"，后者称"黄芥子"，主产于安徽、河南、山东等地。气微，味辛辣。

【主要药性】辛，温。归肺经。

【基本功效】温肺豁痰利气，散结通络止痛。

【临床应用】

**1. 寒痰壅肺喘咳,悬饮胸胁胀痛** 本品辛温力雄,味辛辣而性善走窜,入肺经而能温肺豁痰逐饮,又能散寒疏利肺气。治寒痰壅肺,气逆咳喘,痰多清稀,胸闷者,常与苏子、莱菔子同用以化痰降气、止咳平喘,如《韩氏医通》三子养亲汤;治寒饮壅滞胸膈成胸胁积水,咳喘胸满胁痛者,常与甘遂、大戟等泻水逐饮药配伍,如《三因极－病证方论》控涎丹。

**2. 痰滞经络,关节麻木疼痛,痰湿流注,阴疽肿毒** 本品辛散通络,祛痰力达经络,善散"皮里膜外之痰",能消肿散结止痛。治痰湿阻滞经络之肢体麻木或关节肿痛者,常配活血通经、温通经脉的马钱子、没药、肉桂等同用,如《妇人良方大全》白芥子散;亦可单用研末,以醋调敷患处。治痰湿流注,阴疽肿毒之证,常与鹿角胶、肉桂、熟地等同用,以温阳补血、散寒通滞、消痰散结,如《外科证治全生集》阳和汤。

【用法用量】3~9 g。外用适量,研末以醋调敷。

【使用注意】本品辛温走散,易耗气伤阴,故阴虚火旺者忌用;内服对胃黏膜有刺激作用,故消化道溃疡、出血者慎用;外敷对皮肤刺激性较强,皮肤过敏者忌用。不宜久煎。

【参考资料】

1. 本草摘要

《本草纲目》:"辛能入肺,温能发散,故有利气豁痰、温中开胃、散痛消肿辟恶之功。"

《本草经疏》:"味极辛,气温,能搜剔内外痰结,及胸膈寒痰,冷涎壅塞者殊效。然而肺经有热,与夫阴虚火炎,咳嗽生痰者,法在所忌。"

《本草害利》:"辛温,入肺胃二经,通行经络,发汗散寒,利气疏痰,温中消冷滞,辟邪伏祟魔。酒服治反胃,醋涂散痈疽,痰在皮里膜外者,非白芥子不能达。"

2. 现代研究 含芥子碱硫氰酸盐、脂肪酸、生物碱、多糖、黄酮等成分。有抑制前列腺增生、抗菌、抗炎、镇痛、镇咳、祛痰、平喘、增加胃液及胰液分泌等作用。

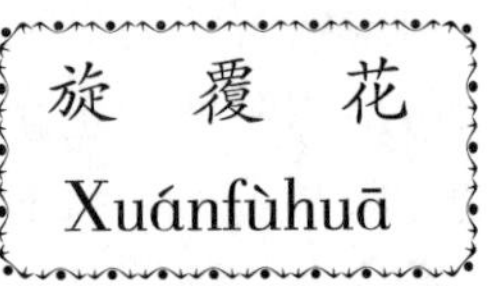

## 旋覆花 Xuánfùhuā

《神农本草经》

旋覆花为菊科植物旋覆花 *Inula japonica* Thunb. 或欧亚旋覆花 *Inula britanica* Linn. 的头状花序,主产于河南、河北、江苏等地。气微,味微苦。

【主要药性】苦、辛、咸,微温。归肺、脾、胃、大肠经。

【基本功效】降气,消痰,行水,止呕。

【临床应用】

**1. 痰饮蓄结,喘咳痰多** 本品辛温开散而消痰浊,味咸行水而除痞满,苦泄下气而平喘咳。故凡痰浊阻肺,肺气不降,咳喘痰黏,胸闷者,不论寒热均可用之。治痰饮内停之咳喘气促,胸膈痞闷者,可与桑白皮、槟榔等同用,以泻肺化痰、利水行气;治寒痰喘咳,痰多清稀者,常与半夏、紫苏子等温肺化痰药配伍,若治兼有表证者,常与生姜、荆芥、细辛等发散风寒药配伍,如

《证类活人书》金沸草散；亦可用于痰热喘咳的实证，须与黄芩、瓜蒌、桑白皮等清热化痰、平喘药配伍。

**2. 呕吐嗳气，心下痞硬**　本品苦降入胃，善降逆气而止呕、止嗳。治痰浊中阻，胃气上逆之嗳气，呕吐，胃脘痞硬者，常与赭石、半夏、生姜等同用，如《伤寒论》旋覆代赭汤。

【用法用量】3~9 g；包煎。

【使用注意】本品有绒毛，易刺激咽喉而致呛咳、呕吐，故须布包入煎。阴虚劳嗽、肺燥咳嗽者慎用。

【参考资料】

1. 本草摘要

《神农本草经》："治结气，胁下满，惊悸，除水，去五脏间寒热，补中，下气。"

《名医别录》："消胸上痰结，唾如胶漆，心胁痰水，膀胱留饮，风气湿痹。"

《药性论》："主肋胁气，下寒热水肿，主治膀胱宿水，去逐大腹，开胃，止呕逆不下食。"

2. 现代研究　含黄酮、倍半萜内酯、挥发油、有机酸类等成分。有镇咳、祛痰、抗氧化、抗肿瘤、抗炎、保肝、抗真菌、降血糖、增加胃酸和胆汁分泌等作用。

**附药**

金沸草　为菊科植物条叶旋覆花 *Inula linariifolia* Turcz. 或旋覆花的地上部分。

【主要药性】苦、辛、咸，温。归肺、大肠经。

【基本功效与主治】降气，消痰，行水。用于外感风寒，痰饮蓄积，咳喘痰多，胸膈痞满。

【用量】5~10 g。

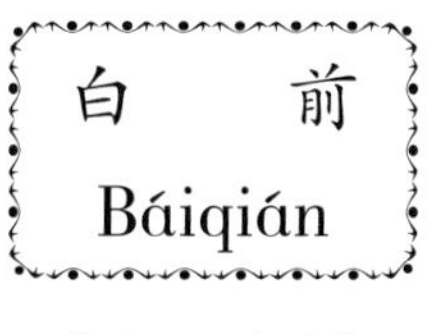

## 白　前
## Báiqián

《名医别录》

白前为萝藦科植物柳叶白前 *Cynanchum stauntonii*（Decne.）Schltr.ex Levl. 或白前 *Cynanchum glaucescens*（Decne.）Hand.–Mazz. 的根茎及根，主产于浙江、安徽、江苏等地。气微，味微甜。

【主要药性】辛、苦，微温。归肺经。

【基本功效】降气，消痰，止咳。

【临床应用】

**咳嗽痰多**　本品性微温而不燥不热，于祛痰之外，善苦泄入肺而降逆气平喘咳、消胸满。凡肺气壅实，咳嗽痰多，胸满喘急者，无论属寒属热、外感内伤、新嗽久咳皆可配伍应用。治寒痰咳喘，常与苏子、半夏等温化寒痰药配伍；治外感风寒咳嗽，常与荆芥、桔梗等宣肺解表药配伍，如《医学心悟》止嗽散；治肺热咳喘，须与桑白皮、葶苈子等清泻肺热、降气平喘药同用，如《圣济总录》白前丸；若与益气润肺之黄芪、北沙参等配伍，又可治疗久咳肺气阴两虚者。

【用法用量】3~10 g。蜜炙白前兼能润肺，治肺虚咳嗽、阴虚燥咳等宜用之。

【参考资料】

1. 本草摘要

《名医别录》:“味甘,微温,无毒。主胸胁逆气,咳嗽上气。”

《本草纲目》:“长于降气,肺气壅实而有痰者宜之。”

2. 现代研究　含皂苷、挥发油、生物碱、多糖、萜类等成分。有镇咳、镇痛、抗血栓、祛痰、平喘、抗炎等作用。

温化寒痰药参考药

| 药名 | 主要药性 | 基本功效 | 主治 | 用法用量 | 使用注意 |
|---|---|---|---|---|---|
| 大皂角 | 辛、咸,温。有小毒。归肺、大肠经 | 祛痰开窍,散结消肿 | 中风口噤,昏迷不醒,癫痫痰盛,关窍不通,喉痹痰阻,顽痰喘咳,咳痰不爽,大便燥结;外治痈肿 | 1~1.5 g,多入丸散用。外用适量,研末吹鼻取嚏或研末调敷患处 | 孕妇及咯血、吐血患者忌服 |
| 石吊兰 | 苦,温。归肺经 | 化痰止咳,软坚散结 | 咳嗽痰多,瘰疬痰核 | 煎服,9~15 g。外用适量,捣敷或煎水外洗 | — |
| 华山参 | 甘、微苦,温。有毒。归肺、心经 | 温肺祛痰,平喘止咳,安神镇惊 | 寒痰喘咳,惊悸失眠 | 煎服,0.1~0.2 g | 不宜多服,以免中毒;青光眼患者禁服;孕妇及前列腺重度增生者慎用。 |
| 皂角刺 | 辛,温。归肝、胃经 | 消肿托毒,排脓,杀虫 | 痈疽初起或脓成不溃;外治疥癣 | 煎服,3~10 g。外用适量,醋蒸取汁涂患处 | 痈疽已溃者及孕妇不宜服用 |
| 猫爪草 | 甘、辛,温。归肝、肺经 | 化痰散结,解毒消肿 | 瘰疬痰核,疔疮肿毒,蛇虫咬伤 | 煎服,15~30 g,单味药可用至120 g。外用适量,捣敷或研末调敷 | — |

## 第二节 清化热痰药

药性寒凉,具有化痰、清热双重功效的药物,称为清化热痰药。其中部分药物具润性,兼能润化燥痰;部分药物味咸而兼能软坚散结。主治热痰咳嗽证,症见咳嗽气喘、痰黄质稠、舌红苔黄腻者;若治属燥痰咳嗽证,症见干咳少痰,质稠,咯痰不爽,舌红少苔者,宜选用润燥化痰之品;本类药物亦可用于治疗痰热所致的癫痫、惊厥、瘿瘤、瘰疬等。

本节药物药性多偏于寒凉;味多苦、甘,部分药物味咸;主归肺、心、肝经。在临床运用时,常与清热泻火、养阴润肺药物配伍,以期达到增加清热、润燥作用,以利于清化热痰、润燥化痰的效果。

药性寒凉的清化热痰药，慎用于寒痰、湿痰证者及脾胃虚寒者。

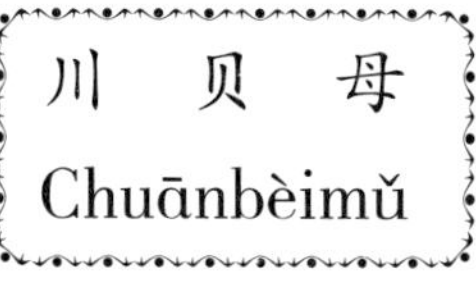

## 川 贝 母 Chuānbèimǔ

《神农本草经》

川贝母为百合科植物川贝母 *Fritillaria cirrhosa* D.Don、暗紫贝母 *Fritillaria. unibracteata* Hsiao et K. C. Hsia、甘肃贝母 *Fritillaria przewalskii* Maxim.、梭砂贝母 *Fritillaria delavayi* Franch.、太白贝母 *Fritillaria taipaiensis* P. Y. Li 或瓦布贝母 *Fritillaria unibracteata* Hsiao et K.C. Hsia var. *wabuensis* (S.Y.Tang et S. C. Yue) Z.D.Liu, S.Wang et S. C. Chen 的鳞茎，按性状不同习称"松贝""青贝""炉贝"和"栽培品"等，主产于四川、云南、甘肃等地。松贝、炉贝气微，味微苦；青贝气无，味淡。

【主要药性】甘、苦，微寒。归肺、心经。

【基本功效】清热润肺，化痰止咳，散结消痈。

【临床应用】

**1. 热痰咳嗽，阴虚燥咳** 本品性微寒而质润，既善清肺化痰，又润肺化痰，且能止咳。尤宜用于阴虚燥咳、劳嗽，干咳无痰，久咳不止，以及痰热犯肺，痰黄稠而黏滞难咯出者。治肺阴虚久咳、劳嗽，痰少咽燥者，常与沙参、麦冬、百合等养阴润肺药配伍；治肺热咳嗽，咯痰不爽，常配伍知母以增清泄肺热，润燥以化痰止咳之效，如《医方考》二母散。

**2. 疮痈，瘰疬** 本品味苦微寒，有清热化痰、散结消痈之效。治热毒壅结之乳痈，常配蒲公英、连翘、鱼腥草等以清热解毒，消肿散结；治肺痈见咯吐脓血，胸闷咳嗽者，可与桔梗、鱼腥草等同用，共奏清肺化痰消痈之功；治痰火郁结之瘰疬，常与解毒消痈，软坚散结药配伍，如《医学心悟》消瘰丸，本品与玄参、牡蛎等药同用。

【用法用量】3~10 g；宜研粉冲服，一次 1~2 g。

【使用注意】《中国药典》规定本品不宜与川乌、制川乌、草乌、制草乌、附子同用。

【参考资料】

1. 本草摘要

《神农本草经》："主治伤寒烦热，淋沥邪气，疝瘕，喉痹，乳难，金疮，风痉。"

《本草汇言》："贝母，开郁、下气、化痰之药也。润肺消痰，止咳定喘，则虚劳火结之证，贝母专司首剂。"

《本草会编》："治虚劳咳嗽，吐血咯血，肺痿肺痈，妇人乳痈，痈疽及诸郁之证。"

2. 现代研究 以上品种均含生物碱、皂苷、多糖、有机酸、微量元素等成分。有祛痰、镇咳、解痉、抗溃疡、抑菌、抗缺氧、降血压、镇痛、催眠等作用。

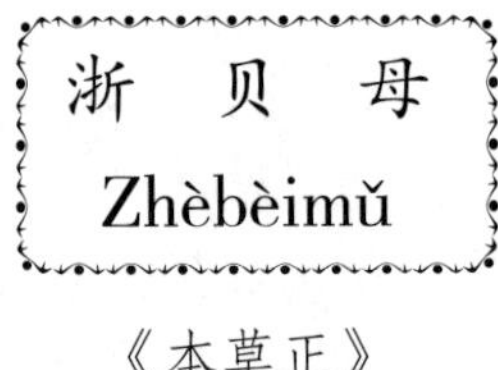

# 浙贝母 Zhèbèimǔ

《本草正》

浙贝母为百合科植物浙贝母 *Fritillaria thunbergii* Miq. 的鳞茎，主产于浙江。气微，味微苦。

【主要药性】苦，寒。归肺、心经。

【基本功效】清热化痰止咳，解毒散结消痈。

【临床应用】

1. **痰热咳嗽，风热咳嗽**　本品清热化痰止咳的功效与川贝母相似，但苦寒开泄力强，长于清化热痰，而少甘润之性，尤宜用于痰热郁肺之咳嗽。治肺热咳嗽，咯痰黄稠者，常与瓜蒌、枇杷叶等化痰药同用；治热重者再配伍黄芩、知母等清泄肺热之品；治风热咳嗽，常与桑叶、牛蒡子等疏散风热药配伍。

2. **瘰疬，瘿瘤，疮痈**　本品寒清苦泄而清热化痰，散结消肿之功胜于川贝母，故治痰火郁结及热毒疮痈较川贝母更为常用。治痰火郁结之瘰疬，常与玄参、牡蛎等解毒消痈、软坚散结药配伍，如《医学心悟》之消瘰丸；治瘿瘤，常与海藻、昆布等化痰、软坚散结药配伍；治肺痈咳吐脓血，常配伍鱼腥草、金荞麦、桔梗等；治乳痈，多配蒲公英、夏枯草等药；治一般疮痈肿痛，常与金银花、连翘等清热解毒药同用。

【用量】5~10 g。

【使用注意】《中国药典》规定本品不宜与川乌、制川乌、草乌、制草乌、附子同用。

【参考资料】

1. 本草摘要

《本草正》："大治肺痈肺萎，咳喘，吐血，衄血，最降痰气，善开郁结，止疼痛，消胀满，清肝火，明耳目，除时气烦热，黄疸淋闭，便血溺血；解热毒，杀诸虫及疗喉痹，瘰疬，乳痈发背，一切痈疡肿毒……较之川贝母，清降之功，不啻数倍。"

《本草纲目拾遗》："解毒利痰，开宣肺气，凡肺家夹风火有痰者宜此。"

《本经逢原》："贝母浙产者，治疝瘕喉痹乳痈，金疮风痉，一切痈疡……同连翘治项上结核。皆取其开郁结化痰解毒之功也。"

2. 现代研究　含贝母素甲、贝母素乙、浙贝素等甾醇类生物碱，以及胆碱、β- 谷甾醇等成分。有镇咳、祛痰、镇痛、镇静、抗炎、降血压、抗凝血、抗溃疡、抗菌、抗肿瘤等作用。

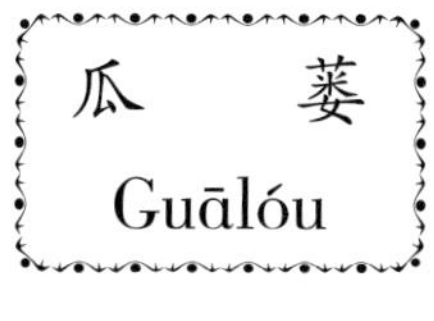

# 瓜 蒌 Guālóu

《神农本草经》

瓜蒌为葫芦科植物栝楼 *Trichosanthes kirilowii* Maxim. 或双边栝楼 *Trichosanthes uniflora* Hao 的成熟果实，主产于河北、河南、安徽等地，具焦糖气，味微酸、甜。

【主要药性】甘、微苦，寒。归肺、胃、大肠经。

【基本功效】清热涤痰，润化燥痰，宽胸散结，润燥滑肠。

【临床应用】

**1. 热痰、燥痰咳嗽** 本品既苦泄寒清而能清化热痰，又甘寒质润而能润化燥痰，热痰咳嗽或燥热咳嗽者均可使用。治肺热咳嗽，咳痰黄稠，胸膈痞满，大便不畅者，常与黄芩、胆南星、枳实等清热化痰、行气导滞药配伍，如《医方考》清气化痰丸；若治燥热伤肺，干咳无痰或痰少质黏，咯吐不利者，可配伍川贝母、天花粉、桑叶等，如《医学心悟》贝母瓜蒌散。

**2. 胸痹心痛，结胸痞满** 本品既能清化痰热，又能利气开郁以宽胸散结。治痰气交阻，胸阳不振之胸痹疼痛，喘息咳唾不得卧者，常与薤白、半夏等行气化痰、宽胸通阳药同用，如《金匮要略》瓜蒌薤白白酒汤、瓜蒌薤白半夏汤；治痰热结胸，胸膈痞满，按之则痛者，则配黄连、半夏以清热化痰、消痞散结，如《伤寒论》小陷胸汤。

**3. 肺痈，肠痈，乳痈** 本品性寒清热，苦泄散结，清化热痰，利于解毒消痈，常配清热解毒、消散痈肿药以治内外痈肿。治肺痈咳吐脓血，可配鱼腥草、芦根、桔梗等；治肠痈腹痛，可配败酱草、红藤等；治乳痈初起，红肿热痛，配蒲公英、天花粉等。

**4. 大便秘结** 本品质润多脂，能润燥滑肠，适用于津液不足，肠燥便秘，常与火麻仁、郁李仁、地黄等润肠药同用。

【用量】9~15 g。

【使用注意】《中国药典》规定本品不宜与川乌、制川乌、草乌、制草乌、附子同用。本品甘寒而滑肠，脾虚便溏及湿痰、寒痰者慎用。

【参考资料】

1. 本草摘要

《名医别录》："主胸痹，悦泽人面。"

《本草纲目》："润肺燥，降火，治咳嗽，涤痰结，利咽喉，止消渴，利大肠，消痈肿疮毒。"

《本草述》："栝楼实，阴厚而脂润，故于热燥之痰为对待的剂。若用之于寒痰、湿痰、气虚所结之痰，饮食积聚之痰，皆无益而有害者也。"

2. 现代研究 含三萜类、黄酮、苷类、植物甾醇、脂肪酸、氨基酸、生物碱、多糖等成分。有祛痰、增加冠脉血流量、抗心律失常、抗菌、抗炎、抑制肠道平滑肌收缩、抗溃疡、抗肿瘤、抑制血小板聚集等作用。

**附药**

瓜蒌皮　为葫芦科植物栝楼或双边栝楼的成熟果皮。

【主要药性】甘,寒。归肺、胃经。

【基本功效与主治】清热化痰,利气宽胸。用于痰热咳嗽,胸闷胁痛。

【用法用量】6~10 g。使用注意同瓜蒌。

瓜蒌子　为葫芦科植物栝楼或双边栝楼的成熟种子。

【主要药性】甘,寒。归肺、胃、大肠经。

【基本功效与主治】润肺化痰,滑肠通便。用于燥咳痰黏,肠燥便秘。

【用法用量】煎服,9~15 g。使用注意同瓜蒌。

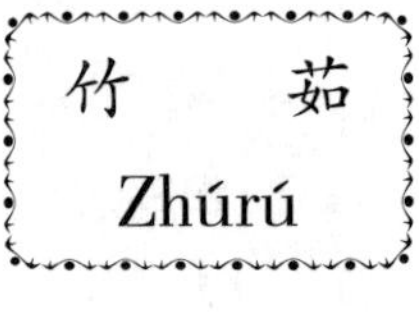


《名医别录》

竹茹为禾本科植物青竿竹 *Bambusa tuldoides* Munro、大头典竹 *Dendrocalamopsis beecheyana* (Munro) Keng f. var. *pubescens* (F.F.Li) Keng 或淡竹 *Phyllostachys glauca* Mcllure 茎秆的中间层,主产于长江流域地区。气微、味淡。

【主要药性】甘,微寒。归肺、胃、心、胆经。

【基本功效】清化热痰,除烦,止呕。

【临床应用】

**1. 痰热咳嗽**　本品甘寒清润,善清化热痰,润而不燥。治肺热咳嗽,痰黄质稠者,常与瓜蒌、桑白皮、川贝母等清热化痰药配伍。

**2. 胆火夹痰,惊悸不宁,心烦失眠**　本品甘寒入心经,清心火而除热痰,痰火除则心神安,烦热解而利睡眠。治胆郁化火,胆胃不和,痰火内扰以致胆怯易惊,心烦不眠,甚或惊悸不宁者,常与半夏、枳实、茯苓等配伍,如《三因极－病证方论》温胆汤。

**3. 中风痰迷,舌强不语**　本品善清化心经热痰,能化痰利窍。治中风痰迷,舌强不语,可与制天南星、半夏、石菖蒲等配伍,如《奇效简便良方》涤痰汤。

**4. 胃热呕吐,妊娠恶阻**　本品入胃经则善清胃热而止呕逆,可用于多种胃热呕吐之证,常配伍黄连、黄芩、生姜等,如《延年秘录》竹茹饮。治胃虚有热呕吐,常配伍橘皮、生姜、人参等药,如《金匮要略》橘皮竹茹汤;治妊娠郁热之恶阻,呕吐食少,甚至胎动不安,可与黄芩、芦根、苎麻根等同用。

【用法用量】5~10 g。生用偏于清热化痰,姜汁炙用偏于和胃止呕。

【参考资料】

1. 本草摘要

《名医别录》:"主呕啘,温气寒热,吐血,崩中溢筋。"

《本草经疏》："经曰，诸呕吐酸，皆属于热。阳明有热，则为呕啘温气，寒热亦邪客阳明所致。竹茹，甘寒解阳明之热，则邪气退而呕啘止矣。甘寒又能凉血清热，故主吐血崩中及女劳复也。"

《本经逢原》："竹茹专清胃府之热，为虚烦、烦渴、胃虚呕逆之要药。"

2. 现代研究　含酚类、氨基酸、有机酸、多糖、树脂类、黄酮等成分。有利尿、抗菌、祛痰、镇咳、止呕等作用。

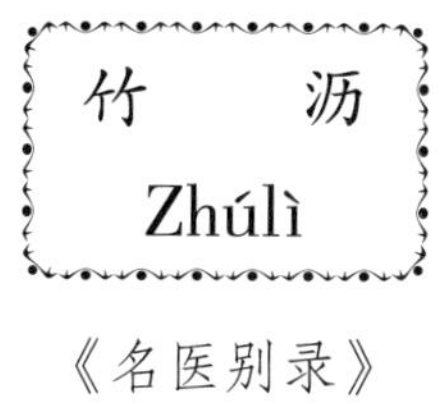

## 竹　沥
## Zhúlì

《名医别录》

竹沥来源同竹茹，系新鲜的淡竹和青竿竹等竹秆经火烤灼而流出的淡黄色澄清液汁，具竹香气，味微甜。

【主要药性】苦、甘，寒。归心、肺、肝经。

【基本功效】清热豁痰，清心定惊利窍。

【临床应用】

1. **痰热咳喘**　本品性寒清热，滑利豁痰。本品因祛痰力强而尤宜用于痰热咳喘见痰稠难咯，或顽痰胶结者，单用即效；亦可与黄芩、浙贝母等同用，以增强清热化痰之力。

2. **中风痰迷，惊痫，癫狂**　本品入心、肝经，既善豁痰泄热消痰迷，又能滑利开窍定惊狂，治痰热蒙蔽清窍之中风神昏、口噤，可单用或与牛黄、石菖蒲等化痰开窍药配伍；治小儿痰热惊风，常与清热化痰、开窍息风的胆南星、牛黄等同用；治痰火内盛，阳亢化风之癫痫抽搐，常与胆南星、天麻等同用。

【用法用量】冲服，30~50 g。

【使用注意】本品性寒而滑，脾虚便溏、寒痰者忌用。

【参考资料】

1. 本草摘要

《名医别录》："疗暴中风，风痹，胸中大热，止烦闷。"

《本草衍义补遗》："中风失音不语，养血清痰，风痰虚痰在胸膈，使人颠狂，痰在经络四肢及皮里膜外，非此不达不行。"

《本草纲目》："竹沥性寒而滑，大抵因风火燥热而有痰者宜之。若寒湿胃虚肠滑之人服之，则反伤肠胃。"

2. 现代研究　含酚类、有机酸、氨基酸、糖类等成分。有镇咳、祛痰、抑菌、抗炎等作用。

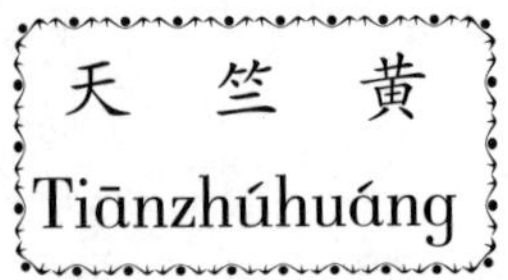

# 天 竺 黄
Tiānzhúhuáng

《日华子诸家本草》

天竺黄为禾本科植物青皮竹 *Bambusa textilis* McClure 或薄竹 *Schizostachyum chinense* Rendle 等秆内的分泌液干燥后的块状物，主产于云南、广东、广西等地。气微，味淡，舔之黏舌。

【主要药性】甘，寒。归心、肝经。

【基本功效】清化豁痰，清心定惊。

【临床应用】

**1. 热病神昏，中风痰迷** 本品功似竹沥而滑利开窍之力较弱，无寒滑之弊，亦为清心化热定惊之良药，常用于治疗痰热蒙蔽清窍所致神昏、中风。治热病神昏谵语，可配牛黄、连翘、竹卷心等；治中风痰壅、痰热癫痫，常配黄连、石菖蒲、郁金等以清心、化痰、开窍。

**2. 小儿痰热惊痫、抽搐、夜啼** 本品甘寒，能清热化痰，定惊止痉。治小儿痰热惊风、高热抽搐、夜啼，常配麝香、胆南星、朱砂等药以清热化痰、开窍息风，如《小儿药证直诀》抱龙丸，亦可与郁金、白矾、白僵蚕等配伍。

**3. 痰热咳喘** 本品亦可用于痰热咳喘，常与清热化痰、止咳平喘药配伍，如瓜蒌、贝母、桑白皮等。

【用法用量】3~9 g；研末冲服，每次 0.6~1 g。

【参考资料】

1. 本草摘要

《开宝本草》："主小儿惊风天吊，镇心明目，去诸风热，疗金疮，止血，滋养五脏。"

《日华子诸家本草》："治中风痰壅，卒失音不语，小儿客忤及痫痰。"

《本草纲目》："竹黄出于大竹之津气结成，其气味功用与竹沥同，而无寒滑之害。"

2. 现代研究 含生物碱、二氧化硅、氨基酸、有机酸、氯化钾等成分。有抗炎、镇痛、减慢心率、扩张微血管、抗凝血等作用。

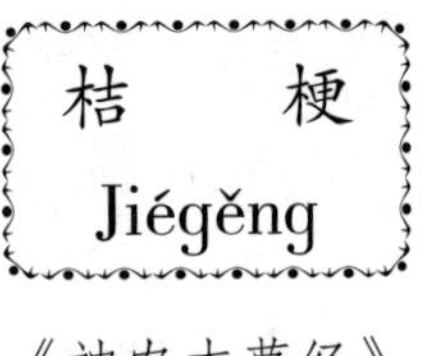

# 桔 梗
Jiégěng

《神农本草经》

桔梗为桔梗科植物桔梗 *Platycodon grandiflorus*（Jacq.）A. DC. 的根，主产于东北、华北地区。气微，味微甜后苦。

【主要药性】苦，辛，平。归肺经。

【基本功效】宣肺，祛痰，利咽，排脓。

【临床应用】

**1. 咳嗽痰多，胸闷不畅** 本品辛散苦泄，既长于祛痰，又长于开宣肺气而利胸膈、除胸闷，且其性平和而无寒热之偏，故不论肺寒、肺热所致之咳嗽痰多，胸闷不畅，均可选用。治外感风寒咳嗽，痰多质稀，常与发散风寒、宣肺化痰药配伍，如《温病条辨》杏苏散，本品与紫苏、杏仁等同用；治外感风热咳嗽，常与发散风热、宣肺止咳药配伍，如《温病条辨》桑菊饮，本品与桑叶、菊花等同用；治痰壅气滞之胸闷痞满者，常与宽胸利气、化痰消痞的枳壳、陈皮、半夏等配伍；治肺中有寒，痰多质稀者，可配伍半夏、干姜、款冬花等温肺化痰药；治肺热痰黄质稠者，则须与清化热痰之瓜蒌、浙贝母等同用。

**2. 咽喉肿痛，失音** 本品宣肺祛痰，又有良好的利咽喉、开音之效，凡咽痛、喑哑之证，无论外感、热毒、阴虚所致者皆可用之。治风热犯肺，咽痛失音者，常与解毒利咽药配伍，如《金匮要略》桔梗汤，本品与生甘草同用，亦可再配伍疏散风热药，疗效益佳，如《医学心悟》加味甘桔汤，本品与甘草、薄荷、牛蒡子等药同用；治热毒壅盛咽喉红肿热痛者，常与射干、马勃、板蓝根等清热解毒、利咽消肿药配伍；治阴虚咽痛，常与玄参、麦冬等养阴生津、清热利咽药配伍，如玄麦甘桔颗粒。

**3. 肺痈吐脓** 本品专入肺经，宣肺利气、祛痰而能排脓消痈，故为治疗肺痈脓疡之常用药。治肺痈，咳嗽痰多，咳吐腥臭黄痰甚或脓血，胸痛喘急者，常与解毒化痰药配伍，如《金匮要略》桔梗汤，本品与甘草同用，或与鱼腥草、黄芩、薏苡仁等同用，以增强清热解毒、消肿排脓之效。

此外，本品又可开宣肺气以通二便，可用于治疗癃闭、便秘。

【用量】3~10 g。

【使用注意】本品药性升散，气逆呕吐、眩晕者慎用。用量过大易致恶心、呕吐。

【参考资料】

1. 本草摘要

《神农本草经》："主胸胁痛如刀刺，腹满肠鸣幽幽，惊恐悸气。"

《本经逢原》："桔梗上升，清肺气，利咽喉，为肺部引经。"

《本草蒙筌》："开胸膈，除上气壅，清头目，散表寒邪，驱胁下刺痛，通鼻中窒塞，咽喉肿痛急觅，中恶蛊毒当求。逐肺热，住咳，下痰，治肺痈排脓，养血，仍消恚怒，尤却怔忡。"

2. 现代研究 含皂苷、黄酮、酚酸、甾醇、多糖、脂肪酸、微量元素等成分。有祛痰、镇咳、抗炎、抑菌、抗肿瘤、降血脂、降血糖、抗氧化、保肝、抗疲劳等作用。

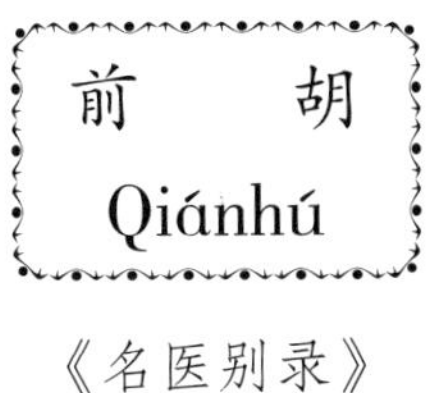

## 前 胡 Qiánhú

《名医别录》

前胡为伞形科植物白花前胡 *Peucedanum pracruptorum* Dunn 的根，主产于浙江、湖南、四川等地。气芳香，味微苦、辛。

【主要药性】苦、辛，微寒。归肺经。

【基本功效】降气祛痰，散风清热。

【临床应用】

**1. 痰热喘咳**　本品辛散苦降，善降气祛痰，性微寒略兼具清热之效，故宜用于痰热壅肺，肺失宣降之喘咳痰黏，咯痰黄稠，胸痞喘满者，常与瓜蒌、贝母、桑白皮等清热化痰、止咳平喘药同用，如《太平圣惠方》前胡散。

**2. 风热咳嗽痰多**　本品味辛性微寒，又兼具疏散风热之效，宜用于风热郁肺之咳嗽有痰者，常与薄荷、牛蒡子、桔梗等疏散发热、宣肺止咳药配伍。

因本品寒性较弱，配伍白前、半夏等温化寒痰药，亦可用于寒痰、湿痰证。用前胡配以辛温发散、宣肺之品如荆芥、紫苏等，也可治风寒咳嗽，如《温病条辨》杏苏散。

【用法用量】3~10 g。蜜炙前胡偏润且寒性减弱，宜用于燥咳或肺寒咳嗽。

【参考资料】

1. 本草摘要

《名医别录》："主疗痰满，胸胁中痞，心腹结气，风头痛，去痰实，下气。治伤寒寒热，推陈致新，明目益精。"

《本草纲目》："清肺热，化痰热，散风邪。"

《本经逢原》："其功长于下气，故能治痰热喘嗽，痞膈诸疾，气下则火降，痰亦降矣，为痰气之要药，治伤寒寒热及时气内外俱热。按二胡通为风药，但柴胡主升，前胡主降，有下同耳。又按前胡治气实风痰，凡阴虚火动之痰及不因外感而有痰者禁用。"

2. 现代研究　含香豆素、皂苷、挥发油、萘醌、甾醇等成分。有祛痰、镇咳、平喘、抗炎、解痉、镇静、抗氧化、抗心肌缺血等作用。

### 附药

紫花前胡　为伞形科植物紫花前胡 *Angelica decusiva*（Miq.）Franch. et Sav. 的根。

【主要药性】苦、辛，微寒。归肺经。

【基本功效与主治】降气祛痰，散风清热。用于痰热喘咳、咯痰黄稠，风热咳嗽痰多。

【用量】3~9 g。

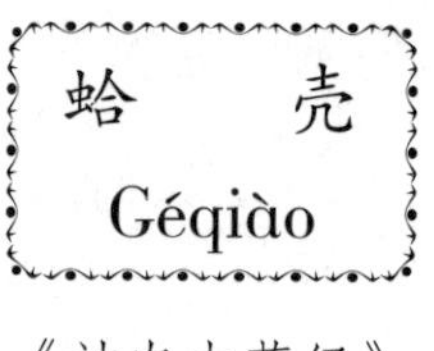


《神农本草经》

蛤壳为帘蛤科动物文蛤 *Meretrix meretrix* Linnaeus 或青蛤 *Cyclina sinensis* Gmelin 的贝壳，产于山东、浙江、广东等沿海地区。气微，味淡。

【主要药性】苦、咸，寒。归肺、肾、胃经。

【基本功效】清热化痰，软坚散结，制酸止痛；外用收湿敛疮。

【临床应用】

**1. 痰热喘咳**　本品苦寒入肺经，能清肺火，化痰浊，咸能化稠痰，故尤宜用于痰热胶结者。治痰热壅肺，咳喘痰黄黏稠者，常与桑白皮、枇杷叶、杏仁等清热化痰、止咳平喘药配伍；治痰火郁结，灼伤肺络之胸胁疼痛，咳吐痰血者，常与青黛、瓜蒌仁、川贝母等清热凉血、化痰止咳药同用，如《症因脉治》青黛海石丸。

**2. 瘿瘤，瘰疬**　本品咸寒，既能清化痰火，又能软坚散结，故宜用于治疗痰火结聚之瘿瘤、瘰疬。治瘿瘤，常配伍海藻、昆布、瓦楞子等化痰、软坚散结药。治痰核、瘰疬，常与玄参、牡蛎、夏枯草等同用。

**3. 胃痛吞酸**　本品煅制能制酸止痛，治疗胃痛吞酸，常与煅牡蛎、海螵蛸、延胡索等配伍。

此外，本品煅后研末外用撒敷，可收湿敛疮，用于治疗湿疹、湿疮。本品还略有利水之功，可用于水肿，小便不利。

【用法用量】6~15 g，宜先煎，蛤粉宜包煎。外用适量，研极细粉撒敷或油调后敷患处。清热化痰宜生用，制酸收敛宜煅用。

【参考资料】

1. 本草摘要

《神农本草经》："主咳逆上气，喘息，烦满，胸痛寒热。"

《药性论》："治水气浮肿，下小便，治嗽逆上气，主治项下瘤瘿。"

2. 现代研究　含碳酸钙、甲壳质、蛋白质、甾醇、牛磺酸、多糖、核酸、微量元素及氨基酸等成分。有利尿、止血、抗炎、调节免疫、降血糖、降血脂、抗氧化、抗疲劳等作用。

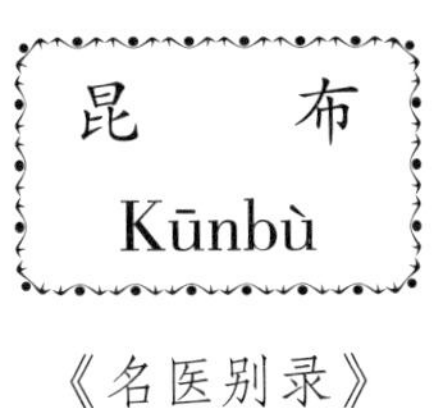

## 昆　布 Kūnbù

《名医别录》

昆布为海带科植物海带 *Laminaria japonica* Aresch. 或翅藻科植物昆布 *Ecklonia kurome* Okam. 的叶状体，主产于山东、辽宁、浙江等沿海地区。气腥，味咸。

【主要药性】咸，寒。归肝、胃、肾经。

【基本功效】消痰软坚散结，利水消肿。

【临床应用】

**1. 瘿瘤，瘰疬，睾丸肿痛**　本品咸寒，有消痰、软坚散结之效，常与功效相似的海藻相须为用，为治痰气郁结之瘰疬、瘿瘤等证之常用对药。治瘿瘤，常与昆布、贝母、连翘等消痰、软坚药配伍，如《医宗金鉴》海藻玉壶汤；治瘰疬，常与清热解毒、散结之夏枯草、玄参、连翘等配伍，如《疡医大全》内消瘰疬丸；治痰凝气滞之睾丸肿痛，常与橘核、川楝子等行气疏肝、散结药配伍。

**2. 痰饮水肿**　本品能利水道而消肿，可与桑白皮、大腹皮、车前子等同用，以增强利水消肿之功，用于脚气病或浮肿等症。

【用量】6~12 g。

【参考资料】

1. 本草摘要

《名医别录》:"主十二种水肿,瘿瘤聚结气,瘘疮。"

《本草经疏》:"咸能软坚,其性润下,寒能除热散结,故主十二种水肿、瘿瘤聚结气、瘘疮。东垣云:瘿坚如石者,非此不除,正咸能软坚之功也。详其气味、性能、治疗,与海藻大略相同。"

2. 现代研究 含藻胶酸,多糖类,维生素 C,蛋白质,氨基酸及碘、钾、钙等微量元素等成分。有防治缺碘性甲状腺肿、降血压、降血脂、抗凝血、降血糖、提高免疫功能、抗肿瘤、抗辐射、解热、镇痛、镇咳、平喘、抗病毒和抗菌等作用。

**附药**

海藻 为马尾藻科植物海蒿子 *Sargassum pallidum*(Turn.) C.Ag. 或羊栖菜 *Sargassum fusiforme*(Harv.) Setch. 的藻体。

【主要药性】苦、咸,寒。归肝、胃、肾经。

【基本功效与主治】消痰软坚散结,利水消肿。用于瘿瘤,瘰疬,睾丸肿痛,痰饮水肿。

【用法用量】6~15 g。《中国药典》规定本品不宜与甘草同用。

**清化热痰药参考药**

| 药名 | 主要药性 | 基本功效 | 主治 | 用法用量 | 使用注意 |
|---|---|---|---|---|---|
| 瓦楞子 | 咸,平。归肺、胃、肝经 | 消痰,软坚散结,制酸止痛 | 瘰疬、瘿瘤;癥瘕痞块;胃痛吐酸 | 煎服,9~15 g,打碎先煎。治瘰疬、瘿瘤、癥瘕生用;治胃痛吐酸煅用 | — |
| 平贝母 | 苦、甘,微寒。归肺、心经 | 清热润肺,化痰止咳 | 肺热燥咳,干咳少痰,阴虚劳嗽,咳痰带血 | 煎服,3~9 g;研粉冲服,一次 1~2 g | 不宜与川乌、制川乌、草乌、制草乌、附子同用 |
| 伊贝母 | 苦、甘,微寒。归肺、心经 | 清热润肺,化痰止咳 | 肺热燥咳,干咳少痰,阴虚劳嗽,咳痰带血 | 煎服,3~9 g;研粉冲服,一次 1~2 g | 不宜与川乌、制川乌、草乌、制草乌、附子同用 |
| 土贝母 | 苦,微寒。归肺、脾经 | 解毒,散结,消肿 | 乳痈,瘰疬,痰核 | 煎服,5~10 g | — |
| 湖北贝母 | 微苦,凉。归肺、心经 | 清热化痰,止咳,散结 | 热痰咳嗽,瘰疬痰核,痈肿疮毒 | 3~9 g,研粉冲服 | 不宜与川乌、制川乌、草乌、制草乌、附子同用 |
| 青礞石 | 苦,微寒。归肝经 | 清肝泻火,明目退翳 | 肝热目赤,目生翳膜,视物昏花,肝火眩晕 | 煎服,9~15 g | 本品有扩瞳作用,青光眼患者禁用 |
| 金龙胆草 | 苦,寒。归肺、肝经 | 清热化痰,止咳平喘,解毒利湿,凉血止血 | 肺热咳嗽,痰多气喘,咽痛,口疮,湿热黄疸,衄血,便血,崩漏,外伤出血 | 煎服,6~9 g | — |

续表

| 药名 | 主要药性 | 基本功效 | 主治 | 用法用量 | 使用注意 |
|---|---|---|---|---|---|
| 金礞石 | 甘、咸，平。归肺、心、肝经 | 坠痰下气，平肝镇惊 | 顽痰胶结，咳逆喘急，癫痫发狂，烦躁胸闷，惊风抽搐 | 多入丸散，3~6 g；煎服，10~15 g，打碎布包先煎 | — |
| 胖大海 | 甘，寒。归肺、大肠经 | 清热润肺，利咽开音，润肠通便 | 肺热声哑，干咳无痰，咽喉干痛，热结便闭，头痛目赤 | 2~3 枚，沸水泡服或煎服 | — |
| 野马追 | 苦，平。归肺经 | 化痰止咳平喘 | 痰多咳嗽气喘 | 煎服，30~60 g | — |
| 暴马子皮 | 苦，微寒。归肺经 | 清肺祛痰，止咳平喘 | 咳喘痰多 | 煎服，30~45 g | — |

**数字课程学习……**

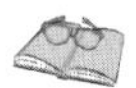 拓展阅读　　彩图　　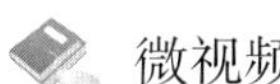 微视频　　自测题

# 第十九章

# 止咳平喘药

**【教学要求】**

掌握:止咳平喘药在基本功效、主治、主要药性、配伍应用及使用注意方面的共性;掌握通过止咳平喘药有关功效,确定其药性、主治和证候禁忌的分析方法。苦杏仁、紫苏子、百部、桑白皮、葶苈子的功效、药性、配伍应用及其特殊的用法用量和使用注意,以及以上药物在功用方面的特殊性。

熟悉:紫菀、款冬花、枇杷叶、白果的功效与主治及特殊的用法用量、使用注意。

了解:止咳平喘药和相关功效术语的含义。马兜铃、矮地茶、洋金花的功效及特殊的用法用量和使用注意。

## 一、含义

以缓解或制止咳嗽和喘息为主要功效,常用以治疗咳嗽和气喘证的药物,称为止咳平喘药。其中偏于制止或减轻咳嗽的药物,称止咳药;偏于缓解与制止气喘证的药物,称平喘药。

## 二、功效与主治

1. 共有功效与主治　本章药物中有的偏于止咳,有的偏于平喘,有的药物则止咳、平喘兼而有之。所谓止咳,系直接缓解或制止咳嗽的治疗作用,但通过辛散开宣肺气,或苦降肺气上逆,或清泻肺中郁火痰饮,或甘润肺燥等功效,可以标本兼顾。所谓平喘,是指药物通过收敛肺气、降泄肺气或潜纳肾气,缓解或制止喘息症状的治疗作用。本类药主治咳喘证,症见咳嗽、咯吐痰液,或气息急促、呼吸困难,甚至张口抬肩,不能平卧等表现者。

2. 主要兼有功效与主治　部分药物兼有化痰、泻肺之功,宜用于痰湿壅肺之咳嗽、喘息。有的药物兼有润肠通便、利水消肿等功效,亦可用于治疗肠燥便秘、水肿等。

所谓泻肺,一是指泻肺热以治肺热咳喘,二是指泻肺中痰水以治咳嗽痰多,三是指泻肺气以治肺气壅逆之咳喘。

## 三、药性

1. 四气　咳喘有寒有热,根据四气的确定原则,长于治肺寒咳喘的药物,一般偏于温性;长于治肺热咳喘的药物，一般偏于寒凉。

2. 药味　止咳平喘药主要用以制止咳嗽、喘息，根据五味中“苦能降泄”的理论，故一般为苦味。此外，根据“辛能散”“甘能润”的理论，亦有药物兼具或辛或甘之味。

3. 归经　咳喘证病位主要在肺，故本类药物主归肺经。

此外，止咳平喘药能降泄肺气，故其作用趋向以沉降为主。

本章中的苦杏仁、白果、洋金花为有毒之药。

## 四、配伍应用

咳喘是诸多病证的常见症状，有外感内伤之别，亦有寒热虚实之异。治肺寒停饮，配伍温肺化饮药；治肺热咳喘，配伍清热泻火药；治外感风寒，配伍发散风寒药；治外感风热，配伍疏散风热药。咳喘每多夹痰，痰多易发咳喘，依据《活法机要》所言：“治咳嗽者，治痰为先，治痰者，下气为上。”故本类药常与化痰药、行气药配伍。治虚劳久咳虚喘者，宜以敛肺平喘药配伍补益肺气、温肾纳气之品。治咳嗽咯血者，宜配伍止血药；治咳喘而胸闷气急者，宜配伍宣降肺气、行气之品以畅利胸中气机，宽胸利膈。

## 五、使用注意

1. 因证选药　使用止咳平喘药，应区分咳喘病证的寒热，选择适宜的止咳平喘药。

2. 证候禁忌　止咳平喘药为治标之品，治咳喘而邪气盛者，不宜单纯用敛肺止咳之品，以免“闭门留寇”。此外，止咳平喘药中有毒之品，内服宜控制用量，注意用法。

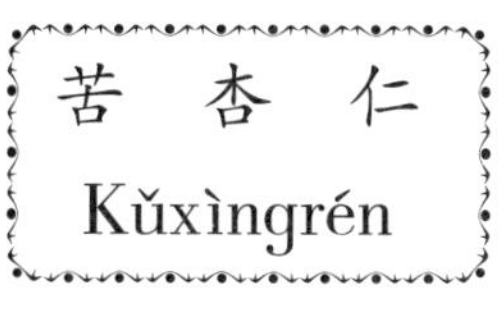

## 苦杏仁 Kǔxìngrén

《神农本草经》

苦杏仁为蔷薇科植物山杏 *Armeniaca sibirica*（Linn.）Lam.、西伯利亚杏 *Prunus sibirica* L.、东北杏 *Armeniaca mandshurica*（Maxim.）*Skv.* 或杏 *Armeniaca vulgaris* Lam. 的成熟种子，主产于东北、内蒙古、华北等地。气微，味苦。

【主要药性】苦、辛，微温。有小毒。归肺、大肠经。

【基本功效】降气止咳平喘，润肠通便。

【临床应用】

**1. 咳嗽气喘**　本品味苦善降肺气之上逆，气辛略能宣肺气之壅闭，为止咳平喘要药。对于咳嗽气喘，无论新久、寒热，皆可随证配伍使用。治外感风寒咳嗽，鼻塞头痛，痰多稀薄，恶寒发热，常与麻黄、甘草同用，以发散风寒、宣降肺气、止咳平喘，如《太平惠民和剂局方》三拗汤；治风热咳嗽，常与疏散风热、清肺润燥的桑叶、菊花等配伍，如《温病条辨》桑菊饮；治肺热咳喘，鼻息粗重，甚则鼻煽，发热、痰黄稠者，常与石膏、麻黄、甘草同用以辛凉宣透、清肺平喘，如《伤寒论》麻杏甘石汤；治外感凉燥，恶寒、咳嗽痰稀，常与苏叶、半夏、桔梗等同用，如《温病条辨》杏苏散；治燥热咳嗽初起，常与桑叶、浙贝母、南沙参等清肺润燥止咳药配伍，如《温病条辨》桑杏汤；若治病情较重，身热甚，咳逆而喘者，常与桑叶、石膏、麦冬等同用以增其清润肺燥之力，如《医门法律》清燥救肺汤。

**2. 肠燥便秘**　本品味苦质润，苦则下气，润通便秘。治津枯肠燥便秘，常与柏子仁、郁李仁、桃仁等润肠通便药同用，如《世医得效方》五仁丸；若治血虚便秘，常与当归、地黄等同用以补血养阴、润肠通便，如《沈氏尊生书》润肠丸。

此外，取其气辛宣发疏通肺气之功，治湿温初起及暑温夹湿，常配伍白蔻仁、薏苡仁等，共奏宣上、畅中、渗下之效，如《温病条辨》三仁汤。

【用法用量】5~10 g，宜捣碎后下。燀后去皮称为“燀苦杏仁”，去掉了非药用部分，使药物更加纯净，并降低毒性；“炒苦杏仁”毒性亦降低，且温性略强，更宜用于肺寒或风寒咳喘。

【使用注意】有小毒，内服不宜过量，以免中毒；婴儿慎用；大便溏泻者慎用。

【参考资料】

1. 本草摘要

《本草纲目》：“杏仁能散能降，故解肌散风，降气润燥，消积治伤损药中用之。治疮杀虫，用其毒也。”

《本草求真》：“既有发散风寒之能，复有下气除喘之力。缘辛则散邪，苦则下气，润则通秘，温则宣滞行痰。”

《本草新编》：“专入太阴肺经，乃利下之剂，除胸中气逆喘促，止咳嗽，坠痰，润大肠，气闭便难，逐痹散结。”

2. 现代研究　含苦杏仁苷、苦杏仁酶、脂肪酸、氨基酸等成分。有镇咳、平喘、镇痛、抗炎、抑菌、增强免疫、抗消化性溃疡、抗脑缺血、降血糖等作用。

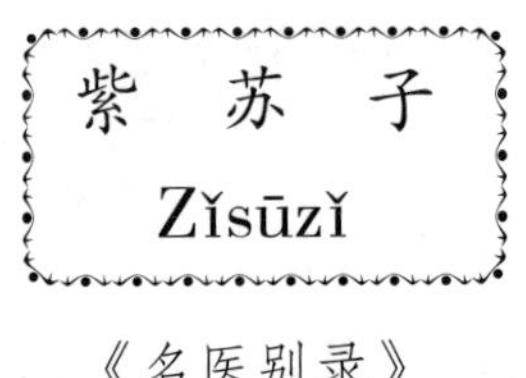

## 紫　苏　子

Zǐsūzǐ

《名医别录》

紫苏子为唇形科植物紫苏 *Perilla frutescens*（Linn.）Britt. 的成熟果实，主产于江苏、浙江、湖北等地。气清香，味微辛。

【主要药性】辛，温。归肺、大肠经。

【基本功效】止咳平喘，降气化痰，润肠通便。

【临床应用】

**1. 痰壅气逆，咳嗽气喘**　本品质润不燥而性降，善止咳平喘，又有祛痰之功，多用于痰壅气逆，咳嗽气喘之证。治痰壅气滞，咳嗽喘逆，痰多胸痞，食少难消，常与白芥子、莱菔子同用以利气化痰、降气消食，如《韩氏医通》三子养亲汤；治上实下虚之久咳痰喘，喘咳短气，痰涎壅盛，胸膈满闷，常与与半夏、厚朴、肉桂等同用以降气化痰、温补下元，如《太平惠民和剂局方》苏子降气汤；治风寒外束，痰热内蕴之咳喘，痰多色黄，常与麻黄、桑白皮、苦杏仁等同用以宣降肺气、清热化痰，如《摄生众妙方》定喘汤。

**2. 肠燥便秘** 本品富含油脂，能润燥滑肠而通便，又能降泄肺气以助大肠传导之功，治肠燥便秘，常与杏仁、火麻仁、瓜蒌仁等润肠通便药同用，如《济生方》紫苏麻仁粥。

【用法用量】3~10 g。宜捣碎入煎。

【使用注意】脾虚便溏者慎用。

【参考资料】

1. 本草摘要

《名医别录》："主下气，除寒中。"

《日华子诸家本草》："主调中，益五藏，下气，止霍乱，呕吐，反胃。补虚劳，肥健人，利大小便，破癥结，消五膈，止嗽，润心肺，消痰气。"

《本经逢原》："性能下气，故胸膈不利者宜之。与橘红同为除喘定嗽，消痰顺气之良剂。但性主疏泄，气虚久嗽，阴虚喘逆，脾虚便滑者，皆不可用。"

2. 现代研究 含挥发油、脂肪酸、酚酸、氨基酸、维生素与微量元素等成分。有镇咳、祛痰、平喘、降血脂、降血压、抗炎、抗变态反应、增强免疫、抑制血小板聚、抗氧化，抑菌、保肝等作用。

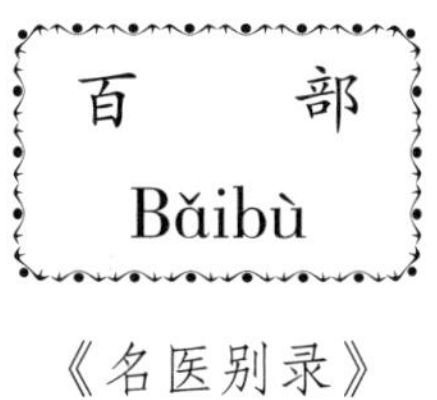

## 百部 Bǎibù

《名医别录》

百部为百部科植物直立百部 *Stemona sessilifolia*（Miq.）Miq、百部 *Stemona japonica*（Bl.）Miq 或对叶百部 *Stemona tuberosa* Lour. 的块根，主产于长江中下游，直立百部在山东、河南亦产，对叶百部在海南岛亦产。气微，味甘、苦。

【主要药性】甘、苦，微温。归肺经。

【基本功效】蜜炙百部润肺止咳；生品外用杀虫灭虱。

【临床应用】

**1. 新久咳嗽** 本品甘以润肺，苦以降气，微温不燥，蜜炙使用则功专润肺止咳，治咳嗽无论外感、内伤、新久、寒热，均可配伍使用，咳嗽痰多者，须配伍祛痰药，尤以治小儿顿咳（百日咳）、阴虚痨嗽为宜。治疗百日咳，常与南沙参、苦杏仁、桑白皮等润肺止咳药配伍；治肺痨咳嗽，骨蒸潮热，咳嗽咳血，常与川贝母、阿胶、三七等同用，以滋阴润肺、镇咳止血，如《医学心悟》月华丸；治新患咳嗽者，若外感风寒，微恶风发热，常与荆芥、紫菀、桔梗等同用，如《医学心悟》止嗽散；治风热咳嗽，发热不甚，可与桑叶、菊花、桔梗等同用以疏风清热、宁肺止咳；若治肺热咳嗽，咳痰黄稠，常与石膏、浙贝母等同用。

**2. 头虱体虱，疥癣，滴虫阴痒，蛲虫病** 生品外用有灭虱杀虫的作用。治头虱、体虱及疥癣皮肤瘙痒，可制成 20% 乙醇液或 50% 水煎剂外搽患处。治阴道毛滴虫病外阴瘙痒，常与蛇床子、苦参、龙胆等同用，煎汤坐浴外洗，以解毒杀虫、燥湿止痒；治疗蛲虫病，可单用本品浓煎，睡前保留灌肠。

【用法用量】3~9 g。润肺止咳宜蜜炙用。外用适量，水煎或酒浸。

【参考资料】

1. 本草摘要

《名医别录》："主咳嗽上气。"

《药性论》："能治肺家热，上气，咳逆，主润益肺。"

《日华子诸家本草》："治疳蛔及传尸骨蒸劳，杀蛔虫，寸白，蛲虫。"

2. 现代研究 含生物碱、糖类、脂类、蛋白质、有机酸等成分。有镇咳、平喘、抑菌、抗病毒、杀虫、抗结核、镇静、镇痛等作用。

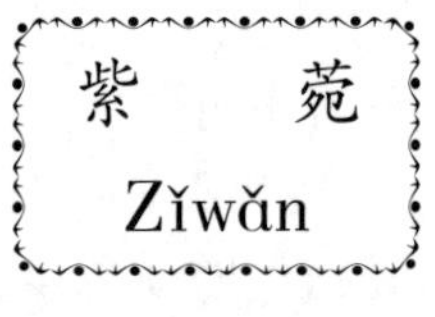

## 紫菀 Zǐwǎn

《神农本草经》

紫菀为菊科植物紫菀 *Aster tataricus* Linn. f. 的根及根茎，主产于河北、安徽、东北等地。气微香，味甜、微苦。

【主要药性】辛、苦、甘，微温。归肺经。

【基本功效】润肺下气，消痰止咳。

【临床应用】

**咳喘有痰** 本品味苦微温而甘润不燥，长于化痰浊而止咳，蜜炙者有润肺之效，广泛用于外感、内伤之咳嗽，寒热虚实皆可配伍应用，尤宜用于咳嗽有痰、肺气壅塞、咯痰不爽者。治外感风寒，咳嗽痰多者，常与荆芥、桔梗等同用，如《医学心悟》止嗽散；治肺热咳嗽，咯痰黄稠，须配伍黄芩、桑白皮、浙贝母等以清肺化痰止咳；治疗肺虚劳嗽，痰中带血，常与阿胶、川贝母等养阴润肺药配伍；治肺气虚寒咳喘，须与益气温肺、化痰止咳的人参、黄芪、干姜等同用，如《济生方》紫菀汤。

【用量】5~10 g。

【参考资料】

1. 本草摘要

《神农本草经》："主咳逆上气，胸中寒热结气。"

《名医别录》："疗咳唾脓血，止喘悸，五劳体虚，补不足，小儿惊痫。"

《本草正义》："紫菀柔润有余，虽曰苦辛而温，非燥烈可比。专能开泄肺郁，定咳降逆，宣通窒滞，兼疏肺家气血。凡风寒外束，肺气壅塞，咳呛不爽，喘促哮吼，及气火燔灼，郁为肺痈，咳吐脓血，痰臭腥秽诸证，无不治之；而寒饮蟠踞，浊涎胶固，喉中如水鸡声者，尤为相宜。"

2. 现代研究 含萜类、黄酮、香豆素、蒽醌、甾醇、肽类、挥发油等成分。有镇咳、祛痰、抗菌、抗病毒、抗肿瘤、抗氧化等作用。

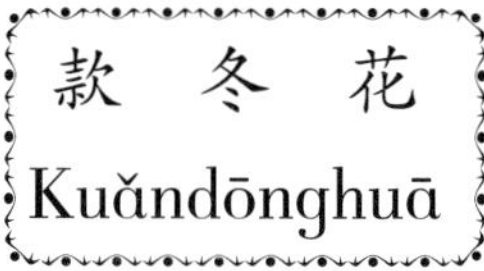


《神农本草经》

款冬花为菊科植物款冬 *Tussilago farfara* Linn. 的花蕾，主产于河南、甘肃、陕西等地。气香，味微苦而辛。

【主要药性】辛、微苦，温。归肺经。

【基本功效】润肺下气，止咳化痰。

【临床应用】

**新久咳喘**　本品味苦能降肺之逆气，辛散而略具化痰作用，多用蜜炙，使本品温中寓润，温而不燥，常与紫菀相须为用。治疗咳嗽，无论外感内伤，寒热虚实，皆可用之，因其性温，故对肺寒咳嗽尤宜。治外感风寒，内停痰饮之咳喘痰多，常与麻黄、细辛、半夏等发散风寒、宣肺平喘、化痰止咳药配伍，如《金匮要略》射干麻黄汤；若治肺热暴咳，须与知母、桑白皮、浙贝母、杏仁等清泻肺热、化痰止咳药配伍，如《大德重校圣济总录》款冬花汤；治肺气虚弱，咳嗽不已，宜配补益肺气之人参、黄芪等；若治阴虚燥咳，或痰中带血，则宜配养阴润肺之沙参、麦冬、百合、阿胶等；若治肺痈咳吐脓痰，可与薏苡仁、桔梗、芦根等清肺解毒消痈、祛痰排脓药同用。

【用量】5~10 g。

【参考资料】

1. 本草摘要

《神农本草经》："主咳逆上气，善喘，喉痹。"

《本经逢原》："古方用为温肺治嗽之要药，润肺消痰，止嗽定喘，喉痹喉瘖，肺痿肺痈，咸宜用之。"

《本经疏证》："《千金》《外台》，凡治咳逆久咳，并用紫菀、款冬者，十方而九……而其异在《千金》《外台》亦约略可见。盖凡唾脓血失音者，及风寒水气盛者，多不甚用款冬，但用紫菀；款冬则每同温剂、补剂用者为多。"

2. 现代研究　含甾醇、黄酮、生物碱类、有机酸、甾体、挥发油、多糖等成分。有镇咳、祛痰、平喘、抗炎、兴奋呼吸、抗溃疡、利胆、抗血小板聚集、抗肿瘤等作用。

## 马　兜　铃
## Mǎdōulíng

《药性论》

马兜铃为马兜铃科植物北马兜铃 *Aristolochia contorta* Bunge 或马兜铃 *Aristolochia debilis* Sieb.

et Zucc. 的成熟果实。前者主产于东北、华北，后者主产于长江流域以南各省区。气特异，味微苦。

【主要药性】苦、微辛，寒。归肺、大肠经。

【基本功效】清肺化痰，止咳平喘，清肠消痔。

【临床应用】

**1. 肺热咳喘** 本品味苦降泄肺气，性寒清泄肺热，微辛兼能化痰，故能清降肺气、清化热痰而止咳平喘，宜用于肺热咳喘、痰壅气促者。治痰热壅肺，喘咳痰多，常与桑白皮、葶苈子、半夏等泻肺平喘、化痰降逆药同用，如《普济方》马兜铃汤；治肺虚有热之喘咳，咽干，咯痰不爽，常配苦杏仁、阿胶、牛蒡子等同用，如《小儿药证直诀》补肺阿胶汤；治阴虚咳喘，虚火炽灼肺络，痰中带血者，可与润肺养阴、止血之阿胶、白及等同用。

**2. 痔疮肿痛** 本品能清泄大肠邪热，可用于治疗大肠邪热壅聚之痔疮肿痛、肠风下血，可与黄芩、地榆、槐角等配伍应用，亦可用本品煎汤熏洗患处。

【用法用量】3~9 g。肺虚久咳者宜蜜炙用。

【使用注意】虚寒咳喘者慎用。本品含马兜铃酸，长期、大剂量服用可引起肾损害，儿童及老年人慎用，孕妇、婴幼儿及肾功能不全者禁用；过量服用可引起恶心、呕吐。

【参考资料】

1. 本草摘要

《药性论》："主肺气上急，坐息不得，主咳逆连连不可止。"

《开宝本草》："主肺热咳嗽，痰结喘促，血痔瘘疮。"

《本草纲目》："气寒，味苦、微辛，寒能清肺热，苦辛能降肺气。钱乙补肺阿胶散用之，非取其补肺，乃取其清热降气也，邪去则肺安矣，其中所用阿胶、糯米，则正补肺之药也。汤剂中用多亦作吐，故崔氏方用以吐蛊，其不能补肺，又可推矣。"

2. 现代研究 含马兜铃酸、马兜铃内酰胺、生物碱、酚酸、挥发油、胡萝卜苷等成分。有镇咳、平喘、祛痰、抗炎、抑菌、收缩平滑肌、镇痛、抗肿瘤等作用。

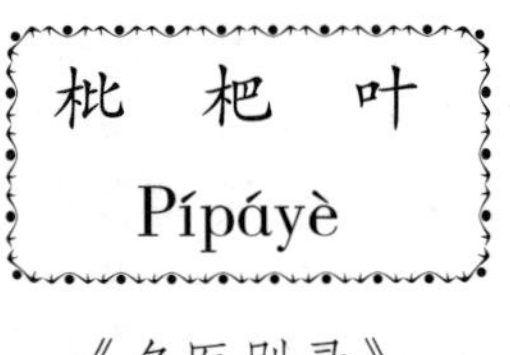

## 枇杷叶 Pípáyè

《名医别录》

枇杷叶为蔷薇科植物枇杷 *Eriobotrya japonica*（Thunb.）Lindl. 的叶，主产于广东、江苏、浙江等地。气微，味微苦。

【主要药性】苦，微寒。归肺、胃经。

【基本功效】清肺止咳，降逆止呕。

【临床应用】

**1. 肺热咳嗽** 本品入肺经，苦降寒清，长于降肺气，又能清肺热，兼能化痰浊，宜用于肺热或风热夹痰所致咳喘。治肺热咳喘、痰黄质稠者，可单用制膏，或与桑白皮、黄芩、前胡等同用以清泄肺热、祛痰止咳；治燥热伤肺，咳喘少痰，或干咳无痰，气逆而喘者，常与桑叶、麦冬、苦杏仁等养阴清肺止咳药同用，如《医门法律》清燥救肺汤；治风热咳嗽，可与桑叶、牛蒡子、前胡等同用以发散风热、清肺止咳。

**2. 胃热呕逆**　本品入胃经，味苦能降胃气，微寒能清胃热，长于清降胃热而止呕逆，适用于胃热呕逆，烦热口渴者，常与清胃、止呕、生津之黄连、竹茹、芦根等配伍。

【用法用量】6~10 g。止咳宜蜜炙用。

【参考资料】

1. 本草摘要

《名医别录》："主卒啘不止，下气。"

《本草经疏》："枇杷叶性凉，善下气，气下则火不上升，而胃自安，故卒呃止也。"

《本草纲目》："治胃病，以姜汁涂炙，治肺病，以蜜水涂炙。""和胃降气，清热解暑毒，疗脚气。""治肺胃之病，大都取其下气之功耳。气下则火降痰顺，而逆者不逆，呕者不呕，渴者不渴，咳者不咳矣。"

2. 现代研究　含黄酮、三萜酸类、有机酸、多酚、倍半萜、挥发油、维生素、多糖等成分。有抗炎、抑菌、祛痰、镇咳、抗肺纤维化、抗氧化、降血糖、止呕、利胆等作用。

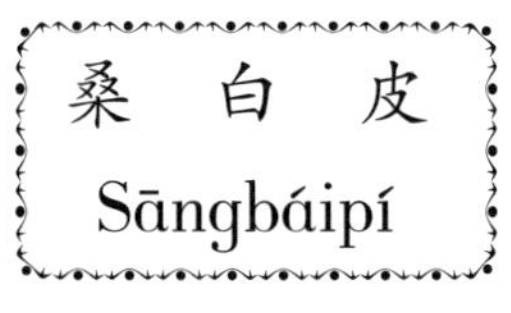

## 桑白皮 Sāngbáipí

《神农本草经》

桑白皮为桑科植物桑 *Morus alba* Linn. 的根皮，在中国大部分地区均产。气微，味微甘。

【主要药性】甘，寒。归肺经。

【基本功效】泻肺平喘，利水消肿。

【临床应用】

**1. 肺热喘咳**　本品性寒，长于清泻肺火，兼能泻肺中水气而定嗽平喘，尤多用于肺热痰多之喘咳。治肺热壅盛之咳喘痰多，色黄质稠者，常与地骨皮、甘草同用以清降肺火，如《小儿药证直决》泻白散；治外有风邪，水饮停肺，胸中胀满喘息气逆者，可配伍宣降肺气、利水逐饮之麻黄、法半夏、款冬花、白果等，如《摄生众妙方》定喘汤；治肺虚有痰热之咳喘气短，或兼潮热盗汗者，须与人参、五味子、熟地等补肺滋阴药同用，如《妇人良方大全》补肺汤。

**2. 水肿胀满**　本品能泻降肺气而通调水道，有利水消肿之效，尤宜用于肺气失宣、水气不行所致之全身水肿胀满，面目肌肤浮肿，小便不利者，常与茯苓皮、生姜皮、大腹皮、陈皮等同用以利水消肿，如《中藏经》五皮散。

此外，本品还有清肝、降血压、止血之功，可用于肝阳亢旺及衄血、咳血属肝肺火盛者。

【用法用量】6~12 g。肺虚有热者宜炙用，其余皆生用。

【参考资料】

1. 本草摘要

《名医别录》："去肺中水气，唾血，热渴，水肿，腹满，胪胀，利水道。"

《药性论》:“能治肺气喘满,水气浮肿,主伤绝,利水道,消水气,虚劳客热,头痛,内补不足。”

《本草纲目》:“长于利小水,乃实则泻其子也,故肺中有水气及肺火有余者宜之。”

2. 现代研究　含黄酮、芪类、黏液素、多糖、多酚、香豆素、木脂素、生物碱、萜类、挥发油等成分。有利尿、降血糖、降血压、兴奋平滑肌、镇静、抗惊厥、镇痛、抑菌、解热、抗炎、抗变态反应、抗氧化、抗肿瘤、调节免疫及抗抑郁等作用。

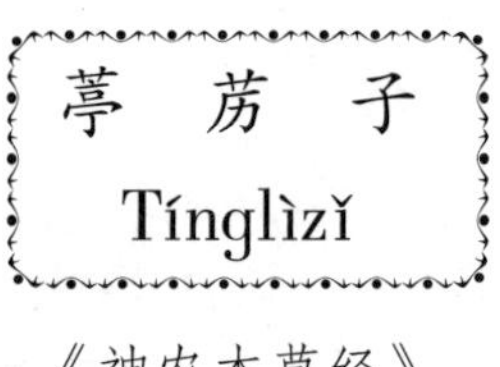

## 葶苈子 Tínglìzǐ

《神农本草经》

葶苈子为十字花科植物独行菜 *Lepidium apetalum* Willdenow 或播娘蒿 *Descurainia sophia* (Linn.) Webb ex Prantl 的成熟种子。前者称“北葶苈”,主产于东北、河北、内蒙古等地;气微,微辛辣,黏性较强。后者称“南葶苈”,主产于山东、安徽、江苏等地。味微辛、苦,略带黏性。

【主要药性】辛、苦,大寒。归肺、膀胱经。

【基本功效】泻肺平喘,行水消肿。

【临床应用】

**1. 咳喘痰多之实证**　本品苦泄辛散,长于泻肺中水饮;大寒清泻肺中痰火而定喘止咳,降肺之力强于桑白皮。治痰热壅盛,肺气上逆之实证,症见喘咳痰多,胸胁胀满,喘息不得卧者,常配大枣以缓制其峻性,如《金匮要略》葶苈大枣泻肺汤;亦常与桑白皮、杏仁、紫苏子等药配伍,以增强泻肺平喘、降气化痰之效。

**2. 水肿,胸腹水,小便不利**　本品能泻肺气之壅,启肺气之闭,通调水道而行水消肿。治水肿实证,小便不利,如《外台秘要》,单用本品即可取效;治痰热结胸之胸胁积水,常与大黄、芒硝、甘遂等泻热通便、逐水退肿药同用,如《金匮要略》大陷胸汤;治湿热内蕴之腹水肿满,常与防己、椒目、大黄等同用以逐水消肿,如《金匮要略》己椒苈黄丸。

【用法用量】3~10 g,包煎。

【参考资料】

1. 本草摘要

《神农本草经》:“主癥瘕积聚,结气,饮食寒热,破坚逐邪,通利水道。”

《名医别录》:“下膀胱水,伏留热气,皮间邪水上出,面目浮肿,身暴中风热痱痒,利小腹。久服令人虚。”

《开宝本草》:“疗肺壅上气咳嗽,定喘促,除胸中痰饮。”

2. 现代研究　含硫苷、黄酮、挥发油、脂质、强心苷等成分。有强心、抑制心肌肥大、降血压、降血脂、镇咳、祛痰、平喘、改善急性肺损伤和代谢紊乱、利尿、抑菌、抗肿瘤、抗氧化等作用。

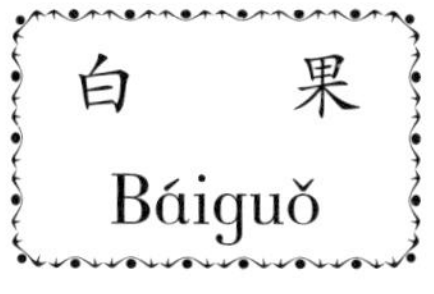

# 白　果
Báiguǒ

《日用本草》

白果为银杏科植物银杏 *Ginkgo biloba* Linn. 的成熟种子，在中国大部分地区均产。气微，味甘、微苦。

【主要药性】甘、苦、涩，平。有毒。归肺、肾经。

【基本功效】敛肺定喘，收涩止带，固精缩尿。

【临床应用】

**1. 咳喘痰多**　本品味涩，能敛肺定喘，又兼具化痰作用，且药性平和，故无论虚实之哮喘痰嗽，皆可使用。治风寒外束、痰浊内阻而致喘咳气急，常与宣肺平喘的麻黄配伍，如《摄生众妙方》鸭掌散；若治痰热内蕴、复感风寒以致喘咳气急，痰多黄稠者，常与麻黄、黄芩、桑白皮等宣肺平喘、清泻肺热药配伍，如《摄生众妙方》定喘汤；若治肺肾两虚、肾不纳气而致呼吸急促，呼多吸少之虚喘，本品可与补肾纳气，敛肺平喘之胡桃肉、五味子等配伍。

**2. 带下，白浊**　本品味能除湿泄，涩可收敛，宜用于治疗脾肾亏虚、带脉失约之带下清稀者，可与莲子、胡椒、乌骨鸡等同用以健脾益肾止带，如《濒湖集简方》治赤白带下方。若治脾虚失摄、湿热下注之带下色黄腥臭，常配伍芡实、山药、黄柏等以健脾化湿、清热止带，如《傅青主女科》易黄汤；治尿中白浊，可与萆薢、益智仁等温脾肾、渗湿浊之品同用。

**3. 遗精，尿频遗尿**　本品入肾经，还能固精缩尿止遗，治肾气不固所致梦遗滑精，或小便频数，遗尿者，可单用，或与补肾固涩之山茱萸、益智仁、覆盆子等同用。

【用法用量】5~10 g，捣碎。

【使用注意】本品生食有毒，不可过量，小儿慎用。

【参考资料】

1. 本草摘要

《医学入门》："清肺胃浊气，化痰定喘，止咳。"

《本草纲目》："熟食温肺益气，定喘嗽，缩小便，止白浊。生食降痰，消毒杀虫。嚼浆涂鼻面手足，去皶疱䵟黯皴皱及疥癣疳䘌、阴虱。"

《本草便读》："上敛肺金除咳逆，下行湿浊化痰涎。"

2. 现代研究　含黄酮、萜内酯、酚酸、有机酸、酚类糖苷、多糖、挥发油等成分。有抑菌、抗结核、祛痰、平喘、降血压、抗变态反应、抗血栓、抗氧化、延缓衰老、调节免疫功能、抗炎、抗肿瘤等作用。

**附药**

银杏叶　为银杏科植物银杏的叶。

【主要药性】甘、苦、涩，平。归心、肺经。

【基本功效与主治】活血化瘀，通络止痛，敛肺平喘，化浊降脂。用于瘀血阻络，胸痹心痛，中风偏瘫，肺虚咳喘，高脂血症。

【用量】9~12 g。

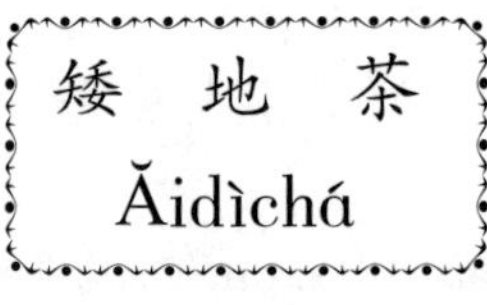

## 矮　地　茶
## Ǎidìchá

《本草图经》

矮地茶为紫金牛科植物紫金牛 *Ardisia japonica*（Thunb.）Blume 的地上部分，主产于长江流域以南各省区。气微，味微涩。

【主要药性】辛、微苦，平。归肺、肝经。

【基本功效】化痰止咳，清利湿热，活血化瘀。

【临床应用】

**1. 新久咳嗽，喘满痰多**　本品长于止咳化痰，兼能平喘，治痰浊阻肺所致的咳喘痰多，单用即可取效。因其性平，治咳喘有痰者，无论新久、寒热，均可配伍应用。治肺热咳喘痰多，咯痰黄稠者，常与清肺化痰、止咳平喘的枇杷叶、黄芩、鱼腥草、桑白皮等配伍；治寒痰喘嗽，痰多质稀者，常与温肺化痰止咳的麻黄、细辛、干姜等配伍；若治肺痈咳吐脓痰、胸痛者，常与清泄肺热、祛痰排脓的鱼腥草、薏苡仁、芦根等配伍。

**2. 湿热黄疸，水肿**　本品略有利湿之功。治湿热黄疸，常与利湿退黄的茵陈、金钱草、虎杖等配伍；治水肿，常与利水渗湿的茯苓、泽泻等配伍。

**3. 瘀阻经闭，风湿痹痛，跌打损伤**　本品能活血化瘀以通经止痛。治血瘀经闭、痛经，可配伍丹参、桃仁、红花等活血调经药；治跌打损伤，可配伍红花、乳香、没药等活血止痛药；治风湿痹痛，可与独活、威灵仙等祛风湿通络药同用，能清利湿热、活血而通痹。

【用量】15~30 g。

【参考资料】

1. 本草摘要

《本草图经》："治时疾膈气，去风痰。"

《本草纲目》："解毒破血。"

《草木便方》："治风湿顽痹，肺痿久嗽，涂寒毒肿痛。"

2. 现代研究　含内酯、黄酮、酚类、三萜类、挥发油、苯醌等成分。有镇咳、祛痰、平喘、抗炎、解热、抑菌、抗病毒、抗肿瘤等作用。

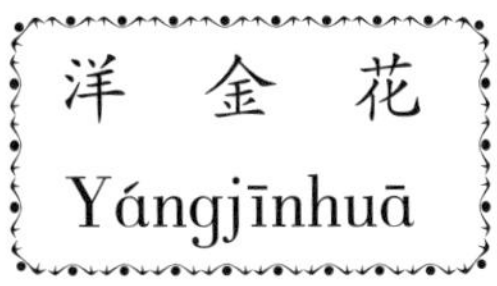

# 洋金花 Yángjīnhuā

《本草纲目》

洋金花为茄科植物白花曼陀罗 *Datura metel* L. 的花，主产于江苏、浙江、福建等地。气微，味微苦。

【主要药性】辛，温。有毒。归肺、肝经。

【基本功效】平喘止咳，解痉定痛。

【临床应用】

1. **哮喘咳嗽**　本品有毒，平喘止咳力甚强，但无祛痰作用，宜用于治疗喘咳无痰或痰少且他药乏效者；因其性温，尤宜用于寒性哮喘咳嗽。可单用散剂，或制成卷烟吸入，或入复方。

2. **心腹冷痛，风湿痹痛，跌打损伤**　本品有良好的麻醉定痛作用，可用于多种疼痛。单用即有效，也可配伍应用。治心腹冷痛，可单药水煎或作散剂内服；治风湿痹痛，跌打伤痛，单用或以本品为主，与川芎、当归、姜黄等药同用，以加强活血止痛之效。

3. **癫痫，小儿慢惊风**　本品有止痉定惊之功，用于癫痫、小儿慢惊风，常与息风止痉的天麻、全蝎、天南星等药配伍以增强药效。

4. **外科麻醉**　古时常用本品作麻醉剂，与川乌、草乌、姜黄等止痛药同用，如《医宗金鉴》整骨麻药方。

【用法用量】0.3~0.6 g，宜入丸、散；作卷烟分次燃吸（一日量不超过 1.5 g）。外用适量。

【使用注意】本品有毒，应严格控制剂量。孕妇，外感及痰热咳喘、青光眼、高血压及心动过速者禁用；体弱者慎用。

【参考资料】

1. 本草摘要

《本草纲目》："诸风及寒湿脚气，煎汤洗之。又主惊痫及脱肛，并入麻药。""八月采此花，七月采火麻子花，阴干，等分为末，热酒调服三钱，少顷昏昏如醉。割疮灸火，宜先服此，则不觉其苦也。"

《本草便读》："止疮疡疼痛，宣痹着寒哮。"

2. 现代研究　含东莨菪碱为主的生物碱类、内酯、倍半萜、黄酮、酚酸及多糖等成分。有平喘、镇咳、镇痛、解痉、抗癫痫、抗瘙痒、增强免疫力、兴奋呼吸中枢、减少呼吸道分泌物、降低血液黏滞度和血脂、抗心律失常、抗休克、抗炎等作用。

止咳平喘药参考药

| 药名 | 主要药性 | 基本功效 | 主治 | 用法用量 |
|---|---|---|---|---|
| 龙利叶 | 甘、淡，平。归肺、胃经 | 润肺止咳，通便 | 肺燥咳嗽，咽痛失音，便秘 | 煎服，9~15 g |
| 白屈菜 | 苦，凉。有毒。归肺、胃经 | 解痉止痛，止咳平喘 | 胃脘挛痛，咳嗽气喘，百日咳 | 煎服，9~18 g |
| 瓜子金 | 辛、苦，平。归肺经 | 祛痰止咳，活血消肿，解毒止痛 | 咳嗽痰多，咽喉肿痛；外治跌打损伤，疔疮疖肿，蛇虫咬伤 | 煎服，15~30 g |
| 牡荆叶 | 微苦、辛，平。归肺经 | 祛痰，止咳，平喘 | 咳喘痰多 | 煎服，6~12 g；鲜用，供提取牡荆油用 |
| 罗汉果 | 甘，凉。归肺、大肠经 | 清热润肺，利咽开音，滑肠通便 | 肺热燥咳，咽痛失音，肠燥便秘 | 煎服，9~15 g |
| 钟乳石 | 甘，温。归肺、肾、胃经 | 温肺，助阳，平喘，制酸，通乳 | 寒痰咳喘，阳虚冷喘，腰膝冷痛，胃痛泛酸，乳汁不通 | 煎服，3~9 g，宜先煎 |
| 通关藤 | 苦，微寒。归肺经 | 止咳平喘，祛痰，通乳，清热解毒 | 喘咳痰多，产后乳汁不通，风湿肿痛，疮痈 | 煎服，20~30 g，宜先煎。外用适量 |
| 天仙子 | 苦、辛，温。有大毒。归心、胃、肝经 | 解痉止痛，平喘，安神 | 胃脘挛痛，喘咳，癫狂 | 0.06~0.6 g |
| 满山红 | 辛、苦，寒。归肺经 | 祛痰止咳，平喘 | 咳喘痰多 | 煎服，25~50 g |

**数字课程学习……**

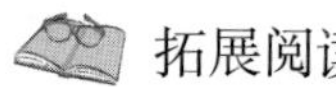 拓展阅读　　彩图　　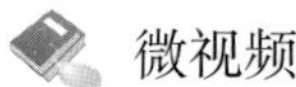 微视频　　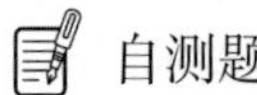 自测题

# 第二十章

# 平肝潜阳药

【教学要求】

掌握：平肝潜阳药在基本功效、主治、主要药性、配伍应用及使用注意方面的共性；并通过平肝潜阳药有关功效，确定其药性、主治和证候禁忌。石决明、珍珠母、牡蛎、赭石的功效、药性、配伍应用及其特殊的用法用量、使用注意。

熟悉：蒺藜的功效与主治及特殊的用法用量、使用注意。

了解：平肝潜阳药和相关功效术语的含义。

## 一、含义

以平肝潜阳为主要功效，常用于治疗肝阳上亢证的药物，称为平肝潜阳药。

## 二、功效与主治

1. 共有功效与主治　本章药物都具有平肝潜阳的功效，可主治肝阳上亢证，症见眩晕耳鸣、头胀头痛、面红目赤、急躁易怒、失眠多梦、腰膝酸软、脉弦等。所谓平肝潜阳，是药物使亢奋之肝阳平复于适中，以治肝阳上亢的一种作用。习惯上将质地重坠的金石、甲骨类药称为平肝潜阳药，将植物类药称为平抑肝阳药或平降肝阳药，简称平肝药或平肝阳药。

2. 主要兼有功效与主治　本类药物有的兼具清肝明目，宁心安神之功效，又常用于治疗肝热目赤，心神不宁，惊悸失眠，癫痫发狂等证。此外，部分平肝潜阳药还兼有软坚散结、收敛固脱、祛风止痒、降逆止血等功效，宜用于痰核瘿瘤、滑脱不禁、风热目赤、皮肤瘙痒、呕吐呃逆、血热吐衄等症。

## 三、药性

1. 四气　本类药大多兼有清肝热之效，故平肝潜阳药以寒凉为主。

2. 五味　肝阳上亢为阳热上亢之证，平肝药功在潜降，根据苦能降泄、清泄的理论，故本类药物多为苦味，贝壳类药物又多有咸味。

3. 归经　肝阳上亢证病位在肝，故各药主归肝经。

此外，平肝潜阳药是针对肝阳上亢之病势，使其平复于适中，故其作用趋向为沉降。

本章中的蒺藜为有小毒之药。

## 四、配伍应用

肝阳上亢多属肝肾阴虚,阴不制阳所致,当配伍滋养肝肾之阴的药物。此外,还应根据肝阴虚的不同病因作适当配伍,如治火热炽盛,灼伤肝阴者,当与清热泻火或清泄肝热药配伍;治肝郁化火,耗伤肝阴者,当与疏肝清肝之品同用。治因肝阳化风者,则本类药物宜与息风止痉药配伍;治阳浮神动而心神不宁者,又常配伍宁心安神药。

## 五、使用注意

1. 因证选药　平肝潜阳药都适用于治疗肝阳上亢证。其中,平肝潜阳药的作用略强于平抑肝阳药,故宜用于证情较重者。

2. 证候禁忌　平肝潜阳药宜用于肝阳上亢证之眩晕耳鸣、头胀头痛等症,虚寒证的同类表现者,应当慎用。

3. 中病即止　平肝潜阳药多寒凉质重,易伤脾胃,应注意顾护脾胃,中病即止。

此外,本类药物多属贝壳类及矿物类,多宜打碎先煎。

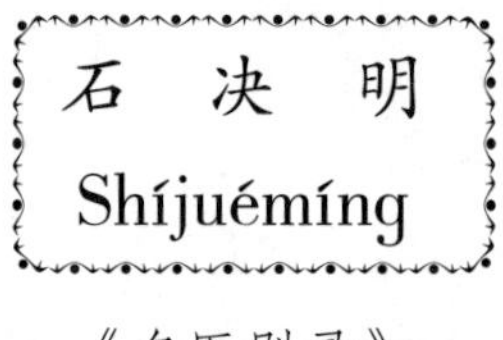


《名医别录》

石决明为鲍科动物杂色鲍 *Haliotis diversicolor* Reeve、皱纹盘鲍 *Haliotis* discus hannai Ino、羊鲍 *Haliotis ovina* Gmelin、澳洲鲍 *Haliotis ruber* Leach、耳鲍 *Haliotis asinina* Linnaeus 或白鲍 *Haliotis laevigata* Donovan 的贝壳,主产于广东、福建、山东等地。无臭、味微咸。

【主要药性】咸,寒。归肝经。

【基本功效】平肝潜阳,清肝明目。

【临床应用】

**1. 肝阳上亢,头痛眩晕**　本品咸寒质重,长于平肝潜阳,清泄肝热,为平肝凉肝之要药,兼略能滋养肝阴。适用于肝阳上亢,头痛眩晕,烦躁易怒等症,尤善治肝肾阴虚,阴不制阳而肝阳上亢之头痛眩晕者,常与白芍、牡蛎、生地黄等养肝平肝之品同用,如《经验方》育阴潜阳汤。若治肝阳上亢而热象显著症见头痛头晕、烦躁易怒者,须配伍羚羊角、夏枯草、菊花等清肝平肝之品,如《医醇剩义》羚羊角汤。

**2. 目赤翳障,视物昏花**　本品既清肝热,又益肝阴而明目退翳,适用于肝热目赤肿痛、目生翳障、视物昏花等目疾,不论虚实,均可应用。治肝火上炎,目赤肿痛,常与龙胆、决明子、夏枯草等清肝明目药配伍。治风热上攻,目赤肿痛,目生翳障,常与薄荷、蒺藜等疏散风热药同用,如《经验良方》石决明散。治肝肾精血不足,视物昏花,则多与熟地黄、山茱萸、石斛等滋补肝肾药同用。

此外，本品煅用尚有收敛、制酸、止痛、止血之效，可用于治疗胃痛泛酸、疮疡久溃不敛及外伤出血。

【用法用量】6~20 g，打碎先煎。平肝、清肝宜生用，外用滴眼宜煅用或水飞。

【参考资料】

1. 本草摘要

《名医别录》："主目障翳痛，青盲。"

《玉楸药解》："清肺开郁，磨翳消障，治雀目夜昏、青盲昼暗……"

《医学衷中参西录》："石决明味微咸，性微凉，为凉肝、镇肝之要药。肝开窍于目，是以其性善明目……能消目内障。为其能凉肝，兼能镇肝，故善治脑中充血作疼、作眩晕。"

2. 现代研究　含无机盐、有机质、氯化物、微量元素等成分。生石决明经煅烧后使碳酸盐分解，产生氧化钙，有机质则破坏。有中和胃酸、解热、镇静、解痉、抑菌、抗炎、止血、保肝、提高耐缺氧能力、抑制机体免疫功能等作用。

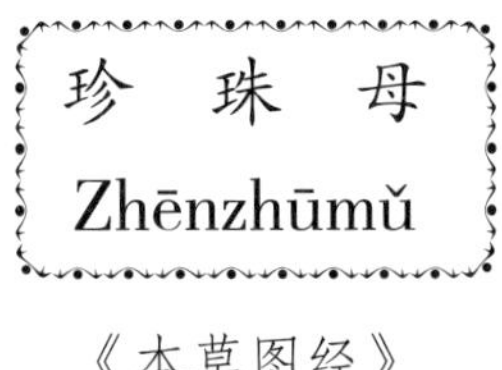

## 珍珠母 Zhēnzhūmǔ

《本草图经》

珍珠母为蚌科动物三角帆蚌 *Hyriopsis cumingii* Lea、褶纹冠蚌 *Cristaria plicata* Leach 或珍珠贝科动物马氏珍珠贝 *Pinctada martensii* Dunker 的贝类。三角帆蚌和褶纹冠蚌在全国各地的江河湖沼中均产，马氏珍珠贝主产于海南、广东、广西等地沿海地区。气微腥，味淡。

【主要药性】咸，寒。归肝、心经。

【基本功效】平肝潜阳，安神定惊，明目退翳。

【临床应用】

**1. 肝阳上亢，头痛眩晕**　本品咸寒，有类似于石决明的平肝潜阳，清泻肝火之效，适用于肝阳上亢，头痛眩晕等，多与石决明、白芍等滋阴潜阳之品同用。若治肝阳上亢兼有肝热烦躁易怒者，可与夏枯草、菊花、钩藤等清肝、平肝药配伍。

**2. 惊悸失眠**　本品质重入心，有安神定惊的作用，适用于心神不宁证。若治心神不宁，心悸失眠等，可与龙骨、琥珀等安神药配伍。若治惊风抽搐、癫痫等，常与天麻、全蝎、钩藤等息风止痉之品同用。

**3. 目赤翳障，视物昏花**　本品性寒，亦有清肝、明目、退翳之功，适用于肝热目赤翳障及肝肾不足之视物昏花。若治肝热目赤、翳障，常与石决明、菊花、夏枯草等药配伍。若治肝肾不足之目暗不明、视物昏花，则每与桑叶、熟地黄、石斛、枸杞子等养肝明目药同用。

此外，本品研细末外用，有燥湿收敛之功，可用于湿疮湿疹、疮疡不敛、口舌生疮及水火烫伤等证。

【用法用量】10~25 g。打碎先煎。

【参考文献】

1. 本草摘要

《本草纲目》:“安魂魄、止遗精白浊,解痘疗毒。”

《饮片新参》:“平肝潜阳,安神魂,定惊痫,消热痞,眼翳。”

《中国医学大辞典》:“此物兼入心、肝两经,与石决明但入肝经者不同,故涉神志病者,非此不可。”

2. 现代研究 含无机盐、有机质、氧化物、氨基酸、脂肪酸等成分。有保肝、抑制胃溃疡、镇静、抗惊厥、延缓衰老、提高免疫功能、抗肿瘤、抗变态反应等作用。

**附药**

珍珠 为马氏珍珠贝、三角帆蚌或褶纹冠蚌等双壳类动物受刺激形成的珍珠。

【主要药性】甘、咸,寒。归心、肝经

【基本功效与主治】安神定惊,明目消翳,解毒生肌,润肤祛斑。用于惊悸失眠,惊风癫痫,目赤翳障,口舌生疮,咽喉溃烂,疮疡不敛,皮肤斑块。

【用法用量】0.3~1 g,多入丸、散。外用适量。

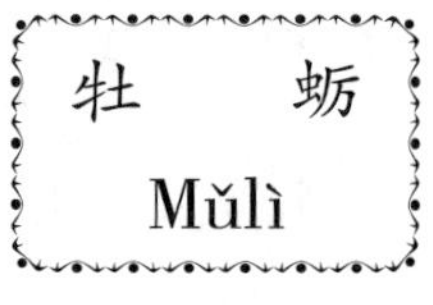

## 牡蛎 Mǔlì

《神农本草经》

牡蛎为牡蛎科动物长牡蛎 *Crassostrea gigas* Thunberg、大连湾牡蛎 *Ostrea talienwhanensis* Crosse 或近江牡蛎 *Ostrea rivularis* Gould 的贝壳,在我国沿海一带均有分布。无臭、味微咸。

【主要药性】咸,微寒。归肝、胆、肾经。

【基本功效】重镇安神,潜阳补阴,软坚散结,收敛固涩,制酸止痛。

【临床应用】

**1. 肝阳上亢,眩晕耳鸣** 本品咸寒质重,平肝潜阳,并兼益阴之功,适用于水不涵木,阴虚阳亢,眩晕耳鸣之证,常与滋阴潜阳之品同用,如《医学衷中参西录》镇肝息风汤,以之与龙骨、龟甲、白芍等配伍。治热病日久,灼烁真阴,虚风内动,四肢抽搐之证,多与生地黄、龟甲、鳖甲等滋阴息风药物配伍,如《温病条辨》大定风珠。

**2. 惊悸失眠** 本品性寒质重,有重镇安神之效,适用于心神不宁、惊悸怔忡、失眠多梦等症,常与龙骨配伍应用,如《伤寒论》桂枝甘草龙骨牡蛎汤。

**3. 瘰疬痰核,癥瘕痞块** 本品味咸,有软坚散结之功,适用于痰火郁结之痰核、瘰疬及痰气互结之瘿瘤等证,常与浙贝母、玄参、夏枯草等清热消痰、软坚散结药物同用。治气滞血瘀之癥瘕痞块,常与鳖甲、丹参、川芎等行气活血、消癥散结之品配伍。

**4. 自汗盗汗,遗精滑精,崩漏带下** 本品煅用有收敛固涩之功,适用于虚汗不止、肾气不固等多种滑脱不禁之证。治自汗盗汗,可单用煅牡蛎粉扑撒汗处以止汗,亦常与黄芪、浮小麦等固表止汗药同用,如《太平惠民和剂局方》牡蛎散。治肾虚滑精遗精,常与沙苑子、芡实等补肾固精之品配伍，如《医方集解》金锁固精丸。治尿频、遗尿，常与桑螵蛸、金樱子等缩尿止遗药同用。治崩漏带下等证，则常与海螵蛸、山茱萸、山药等补肾固经止带之品配伍。

**5. 胃痛吞酸**　煅牡蛎尚有制酸止痛之效，可用于治疗胃痛吞酸，多与海蛤壳、瓦楞子、海螵蛸等配伍应用。

【用法用量】9~30 g，打碎先煎。收敛固涩宜煅用，其他多生用。

【参考文献】

1. 本草摘要

《神农本草经》："惊恚怒气，除拘缓，鼠瘘，女子带下赤白。"

《海药本草》："主男子遗精，虚劳乏损，补肾正气，止盗汗，去烦热……能补养安神，治孩子惊痫。"

《本草备要》："咸以软坚，化痰，消瘰疬结核，老血瘕疝；涩以收脱，治遗精崩带，止嗽敛汗，固大、小肠。"

2. 现代研究　含无机盐、微量元素、有机质等成分。煅后有机质被破坏，无机盐被分解。有镇静、抗惊厥、抗胃溃疡、降血脂、抗凝血、抗血栓及增强免疫功能等作用。

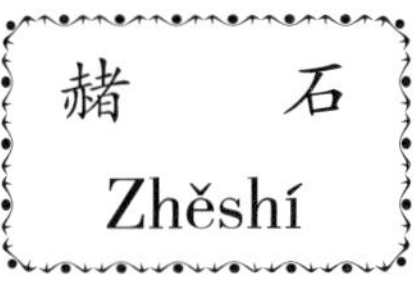

## 赭　石
## Zhěshí

《神农本草经》

赭石为氧化物类矿物赤铁矿，历来被称为代赭石，主产于山西、河北、河南等地。气微、味淡。

【主要药性】苦，寒。归肝、心、肺、胃经。

【基本功效】平肝潜阳，重镇降逆，凉血止血。

【临床应用】

**1. 肝阳上亢，眩晕耳鸣**　本品苦寒沉降，长于平肝潜阳，又兼清肝热，适用于肝阳上亢之眩晕耳鸣，烦躁易怒等证，常与生地黄、生龙骨、生牡蛎等滋阴潜阳之品同用。如《医学衷中参西录》镇肝息风汤。若治肝阳上亢，肝火上炎之头晕头痛，心烦难寐，则多与珍珠母、石决明、磁石等潜阳安神，清心肝热之品配伍。

**2. 呕吐，呃逆，嗳气**　本品为沉降之药，善降胃气以治胃气上逆之呕吐、呃逆及嗳气不止等证，常与旋覆花、半夏、生姜等降逆止呕之品同用，如《伤寒论》旋覆代赭汤。若治胆火犯胃，胃气不降之呕吐，则与龙胆、青黛等清肝胆实火药物配伍，如《医学衷中参西录》镇逆汤。若治宿食结于肠间，胃气不降之呕呃、嗳气、大便秘结者，常与泻下去积之品配伍，如《医学衷中参西录》赭遂攻结汤，以之与甘遂、芒硝等同用。

**3. 气逆喘息**　本品又可降上逆之肺气而平喘，适用于喘哮有热，卧睡不得者，《普济方》单用本品研末，以米醋调服取效。若治肺肾不足，阴阳两虚之虚喘，常与人参、山茱萸、山药、胡桃肉等补肺肾，纳气定喘之品配伍，如《医学衷中参西录》参赭镇气汤。

**4. 血热吐衄，崩漏下血**　本品有凉血止血之效，又兼能降气、降火，适用于气火上逆，迫血妄行之出血证。《斗门方》单用本品煅烧醋淬，研细粉调服，治吐血、衄血。《普济方》用本品研细粉，醋汤调服，治崩漏下血。治因热而胃气上逆，症见吐血、衄血、胸中烦热者，可与竹茹、半夏、白芍等清胃降逆之品配伍，如《医学衷中参西录》寒降汤。若治血热崩中漏下，可与赤石脂、禹余粮、五灵脂等同用，如《太平惠民和剂局方》震灵丹。

【用法用量】9~30 g，打碎先煎。降逆、平肝宜生用，止血宜煅用。

【使用注意】孕妇慎用。因本品含微量砷，故不宜长期服用。

【参考资料】

1. 本草摘要

《神农本草经》："腹中毒邪气，女子赤沃漏下。"

《名医别录》："主带下百病，产难，胞衣不下，堕胎，养血气，除五脏血脉中热。"

《医学衷中参西录》："能生血兼能凉血，而其质重坠，又善镇逆气，降痰涎，止呕吐，通燥结。""治吐衄之证，当以降胃为主，而降胃之药，实以赭石为最效。"

2. 现代研究 含三氧化二铁（$Fe_2O_3$）及微量元素等成分。有镇静、促进红细胞及血红蛋白新生、保护胃黏膜、促进肠蠕动等作用。

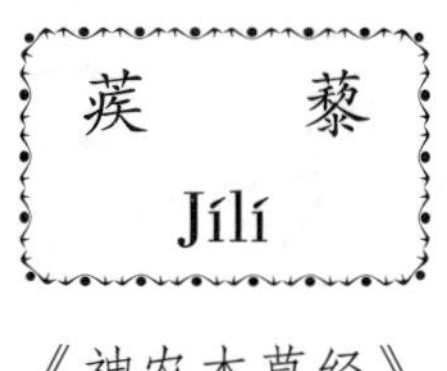

## 蒺藜 Jílí

《神农本草经》

蒺藜为蒺藜科植物蒺藜 *Tribulus terrester* Linn. 的成熟果实，主产于东北、华北及西北等地。无臭，味苦、辛。

【主要药性】辛、苦，微温。有小毒。归肝经。

【基本功效】平肝解郁，活血祛风，明目，止痒。

【临床应用】

**1. 肝阳上亢，头痛眩晕** 本品味苦降泄，既有平肝阳之功，又有祛风散邪之效，适用于阳热上亢及风邪上扰之头痛眩晕。若治肝阳眩晕头痛者，常与钩藤、菊花、珍珠母等清肝、平肝之品同用。

**2. 胸胁胀痛，乳闭乳胀** 本品味辛行散，有疏肝解郁之效，适用于肝郁气滞，胸胁胀痛，乳闭胀痛等证，可单用研末服，又可与柴胡、香附、青皮等疏肝理气之品配伍应用。若治肝郁乳汁不通，乳房胀痛，亦可单用本品研末服，或与穿山甲、王不留行等通经下乳之品同用。

**3. 风热上攻，目赤翳障** 本品能疏散肝经风热而明目退翳，为祛风明目要药，适用于风热目赤肿痛，多泪多眵或翳膜遮睛等症，常与其他清肝明目之品配伍，如《张氏医通》白蒺藜散，以之与菊花、决明子、青葙子等同用。

**4. 风疹瘙痒** 本品轻扬疏散，有活血祛风止痒之功，适用于风邪郁闭肌肤之风疹、皮肤瘙痒等症，常与其他祛风止痒药配伍，如《太平圣惠方》白蒺藜丸，以之与防风、蝉蜕、苦参等同用。本品还可用于白癜风，如《千金要方》单用本品研末冲服。

【用量】6~10 g。

【使用注意】孕妇忌服。

【参考资料】

1. 本草摘要

《神农本草经》:“主恶血,破癥结积聚,喉痹,乳难。久服,长肌肉,明目。”

《名医别录》:“主身体风痒,头痛。”

《本草求真》:“宣散肝经风邪,凡因风盛而见目赤肿翳,并遍身白癜瘙痒难当者,服此治无不效。”

2. 现代研究　含脂质、挥发油、鞣质、树脂、甾醇、钾盐、皂苷、生物碱等成分。有降血压、利尿、强心、抗动脉粥样硬化、抗血小板聚集、降血脂、提高机体免疫功能、抗衰老、促进精子产生、降血糖等作用。

平肝潜阳药参考药

| 药名 | 主要药性 | 基本功效 | 主治 | 用法用量 |
|---|---|---|---|---|
| 罗布麻叶 | 甘、苦,凉。归肝经 | 平肝安神,清热利尿 | 肝阳眩晕,心悸失眠,浮肿尿少 | 煎服或开水泡服,6~12 |

**数字课程学习……**

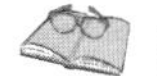 拓展阅读　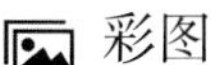 彩图　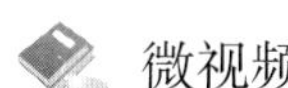 微视频　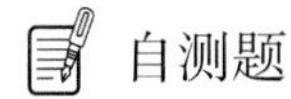 自测题

# 第二十一章

# 息风止痉药

【教学要求】

掌握:息风止痉药在功效、主治、性能、配伍及使用注意方面的共性;并通过息风止痉有关功效,确定其性能、主治和证候禁忌。羚羊角、牛黄、钩藤、天麻、全蝎的性能、功效、应用及以上药物在用法用量、使用注意和功用方面的特殊性。

熟悉:息风止痉药相关功效术语及含义。地龙、僵蚕、蜈蚣的功效、主治病证、特殊用法和特殊使用注意。

了解:息风止痉药的含义。

## 一、含义

以平息肝风,制止痉挛抽搐为主要功效,常用以治疗肝风内动证的药物,称为息风止痉药。

## 二、功效与主治

1. 共有功效与主治　本章内的药物都具有息风止痉的功效,可主治肝阳化风、热极生风、阴虚、血虚及脾虚生风等所致的肝风内动证,症见眩晕欲仆,项强肢颤、痉挛抽搐等。该证主要见于中风,温热病,小儿急、慢惊风,癫痫及破伤风等疾病。

所谓息风止痉,是指药物平息肝风,制止痉挛抽搐以治疗肝风内动证的一种作用。

2. 主要兼有功效与主治　本类药物有的兼具平肝潜阳、泻火清肝、清热解毒、祛风通络等功效,也用于肝阳上亢之头晕目眩,肝火上炎之头痛目赤,火毒炽盛之疮毒咽肿、热毒发斑,以及风邪中于经络之口眼㖞斜、风湿痹痛等。

## 三、药性

1. 药性　因肝风内动证有寒热之别,故息风止痉药亦有性偏温燥或寒凉之不同,但以寒凉者为多。

2. 药味　息风止痉药功效与味的关系,在五味理论中无明确阐述。本章药物有因可缓和肝脉拘急而味甘、因清热泻火而味苦、因祛外风而味辛、因属动物药而味咸者。

3. 归经　肝风内动证病位在肝,本类药物主要功效为平肝息风,故各药主归肝经,其余归经则因药物所兼功效不同而各有差异。

此外，息风止痉药针对升动之肝风，可使其平息，故其作用趋向于沉降。

本章中全蝎、蜈蚣为有毒药物。

## 四、配伍应用

使用息风止痉药，应根据肝风内动的病因、病机及兼证的不同，选择适宜的药物并进行相应的配伍。如治肝阳化风证，应与平肝潜阳药并用；治热极生风证，当配伍清热泻火解毒之品；治阴虚动风证，当配伍滋阴药；治血虚生风证，当配伍补养阴血之品；治脾虚慢惊风，当配伍补气健脾药；治兼窍闭神昏者，当配伍开窍醒神药；治兼痰浊者，应与祛痰化浊药同用；治兼外风者，应酌情配伍祛风药。

## 五、使用注意

1. 因证选药　本类药物有性偏寒凉与性偏温燥之差异，故应区别使用。如治脾虚的慢惊风，不宜用寒凉药物；治阴血虚而生内风者，当忌温燥药物。

2. 证候禁忌　某些药物具有毒性，孕妇宜慎用，亦应避免用量过大。

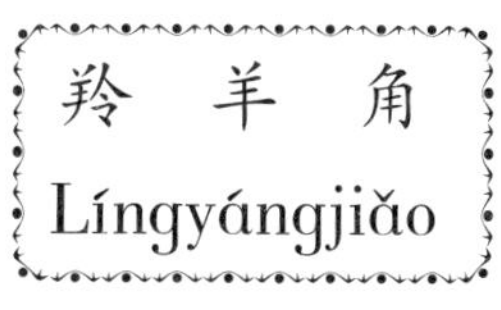

## 羚羊角
Língyángjiǎo

《神农本草经》

羚羊角为牛科动物赛加羚羊 *Saiga tatarica* Linnaeus 的角，主产于新疆、青海、甘肃等地。气微、味淡。

【主要药性】咸，寒。归肝、心经。

【基本功效】息风止痉，平肝潜阳，清肝明目，清热解毒。

【临床应用】

1. **肝风内动证**　本品功善清泄肝热、息风止痉，为治热极生风所致惊痫抽搐之要药。治温病热盛动风之高热神昏、惊厥抽搐者，常与其他清肝解毒、息风止痉药配伍，如《通俗伤寒论》羚角钩藤汤，以之与钩藤、菊花、桑叶等同用；治痰热癫痫、惊风、中风等，可与天竹黄、牛黄、胆南星、珍珠等清化热痰、安神开窍之品配伍。

2. **肝阳上亢证**　本品有平肝潜阳之功，适用于肝阳上亢之头目眩晕，烦躁失眠，头痛等症，常与生地、龟甲、石决明、菊花等滋阴潜阳药配伍，如《医醇剩义》羚羊角汤。

3. **肝火上炎，目赤肿痛**　本品善清泻肝火而明目，适用于肝火上炎之目赤肿痛，羞明流泪等症，常与龙胆草、黄芩、石决明等清肝泻火明目之品配伍，如《太平惠民和剂局方》羚羊角散。

4. **温热病壮热神昏，热毒发斑**　本品能气血两清，有清心凉肝、泻火解毒之良效，适用于温热病壮热神昏，谵语躁狂，热毒斑疹，甚或惊厥抽搐等症，可与清热泻火、凉血解毒、开窍醒神之品配伍，如《千金要方》紫血丹，以之与石膏、玄参、麝香等同用。若治温病热毒斑疹，红紫成片，则与金银花、玄参、生地、牡丹皮等清热凉血，解毒消斑透疹之品同用，如《医学摘粹》清营解毒汤。

此外，本品尚有解毒消疮及泻肺火之功，又可用于治疗热毒疮痈及肺热喘咳等。

【用法用量】1~3 g。宜单煎 2 h 以上。磨汁或研粉入丸、散，每次 0.3~0.6 g。

【参考资料】

1. 本草摘要

《神农本草经》："主明目，益气起阴，去恶血注下……安心气。"

《本草纲目》："入厥阴肝经甚捷……肝主木，开窍于目，其发病也，目暗障翳，而羚羊角能平之。肝主风，在合为筋，其发病也，小儿惊痫，妇人子痫，大人中风抽搐，及筋脉挛急，历节掣痛，而羚角能舒之。"

《药性切用》："清肝泄热，去翳舒筋，为惊狂、搐搦专磅因细或磨汁用。"

2. 现代研究　含角蛋白，尚含磷脂、磷酸钙、胆固醇、维生素 A 及多种微量元素等成分。有镇痛、镇静、抗惊厥等作用。

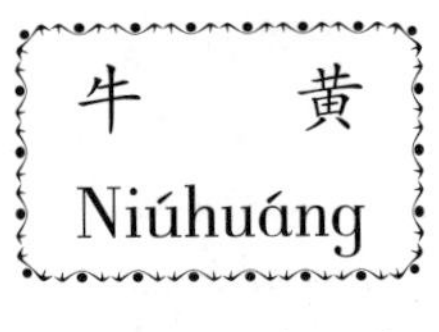

## 牛黄 Niúhuáng

《神农本草经》

牛黄为牛科动物牛 *Bos taurus domesticus* Gmelin 的胆结石，主产于我国西北和东北地区。气清香，味苦而后甘、有清凉感。

【主要药性】苦，凉。归肝、心经。

【基本功效】清心，化痰，开窍，凉肝，息风，解毒。

【临床应用】

**1. 肝风内动证**　本品有息风止痉、清心凉肝之效，尤其适用于温热病邪热炽盛及痰热动风之癫痫、中风、惊风，症见壮热神昏、惊厥抽搐者。本品常与其他清热解毒、息风开窍之品配伍以增效，如《痘疹心法》万氏牛黄清心丸，以之与黄连、栀子、郁金、朱砂等药同用；若治小儿急惊风者，每与钩藤、麝香、胆南星、天竹黄等清热、息风、化痰药同用，如《医学入门》牛黄抱龙丸。

**2. 热闭神昏证**　本品善清心解毒、化痰开窍，适用于温热病热陷心包及中风、惊风、癫痫等痰热蒙蔽心窍所致的神昏谵语、高热烦躁、口噤舌謇、痰涎壅塞等症，常与麝香、冰片、朱砂，或黄连、栀子等同用，以增强其清心开窍之力，如《温病条辨》安宫牛黄丸、《太平惠民和剂局方》至宝丹。

**3. 热毒疮痈，咽喉肿痛**　本品清热解毒力强，善治口舌生疮、咽喉肿痛，常与黄芩、大黄等同用，如《全国中成药处方集》牛黄解毒丸。若治咽喉肿痛、溃烂，可与珍珠为末吹喉，如《绛囊撮药》珍珠散。若治痈疽、乳岩、疔毒、瘰疬等，可与麝香、乳香、没药等合用，以清热解毒、活血散结，如《外科证治全生集》犀黄丸。

【用法用量】入丸、散剂，每次 0.15~0.35 g。

【使用注意】孕妇慎用，非实热证者忌用。

【参考资料】

1. 本草摘要

《神农本草经》:“主惊痫,寒热,热盛狂痓”。

《名医别录》:“疗小儿百病,诸痫热,口不开,大人狂癫。又堕胎”。

《罗氏会约医镜》:“疗小儿急惊,热痰壅塞,麻疹余毒,丹毒,牙疳,咽肿,一切实证垂危者”。

2. 现代研究　含胆酸、脱氧胆酸、胆固醇、胆红素、氨基酸、黏蛋白、脂肪酸、肽类、麦角甾醇、维生素 D 及多种微量元素等成分。有镇静、抗惊厥、解热、抗炎、抗病毒、兴奋呼吸中枢、祛痰、镇咳、止血、降血脂、降血糖、降血压等作用。

**附药**

体外培育牛黄　以牛科动物牛的新鲜胆汁作母液,加入去氧胆酸、胆酸、复合胆红素钙等制成。体轻,断面有同心层纹。气香,味苦而后甘,有清凉感,嚼之易碎,不粘牙。

【主要药性】同牛黄。

【基本功效与主治】同牛黄而效力稍弱。

【用法用量】用法用量、使用注意与牛黄相同。

人工牛黄　由牛胆粉、胆酸、猪去氧胆酸、牛磺酸、胆红素、胆固醇、微量元素等加工制成。

【主要药性】同牛黄。

【基本功效与主治】同牛黄而效力较弱。

【用法用量】用法用量、使用注意与牛黄相同。

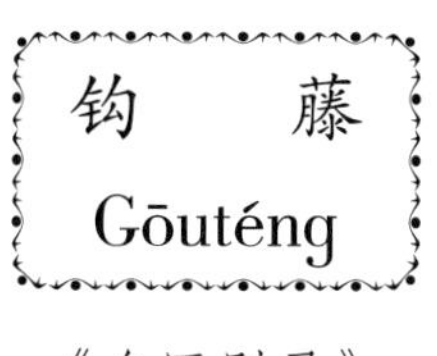

## 钩藤 Gōuténg

《名医别录》

钩藤为茜草科植物钩藤 *Uncaria rhynchophylla*(Miq.) Miq. ex Havil.、大叶钩藤 *Uncaria macrophylla* Wall.、毛钩藤 *Uncaria hirsuta* Havil.、华钩藤 *Uncaria sinensis*(Oliv.) Havil. 或白钩藤 *Uncaria sessilifructus* Roxb. 的带钩茎枝,主产于长江以南地区。气微、味淡。

【主要药性】甘,微寒。归肝、心包经。

【基本功效】息风止痉,清热平肝。

【临床应用】

**1. 肝风内动证**　本品既能息风止痉,又能清肝热,为治阳热内盛,肝风内动,惊痫抽搐之常用药,尤宜用于热极生风、四肢抽搐及小儿高热惊风,常与羚羊角、白芍、菊花等清热息风止痉药配伍以增效,如《通俗伤寒论》羚角钩藤汤。

**2. 肝阳上亢及肝火上炎证**　本品有清肝热、平肝阳之效,适用于肝火上炎或肝阳上亢之头胀头痛,眩晕等症。治肝火上炎者,常与清肝泻火之品如夏枯草、龙胆草、栀子、黄芩等配伍以增效。治肝阳上亢者,则每与天麻、石决明等平肝潜阳之品等同用,如《杂病证治新义》天麻钩藤饮。

此外，本品尚有清热透邪之功，又可用于治疗外感风热、头痛目赤及斑疹透发不畅等症。

【用法用量】10~15 g。入煎剂宜后下，其有效成分钩藤碱加热易被破坏，故不宜易久煎，一般不超过 20 min。

【参考资料】

1. 本草摘要

《名医别录》："主小儿寒热，十二惊痫。"

《药性论》："主小儿惊啼，瘈疭热壅。"

《本草纲目》："大人头旋目眩，平肝风，除心热，小儿内钓腹痛，发斑疹。"

2. 现代研究　含多种 2- 氧代吲哚类生物碱、黄酮、儿茶素、鞣质及萜类化合物等。有镇静、抗癫痫、降血压、抗血小板聚集、抗血栓、抗脑缺血及解痉等作用。

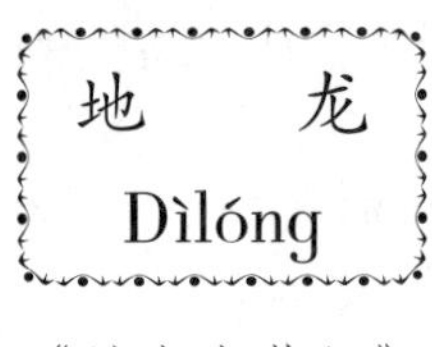

## 地　龙 Dìlóng

《神农本草经》

地龙为钜蚓科动物参环毛蚓 *Pheretima aspergillum*（E.Perrier）、通俗环毛蚓 *Pheretima vulgaris* Chen、威廉环毛蚓 *Pheretima guillelmi*（Michaelsen）或栉盲环毛蚓 *Pheretima pectinifera* Michaelsen 的干燥体。前一种称"广地龙"，主产于广东、广西、福建等地；后三种称"沪地龙"，主产于上海一带。气腥、味微咸。

【主要药性】咸，寒。归肝、脾、膀胱经。

【基本功效】清热定惊，通络，平喘，利尿。

【临床应用】

**1. 肝风内动证及高热癫狂**　本品既能息风止痉，又能清热定惊宁神，适用于热极生风所致的惊痫抽搐、高热躁狂、癫痫及小儿急惊风等。若治高热抽搐惊痫，常与钩藤、僵蚕、牛黄、全蝎等清热息风止痉止品同用。治癫狂，可单用本品同盐化水，饮服以取效。

**2. 中风偏瘫，痹症**　本品又善通行经络，适用于中风后气虚血滞，经络不利，半身不遂，口眼㖞斜等症，常与益气活血之品配伍以增效，如《医林改错》补阳还五汤，以之与黄芪、当归、川芎等同用。若治痹症，因其性寒，尤适用于热痹，常与能清除湿热、通经活络的祛风湿药，如秦艽、桑枝、忍冬藤等同用；若治风寒湿痹，则每与祛风散寒、通络止痛药配伍，如《太平惠民和剂局方》小活络丹，以本品与川乌、草乌、天南星、乳香等同用；若治风湿日久，瘀血痹阻经脉，肢节或周身痹痛之证，又当配伍当归、川芎、牛膝、秦艽等活血祛瘀、通络止痛之品，如《医林改错》身痛逐瘀汤。

**3. 痰鸣喘息**　本品能清肺热而平喘，适用于邪热壅肺，肺失肃降之喘息不止，喉中哮鸣有声，常与石膏、黄芩、麻黄、杏仁等清肺化痰、止咳平喘药同用。

**4. 小便不利，尿闭不通**　本品能清泄热结而利水道，适用于热结膀胱，小便不利或不通，可单用，如《斗门方》以本品捣烂，浸水，滤取浓汁饮服以取效，或与车前子、木通等清热利尿之品同用。

【用法用量】5~10 g;鲜品 10~20 g。研末吞服,每次 1~2 g。

【参考资料】

1. 本草摘要

《名医别录》:“疗伤寒伏热,狂谬,大腹,黄疸。”

《本草拾遗》:“疗温病大热,狂言……主天行诸热,小儿热病癫痫。”

《本草纲目》:“性寒而下行,性寒故能解诸热疾,下行故能利小便,治足疾而通经络也。”又“主伤寒、疟疾,大热狂烦,及大人、小儿小便不通,急慢惊风,历节风痛。”

2. 现代研究　含蚯蚓解热碱、蚯蚓素、蚯蚓毒素、纤溶酶、链激酶、胶原酶、氨基酸、磷脂、胆固醇、维生素、蛋白质、嘌呤、胆碱等成分,尚含多种微量元素等。有镇静、抗惊厥、解热、抗血栓、降血压、平喘及抗肿瘤等作用。

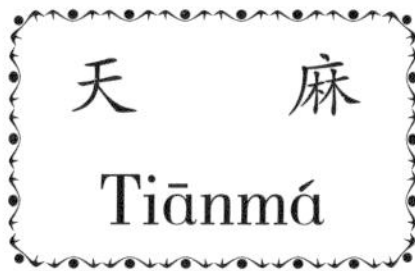

## 天　麻 Tiānmá

《神农本草经》

天麻为兰科植物天麻 *Gastrodia elata* Bl. 的块茎,主产于四川、云南、贵州等地。冬季采挖者名“冬麻”,质量较优;春季发芽后采挖者名“春麻”,质量较次。气微、味甘。

【主要药性】甘、平。归肝经。

【基本功效】息风止痉,平肝潜阳,祛风通络,补肝肾。

【临床应用】

**1. 肝风内动证**　本品功善息风止痉,药性平和,故适用于各种病因所致之肝风内动,不论寒热虚实,皆可配合应用。治小儿急惊风,常与羚羊角、钩藤、全蝎等凉肝息风止痉药配伍,如《医宗金鉴》钩藤饮。治小儿脾虚慢惊风,则多与人参、白术、全蝎等补益脾胃、息风止痉之品配伍,如《普济本事方》醒脾丸。治风痰闭阻之癫痫,常与化痰息风、开窍醒神之品配伍,如《医学心悟》定痫丸,与胆南星、全蝎、僵蚕、石菖蒲等同用。治破伤风痉挛抽搐、角弓反张,可与天南星、白附子、防风等祛风化痰止痉之品配伍,如《外科正宗》玉真散。

**2. 肝阳上亢证,头风痛**　本品既平肝阳,又止头痛,为治眩晕、头痛之要药,无论属虚属实,随配伍不同均可应用。治肝阳上亢之眩晕、头痛,常与黄芩、钩藤、石决明等清热息风、平肝潜阳之品配伍,如《杂病证治新义》天麻钩藤饮。治风痰上扰之眩晕、头痛,则常与白术、茯苓、半夏、橘红等健脾燥湿化痰之品配伍,如《医学心悟》半夏白术天麻汤。治风邪上扰,偏正头痛,则常为川芎之臂助,如《宣明论方》川芎丸,即两药等量为丸,以增祛外风止头痛之力。

**3. 中风不遂,风湿痹痛**　本品又能祛外风,通经络,止痹痛。治中风偏瘫,手足不遂,肢体麻木等症,常与当归、牛膝、杜仲等养血活血、补肝肾强筋骨之品配伍,如《景岳全书》易老天麻丸。治风湿痹痛,关节屈伸不利者,常与秦艽、羌活、桑枝等祛风湿止痹痛药配伍。

此外,本品还能补肝肾,可用于年老体虚,肝肾不足诸证,目前已经成为“药食两用”的物品,在养生食品和保健食品中广泛使用。

【用法用量】3~10 g。尤宜研末冲服,每次 1~3 g。

【参考文献】

1. 本草摘要

《神农本草经》:"久服益气力,长阴,肥健,轻身,增年。"

《开宝本草》:"主诸风湿痹,四肢拘挛,小儿风痫,惊气,利腰膝,强筋力。"

《本草汇言》:"主头风,头痛,头晕虚旋,癫痫强痓,四肢挛急,语言不顺,一切中风,风痰。"

2. 现代研究 含天麻苷、天麻苷元、对羟基苯甲醇、对羟基苯甲醛、胡萝卜苷、柠檬酸及其单甲酯、有机酸、多糖、氨基酸、生物碱及多种微量元素等。有镇静、催眠、抗惊厥、镇痛、抗眩晕、降血压、抗血小板聚集、抗心肌缺血等作用。

3. 其他 天麻自《神农本草经》开始,就作为补虚药使用,称其"益气力"。《开宝本草》称其"利腰膝,强筋力"。《药类法象》进一步明确为"利腰膝,强筋骨"。2018 年国家卫生健康委员会将其纳入"药食两用"物品,因此,本教材增加了"补肝肾"的功效。

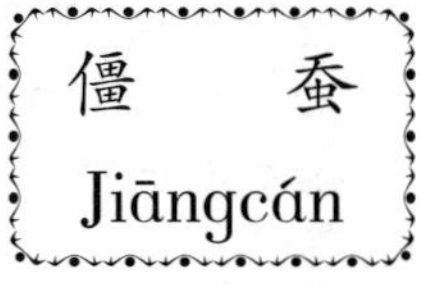

## 僵蚕 Jiāngcán

《神农本草经》

僵蚕为蚕蛾科昆虫家蚕 *Bombyx mori* Linnaeus 4~5 龄的幼虫感染(或人工接种)白僵菌 *Beauveria bassiana*(Bals.)而致死的干燥体,主产于浙江、江苏、四川等养蚕区。气微腥、味微咸。

【主要药性】咸、辛,平。归肝、肺经。

【基本功效】息风止痉,祛风止痛,化痰散结。

【临床应用】

**1. 肝风内动证** 本品既能息风止痉,又能化痰定惊,尤适用于惊风、癫痫而有痰热者。治小儿急惊风,痰多气喘,烦躁神昏,发热抽搐者,常与牛黄、胆南星、全蝎、天麻等清热豁痰、息风止痉之品配伍,如《寿世保元》千金散。治小儿脾虚久泻,慢惊搐搦者,须与党参、白术、天麻、全蝎等益气健脾、息风止痉药配伍,如《古今医统大全》醒脾散。治破伤风痉挛抽搐,角弓反张者,常与天麻、防风、天南星等祛风止痉之品配伍以增效。治痰热壅盛之癫痫抽搐,则多与化痰、息风之品,如天竹黄、胆南星等配伍。

**2. 风中经络,口眼㖞斜** 本品祛风通络又化痰,适用于风中经络,口眼㖞斜者,常与全蝎、白附子等祛风通络之品配伍,如《杨氏家藏方》牵正散。

**3. 风热头痛、目赤、咽痛,风疹** 本品还有外散风热之效。治风热上攻之头痛、目赤肿痛、迎风流泪等症,常与荆芥、桑叶、木贼等疏风清热之品配伍,如《证治准绳》白僵蚕散。治风热咽喉肿痛、声音嘶哑者,可与桔梗、薄荷、荆芥、防风、甘草等疏散风热、利咽止痛之品配伍,如《咽喉秘集》六味汤。治风疹可与蝉蜕、薄荷等祛风止痒药配伍以增效。

**4. 痰核,瘰疬** 本品能软坚散结,且兼能化痰,适用于痰核、瘰疬,可单用研末或与浙贝母、夏枯草、玄参等化痰软坚散结药配伍以增效。

【用法用量】煎服，3~10 g。研末吞服，每次 1~1.5 g。散风热宜生用，其他多制用。

【参考资料】

1. 本草摘要

《神农本草经》："主小儿惊痫，夜啼，去三虫，灭黑皯。"

《本草纲目》："散风痰结核，瘰疬，头风，风虫齿痛，皮肤风疮，丹毒作痒……一切金疮，疔肿风痔。"

《本草求真》："治中风失音，头风齿痛，喉痹咽肿，是皆风寒内入，结而为痰。"

2. 现代研究　含蛋白质、脂肪、氨基酸及多种微量元素等成分。有镇静、催眠、抗惊厥、抗凝血、抗肿瘤、降血糖等作用。

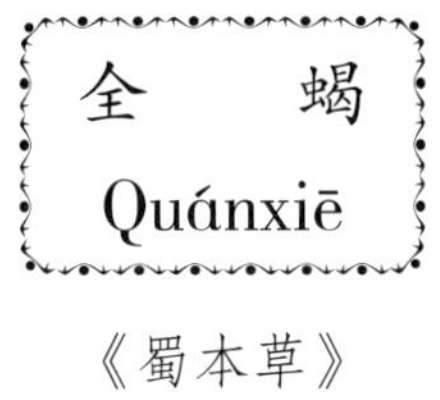

## 全　蝎 Quánxiē

《蜀本草》

全蝎为钳蝎科动物东亚钳蝎 *Buthus martensii* Karsch 的干燥体，主产于河南、山东、河北等地。在清明至谷雨间捕捉者称为"春蝎"，品质较佳；夏季产量较大，称为"伏蝎"。气微腥、味咸。

【主要药性】辛、平。有毒。归肝经。

【基本功效】息风止痉，攻毒散结，通络止痛。

【临床应用】

**1. 肝风内动证**　本品性善走窜，有良好的息风止痉之效，为治痉挛抽搐的要药，可用于治疗各种原因导致的惊风抽搐，常与蜈蚣相须为用，以增强息风止痉之力，如《经验方》止痉散。治小儿急惊风高热、神昏、抽搐，常与羚羊角、钩藤等清热息风止痉药配伍；治小儿慢惊风抽搐，应与党参、白术、天麻等益气健脾、息风止痉药同用。治痰迷癫痫抽搐，多配伍牛黄、胆南、蜈蚣等化痰、息风、开窍药；治破伤风痉挛抽搐、角弓反张，每与天南星、天麻、白僵蚕、蝉蜕等祛风止痉药同用。

**2. 风中经络，口眼㖞斜**　本品既祛外风，又善通络，故适用于风中经络，口眼㖞斜，麻木偏瘫等症，可与僵蚕、白附子等祛风止痉药合用，如《杨氏家藏方》牵正散。

**3. 疮疡肿毒，瘰疬结核**　本品有攻毒散结、消肿止痛之功。凡风热毒邪内侵，或风痰湿邪流注经络，或瘀滞痹阻脉络所致疮疡肿毒、瘰疬痰核等，均可应用。治诸疮肿毒，常与泻火解毒之品配伍，如《澹寮集验方》以本品与栀子用麻油煎黑去渣，入黄蜡为膏外敷。治瘰疬、瘿瘤、流注，常与半夏、马钱子、五灵脂等化痰散结、消肿止痛之品配伍以增效，如《经验方》小金丹。

**4. 风湿顽痹，偏正头痛**　本品有搜风通络止痛之效，适用于风寒湿痹日久不愈，筋脉拘挛，甚则关节变形之顽痹。本品可单用，或与祛风通络舒筋、活血止痛之品配伍以增效，如《仁斋直指》以全蝎、麝香共研末，酒调服。治顽固性偏头痛，单用研末内服即能取效，或常配伍天麻、川芎、蜈蚣、白附子等祛风通络止痛之品。

【用法用量】2~5 g。研末吞服，每次 0.6~1 g。

【使用注意】本品有毒，用量不宜过大。孕妇慎用。

【参考资料】

1. 本草摘要

《开宝本草》:"疗诸风瘾疹,及中风半身不遂,口眼㖞斜,语涩,手足抽掣。"

《本草从新》:"治诸风掉眩,惊痫抽掣,口眼㖞斜……厥阴风木之病。"

《玉楸药解》:"穿筋透骨,逐湿除风。"

2. 现代研究　含马氏钳蝎神经毒素Ⅰ、Ⅱ等具有药理活性的肽类及蛋白质,又含甜菜碱、牛黄酸、胆固醇、卵磷脂、氨基酸及无机元素等成分。有抗惊厥、抗癫痫、降血压、抑菌、抗肿瘤、镇痛、抗血栓形成、抗血小板聚集、抗凝血等作用。

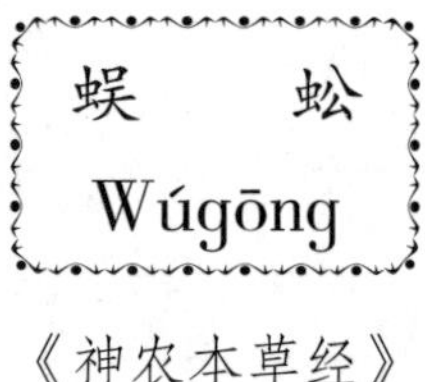

## 蜈　　蚣 Wúgōng

《神农本草经》

蜈蚣为蜈蚣科动物少棘蜈蚣 *Scoropendra subspinipes mutilans* L.Koch 的干燥体,主产于江苏、浙江、河北等地。气微腥、有特殊刺鼻的臭气,味辛、微咸。

【主要药性】辛,温。有毒。归肝经。

【基本功效】息风止痉,攻毒散结,通络止痛。

【临床应用】

**1. 肝风内动证**　本品行善走窜,通达内外,止痉定搐力强,与全蝎相似,均为息风止痉之要药。但蜈蚣息风止痉及温燥毒烈之性较全蝎强,更善走窜通达,适用于多种原因引起的痉挛抽搐,每与全蝎相须为用,如《经验方》止痉散。治小儿急惊风,常与胆南星、天竹黄、全蝎等清热化痰、息风镇惊之药同用。若治破伤风,角弓反张,则须与天南星、防风等祛风止痉之品配伍以增效,如《医宗金鉴》蜈蚣星风散。治风中经络,口眼㖞斜,其功用亦与全蝎相似,可以祛风、通络,每与全蝎、白附子等药同用。

**2. 疮疡肿毒,瘰疬结核**　本品亦能攻毒散结,其力胜于全蝎。凡治热毒内侵或痰湿凝结所致之疮疡肿毒、瘰疬痰核,内服、外用均能取效。治恶疮肿毒,宜与解毒消痈药同用,以增强其消肿散结之力,如《拔萃方》不二散,以本品配伍雄黄、猪胆汁制膏,外敷。治疗疮肿毒初起,红肿热痛,根深坚硬之证,常与雄黄、蟾酥等配伍制丸内服,如《疡科大全》小蟾酥丸。治瘰疬溃疮常配伍清热消痰、软坚散结之品如玄参、浙贝母、金银花藤等以增效。

**3. 风湿顽痹、头痛**　本品有与全蝎相似而力猛性燥的搜风通络止痛之效。二药常配伍祛风湿、通络之品如防风、独活、威灵仙等,以治风湿痹痛、游走不定、痛势剧烈者。治顽固性头痛或偏正头痛,则常与天麻、川芎、白芷等祛风止痛之品配伍以增效。

【用法用量】1~3 g。研末吞服,每次 0.6~1 g。

【使用注意】本品有毒,用量不宜过大。孕妇忌服。

【参考资料】

1. 本草摘要

《神农本草经》:"啖诸蛇、虫、鱼毒……去三虫。"

《名医别录》:"疗心腹寒热结聚,堕胎,去恶血。"

《本草纲目》:"小儿惊痫风搐,脐风口噤,丹毒,秃疮,瘰疬,便毒痔漏,蛇瘕、蛇瘴、蛇伤。"

2. 现代研究　含脂肪酸、糖类、蛋白质、氨基酸及多种微量元素等成分。有抗惊厥、镇痛、抗炎、抗肿瘤、抗心肌缺血等作用。

**息风止痉药参考药**

| 药名 | 主要药性 | 基本功效 | 主治 | 用法用量 | 使用注意 |
|---|---|---|---|---|---|
| 蝉花 | 甘,寒。归肝、肺经 | 息风止痉,明目退翳,疏风清热,透疹止痒 | 惊痫抽搐;目赤翳障;麻疹、痘疹;感冒发热 | 煎服,3~6 g;或入丸、散剂 | — |
| 蛇蜕 | 甘、咸,平。归肝经 | 祛风,定惊,退翳,止痒,消肿 | 小儿惊风,痉挛抽搐;目翳;喉痹;疔肿;皮肤瘙痒,白癜风等 | 煎服 2~3 g;研末服,每次 0.3~0.6 g | 孕妇忌服 |

**数字课程学习……**

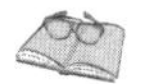 拓展阅读　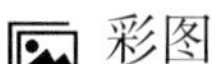 彩图　 微视频　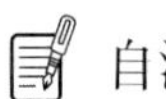 自测题

# 第二十二章

# 安 神 药

【教学要求】

掌握：安神药在基本功效、主治、主要药性、配伍应用及使用注意方面的共性；并通过安神有关功效，确定其药性、主治和证候禁忌。酸枣仁、远志、朱砂、磁石的功效、药性、配伍应用及其特殊的用法用量、使用注意。

熟悉：安神药相关功效术语的含义。柏子仁、琥珀的功效、主治及特殊用法用量、使用注意。

了解：安神药的含义。合欢皮的功效及特殊用法用量和使用注意。

## 一、含义

以宁心安神为主要功效，常用以治疗心神不宁证的药物，称为安神药。

## 二、功效与主治

1. 共有功效与主治　本章内的所有药物都具有宁心安神的功效，可主治心神不宁证，症见失眠多梦、健忘、心悸怔忡等；治惊风、癫痫、癫狂等亦可选用，但应以化痰、开窍、息风药为主，本类药物只为辅助。

在安神药中，味甘质润者，以养心安神为共有功效，主要用于阴血不足、心失所养所致的心神不宁。矿物及贝甲等质重者，习惯称为镇惊安神药、重镇安神药或镇心安神药，主要用于阳气躁动、心神不宁及惊痫、癫狂等病证。

2. 主要兼有功效与主治　本类药物有的又兼具平肝潜阳之功效，可用于肝阳上亢证。

## 三、药性

1. 四气　本类药物大多性平，其中兼能清热者，性偏寒凉。

2. 五味　在五味理论中，并无与安神之功相应的味。然植物种子、种仁多具有养心安神功效，故多具有甘味。

3. 归经　心藏神，主神明，故安神药主要归心经。又因肝藏魂，主疏泄，肝与人体精神思维活动也密切相关，故安神药又多归肝经。其余归经则因所兼功效不同而各有差异。

此外，本类药物是针对心神不宁之心烦躁动不安的病势趋向而施治的，体现了《素问·至真要大论》"惊者平之"的治疗法则，故作用趋向为沉降。其中兼有开窍、祛风功效者，在沉降为主的同时又具升浮之性。

本章中的朱砂为有毒药物。

### 四、配伍应用

本类药治心神不宁因血虚阴亏者，配伍补血、滋阴药；治心脾两虚者，配伍补益心脾药；治心肾不交者，配伍滋阴降火、交通心肾药；治热扰心神者，配伍清心、清肝药；治痰浊内阻者，配伍化痰药；治肝阳上扰者，配伍平肝潜阳药；治兼血瘀气滞者，配伍活血或疏肝理气药。

### 五、使用注意

1. 因证选药　使用安神药，须根据心神不宁的不同病因、病机，选择适当的安神药，如治虚证心神不宁，应选择养心安神药，治实证心神不宁，多选择镇心安神药。

2. 证候禁忌　矿物类安神药，如作丸、散剂服，易伤胃耗气，故脾胃虚弱者慎用，或酌情配伍养胃健脾药，以免耗伤胃气。

3. 中病即止　矿物类安神药多属对症治标之品，应中病即止，不宜久服，以免影响脾胃。有毒之品更须慎服。

此外，可以入煎剂的矿物类安神药，有效成分不易煎出，应打碎先煎。本类药用于安眠时，应在睡前 0.5~1 h 服用一次。

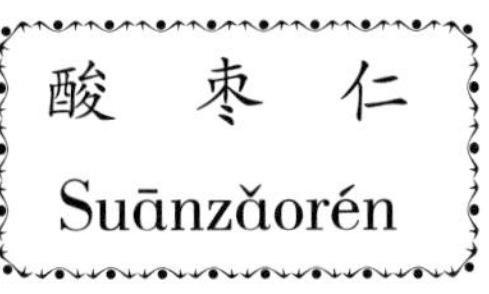


《神农本草经》

酸枣仁为鼠李科植物酸枣 *Ziziphus jujuba* Mill.var.*spinosa*（Bunge）Hu ex H.F.Chow. 的成熟种子，主产于河北、陕西、山西等地。气微、味淡。

【主要药性】甘、酸，平。归肝、胆、心经。

【基本功效】养心补肝，宁心安神，敛汗，生津。

【临床应用】

**1. 虚烦不眠**　本品长于安神，又可补养心肝之阴血，为养心安神之要药，适用于心肝阴血不足，心失所养之心悸、失眠、多梦等症，常与当归、白芍、制何首乌等补血之品配伍。若治心脾两虚之倦怠食少、心悸失眠、多梦健忘者，常与补气补血药配伍，如《济生方》归脾汤，以之与人参、黄芪、当归等同用。若治心肾不交、阴亏血少之心悸、失眠、健忘，常与滋阴补血药配伍，如《摄生秘剖》天王补心丹，以之与地黄、麦冬、五味子等配伍。

**2. 体虚多汗**　本品味酸能敛，有收敛止汗之效，常用于体虚之自汗、盗汗，多与五味子、山茱萸、白术等益气固表、敛阴止汗之品配伍。

**3. 津伤口渴**　本品酸甘化阴，能生津止渴，用于治疗津伤口渴，常与地黄、麦冬、天花粉等养阴生津之品同用。

【用法用量】10~15 g。研末吞服,每次 1.5~3 g。本品炒用便于有效成分煎出。

【参考文献】

1. 本草摘要

《神农本草经》:"主心腹寒热,邪结气聚,四肢酸痛,湿痹,久服安五脏,轻身延年。"

《名医别录》:"主治烦心不得眠,脐上下痛……虚汗烦渴,补中,益肝气,坚筋骨,助阴气。"

《本草纲目》:"其仁甘而润,故熟用疗胆虚不得眠,烦渴虚汗之证;生用疗胆热好眠,皆足厥阴、少阳药也。"

2. 现代研究　含皂苷、萜类、黄酮、脂质、氨基酸、多糖及植物甾醇等成分。有镇静、催眠、抗心律失常、抗惊厥、镇痛、降血压、降血脂、抗缺氧等作用。

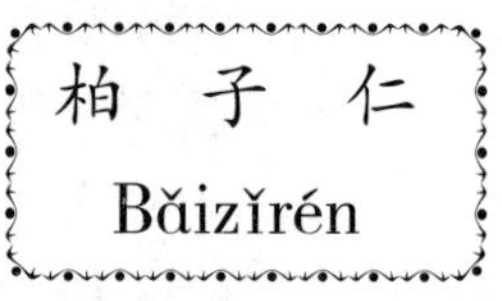

## 柏 子 仁
## Bǎizǐrén

《神农本草经》

柏子仁为柏科植物侧柏 *Platycladus orientalis* (Linn.) Franco 的成熟种仁,主产于山东、河南、河北等地。气微香、味淡。

【主要药性】甘,平。归心、肾、大肠经。

【基本功效】养心安神,润肠通便,止汗。

【临床应用】

**1. 血虚失眠**　本品味甘质润,主入心经,具有养心安神之功,适用于阴血不足、心失所养之虚烦不眠、心悸怔忡等症,常与人参、五味子等益气养血、益阴安神药物配伍,如《普济本事方》柏子仁丸。若治心肾两虚,心肾不交之心悸怔忡、失眠健忘、多梦遗精,常与枸杞子、熟地黄、麦冬等补肾养心、交通心肾药物同用,如《体仁汇编》柏子养心丸。

**2. 肠燥便秘**　本品质润多脂,有润肠通便之效,适用于阴虚血亏的肠燥便秘,常与郁李仁、苦杏仁、松子仁等润肠药同用,如《世医得效方》五仁丸。

**3. 阴虚盗汗**　本品能补阴以止汗,治阴虚盗汗,多与酸枣仁、牡蛎等药物配伍应用。

【用法用量】3~10 g。便溏者宜用柏子仁霜。

【使用注意】便溏及多痰者慎用。

【参考资料】

1. 本草摘要

《神农本草经》:"主惊悸,安五脏,益气,除风湿痹,久服令人润泽,美色,耳目聪明。"

《本草纲目》:"养心气,润肾燥,安魂定魄,益智宁神。"

《得宜本草》:"得远志能交通心肾,得松子、麻仁治老人虚秘。"

2. 现代研究　含脂质、挥发油、皂苷、植物甾醇、蛋白质等成分。有改善记忆力、镇静等作用。

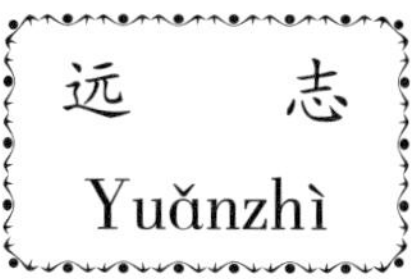

# 远志 Yuǎnzhì

《神农本草经》

远志为远志科植物远志 *Polygala tenuifolia* Willd. 或瓜子金 *Polygala japonica* Houtt.（卵叶远志）的根，主产于山西、河北、陕西等地。气微，味苦、微辛。

【主要药性】苦、辛，温。归心、肾、肺经。

【基本功效】安神益智，交通心肾，祛痰，消肿。

【临床应用】

**1. 心神不宁证**　本品主入心肾，既能开心气而宁心安神，又能通肾气而强志不忘，为交通心肾、安定益智之品，适用于心肾不交之失眠多梦、健忘惊悸、神志恍惚等症，常与宁心安神、补益心肾药配伍，如《太平惠民和剂局方》远志丸，以之与牡蛎、茯苓、人参等同用。

**2. 癫痫惊狂**　本品既能祛痰涎，又能利心窍，适用于痰阻心窍之癫痫、癫狂等病证。治疗癫痫抽搐，常与半夏、天麻、全蝎等同用。若治癫狂，常与石菖蒲、白矾、郁金等豁痰开窍药配伍。

**3. 咳痰不爽**　本品入肺经，有祛痰止咳之功，适用于痰多黏稠、咳吐不爽者，常与苦杏仁、桔梗、甘草等化痰止咳药同用，以增强疗效。

**4. 疮疡肿毒**　本品辛行苦泄温通，能除气血之壅滞而消散痈肿，适用于疮疡肿毒、乳房肿痛等，内服、外用均有疗效。内服可单用为末，黄酒送服；外用可将远志蒸软，加少量黄酒捣烂敷患处。本品与连翘、蒲公英等清热解毒、消肿散结药同用，疗效更佳。

【用量】3~10 g。

【使用注意】本品易致恶心呕吐，多蜜炙用。有胃炎及胃、十二指肠溃疡者慎用。

【参考资料】

1. 本草摘要

《神农本草经》："主咳逆伤中，补不足，除邪气，利九窍，益智慧，耳目聪明，不忘，强志，倍力。"

《名医别录》："定心气，止惊悸，益精，去心下膈气，皮肤中热、面目黄。"

《药品化义》："入心开窍，宣散之药。凡痰涎伏心，壅塞心窍，致心气实热，为昏聩神呆、语言蹇涩，为睡卧不宁，为恍惚惊怖，为健忘，为梦魇，为小儿客忤，暂以豁痰利窍，使心气开通，则神魂自宁也。"

2. 现代研究　含皂苷、黄酮、生物碱、树脂、糖及糖苷等成分。有镇静、催眠、抗惊厥、祛痰、利尿、降血压、兴奋子宫、抑菌等作用。

# 合欢皮
# Héhuānpí

《神农本草经》

合欢皮为豆科植物合欢 *Albizia julibrissin* Durazz. 的树皮，在我国大部分地区均产。气微香、味淡微涩、稍刺舌，而后引起喉头不适感。

【主要药性】甘，平。归心、肝、肺经。

【基本功效】解郁安神，活血消肿。

【临床应用】

**1. 忧郁失眠**　本品主入心、肝经，有安神及解郁之功，可使心肝安和，情志欢悦而收安神之效，尤宜用于忧郁失眠，心神不安者。可单用或常与柏子仁、酸枣仁、夜交藤等安神药物同用。

**2. 跌扑伤痛**　本品入血分，能活血祛瘀、消肿止痛，适用于跌扑伤痛，常与活血疗伤药同用，如《本事方续集》以之与乳香、麝香研末，温酒调服以增其效。

**3. 疮痈**　本品有活血消肿止痛之效，适用于内外痈肿。治疗肺痈，咳吐脓血，单用即效，如《千金要方》合欢汤；亦可与鱼腥草、冬瓜仁、桃仁等同用。治疮痈肿毒，常与蒲公英、紫花地丁、连翘等解毒消痈之品配伍应用。

【用法用量】6~12 g。外用适量，研末调敷。

【使用注意】孕妇慎用。

【参考资料】

1. 本草摘要

《神农本草经》："主安五脏，利心志，令人欢乐无忧。"

《日华子诸家本草》："煎膏，消痈肿，并续筋骨。"

《本草纲目》："和血，消肿，止痛。"

2. 现代研究　含皂苷、黄酮、鞣质、木脂素及糖苷等成分。有镇静、催眠、增强子宫节律性收缩、终止妊娠、抗早孕、增强免疫功能、抗肿瘤等作用。

## 附药

合欢花　为豆科植物合欢的花序或花蕾。

【主要药性】甘，平。归心、肝经。

【基本功效与主治】解郁安神。用于虚烦不眠，心神不安，忧郁失眠。

【用量】5~10 g。

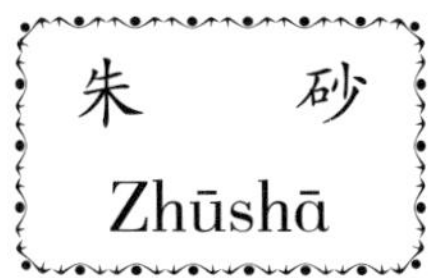

# 朱 砂
Zhūshā

《神农本草经》

朱砂为硫化物类矿石辰砂，主产于贵州、湖南、四川等地，以产于古之辰州（今湖南沅陵）者为道地药材。无臭、无味。

【主要药性】甘，微寒。有毒。归心经。

【基本功效】清心镇惊，安神，明目，解毒。

【临床应用】

**1. 失眠证** 本品甘寒质重，功善清心经实火，为清心安神之药，尤宜用于心火亢盛、内扰神明之心神不宁、惊悸怔忡、烦躁不眠，常与黄连、生甘草等同用，如《东垣试效方》黄连安神丸。治阴血不足，心火亢盛之失眠多梦、心中烦热、心悸怔忡，常与补阴养血药配伍，如《内外伤辨惑论》朱砂安神丸，以之与当归、地黄、炙甘草等药物配伍。若治心气不足，又宜与人参、炙甘草、茯神等益气安神药配伍。

**2. 热盛风动 癫痫癫狂** 本品能清心火，并镇惊止痉，宜用于温热病热入心包或痰热内闭之高热烦躁、神昏谵语、惊厥抽搐，常与开窍、息风、泻火药同用，如《温病条辨》安宫牛黄丸，以之与牛黄、麝香等药配伍；治小儿急惊风，常与牛黄、羚羊角、全蝎等药同用，如《奇效简便良方》牛黄丸。治癫痫癫狂，常与磁石配伍，如《千金要方》磁朱丸。

**3. 视物昏花** 本品性寒能清心肝而降火明目，可治肝热或心肾不交之视物昏花、耳鸣耳聋、心悸失眠，如《千金要方》磁朱丸。

**4. 疮疡肿毒** 本品不论内服、外用，均有清热解毒之效，治疮疡肿毒，每与泻火解毒、散结消痈之品同用，如《外科正宗》太乙紫金锭，以本品配伍雄黄、山慈菇等。治咽喉肿痛，口舌生疮，常与冰片、硼砂、元明粉等解毒消肿、敛疮止痛药配伍，如《外科正宗》冰硼散。

【用法用量】入丸、散，每次 0.1~0.5 g。外用适量。

【使用注意】本品有毒，内服不可过量或持续服用，以防汞中毒；孕妇及肝肾功能异常者禁用。入药只宜生用，忌火煅，火煅则析出水银，有剧毒。

【参考资料】

1. 本草摘要

《神农本草经》："养精神，安魂魄，益气明目。"

《本草纲目》："治惊痫，解胎毒痘毒，驱邪疟。"

《本草从新》："泻心经邪热，镇心定惊……解毒，定癫狂。"

2. 现代研究　含硫化汞（HgS），以及无机盐、微量元素等成分。有镇静、催眠、抗惊厥、抗心律失常、抑菌、杀虫等作用。

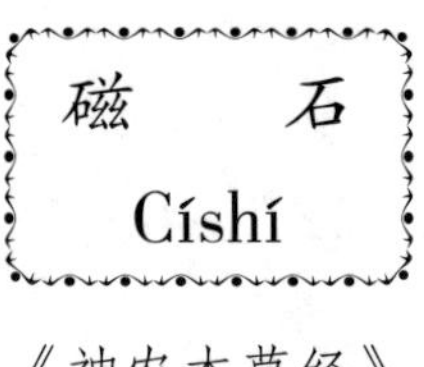

# 磁石 Císhí

《神农本草经》

磁石为氧化物类矿物磁铁矿的矿石，主产于江苏、山东、辽宁等地。有土腥气、无味。

【主要药性】咸，寒。归肝、心、肾经。

【基本功效】镇惊安神，平肝潜阳，聪耳明目，纳气平喘。

【临床应用】

1. **惊悸失眠** 本品既有镇心安神之功，又有益肾滋阴之效，为护真阴、镇浮阳、安心神之品，适用于肾虚肝旺，肝火上炎，扰动心神，或惊恐气乱，神不守舍所致的心神不宁、惊悸失眠，常与平肝镇惊之品配伍，如《千金要方》磁朱丸，以之与朱砂同用，治癫痫亦可选用。

2. **头晕目眩** 本品既能平肝潜阳，又能益肾阴、敛浮阳，适用于肝阳上亢之头晕目眩、急躁易怒等症，常与平肝潜阳药石决明、白芍、牡蛎等同用以增效。治阴虚甚者，可与地黄、龟甲、白芍等滋阴潜阳之品同用；若治肝热甚者，则多与菊花、夏枯草、钩藤等清肝热药同用。

3. **耳鸣耳聋，视物昏花** 本品能益肾阴，有聪耳明目之效，适用于肾虚耳鸣、耳聋，常与熟地黄、山茱萸、五味子等滋补肾阴之品同用，如《重订广温热论》耳聋左慈丸。若治肝肾不足，视物昏花，常与枸杞子、菊花、女贞子等补肝肾明目药同用以增效。

4. **肾虚气喘** 本品有益肾纳气平喘之功，适用于肾气不足，摄纳无权之虚喘，常与五味子、胡桃肉、蛤蚧等药配伍，以奏补益肺肾、纳气定喘之效。

【用法用量】9~30 g。宜打碎先煎。入丸、散，每次 1~3 g。

【使用注意】本品为矿物类药物，如入丸、散，不易消化，故不可多服，脾胃虚弱者慎用。

【参考资料】

1. 本草摘要

《神农本草经》："主周痹，风湿肢节中痛，不可持物，洗洗酸消，除大热烦满及耳聋。"

《名医别录》："养肾藏，强骨气，益精除烦，通关节，消痈肿鼠瘘，颈核喉痛，小儿惊痫。"

《本草纲目》："色黑入肾，故治肾家诸病而通耳明目。"

2. 现代研究 含四氧化三铁（$Fe_3O_4$）及微量元素等成分。火煅醋淬后，主要含三氧化二铁及醋酸铁。有镇静、催眠、抗惊厥、抗炎、镇痛、促凝血等作用。

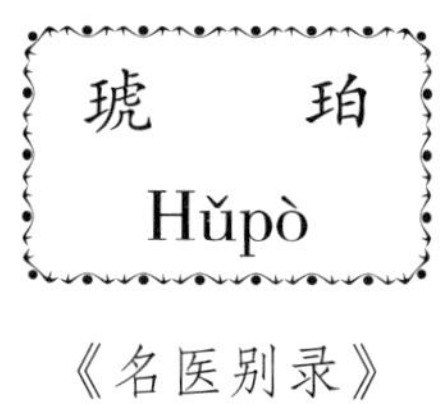

# 琥　　珀
Hǔpò

《名医别录》

琥珀为古代松科植物如枫树、松树的树脂埋藏于地下年久而成的化石样物质，主产于广西、云南、辽宁等地。无臭、味淡。

【主要药性】甘，平。归心、肝、膀胱经。

【基本功效】镇惊安神，活血散瘀，利尿通淋。

【临床应用】

**1. 惊悸失眠，惊痫癫狂**　本品质重，有镇惊安神之效，适用于心神所伤，神不守舍之心神不宁、惊悸失眠等症，常与石菖蒲、远志、茯神等配伍，如《杂病源流犀烛》琥珀定志丸。治小儿急惊风，以及痰热癫痫，则多与天竺黄、朱砂、胆南星等豁痰定惊、清热息风药配伍，如《活幼心书》琥珀抱龙丸。

**2. 瘀血证**　本品入血分，有活血通经、散瘀消癥之效，适用于瘀血阻滞，如经闭、痛经，胸痹心痛，癥瘕积聚等症，常与活血化瘀药配伍应用，如《灵苑方》琥珀散，以之与当归、莪术等同用，治血瘀气阻之经闭、痛经。若治心脉瘀阻，胸痹心痛，常与三七共用，研末内服以其收效。若治癥瘕痞块，则常与三棱、鳖甲、大黄等活血散结、软坚消癥药配伍。

**3. 淋证，癃闭**　本品既能利尿通淋又能化瘀，适用于淋证、小便淋漓涩痛及癃闭小便不利兼有瘀滞之证，尤宜用于血淋，单用即效，如《仁斋直指》单用琥珀为散，以灯心草煎汤送服。若治石淋、热淋，则常与金钱草、海金沙、木通等利尿通淋药配伍以增效。

此外，本品外用能活血消肿，兼能收敛生肌，尚可治疮痈肿毒、金疮外伤等。

【用法用量】研末冲服，每次 1.5~3 g，不宜入煎剂。

【参考资料】

1. 本草摘要

《名医别录》："主安五脏，定魂魄……消瘀血，通五淋。"

《本草拾遗》："止血，生肌，合金疮。"

《本草衍义补遗》："古方用为利小便，以燥脾土有功，脾能运化，肺气下降，故小便可通。"

2. 现代研究　含树脂、挥发油、有机酸等成分。有抑制中枢神经、延长睡眠时间、抗惊厥等作用。

安神药参考药

| 药名 | 主要药性 | 基本功效 | 主治 | 用法用量 |
|---|---|---|---|---|
| 龙骨 | 甘、涩,平。归心、肝、肾经 | 镇惊安神,平肝潜阳,收敛固涩,收湿敛疮 | 惊悸失眠,惊痫癫狂;肝阳上亢,头晕目眩;滑脱诸证;湿疮湿疹,疮疡溃后不敛 | 15~30 g,打碎先煎。外用适量,煅后研末干掺。生龙骨偏于镇惊安神,平肝潜阳;煅龙骨偏于收敛固涩,收湿敛疮 |
| 龙齿 | 甘、涩,凉。归心、肝经 | 镇惊安神,清热除烦 | 惊痫癫狂,心悸怔忡,失眠多梦,身热心烦 | 15~30 g,打碎先煎 |
| 灵芝 | 甘,平。归心、肺、肝、肾经 | 补气安神,止咳平喘 | 心悸失眠,肺虚咳喘,虚劳短气,不思饮食 | 6~12 g |
| 首乌藤 | 甘,平。归心、肝经 | 养血安神,祛风通络 | 失眠多梦,血虚身痛,风湿痹痛,皮肤瘙痒 | 9~15 g。外用适量,煎水洗患处 |

**数字课程学习……**

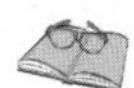 拓展阅读　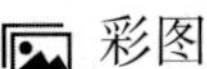 彩图　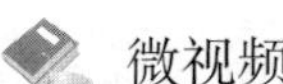 微视频　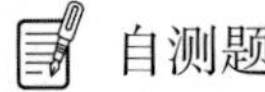 自测题

# 第二十三章

# 开 窍 药

【教学要求】

掌握：开窍药在基本功效、主治、主要药性、配伍应用及使用注意方面的共性；并通过开窍药有关功效，确定其药性、主治和证候禁忌。麝香、冰片、石菖蒲的功效、药性、配伍应用及其特殊的用法用量、使用注意。

熟悉：开窍药的分类和相关功效术语的含义。

了解：苏合香、蟾酥的功效及特殊的用法用量和使用注意。

## 一、含义

以开窍醒神为主要功效，常用于治疗闭证神昏的药物，称为开窍药。

## 二、功效与主治

1. 共有功效与主治　本类药均具有开窍醒神的功效，可用于温热病、中风、惊风、癫痫、中暑等病证，以及因邪气闭阻心窍所致的闭证神昏者。所谓开窍，是开通闭塞之心窍，使闭证神昏患者苏醒的治疗作用，或称开关通窍、醒脑回苏等。

2. 主要兼有功效与主治　本类药物多兼止痛之功，还可用于胸痹心痛、腹痛、跌仆损伤等。

## 三、药性

1. 四气　本章药物的开窍功效并非直接针对寒热邪气，但历来将大多数药标为温性，以表示其兼可散寒或具有温通之性。

2. 五味　开窍药大多具有浓郁的芳香，其开窍启闭、醒神复苏之功，实有“能行”的作用特点，故均标为辛味。

3. 归经　因“心主神明”，邪气闭阻心窍则神昏，故本类药主归心经。

此外，开窍药辛香走窜，而具升浮之性。

在本类药物中，蟾酥为有毒之药。

## 四、配伍应用

闭证有热闭与寒闭两类，故在应用本章药物时，首先应辨清其寒热属性。治热邪所致热闭神昏者，常与清热泻火、解毒类药物配伍，组成“凉开剂”；治寒湿、秽浊等所致寒闭神昏者，多与温里散寒药配伍，组成“温开剂”；治痰浊闭阻者，宜配伍化痰药。治中风、痫证、惊风等闭证神昏而兼抽搐者，又当与息风止痉药配伍。

## 五、使用注意

1. 因证选药　应辨清闭证寒热，选择适宜的开窍药。若闭证神昏兼见面青、身凉、苔白、脉迟等寒象者，称为“寒闭”，宜选择偏温性的开窍药；兼见面赤、身热、苔黄、脉数等热象者，称为“热闭”，宜选择偏寒性的开窍药。

2. 证候禁忌　神志昏迷并非均为实邪闭阻所致。若因大吐、大泻、大出血等心失所养而致神志昏迷者，常伴口张、目合、汗出、撒手、遗尿、脉微等虚象，称为“脱证”，非本类药物所宜，当急以回阳、益气之法以救脱，以免更伤其正气而加重危象。

3. 中病即止　本类药辛香走窜，为救急治标之品，且易耗伤正气，故不能过量，而且只宜暂服，不可久用。

此外，本类药物芳香成分易挥发，受热易失效，有效成分不易溶于水，故内服一般不宜入煎剂，多入丸、散剂或其他新剂型，既可确保疗效，又便于急救之用。

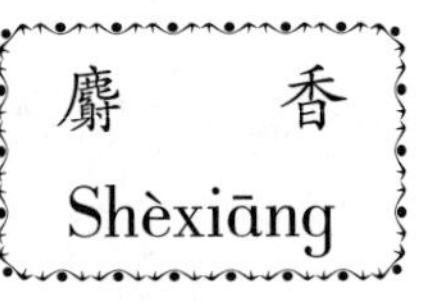


《神农本草经》

麝香为鹿科动物林麝 *Moschus berezovskii* Flerov、马麝 *Moschus chrysogaster* Hodgson 或原麝 *Moschus moschiferus* Linnaeus 的成熟雄体香囊中的分泌物。林麝主要分布于西北地区，马麝分布于西南地区，原麝分布于东北地区。有特异香气，味微辣、微苦带咸。

【主要药性】辛，温。归心、脾经。

【基本功效】开窍醒神，活血通经，消肿止痛。

【临床应用】

**1. 闭证**　本品芳香走窜之性甚烈，有极强的开窍通闭作用，为醒神回苏之要药。本品药性虽然偏温，但可广泛用于温热病、小儿急惊风、中风等神昏者，无论热闭或寒闭，皆可以之为开窍主药。治温热病热毒内陷心包、痰热蒙蔽心窍，中风痰厥等之热闭神昏者，常与清热解毒、清心开窍或清热化痰药配伍，组成凉开之剂，如《温病条辨》安宫牛黄丸，以之与牛黄、冰片、朱砂等同用。治中风、中恶、中气等因寒邪或痰浊闭阻心窍之寒闭神昏，四肢厥逆者，常与温里、化浊、开窍之品配伍，组成温开方剂，如《外台秘要》苏合香丸，用本品与苏合香、安息香等同用。

**2. 瘀血证** 本品又可行血中之瘀滞，开经络之壅遏，具有活血以通经、疗伤、消癥、消痈、通络及止痛之效，适用于多种瘀血阻滞病证。治瘀血头痛，如《医林改错》通窍活血汤，以本品与桃仁、红花、川芎等活血祛瘀药配伍；治血瘀痛经、月经不调，可配伍当归、丹参等活血调经药；治癥瘕痞块，可配水蛭、虻虫等破血消癥之品；治胸痹心痛，如《大德重校圣济总录》麝香汤，以之与桃仁、木香等同用；治跌打损伤，瘀血肿痛，如《良方集腋》七厘散，以之与乳香、没药、红花等同用；治痹证疼痛麻木，顽固不愈者，常配独活、威灵仙、红花等祛风湿及活血通络之品。古代还用本品催产下胎，治疗难产死胎、胞衣不下。

**3. 痈肿瘰疬，咽喉肿痛** 本品辛散温通，有活血散结、消肿止痛之效，可用于疮疡肿痛、咽喉肿痛及阴疽瘰疬等症，内服、外用均可。如《外科证治全生集》小金丹，以本品与当归、乳香、没药、木鳖子等配伍。

【用法用量】入丸、散，每次 0.03~0.1 g；不入煎剂。外用适量。

【使用注意】孕妇忌用。

【参考资料】

1. 本草摘要

《神农本草经》："主辟恶气……温疟，蛊毒，痫痓。"

《本草纲目》："通诸窍，开经络，透肌骨，解酒毒，消瓜果食积，治中风、中气、中恶、痰厥、积聚癥瘕。"

《药性论》："除……心痛，小儿惊痫，客忤……能蚀一切痈疮脓。"

2. 现代研究 含大环化合物、甾体、脂肪酸、蛋白质、无机盐等成分。有双向调节中枢神经系统、强心、升高血压、抗脑缺血、抗血小板聚集、兴奋子宫、抗受精卵着床、抗肿瘤、抗炎、抗溃疡、增强免疫等作用。

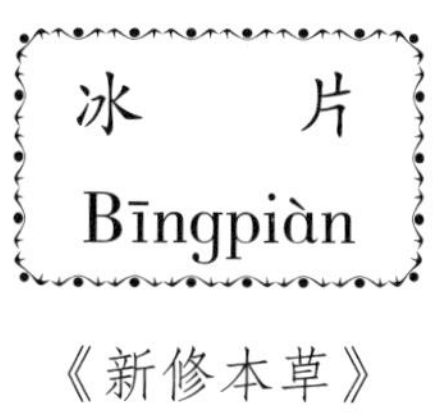

## 冰 片
## Bīngpiàn

《新修本草》

冰片为龙脑香科植物龙脑香 *Dipterocarpus turbinatus* Gaertn. f. 的树脂加工品，或龙脑香树的树干、树枝切碎，经蒸馏冷却而得的结晶，称"龙脑冰片"，亦称"梅片"，或菊科植物艾纳香 *Blumea balsamifera*（Linn.）DC. 叶经蒸馏、升华加工而成，称"艾片"，现多用松节油、樟脑等经化学方法合成，称"机制冰片"或"合成龙脑"。龙脑香主产于东南亚地区，我国台湾有引种；艾纳香主产于广东、广西、云南等地。梅片气清香特异，味清凉；艾片气味较淡；机制冰片气清香，味辛凉。

【主要药性】辛、苦，微寒。归心、脾、肺经。

【基本功效】开窍醒神，清热止痛。

【临床应用】

**1. 闭证** 本品辛香，有类似麝香而力稍弱的开窍醒神之功，二者常相须为用，热闭与寒闭均广泛应用。治热闭证神昏，如凉开剂《温病条辨》安宫牛黄丸；治寒闭，如《太平惠民和剂局方》苏合香丸，均与麝香配伍应用。

**2. 胸痹心痛** 本品入心经，止心痛，治胸痹心痛，可与川芎配伍应用，如《中国药典》速效救心丸。

**3. 五官热毒证** 本品外用为微寒之品，有清热止痛、消肿生肌之功，适用于多种热毒蕴结之证，为五官科及外科常用药物。治目赤肿痛，可单用研极细末滴眼，或与炉甘石、熊胆等清热解毒、明目药制成眼药外用；治咽喉肿痛、口舌生疮，如《外科正宗》冰硼散，可与玄明粉等同用。

【用法用量】入丸、散，每次 0.15~0.3 g。不宜入煎剂。外用适量，研粉点敷患处。

【使用注意】孕妇慎用。

【参考资料】

1. 本草摘要

《新修本草》："主心腹邪气，风湿积聚，耳聋，明目，去目赤肤翳。"

《本草纲目》："疗喉痹、脑痛、鼻瘜、齿痛、伤寒舌出、小儿痘陷。通诸窍，散郁火。"

《医林纂要》："生肌止痛。"

2. 现代研究 龙脑冰片含右旋龙脑，艾片含左旋龙脑，机制冰片含消旋混合龙脑。有镇痛、抗炎、抗脑缺血、抑制中枢、抗病原微生物、增加血－脑屏障通透性等作用。

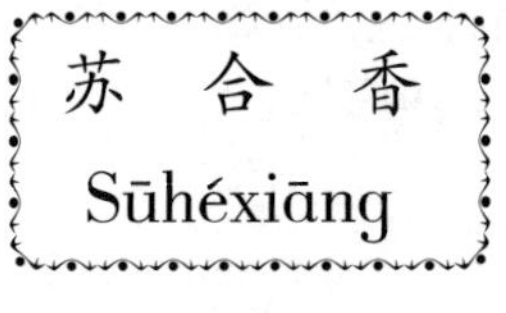

## 苏合香

## Sūhéxiāng

《名医别录》

苏合香为金缕梅科植物苏合香树 *Liquidambar orientalis* Mill. 的树干渗出的香树脂，主产于非洲、印度及土耳其等地，我国广西、云南有产。气香，味淡微甘。

【主要药性】辛，温。归心、脾经。

【基本功效】开窍，辟秽，止痛。

【临床应用】

**1. 寒闭证** 本品气辛香而性温，具有开窍醒神之效，功似麝香、冰片而力稍逊，但更长于温里散寒、化解湿浊，故宜用于中风痰厥，猝然昏倒，惊痫等属寒邪、痰浊闭阻心窍所致之神昏、苔白、脉迟者，常与其他开窍醒神、温里散寒之品配伍，如《外台秘要》苏合香丸，以之与麝香、安息香、沉香等同用。

**2. 胸痹心痛，胸腹冷痛** 本品又能温里散寒止痛，治疗寒凝、痰阻、气滞之胸脘痞闷、胸痹心痛、胸腹冷痛等症，常与檀香、冰片、砂仁等温里散寒、行气止痛之品同用。

【用法用量】入丸剂，0.3~1g；不入煎剂，因其为半流体状，一般亦不能为散剂。外用适量。

【参考资料】

1. 本草摘要

《名医别录》:"主辟恶气……温疟,蛊毒,痫痓,去三虫,除邪。"

《本草纲目》:"气香窜,能通诸窍脏腑,故其功能辟一切不正气。"

《本经逢原》:"能透诸窍藏,辟一切不正之气。凡痰积气厥,必先以此开导,治痰理气为本也。凡山岚瘴湿之气袭于经络,拘急驰缓不均者,非此不能除。但性燥气窜,阴虚多火人禁用。"

2. 现代研究 含树脂、油状液体等。有兴奋中枢、抗血小板聚集、抗血栓、抗心肌缺血、抗凝血等作用。

## 石 菖 蒲

## Shíchāngpú

《神农本草经》

石菖蒲为天南星科植物石菖蒲 *Acorus tatarinowii* Schott 的根茎,主产于长江流域以南各地。气芳香,味苦,微辛。

【主要药性】辛、苦、温。归心、胃经。

【基本功效】开窍豁痰,宁神益智,化湿和胃。

【临床应用】

**1. 神昏癫痫** 本品开窍醒神之力较弱,并能化湿、豁痰,以治痰湿或痰热蒙蔽清窍所致之神昏为宜,如《温病全书》菖蒲郁金汤,以之与郁金、栀子、竹沥等同用。癫痫因痰浊闭阻而窍闭者,亦可选用本品。

**2. 健忘失眠,耳鸣耳聋** 本品有宁心安神益智之效,可用于多种原因所致心神不宁而失眠、多梦、健忘者。如《千金要方》开心散、《杂病源流犀烛》安神定志丸,其与远志、人参、茯苓等配伍。治心肾两虚,心悸失眠,或兼耳鸣耳聋、头昏者,常与菟丝子、五味子、女贞子、夜交藤等配伍,如《新编国家中成药》安神补心丸。

**3. 湿浊中阻及噤口痢** 本品芳香化湿,开胃。治湿浊中阻,脘腹胀闷者,常与厚朴、苍术、砂仁等化湿、行气之品同用。治湿热疫毒所致不纳水谷、里急后重之噤口痢,宜与清热燥湿、运脾行气药配伍,如《医学心悟》开噤散,本品与人参、石莲子、黄连等配伍。

【用量】3~10 g,鲜品加倍。

【参考资料】

1. 本草摘要

《神农本草经》:"主风寒湿痹,咳逆上气,开心孔,补五脏,通九窍,明耳目,出音声。久服轻身,不忘,不迷惑,延年。"

《本草从新》:"去湿除风,逐痰消积,开胃宽中,疗噤口毒痢。"

2. 现代研究 含挥发油、氨基酸、有机酸和糖类等成分。有镇静、降温、平喘、抗惊厥、抗癫痫、增强记忆力、抗动脉粥样硬化、抗心肌缺血、抗病原微生物、利胆、解痉等作用。

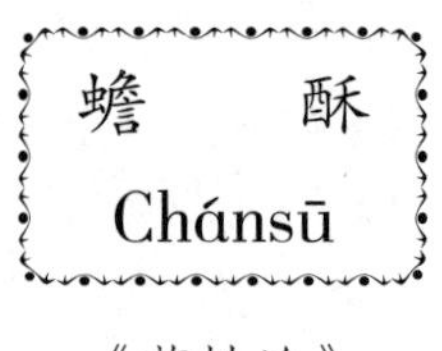


《药性论》

蟾酥为蟾蜍科动物中华大蟾蜍 *Bufo gargarizans* Cantor 或黑眶蟾蜍 *Bufo melanostictus* Schneider 的耳后腺及皮肤腺分泌的白色浆液，经加工干燥而成，主产于河北、山东、四川等地。气微腥，味初甜而后有特殊的麻辣感。

【主要药性】辛、温；有毒。归心经。

【基本功效】开窍醒神，解毒，止痛。

【临床应用】

**1. 中暑神昏，痧胀腹痛吐泻** 本品既能开窍醒神，又能止痛，多用于饮食不洁或暑湿秽浊所致痧胀腹痛、吐泻不止，甚则神昏者，常与开窍醒神、芳香化湿之品同用，如《集验简易良方》蟾酥丸，以之与麝香、丁香、雄黄等配伍，研末，吹入鼻中，主治痧胀痰厥，不省人事，牙关紧闭等。

**2. 痈疽疔疮，咽喉肿痛** 本品有良好的解毒散结、消肿止痛之效，宜用于热毒内蕴所致痈疽疔疮，常配清热解毒，活血消肿之品，不论内服、外用皆有良效。如《外科正宗》蟾酥丸，以之与寒水石、麝香、乳香等同用；治热毒咽喉肿痛，如《喉科心法》六神丸，以之与牛黄、珍珠等同用。

本品局部外用对于牙痛、外伤及癌肿疼痛有麻醉止痛作用。

【用法用量】入丸、散，每次 0.015~0.03 g。外用适量。

【使用注意】本品有毒，内服勿过量。外用不可入目。孕妇忌用。

【参考资料】

1. 本草摘要

《本草纲目》："治发背疔疮，一切恶肿。"

《本草求真》："蟾酥，味辛气温有毒，能拔一切风火热毒之邪，使之外出。盖邪气着人肌肉，郁而不解，则或见为疔肿发背，阴疮，阴蚀，疽疬恶疮，故必用此辛温以治，盖辛主散，温主行，使邪尽从汗发，不留内入，而热自可除矣。"

2. 现代研究 含蟾蜍毒、蟾毒配基、蟾毒色胺、多糖、有机酸、氨基酸、肽类等成分。有强心、抗心肌缺血、抗凝血、升血压、抗休克、兴奋大脑皮层及呼吸中枢、抗炎、镇痛、局部麻醉、抗肿瘤等作用。

**开窍药参考药**

| 药物 | 主要药性 | 基本功效 | 主治 | 用法用量 | 使用注意 |
|---|---|---|---|---|---|
| 安息香 | 辛、苦，平。归心、脾经 | 开窍醒神，行气活血，止痛 | 闭证神昏，中暑，中风及小儿急惊风，产后血晕，心腹疼痛，风湿痹痛 | 入丸、散剂，0.6~1.5 g | 阴虚火旺者忌服 |

续表

| 药物 | 主要药性 | 基本功效 | 主治 | 用法用量 | 使用注意 |
|---|---|---|---|---|---|
| 猪牙皂 | 辛、咸，温；有小毒。归肺、大肠经 | 祛痰开窍，散结消肿 | 中风口噤，昏迷不醒，癫痫痰盛，关窍不通，喉痹痰阻，顽痰喘咳，咯痰不爽，大便燥结；外治痈肿 | 入丸、散剂，1~1.5 g。外用适量，研末吹鼻取嚏或研末调敷患处 | 孕妇及咯血、吐血患者禁用 |

**数字课程学习……**

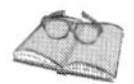 拓展阅读　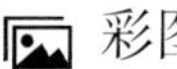 彩图　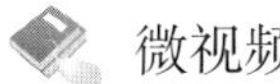 微视频　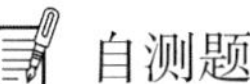 自测题

# 第二十四章

# 补 虚 药

【教学要求】

掌握：补虚药(包括补气药、补阳药、补血药和补阴药)在基本功效、主治、主要药性、配伍应用及使用注意方面的共性；并通过补虚药有关功效，确定其药性、主治和证候禁忌。人参、党参、黄芪、白术、甘草、鹿茸、淫羊藿、杜仲、续断、菟丝子、当归、熟地黄、制何首乌、白芍、阿胶、北沙参、麦冬、龟甲、鳖甲的功效、药性、配伍应用及其用法用量、使用注意的特殊性。

熟悉：补虚药的分类。西洋参、山药、大枣、肉苁蓉、巴戟天、补骨脂、蛤蚧、天冬、玉竹、石斛、百合、枸杞子的功效与主治及用法用量、使用注意的特殊性。

了解：补虚药、补气药、补阳药、补血药、补阴药和相关功效术语的含义。太子参、蜂蜜、沙苑子、冬虫夏草、益智、南沙参、黄精、墨旱莲、女贞子的功效及用法用量和使用注意的特殊性。

## 一、含义

以补虚扶弱，纠正人体气血阴阳虚衰为主要功效，常用以治疗虚证的药物，称为补虚药。根据补虚药的药性和功效与主治差异，分为补气药、补阳药、补血药、补阴药四类。

## 二、功效与主治

1. 共有功效与主治　本章药物都具有补虚的功效，主治虚证。所谓补虚，就是甘补的药物，补虚扶弱，纠正人体气血阴阳虚衰的病理偏向，对于症见面色淡白或萎黄，精神萎靡，身疲乏力，心悸气短，脉虚无力等表现者的治疗作用。

2. 主要兼有功效与主治　各类补虚药中均有部分药物兼有收涩作用，对滑脱之症可标本兼顾。而补阳药多兼温里之功，可用于相应的里寒证；补阴药多兼清热之功，又可用于相应的里热证。

## 三、药性

1. 四气　补阳药及大多数补气药、补血药主治虚寒证，其药性偏温；补阴药及部分补气药、补血药适用于虚热证，其药性偏寒凉。

2. 五味　补虚药皆具有补益作用，根据“甘能补”的理论，故一般具有甘味。

3. 归经　补虚药归经特点因功效而异，其中补气药主归脾、肺经；补阳药主归肾经（归心、脾的温心阳、温脾阳药物已收载于温里药）；补血药主归心、肝经；补阴药归经广泛。

此外，补虚药在升降浮沉方面不具共性。温补阳气之药多偏于升浮，清补阴血之药多偏于沉降。本章中的仙茅为有毒之药。

## 四、配伍应用

应用补虚药，除应根据不同的虚证进行选择外，还要重视人体是一个有机的整体，各脏腑及气血阴阳之间在生理上相互依存，在病理上相互影响，并依据虚证的变化相互配伍：如阳虚多兼气虚，气虚可致阳虚；阴虚多兼血虚，血虚可致阴虚，故补气药与补阳药、补血药与补阴药常相互配伍；气血相生，阴阳互根，故对于气血两亏或阴阳两虚之证，则应气血双补或阴阳兼顾；阳虚生内寒，寒盛易伤阳，故补阳药常与温里药同用；阴虚生内热，热盛亦伤阴，故补阴药常与清热药同用。补虚药除用于虚证以补虚扶弱外，还常与各类祛邪药配伍以扶正祛邪，或与容易损伤正气的药物配伍应用以保护正气，预护其虚。

## 五、使用注意

1. 因证选药　应根据虚证的不同类型，选择相应的补虚药，气虚证主要选用补气药，阳虚证主要选用补阳药，血虚证主要选用补血药，阴虚证主要选用补阴药。谨防当补而补之不当。

2. 证候禁忌　补虚药主治虚证，对于无虚弱表现者，不宜滥用，以免导致阴阳平衡失调，气血不和，“误补益疾”；邪实而正不虚者，误用补虚药则有“闭门留寇”之弊。

3. 注意顾护脾胃　使用滋腻的补虚药时，应注意顾护脾胃，适当配伍行气药，以免妨碍运化，影响疗效。

4. 正确处理祛邪与扶正的关系　补虚药用于扶正祛邪，要分清主次，处理好祛邪与扶正的关系，应避免使用有敛邪之弊的补虚药。

5. 宜久煎或入丸、膏剂　补虚药如作汤剂，一般宜适当久煎，使药味尽出；虚证一般病程较长，补虚药宜采用蜜丸、煎膏（膏滋）、片剂、口服液及酒剂等，以利保存和服用。用于挽救虚脱的药，还可制成速效制剂以备急需。

# 第一节　补　气　药

以补益脏气，纠正脏气虚衰为主要功效，常用以治疗气虚证的药物，称为补气药。本类药多味甘，性温或平。脾为后天之本，生化之源，肺主一身之气，故补气药主要是补脾、肺之气；部分药物还能补心气、肾气、元气。本类药在临床可用于治疗脾气虚证，症见食欲不振，脘腹虚胀，大便溏薄，体倦神疲，面色萎黄或㿠白，消瘦或一身虚浮，甚或脏器下垂，血失统摄，造血功能低下等；肺气虚证，症见气少不足以息，动则益甚，咳嗽无力，声音低怯，甚或喘促，易出虚汗等；心气虚证，症见心悸怔忡，胸闷气短，活动后加剧，脉虚等；肾气虚证，症见尿频，或尿后余沥不尽，或遗尿，或小便失禁，或男子滑精、早泄，女子带下清稀，甚或短气虚喘，呼多吸少，动则喘甚汗出等；元气虚极欲脱，症见气息短促，脉微欲绝。

本节药物还分别兼有固表止汗、托毒生肌、养阴、生津、养血、利水等功效，可用于治疗气虚卫表不固之自汗、易感外邪，气血不足之疮疡不溃或溃久不敛，气阴（津）两伤或气血两亏及气虚水饮内停等证。

部分补气药味甘，壅中、滞气、助湿，对湿盛中满者应慎用，必要时应辅以理气化湿药。

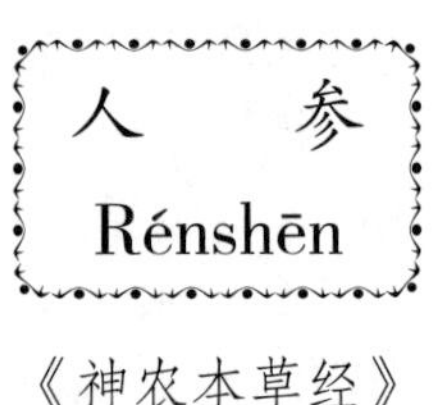

## 人　参 Rénshēn

《神农本草经》

人参为五加科植物人参 *Panax ginseng* C. A. Meyer 的根和根茎，主产于吉林、辽宁、黑龙江等地。香气特异，味微苦、甘。

【主要药性】甘，微温。归肺、脾、心、肾经。

【基本功效】大补元气，复脉固脱，补益脏气，生津止渴，安神益智。

【临床应用】

**1. 气虚欲脱证**　本品能大补元气，复脉固脱，为拯危救脱要药，用于大汗、大吐、大泻、大失血或大病、久病所致元气虚极欲脱，气短神疲，脉微欲绝的急危重证，可单用，如《十药神书》独参汤。若治气脱兼见冷汗淋漓，四肢逆冷等亡阳征象者，每与附子配伍，以补气固脱，回阳救逆，如《正体类要》参附汤。若治气脱兼见汗出身暖，渴喜冷饮，舌红干燥等亡阴征象者，常与麦冬、五味子配伍，以补气养阴，敛汗固脱，如《内外伤辨惑论》生脉散。

**2. 诸脏气虚证**　本品大补五脏气，尤为补益脾肺要药，亦善补心、肾之气，诸脏气虚均可应用。治脾虚气弱，运化无权之倦怠乏力、食少便溏，常与白术、茯苓、甘草配伍，如《太平惠民和剂局方》四君子汤；若治气虚下陷之短气不足以息、脏器脱垂，则与黄芪、升麻、柴胡等配伍，如《内外伤辨惑论》补中益气汤；若治脾气虚弱，不能统血，导致慢性失血者，可与黄芪、白术等配伍，如《济生方》归脾汤；若治脾气虚衰，不能生血，以致气血两虚者，可与白术、当归等同用，如《正体类要》八珍汤。治肺气虚之短气喘促，懒言声微者，常与五味子、苏子等配伍，如《千金要方》补肺汤；治肺肾两虚，肾不纳气之虚喘，常与补益肺肾、纳气定喘之蛤蚧、胡桃仁配伍，如《卫生宝鉴》人参蛤蚧散、《济生方》人参胡桃汤。治心气虚之失眠多梦、健忘，常与酸枣仁、柏子仁配伍，如《摄生秘剖》天王补心丹。治肾气不足所致的阳痿，可单用；若治兼肾阳虚衰，肾精亏虚者，宜与鹿茸等补肾益精之品配伍。

**3. 气虚津伤口渴及消渴**　本品补气，又能生津，对于热病气津两伤，神疲气短、口渴、脉大无力者，常与麦冬、五味子等同用。若治气津两伤，余热未清，见身热烦渴、口舌干燥、多汗、脉大无力者，则与清热生津之知母、石膏配伍，如《伤寒论》白虎加人参汤。治消渴证见气阴两亏者，可与其他益气养阴药配伍。

此外，本品还常与祛邪药配伍，用于正虚邪实者；与解表药同用可治气虚外感证，如《小儿药证直诀》败毒散；与攻下药配伍可治里实热结而气血虚弱者，如《伤寒六书》黄龙汤。

【用法用量】3~9 g；挽救虚脱可用 15~30 g。宜文火另煎分次兑服。研末吞服，每次 2 g，日服 1~2 次。

【使用注意】《中国药典》规定本品不宜与藜芦、五灵脂同用。

【参考资料】

1. 本草摘要

《神农本草经》："补五脏，安精神，定魂魄，止惊悸，除邪气，明目，开心益智。"

《医学启源·药类法象》引《主治秘要》："补元气，止渴，生津液。"

《本草汇言》："补气生血，助精养神之药也。"

2. 现代研究　含三萜皂苷、挥发油、氨基酸、微量元素、糖类、多肽类、有机酸、生物碱、酯类化合物、维生素、酶类、黄酮类等成分，其中人参皂苷、人参多糖为其主要成分。有抗休克、强心、抗缺氧、抗心肌缺血、抗心律失常、抗脑缺血、兴奋垂体肾上腺皮质系统、抗应激、提高免疫功能、增强造血功能、调节中枢神经系统、增强记忆力、抗疲劳、促进蛋白质合成、降血糖、增强性腺功能、抗炎、抗变态反应、抗利尿及抗肿瘤、抗溃疡、抗辐射、保肝、抗氧化等作用。

3. 其他　关于将 2020 年版《中国药典》人参功效中补脾益肺调整为补益脏气，一则因《神农本草经》云其"补五脏"；二则因人参作为补气要药，大补元气之品，并非局限于脾、肺。同时，2020 年版《中国药典》未保留人参养血功效，则因其当为益气生血，正如《本草汇言》所云："补气生血……之药也"，以示其与补血药的直接补血功效相区别。

**附药**

红参　为人参经过蒸制的炮制品。

【主要药性】甘、微苦，温。归脾、肺、心、肾经。

【基本功效与主治】大补元气，复脉固脱，益气摄血。用于体虚欲脱，肢冷脉微，气不摄血，崩漏下血。

【用法用量】3~9 g，另煎兑服。使用注意同人参。

人参叶　为人参的叶。

【主要药性】苦、甘，寒。归肺、胃经。

【基本功效与主治】补气，益肺，祛暑，生津。用于气虚咳嗽，暑热烦躁，津伤口渴，头目不清，四肢倦乏。

【用量】3~9 g。

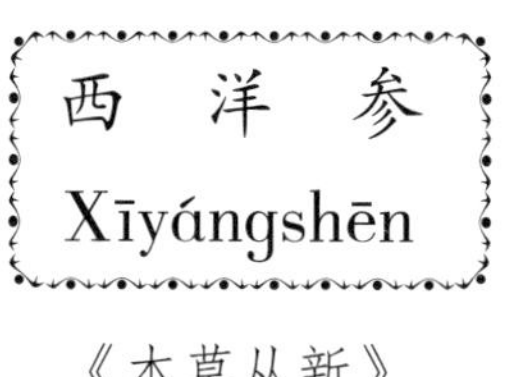


《本草从新》

西洋参为五加科植物西洋参 *Panax quinquefolius* Linn. 的根，主产于美国、加拿大，在我国北京、吉林、辽宁等地亦有栽培。气微而特异,味微苦、甘。

【主要药性】甘、微苦,凉。归心、肺、肾经。

【基本功效】补气养阴,清热生津。

【临床应用】

**1. 气阴两虚证** 本品补气之力似人参而稍逊,且能养阴,为治气阴两虚证之良药,用于治疗火热耗伤肺之气阴所致喘促气短,咳嗽痰少,或痰中带血者,可单用,或与养阴润肺之玉竹、百合、川贝母等同用;治心之气阴两虚证,可与甘草、麦冬、生地等配伍;治肾之气阴两虚,症见腰膝酸软,遗精、滑精等,可与枸杞、沙苑子、山茱萸等补肾益精之品同用。

**2. 气津两伤口渴及消渴证** 本品既能补气,又能清热生津,用于治疗热伤气津所致身热汗多,口渴心烦,体倦少气,脉虚数者,较药性偏温之人参更为适宜,常与西瓜翠衣、竹叶、麦冬等配伍,如《温热经纬》清暑益气汤。对于消渴病属气阴两虚者,常与黄芪、山药、天花粉等同用。

【用法用量】3~6 g,另煎兑服。

【使用注意】《中国药典》规定本品不宜与藜芦同用。

【参考资料】

1. 本草摘要

《本草从新》:"补肺降火,生津液,除烦倦。虚而有火者相宜。"

《本草再新》:"治肺火旺,咳嗽痰多,气虚呵喘,失血,劳伤,固精安神,生产诸虚。"

《医学衷中参西录》:"其性凉而补,凡欲用人参而不受人参之温补者,皆可以此代之。"

2. 现代研究 含西洋参皂苷、人参皂苷、挥发油、甾醇类、脂肪酸、糖类、氨基酸、微量元素、胡萝卜苷等成分。有抗休克、增强免疫功能、抗疲劳、抗缺氧、抗心肌缺血、增加心肌收缩力、抗心律失常、抗应激、镇静、催眠、抗惊厥、促凝血、抗溶血、抗利尿、抗病毒、降血脂、抗脂质过氧化、降血糖、影响蛋白质代谢、抗突变及促生长等作用。

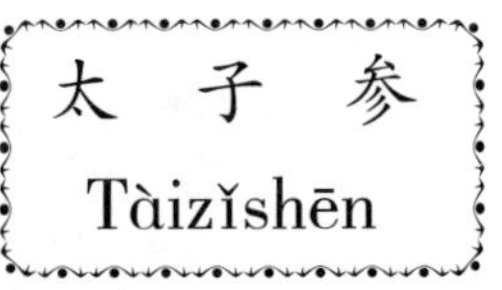

## 太子参

## Tàizǐshēn

《中国药用植物志》

太子参为石竹科植物孩儿参 *Pseudostellaria heterophylla*(Miq.)Pax 的块根,主产于江苏、安徽、山东等地。气微,味微甘。

【主要药性】甘、微苦,平。归脾、肺经。

【基本功效】益气健脾,生津润肺。

【临床应用】

**气阴(津)两虚证** 本品既可补脾肺之气,又可养阴生津,且性平力缓,为清补之品,宜用于小儿及热病之后,气阴(津)两虚,倦怠自汗、饮食减少、口干少津而不受峻补或温补者。治脾气虚弱,胃阴不足之食少倦怠、口干舌燥者,常与补脾气、养胃阴之山药、石斛等配伍;治气虚肺燥,咳嗽、气短者,宜与补肺气、养肺阴之南沙参、麦冬等药同用。

【用量】9~30 g。

【参考资料】

1. 本草摘要

《中国药用植物志》:"治小儿出虚汗为佳。"

《江苏药材志》:"补肺阴、健脾胃。治肺虚咳嗽,心悸,精神疲乏等症。"

2. 现代研究　含苷类、糖类、氨基酸、环肽类、甾醇类、挥发油类、脂肪酸类及多种微量元素等成分。有免疫促进作用及抗疲劳、抗应激、抗衰老、抗病毒等作用。

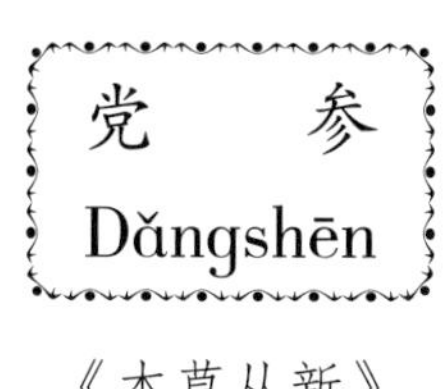


《本草从新》

党参为桔梗科植物党参 *Codonopsis pilosula*(Franch.)Nannf.、素花党参 *Codonopsis pilosula*(Franch.)Nannf. var.*modesta*(Nannf.)L.T.Shen 或川党参 *Codonopsis tangshen* Oliv. 的根,主产于山西、陕西、甘肃等地。有特殊香气,味微甜。

【主要药性】甘,平。归脾、肺经。

【基本功效】补脾益肺,养血生津。

【临床应用】

**1. 脾肺气虚证**　本品补脾益肺,功似人参而力缓,用于脾气虚弱所致气短神疲、倦怠乏力、食少便溏等,常与白术、茯苓等配伍;治肺气亏虚之咳嗽气促、语声低弱等症,可与黄芪、蛤蚧等同用,以补肺定喘。临床常用本品代替古方中的人参治疗脾肺气虚的轻证。

**2. 气血两虚证**　本品既补气,又养血,可治气血两虚所致面色苍白或萎黄、头晕心悸、神疲乏力等症,可与白术、当归等益气补血药配伍,以增其效。

**3. 气津两伤证**　本品补气生津功亦似人参而力弱,治气津两伤之轻证可与养阴生津之麦冬、五味子等同用。

此外,本品亦常与解表药、攻下药等配伍,用于气虚外感或里实热结而气血亏虚等证,以扶正祛邪。

【用量】9~30 g。

【使用注意】《中国药典》规定本品不宜与藜芦同用。

【参考资料】

1. 本草摘要

《本草从新》:"补中益气,和脾胃,除烦渴。中气微虚,用以调补,甚为平安。"

《本草纲目拾遗》:"治肺虚能益肺气。"

《本草正义》:"党参力能补脾养胃,润肺生津,健运中气,本与人参不甚相远,其尤可贵者,则健脾运而不燥,滋胃阴而不湿,润肺而不犯寒凉,养血而不偏滋腻……"

2. 现代研究　含甾醇、党参苷、党参多糖、党参内酯、挥发油类、生物碱类、黄酮类、氨基酸、无机元素及微量元素等成分。有增强免疫功能，调节胃肠运动，抗溃疡，抗应激，兴奋呼吸中枢，抗心肌缺血，增强心肌收缩力，改善心肌能量代谢，升高血糖、红细胞、血红蛋白、网织红细胞，降低血液黏滞度，抑制体内外血栓形成，镇静，抗惊厥，促进记忆，延缓衰老，抗缺氧，抗辐射，抗肿瘤等作用。

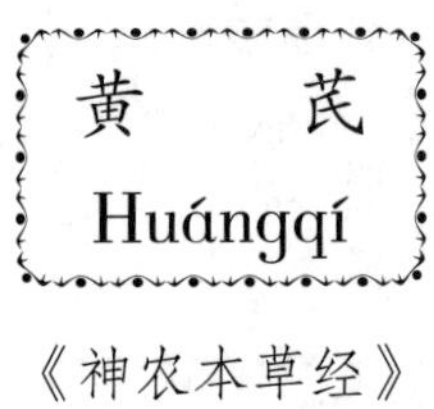


《神农本草经》

黄芪为豆科植物蒙古黄芪 *Astragalus membranaceus* var. *mongholicus*（Bunge.）P. K. Hsiao 或膜荚黄芪 *Astragalus membranaceus*（Fisch.）Bunge. 的根，主产于内蒙古、山西、黑龙江等地。气微，味微甜，嚼之微有豆腥味。

【主要药性】甘，微温。归脾、肺经。

【基本功效】补气升阳，固表止汗，利水消肿，托毒排脓，养血生肌。

【临床应用】

**1. 脾气虚证** 本品以补气见长，为补中益气之要药，常用于脾虚气弱，倦怠乏力，食少便溏者，可单用，或与党参、白术等配伍。因其又能升阳举陷，故为补脾举陷之要药，尤善治脾虚气陷之久泻脱肛，内脏下垂，常与人参、柴胡、升麻等配伍，如《脾胃论》补中益气汤。本品有补气利水之功，对脾虚水停之浮肿尿少者，有标本兼顾之能，故亦为治气虚水肿之要药，常与健脾利水之白术、茯苓、防己等同用。本品尚能补气以摄血，治脾虚不能统血之失血证，常与人参、白术等配伍，如《济生方》归脾汤。本品又有补气升阳之功，可促进津液的输布而收止渴之效，故还可用于治疗脾不布津之消渴，常与生津润燥之天花粉、葛根等配伍，如《医学衷中参西录》玉液汤。

**2. 肺气虚证** 本品善补益肺气，可用于咳喘日久，肺气虚弱，气短神疲者，常与紫菀、款冬花、五味子等润肺止咳药配伍；若治肺肾两虚者，则与补肺肾，定喘咳之人参、蛤蚧等同用。

**3. 气虚自汗** 本品能补气益卫固表以止汗，治气虚自汗，常与敛汗之麻黄根、牡蛎等配伍，如《太平惠民和剂局方》牡蛎散。若治因卫气不固，表虚自汗而易感风邪者，宜与白术、防风配伍，以固表御邪，如《丹溪心法》玉屏风散。

**4. 血虚证及疮疡难溃或溃久难敛** 本品为常用的补气生血药，治气不生血之面色萎黄、神倦脉虚者，常与当归配伍，如《兰室秘藏》当归补血汤。

本品有补气生血、托毒生肌之功，亦可用于治疗痈疽气血亏损，不能托毒外达，疮形平塌、根盘散漫、难溃难腐者，常与补益气血、解毒排脓之人参、当归、白芷等配伍，如《医宗金鉴》托里透脓散。若治溃疡后期，毒势已去，而气血虚弱，脓水清稀、疮口难敛者，本品气血双补，有生肌敛疮之效，常与补益气血、温通血脉之人参、当归、肉桂等配伍，如《太平惠民和剂局方》十全大补汤。

**5. 气虚血瘀证** 本品有益气行血之功，常用于痹证、胸痹及中风不遂等属气虚血瘀者。治风寒湿痹，常与祛风湿、活血之羌活、当归、姜黄等同用，如《杨氏家藏方》蠲痹汤。治中风后遗症，常与活血通络之当归、川芎、地龙等配伍，如《医林改错》补阳还五汤。治胸痹心痛，常与活血化瘀止痛之丹参、川芎等同用。

【用法用量】9~30 g。一般认为，补气升阳宜蜜炙用，其余多用生品。

【参考资料】

1. 本草摘要

《神农本草经》："主治痈疽久败创，排脓止痛……补虚。"

《名医别录》："主妇人子脏风邪气，逐五脏间恶血。补丈夫虚损，五劳羸瘦。止渴，腹痛利，益气，利阴气。"

《本草纲目》："元素曰：黄芪甘温纯阳，其用有五：补诸虚不足，一也；益元气，二也；壮脾胃，三也；去肌热，四也；排脓之痛，活血生血，内托阴疽，为疮家圣药，五也。"

2. 现代研究　含苷类、多糖、黄酮类、氨基酸、胡萝卜素、胆碱、甜菜碱、烟酰胺、叶酸、亚油酸及多种微量元素等成分。有增强机体免疫功能、促进机体代谢、延缓衰老、抗氧化、抗缺氧、促进造血功能、兴奋呼吸、强心、调节糖代谢、扩张冠状动脉和外周血管、利尿、消除尿蛋白、抗病毒、抗血栓形成、抗辐射、抗肿瘤、保肝、抗炎、雌激素样等作用。

3. 其他　2020年版《中国药典》对于黄芪功效记载：补气升阳，固表止汗，利水消肿，生津养血，行滞通痹，托毒排脓，敛疮生肌。其中生津养血及行滞通痹功效表述主要源于黄芪在临床可用于消渴及中风后遗症。然究其原理仍为该药补气以生津、行血通痹，故未纳入。

**附药**

红芪　为豆科植物多序岩黄芪 *Hedysarum polybotrys* Hand. -Mazz. 的根。

【主要药性】甘，微温。归肺、脾经。

【基本功效与主治】补气升阳，固表止汗，利水消肿，生津养血，行滞通痹，托毒排脓，敛疮生肌。用于气虚乏力，食少便溏，中气下陷，久泻脱肛，便血崩漏，表虚自汗，气虚水肿，内热消渴，血虚萎黄，半身不遂，痹痛麻木，痈疽难溃，久溃不敛等症。

【用量】9~30 g。

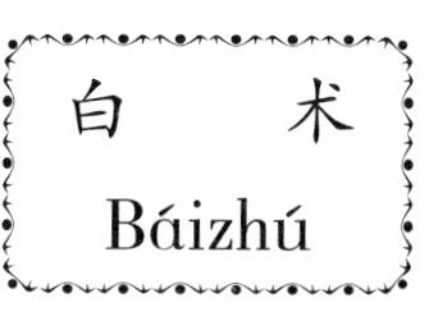

## 白　术
## Báizhú

《神农本草经》

白术为菊科植物白术 *Atractylodes macrocephala* Koidz. 的根茎，主产于浙江、湖北、湖南等地，以浙江於潜产者最佳，称为"於术"。气清香，味甘、微辛，嚼之略带黏性。

【主要药性】苦、甘，温。归脾、胃经。

【基本功效】健脾益气，燥湿利水，止汗，安胎。

【临床应用】

**1. 脾气虚证**　本品善补气健脾，有"脾脏补气健脾第一要药"之誉。治脾虚气弱之气短神疲、食少便溏者，常与人参、茯苓、炙甘草配伍，如《太平惠民和剂局方》四君子汤；本品又可燥脾湿，治脾虚湿滞，气机不畅见神疲肢乏、脘腹胀满、食少便溏者，则常配伍人参、茯苓、砂仁等，如

《古今名医方论》香砂六君子汤。本品兼助脾阳，治脾胃虚寒之腹满泄泻，与补脾温中之人参、干姜、炙甘草配伍，即《伤寒论》理中汤；若治脾虚食积气滞之脘腹胀满，不思饮食者，可与行气消积之枳实相伍，如枳术丸。

**2. 水湿内停证**　本品性偏温燥，功长燥湿利水，又善补气健脾，对脾虚水湿内停之痰饮、水肿、带下等证，有标本兼治之效。本品可治脾虚中阳不振，痰饮内停，如《金匮要略》苓桂术甘汤。治脾虚水肿，宜与健脾、利水之黄芪、防己、茯苓等配伍。治脾虚湿浊下注，带下清稀者，宜与健脾燥湿止带之山药、苍术等同用，如《傅青主女科》完带汤。

**3. 气虚自汗**　本品有益气固表止汗之功，治脾虚气弱，肌表不固而自汗者，可单用，为散服，或与黄芪、浮小麦等配伍，以益气固表止汗。若治表卫不固，自汗而易感风邪者，则与益气疏风之黄芪、防风配伍，如《丹溪心法》玉屏风散。

**4. 胎动不安**　本品能补脾益气以安胎，治脾虚气弱，胎动不安，宜与人参、阿胶等补益气血之品配伍；治兼内热者，可配清热安胎之黄芩；治兼气滞者，可配苏梗、砂仁等，以理气安胎；治兼肾虚者，又多与杜仲、续断、菟丝子等合用，以补肝肾、固冲任而安胎。

【用法用量】6~12 g。燥湿利水宜生用，补气健脾宜炒用，健脾止泻宜炒焦用。

【使用注意】本品温燥，阴虚有热及燥热伤津者慎用。

【参考资料】

1. 本草摘要

《神农本草经》："主风寒湿痹，死肌，痉，疸，止汗，除热，消食。"

《新修本草》："利小便。"

《医学启源》："除湿益燥，和中益气。温中，去脾胃中湿，除胃热，强脾胃，进饮食，和胃，生津液，主肌热，治四肢困倦，目不欲开，怠惰嗜卧，不思饮食，止渴，安胎。"

2. 现代研究　含挥发油，果糖、菊糖、白术多糖、氨基酸、树脂、白术三醇、维生素 A 类等成分。有调节胃肠运动、抗溃疡、促进细胞免疫、利尿、抑制子宫平滑肌收缩、保肝、利胆、降血糖、抗凝血、抗菌、抗肿瘤、镇静、抗诱变、延缓肾衰等作用。

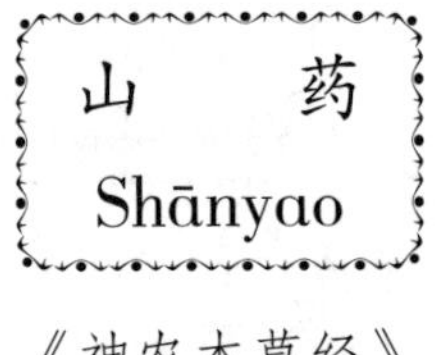

## 山　药
## Shānyao

《神农本草经》

山药为薯蓣科植物薯蓣 *Dioscorea opposita* Thunb. 的根茎，主产于河南，湖南、江西等地亦产，河南焦作（明清时称怀庆府）地区产者品质较佳，故有"怀山药"之称。气微，味淡、微酸，嚼之发黏。

【主要药性】甘，平。归脾、肺、肾经。

【基本功效】补脾养胃，生津益肺，补肾涩精。

【临床应用】

**1. 脾虚证**　本品药性平和，既补脾气，又益脾阴，且兼具涩性，可以止泻、止带。用于脾气虚弱或气阴两虚之消瘦乏力、食少便溏或泄泻者，常与人参、白术配伍，如《太平惠民和剂局方》参苓白术散；若治脾虚不运，湿浊下注之妇女带下，则常配伍人参、白术、苍术等，如《傅青主女科》完带汤。惟其“气轻性缓，非堪专任”，治气虚重证，多辅佐他药。因其含营养成分，且易消化，对慢性久病或病后虚弱羸瘦者，可作为药食两用之调补佳品。

2. **肺虚证** 本品补肺气，兼养肺阴，用于肺虚久咳或虚喘，可与党参、五味子、麦冬等补气养阴润肺药配伍。治肺肾气阴两虚者，可与补肾平喘之熟地黄、山茱萸、苏子等同用，如《医学衷中参西录》薯蓣纳气汤。

3. **肾虚证** 本品补肾气，兼滋肾阴，略具涩性以涩精。对于肾气虚之腰膝酸软，夜尿频多或遗尿，滑精、早泄，女子带下清稀及肾阴虚之形体消瘦，腰膝酸软，遗精等症，临床可随证配伍，如历代补肾名方之补肾阳的肾气丸，补肾阴的六味地黄丸，温肾缩尿的缩泉丸等，均配有本品。

4. **消渴** 本品性平不燥，气阴双补，为治消渴之佳品，可单用或与补气养阴生津之人参、太子参、麦冬等配伍；若治兼燥热者，可与清热润燥、生津止渴之天花粉、知母等同用，如《医学衷中参西录》玉液汤。

【用法用量】15~30 g。一般认为补阴宜生用，麸炒可增强补脾止泻作用。

【参考资料】

1. 本草摘要

《神农本草经》：“主伤中，补虚羸，除寒热邪气，补中，益气力，长肌肉，久服耳目聪明。”

《名医别录》：“补虚劳羸瘦，充五脏，除烦热，强阴。”

《本草正》：“健脾补虚，滋精固肾，治诸虚百损，疗五劳七伤。第其气轻性缓，非堪专任，故补脾肺必主参、术，补肾水必君茱、地，涩带浊须破故同研；固遗泄仗菟丝相济。”

2. 现代研究 含薯蓣皂苷元、多糖、蛋白质、氨基酸、胆碱、多巴胺、维生素 C、淀粉酶、脂肪酸、脂类、微量元素等成分。有调节肠运动、增强小肠吸收功能、助消化、促进细胞免疫和体液免疫功能、降血糖、抗氧化、抗衰老等作用。

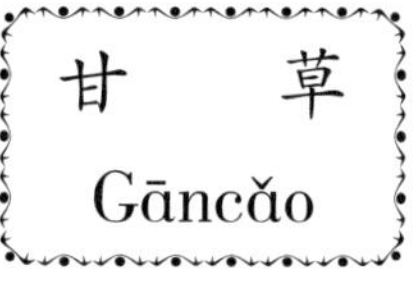

## 甘　草
## Gāncǎo

《神农本草经》

甘草为豆科植物甘草 *Glycyrrhiza uralensis* Fisch.、胀果甘草 *Glycyrrhiza inflata* Batal. 或洋甘草 *Glycyrrhiza glabra* Linn. 的根和根茎，主产于内蒙古、新疆、甘肃等地。气微，味甜而特殊。

【主要药性】甘，平。归心、肺、脾、胃经。

【基本功效】补脾益气，祛痰止咳，缓急止痛，清热解毒，调和诸药。

【临床应用】

1. **脾气虚证** 本品补益脾气，作为辅助药能“助参芪成气虚之功”（《本草正》），治脾气虚弱，倦怠乏力，食少便溏者，常与人参、白术、茯苓配伍，如《太平惠民和剂局方》四君子汤。

2. **心气虚证** 本品功长补益心气，复脉宁心，治心气不足所致心动悸、脉结代，可单用或与人参、阿胶、桂枝等配伍，以益气复脉、滋阴养血，如《伤寒论》炙甘草汤。

**3. 咳喘证** 本品祛痰止咳，兼能平喘，可单用，但更常随证配伍用于寒热虚实多种咳喘证，无论外感内伤，有痰无痰均宜。治风寒咳喘，与麻黄、杏仁配伍，如《太平惠民和剂局方》三拗汤；治肺热咳喘，常与石膏、麻黄、杏仁配伍，如《伤寒论》麻杏甘石汤。

**4. 挛急痛证** 本品善于缓急止痛，可用于治疗脾虚肝旺的脘腹挛急作痛，或阴血不足、肝失所养之四肢及胁肋挛急作痛，常与养血缓急止痛之白芍同用，如《伤寒论》芍药甘草汤。

**5. 热毒证，药食中毒** 本品生用性寒，清解热毒，可用于多种热毒证。治热毒疮疡，可单用，或与清热解毒之黄连、连翘等同用；治热毒所致的咽喉肿痛，宜与清热利咽之玄参、桔梗、牛蒡子等配伍，如《张氏医通》甘桔汤。本品有一定的解食毒及解药毒作用，故在无其他解救措施时，可用于食物或药物所致中毒，单用煎汤服用，或与相应解毒药同用。

此外，本品在许多方剂中发挥缓和药性、调和诸药的作用：通过解毒及甘缓之性，可降低方中某些药的毒性或峻烈之性；通过缓急止痛，可缓解方中某些药（如大黄）刺激胃肠引起的腹痛；其甘甜之味，可矫正方中药物的滋味。

【用法用量】2~10 g。生用性偏凉，可清热解毒；蜜炙药性微温，可增强补益心脾之气和润肺止咳作用。

【使用注意】《中国药典》规定本品不宜与海藻、京大戟、红大戟、甘遂、芫花同用。本品有助湿壅气之弊，湿盛胀满、水肿者不宜用。大剂量久服可导致水钠潴留，导致水肿。

【参考资料】

1. 本草摘要

《神农本草经》："主五脏六腑寒热邪气，坚筋骨，长肌肉，倍力，金创，解毒。"

《景岳全书》："味至甘，得中和之性，有调补之功，故毒药得之解其毒，刚药得之和其性……助参芪成气虚之功。"

《医学启源》："调和诸药相协，共为力而不争，性缓，善解诸急。"

2. 现代研究 含三萜皂苷类、黄酮类、生物碱、多糖、挥发油、香豆素类、微量元素等成分。有抗心律失常、抗溃疡、抑制胃酸分泌、缓解胃肠平滑肌痉挛、促进胰液分泌、镇咳、祛痰、抗菌、抗病毒、抗炎、抗变态反应、抗利尿、降血脂、保肝等作用，对某些毒物有类似葡糖醛酸的解毒作用，以及肾上腺皮质激素样作用。

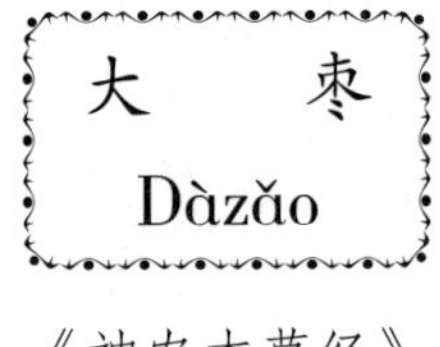

## 大枣 Dàzǎo

《神农本草经》

大枣为鼠李科植物枣 *Ziziphus jujuba* Mill. 的成熟果实，主产于河北、河南、山东等地。气微香，味甜。

【主要药性】甘，温。归脾、胃、心经。

【基本功效】补中益气，养血安神。

【临床应用】

**1. 脾气虚证** 本品能补脾益气，用于治疗脾气虚弱之消瘦、倦怠乏力、便溏，可单用食补。因其力缓，多作为辅助药，可与人参、白术等补脾益气药同用。

**2. 血虚证** 本品能养血，用于治疗血虚萎黄，轻者可单用，重者当与当归、熟地黄、阿胶等补血药同用，以增其效。

**3. 心神不安证** 本品能调补气血，养心安神，常用于治疗气血不足、心失所养之神志不宁证。可单用本品，米饮调下；对于妇人脏躁，虚烦不眠者，常与补益心气、除烦安神之小麦、甘草同用，如《金匮要略》甘麦大枣汤。

此外，本品能缓和药物毒烈之性，如《伤寒论》十枣汤、《金匮要略》葶苈大枣泻肺汤，即用之缓和甘遂、大戟、芫花、葶苈子的毒烈之性。

【用法用量】6~15 g。宜破开入煎。

【参考资料】

1. 本草摘要

《神农本草经》："主心腹邪气，安中养脾，助十二经。平胃气，通九窍，补少气、少津液，身中不足，大惊，四肢重，和百药。"

《名医别录》："补中益气，强力，除烦闷，治心下悬。"

《日华子诸家本草》："润心肺，止嗽，补五脏，治虚损。"

2. 现代研究 含有机酸、三萜苷类、生物碱类、黄酮类、糖类、维生素类、氨基酸、挥发油、微量元素、cAMP 等成分。有增强肌力、调节胃肠分泌、保肝、抗肿瘤、抗突变、抗变态反应、镇静、催眠、镇痛、抗炎及镇咳、祛痰等作用。

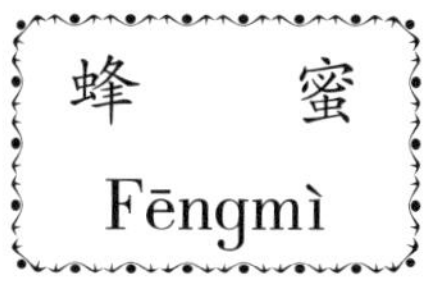

## 蜂 蜜

## Fēngmì

《神农本草经》

蜂蜜为蜜蜂科昆虫中华蜜蜂 *Apis cerana* Fabricius 或意大利蜂 *Apis mellifera* Ligustica Spinola 所酿的蜜，在全国大部分地区均产。气芳香，味极甜。

【主要药性】甘，平。归肺、脾、大肠经。

【基本功效】补中，润燥，止痛，解毒；外用生肌敛疮。

【临床应用】

**1. 脾气虚证** 本品补脾益气，惟力薄，是脾气虚弱者的食补佳品，但多作为补脾益气的丸剂、膏剂的赋型剂，或作为炮炙补脾益气药的辅料，以增强黄芪、甘草等药补中益气之功。

本品功似甘草亦能缓急止痛而力稍逊，可治中虚里急、脘腹疼痛、腹痛喜按、空腹痛甚、食后稍安者，既可补中，又可止痛，标本兼顾，可单用或与缓急止痛之白芍、甘草等同用。

**2. 肺虚燥咳** 本品能润肺止咳，又益肺气，治咳嗽日久，气阴耗伤，气短乏力、咽燥痰少者，可单用或与补气养阴、润肺止咳之人参、生地黄等配伍，如《洪氏集验方》引铁瓮方琼玉膏。治燥邪伤肺，干咳无痰或痰少而黏者，常与阿胶、川贝母、桑叶等养阴清肺、润肺止咳之品配伍。因其具有润肺止咳之效，尤常作为炮炙止咳药的辅料，或作为润肺止咳类丸剂或膏剂的赋型剂。

**3. 肠燥便秘** 因其具有润肠燥之功，治肠燥便秘者，可单用冲服，或与麦冬、当归、火麻仁等滋阴养血、润肠通便之品配伍，或为丸剂等剂型的赋型剂，亦可将本品制成栓剂，纳入肛内，以通导大便，如《伤寒论》蜜煎导方。

本品与乌头类药物同煎，可降低乌头类药物的毒性。服乌头类药物中毒者，大剂量服用本品，有一定的解毒作用。

此外，本品外用，对溃疡，烧、烫伤有解毒防腐、生肌敛疮之效。

【用法用量】煎服或冲服，15~30 g。外用或作赋型剂及炮制辅料用适量。

【使用注意】湿阻中满，便溏或泄泻者慎用。

【参考资料】

1. 本草摘要

《神农本草经》："益气补中，止痛解毒，除众病，和百药。"

《本草纲目》："蜂蜜入药之功有五：清热也，补中也，解毒也，润燥也，止痛也。生则性凉，故能清热；熟则性温，故能补中。甘而和平，故能解毒；柔而濡泽，故能润燥。缓可去急，故能止心腹肌肉疮疡之痛；和可以致中，故能调和百药而与甘草同功。"

《本草蒙筌》："润燥。蜜导通大便久闭，蜜浆解虚热骤生。"

2. 现代研究 含糖类、挥发油、蜡、有机酸、花粉粒、泛酸、烟酸、乙酰胆碱、维生素、酶类、微量元素等成分。有促进肠蠕动、增强体液免疫、抑菌、解毒、促进创伤组织愈合、保肝、降血糖、降血脂、降血压、抗肿瘤等作用。

**补气药参考药**

| 药名 | 主要药性 | 基本功效 | 主治 | 用法用量 | 使用注意 |
|---|---|---|---|---|---|
| 白扁豆 | 甘，微温。归脾、胃经 | 健脾化湿，和中消暑 | 脾气虚证，暑湿吐泻 | 煎服，9~15 g | 生食有毒 |
| 饴糖 | 甘，温。归脾、胃、肺经 | 补脾肺气，缓急止痛，润肺止咳 | 脾气虚证；中虚里急，脘腹疼痛；肺虚久咳，肺燥干咳 | 入汤剂须烊化冲服，15~20 g | 湿阻中满者不宜服用 |
| 红景天 | 甘、苦，平。归肺、心经 | 益气活血，通脉平喘 | 气虚血瘀，胸痹心痛，中风偏瘫，倦怠气喘 | 煎服，3~6 g | — |
| 沙棘 | 酸、涩，温。归脾、胃、肺、心经 | 健脾消食，止咳祛痰，活血散瘀 | 脾虚食少，食积腹痛，咳嗽痰多，胸痹心痛，瘀血经闭，跌扑瘀肿 | 煎服，3~10 g，或研末吞服，3~6 g，或泡茶服 | — |
| 明党参 | 甘，平。归脾、肺经 | 补脾益肺，养血生津，收敛止血 | 气血两虚证；肺虚咳喘；久泻、带下病、失血等 | 煎服，10~30 g，或研末吞服，每次 2~3 g | — |
| 珠子参 | 苦、甘，微寒。归肝、肺、胃经 | 补肺养阴，祛瘀止痛，止血 | 气阴两虚，烦热口渴，虚劳咳嗽，跌扑损伤，关节痹痛，咳血，吐血，崩漏，外伤出血 | 煎服，3~9 g。外用适量，研末敷患处 | — |
| 蓝布正 | 甘、微苦，凉。归肝、脾、肺经 | 益气健脾，补血养阴，润肺化痰 | 气血不足，虚痨咳嗽，脾虚带下 | 煎服，9~30 g | — |

续表

| 药名 | 主要药性 | 基本功效 | 主治 | 用法用量 | 使用注意 |
|---|---|---|---|---|---|
| 蜂胶 | 苦、辛，寒。归脾、胃经 | 补虚弱，化浊脂，止消渴；外用解毒消肿，收敛生肌 | 体虚早衰，高脂血症，消渴；外治皮肤皲裂，烧、烫伤 | 0.2~0.6 g。外用适量。多入丸、散用，或加蜂蜜适量冲服 | 过敏体质者慎用 |
| 榼藤子 | 微苦，凉。有小毒。归肝、脾、胃、肾经 | 补气补血，健胃消食，除风止痛，强筋硬骨 | 气血不足，面色苍白，四肢无力，脘腹疼痛，纳呆食少；风湿肢体关节痿软疼痛，性冷淡 | 煎服，10~15 g | 不宜生用 |
| 松花粉 | 甘，温。归肝、脾经 | 燥湿敛疮，收敛止血 | 湿疹，黄水疮，皮肤糜烂，脓水淋漓，外伤出血，尿布皮炎 | 外用适量，撒敷患处 | — |
| 云芝 | 甘，平。归心、脾、肝、肾经 | 健脾利湿，清热解毒 | 湿热黄疸，胁痛，纳差，倦怠乏力 | 煎服 9~27 g， | — |

## 第二节　补阳药

以补助人体阳气为主要功效，常用于治疗阳虚证的药物，称为补阳药。本类药性味甘温或甘热。补阳药，包括补肾阳药、补脾阳药、补心阳药等，分别对于肾阳虚、脾阳虚、心阳虚等证具有治疗作用。因肾阳为一身之元阳，乃诸阳之本，故本节药以温补肾阳为主要功效，主治肾阳虚衰诸证：如肾阳虚不能温煦形体之形寒肢冷、腰膝酸软冷痛；生殖功能低下及精关不固或冲任失调之性欲淡漠，阳萎早泄，遗精滑精，精冷不育，宫寒不孕，崩漏不止，带下清稀；膀胱失约或脾失温运之遗尿、尿频，脘腹冷痛、五更泄泻；气化失常，水液代谢障碍之水肿、小便不利；肾不纳气之呼多吸少，气短喘咳；肾阳虚，生化无权，致精亏血少之头晕眼花，耳鸣耳聋，须发早白，筋骨痿软，小儿行迟、齿迟、囟门迟合等。助心阳，温脾阳的药物，可参见温里药。

部分药物兼有固精、缩尿、固冲任、安胎、益精血等功效，还可用于治疗遗精、遗尿、崩漏、胎动不安、精血亏虚等证。

本类药药性多温燥，能伤阴助火，阴虚火旺者不宜使用。

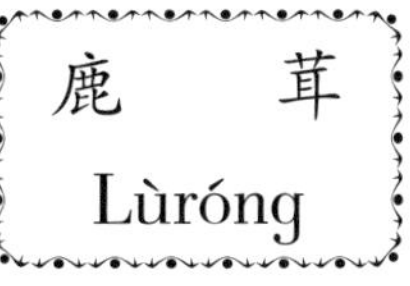


《神农本草经》

鹿茸为鹿科动物梅花鹿 *Cervus nippon* Temminck 或马鹿 *Cervus canadensis* Linnaeus 的雄鹿未骨化、密生茸毛的幼角。前者习称“花鹿茸”(黄毛茸)，后者习称“马鹿茸”(青毛茸)。花鹿茸主产于东北，马鹿茸产于东北、西北及西南地区。花鹿茸气微腥，味微咸；马鹿茸气腥臭，味咸。

【主要药性】甘、咸，温。归肾、肝经。

【基本功效】壮肾阳，益精血，强筋骨，调冲任，托疮毒。

【临床应用】

**1. 肾阳不足，精血亏虚证** 本品为血肉有情之品，禀纯阳之性，生发之气，峻补肾阳，补益精血，可治肾阳虚衰，精血亏虚之畏寒肢冷，腰膝酸软冷痛，头晕耳鸣，遗尿、尿频，阳萎早泄、宫寒不孕等证，可单用或配伍补肾益精、补气养血之人参、熟地黄等，如《济生方》十补丸。

**2. 肝肾亏虚、筋骨不健证** 本品善补肝肾，强筋骨，治肝肾虚损，筋骨痿软或小儿发育迟缓，齿迟、行迟、囟门迟合等，常与补肝肾、益精血、强筋骨之熟地黄、山茱萸、五加皮等配伍；亦可与补益肝肾、续筋接骨之骨碎补、续断、自然铜等同用，治骨折后期愈合不良。

**3. 冲任虚寒，崩漏带下** 本品补肝肾、益精血，调冲任、止崩带。治冲任虚寒，崩漏不止，虚损羸瘦，可与补益肝肾、固涩止血之熟地黄、白芍、乌贼骨等同用。治带下量多清稀者可与补肾止带之桑螵蛸、菟丝子、沙苑子等同用，如《女科切要》内补丸。

**4. 疮疡内陷不起或溃久不敛** 本品甘温助阳，补益精血而有托毒生肌之效。治疮疡久溃不敛、脓出清稀，或阴疽内陷不起，可与补火助阳、补益气血之肉桂、黄芪、当归等药配伍。

【用法用量】研末冲服。1 日 1~2 g，分 3 次冲服；或入丸、散剂，亦可浸酒服。

【使用注意】凡外感热病，气血热盛或阴虚阳亢者均应忌用。用本品宜从小量开始，缓缓增加，不可骤用大量，以免阳升风动，头晕目赤，或伤阴动血。

【参考资料】

1. 本草摘要

《神农本草经》："主漏下恶血……益气强志，生齿不老。"

《名医别录》："疗虚劳，洒洒如疟，羸瘦，四肢酸疼，腰脊痛，小便利，泄精溺血。"

《本草纲目》："生精补髓，养血益阳，强筋健骨。治一切虚损，耳聋，目暗，眩晕，虚痢。"

2. 现代研究 含鹿茸精，系雄激素及少量促卵泡激素，又含多种氨基酸、胶质、蛋白质、脂类、糖类、无机盐等成分。有促进生长发育、增强免疫、抗疲劳、促进核酸和蛋白质合成、调节内分泌和新陈代谢、促性激素、增加肾利尿功能、改善睡眠和食欲、促进造血功能、抗脂质过氧化、加速长期不愈和新生不良的溃疡和创面的愈合、抗应激、促进骨折愈合等作用。

### 附药

鹿角 为鹿科动物梅花鹿已骨化的角、马鹿已骨化的角或锯茸后翌年春季脱落的角基，分别习称"马鹿角""梅花鹿角""鹿角脱盘"。

【主要药性】咸，温。归肾、肝经。

【基本功效与主治】温肾阳，强筋骨，行血消肿。用于肾阳不足，阳痿遗精，腰脊冷痛，阴疽疮疡，乳痈初起，瘀血肿痛。

【用法用量】6~15 g，或研末服。外用磨汁涂或锉末敷。使用注意同鹿茸。

鹿角胶 为鹿角经水煎煮、浓缩制成的固体胶。

【主要药性】甘、咸，温。归肾、肝经。

【基本功效与主治】温补肝肾，益精养血。用于肝肾不足所致的腰膝酸冷，阳痿遗精，虚劳羸瘦，崩漏下血，便血尿血，阴疽肿痛。

【用法用量】3~6 g，烊化兑服，或入丸、散、膏剂。使用注意同鹿茸。

鹿角霜 为鹿角去胶质的角块。

【主要药性】咸、涩，温。归肝、肾经。

【基本功效与主治】温肾助阳，收敛止血，敛疮。用于脾肾阳虚，白带过多，遗尿、尿频，崩漏下血，疮疡不敛。

【用法用量】入丸、散，每次 3~5 g。外用适量。本品为鹿角反复煎煮去胶质后的角块，基本不含水溶性成分，故不宜煎服。

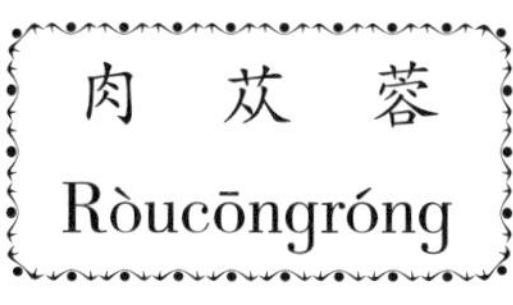

## 肉 苁 蓉
Ròucōngróng

《神农本草经》

肉苁蓉为列当科植物肉苁蓉 *Cistanche deserticola* Ma 或管花肉苁蓉 *Cistanche tubulosa*（Schenk）Wight 的带鳞叶的肉质茎，主产于内蒙古、甘肃、青海等地。气微，味甜、微苦。

【主要药性】甘、咸，温。归肾、大肠经。

【基本功效】补肾阳，益精血，润肠通便。

【临床应用】

**1. 肾阳不足，精血亏虚证** 本品温润和缓，既补肾阳，又益精血，常用于治疗肾阳不足，精血亏虚之阳痿早泄、宫冷不孕、腰膝酸痛、痿软无力等证。治男子五劳七伤，阳萎不起，如《医心方》肉苁蓉丸，以其与蛇床子、菟丝子、五味子等同用；治宫寒不孕，可与补肾阳，益精血之鹿角胶、紫河车、熟地黄等同用；治腰膝酸软，筋骨无力，常与补肝肾、强筋骨之杜仲、巴戟天等配伍。

**2. 肠燥便秘** 本品能润燥滑肠。治肠燥便秘，可与火麻仁、沉香同用，如《济生方》润肠丸。因其善补肾阳、益精血，故尤宜用于年老便秘者或病后肠燥便秘而精亏血虚、肾阳不足者，可单用，或与补血润肠、行气之当归、枳壳等配伍，如《景岳全书》济川煎。

【用量】6~10 g。

【使用注意】实热积滞及大便溏泻者忌用。

【参考资料】

1. 本草摘要

《神农本草经》："主五劳七伤，补中……养五脏，强阴，益精气，多子，妇人癥瘕。"

《日华子诸家本草》："治男绝阳不兴，女绝阴不产，润五藏，长肌肉，暖腰膝，男子泄精，尿血，遗沥，带下阴痛。"

《本草汇言》："养命门，滋肾气，补精血之药也。""男子丹元虚冷而阳道久沉，妇人冲任失调而阴气不治，此乃平补之剂，温而不热，补而不峻，暖而不燥，滑而不泄，故有从容之名。"

2. 现代研究 含苯乙醇苷类、环烯醚萜及其苷类、木脂素及其苷类、多糖类、挥发性成分等。有性激素样作用，能促进性成熟、抗疲劳、抗衰老、抗肿瘤、促进代谢、增强记忆力、降血压、抗动脉粥样硬化、保肝、调节免疫、抗骨质疏松、通便等。

**附药**

锁阳　为锁阳科植物锁阳 *Cynomorium songaricum* Rupr. 的肉质茎。

【主要药性】甘，温。归肝、肾、大肠经。

【基本功效与主治】补肾阳，益精血，润肠通便。用于肾阳不足，精血亏虚，腰膝痿软，阳痿滑精，肠燥便秘。

【用法用量】5~10 g。使用注意同肉苁蓉。

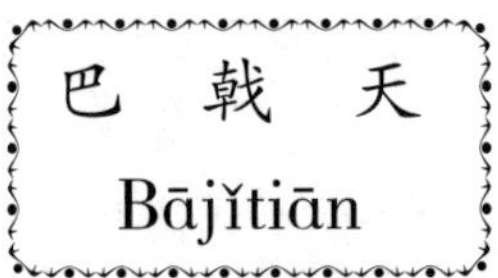

## 巴戟天 Bājǐtiān

《神农本草经》

巴戟天为茜草科植物巴戟天 *Morinda officinalis* How 的根，主产于广东、广西、福建等地。气微，味甘而微涩。

【主要药性】甘、辛，微温。归肾、肝经。

【基本功效】补肾阳，强筋骨，祛风湿。

【临床应用】

**1. 肾阳虚证**　本品甘润不燥，性质温和，既补肾阳，又益肾精，常用于肾阳虚所致阳痿、宫寒不孕、小便频数等证。治肾阳不足、精血亏虚之阳痿、不孕，可与补肾阳、益精血之淫羊藿、仙茅、枸杞子等配伍，如《景岳全书》赞育丹；治下元虚冷，月经不调，少腹冷痛，常与温肾暖肝、散寒止痛之肉桂、吴茱萸、高良姜等配伍；治尿频遗尿，可与益肾缩尿之桑螵蛸、益智仁、菟丝子等同用。

**2. 肝肾不足，筋骨痿软及风湿久痹**　本品能补肾益精，强筋健骨，常用于肝肾不足，筋骨痿软，可与肉苁蓉、杜仲、菟丝子等补肝肾、强筋骨之品同用。因其具有祛风湿之功，可用于风湿痹证，因其尚能补肾阳、强筋骨，故尤宜用于风湿日久损及肝肾，或素体肾阳不足，筋骨不健兼有风湿痹痛者。本品可与温肾散寒、强筋健骨之附子、牛膝、杜仲等同用以增其效。

【用法用量】3~10 g。本品补肾多盐水炙用，祛风湿可生用。

【使用注意】有湿热者忌用。

【参考资料】

1. 本草摘要

《神农本草经》："主大风邪气，阴痿不起，强筋骨，安五脏，补中增志益气。"

《名医别录》："疗头面游风，小腹及阴中相引痛，下气，补五劳，益精，利男子。"

《本草备要》："补肾……强阴益精，治五劳七伤；辛温散风湿，治风气、脚气、水肿。"

2. 现代研究　含蒽醌类（微量）、糖类、氨基酸、有机酸、挥发性物质、环烯醚萜类、甾体化合物、微量元素、维生素等成分。有抗疲劳、延缓衰老、调节内分泌系统、抗自由基、抗抑郁及性激素样作用。

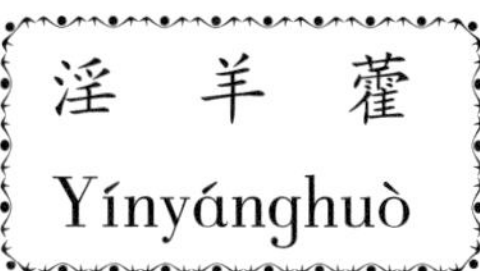

# 淫羊藿 Yínyánghuò

《神农本草经》

淫羊藿为小檗科植物淫羊藿 *Epimedium brevicornu* Maxim.、三枝九叶草 *Epimedium sagittatum* (Sieb. et Zucc.) Maxim.、柔毛淫羊藿 *Epimedium pubescens* Maxim. 或朝鲜淫羊藿 *Epimedium koreanum* Nakai 的叶，主产于陕西、辽宁、山西等地。气微，味微苦。

【主要药性】甘、辛，温。归肾、肝经。

【基本功效】补肾阳，强筋骨，祛风湿。

【临床应用】

**1. 肾阳虚证** 本品甘温燥烈，能补肾壮阳，常用于肾阳虚之男子阳痿不育、女子宫寒不孕及尿频、遗尿等证。治阳痿不育，可单用本品浸酒服，亦可与补肾壮阳之熟地黄、肉苁蓉、巴戟天等同用，如《景岳全书》赞育丹；治女子宫寒不孕，可与补肾助阳、益精养血、暖宫助孕之鹿茸、当归、仙茅等相伍；治肾阳虚之尿频、遗尿，则常配伍补肾益精缩尿之巴戟天、桑螵蛸、山茱萸等。

**2. 风湿久痹，骨痿肢麻** 本品能祛风湿、强筋骨，治风湿痹痛、筋骨不利及肢体麻木，可与祛风除湿、散寒止痛之威灵仙、川芎、肉桂等同用。本品祛风湿力弱，而长于补肾阳、强筋骨，故尤宜用于风湿日久损及肝肾，或肾阳不足，筋骨不健患风湿痹证者，常与补肾阳、强筋骨、祛风湿之附子、巴戟天等同用。若治肝肾不足之筋骨痿弱，步履艰难，常与补肝肾、强筋骨之杜仲、巴戟天、桑寄生等配伍。

此外，现代研究证明，本品对肾阳虚之喘咳及妇女围绝经期高血压有较好疗效。

【用法用量】6~10 g。或入丸、散、酒剂。

【参考资料】

1. 本草摘要

《神农本草经》："主阴痿绝伤，茎中痛，利小便，益气力，强志。"

《日华子诸家本草》："治一切冷风劳气，补腰膝，强心力，丈夫绝阳不起，女子绝阴无子，筋骨挛急，四肢不任，老人昏耄，中年健忘。"

《本草备要》："补命门，益精气，坚筋骨，利小便。"

2. 现代研究 含淫羊藿总黄酮、淫羊藿苷、甾醇、多糖、生物碱、挥发油、维生素 E 等成分。有增强机体免疫力、扩张外周血管、改善微循环、抗心肌缺血、抗缺氧、抗衰老、抗骨质疏松、镇咳、祛痰、平喘、抗老年痴呆及性激素样作用。

3. 其他 本品在历代本草中有仙灵脾之异名。

**附药**

巫山淫羊藿 为小檗科植物巫山淫羊藿 *Epimedium wushanense* Ying 的叶。

【主要药性】辛、甘，温。归肝、肾经。

【基本功效与主治】补肾阳，强筋骨，祛风湿。用于肾阳虚衰，阳痿遗精，筋骨痿软，风湿痹痛，麻木拘挛，围绝经期眩晕。

【用法用量】3~9 g。使用注意同淫羊藿。

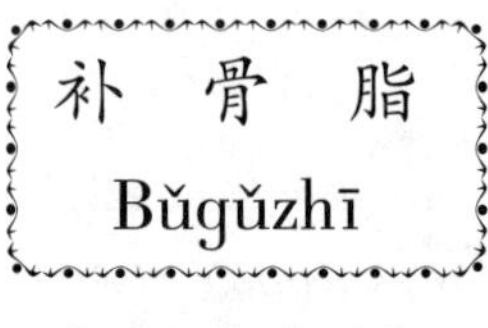

## 补骨脂 Bǔgǔzhī

《雷公炮炙论》

补骨脂为豆科植物补骨脂 *Psoralea corylifolia* Linn. 的成熟果实，主产于河南、四川、陕西等地。气微香，味微咸。

【主要药性】辛、苦，温。归肾、脾经。

【基本功效】温肾助阳，纳气平喘，温脾止泻；外用消风祛斑。

【临床应用】

**1. 肾阳虚证**　本品善补命门火，壮阳起痿。治肾虚阳痿，常与温补肾阳之菟丝子、胡桃肉、沉香等同用；治肾阳不足之腰膝冷痛，常与杜仲、核桃仁配伍，以补肝肾，强腰膝，如《太平惠民和剂局方》青蛾丸。本品性温兼涩，用于治疗肾虚不固之遗精滑精、遗尿尿频，有标本兼顾之功，可单用，或与补肾固精缩尿之菟丝子、山茱萸、桑螵蛸等配伍。

**2. 肾不纳气，虚寒咳喘**　本品补肾助阳，纳气平喘，对肾阳虚衰，肾不纳气的虚喘有标本兼顾之效，常与温肾散寒、纳气平喘之附子、肉桂、沉香等同用，如《太平惠民和剂局方》黑锡丹。

**3. 脾肾阳虚泄泻**　本品温补脾肾，又能止泻，为治脾肾阳虚五更泄泻之要药，常与温中涩肠之吴茱萸、肉豆蔻、五味子等同用，如《内科摘要》四神丸。

此外，本品外用消风祛斑，可治疗白癜风，研末用酒制成 20%~30% 酊剂，外涂局部。

【用法用量】6~10 g。外用 20% ~30%酊剂涂患处。盐炙补骨脂，可使挥发油含量降低，辛燥之性减弱。

【使用注意】大便秘结者忌服。

【参考资料】

1. 本草摘要

《药性论》："主男子腰疼膝冷，囊湿，逐诸冷痹顽，止小便利，腹中冷。"

《开宝本草》："主五劳七伤，风虚冷，骨髓伤败，肾冷精流及妇人血气堕胎。"

《本草经疏》："暖水脏，阴中生阳，壮火益土之要药也。"

2. 现代研究　含补骨脂素、异补骨脂素等香豆素类，黄酮类，脂肪酸及挥发油，甾醇，皂苷，萜类，有机酸等成分。能增加子宫质量、增强免疫和内分泌功能、调节神经系统功能、促进骨髓造血、扩张冠状动脉、兴奋心脏、舒张支气管平滑肌、抗肿瘤、抗衰老、抑菌等，有性激素样作用及致光敏反应作用。

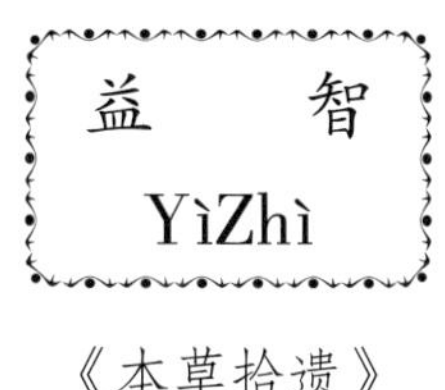


《本草拾遗》

益智为姜科植物益智 *Alpinia oxyphylla* Miq. 的成熟果实，主产于海南、广东、广西等地。有特异香气，味辛、微苦。

【主要药性】辛，温。归肾、脾经。

【基本功效】暖肾固精缩尿，温脾止泻摄唾。

【临床应用】

**1. 肾虚不固证** 本品既补肾阳，又善缩尿固精，可治下元虚冷，肾虚不固之尿频、遗尿、遗精，有标本兼顾之功。治下焦虚寒，尿频、遗尿，常与温肾散寒、补肾固涩之乌药、山药配伍，如《校注妇人良方》缩泉丸；治肾阳不足之梦泄遗精，可与补阳涩精之菟丝子、沙苑子、龙骨等同用。

**2. 虚寒泄泻、多唾涎证** 本品既补又涩，善温肾暖脾以止泻、摄唾。治脾肾虚寒，五更泄泻，可与温补脾肾、涩肠止泻之补骨脂、吴茱萸、肉豆蔻等同用；治脾胃虚寒，寒湿内阻的呕吐泄泻、腹中冷痛，可与补脾益气、温中散寒之党参、白术、高良姜等配伍；治中气虚寒之食少、口多唾涎，常与党参、白术、陈皮等益气健脾，理气燥湿药同用。

【用量】3~10 g。

【使用注意】大便秘结者忌服。

【参考资料】

1. 本草摘要

《本草拾遗》："主遗精虚漏，小便余沥，益气安神，补不足，安三焦，调诸气，夜多小便者。"

《本草经疏》："益智子仁，以其敛摄，故治遗精虚漏，及小便余沥，此皆肾气不固之证也。肾主纳气，虚则不能纳矣。又主五液，涎乃脾之所统，脾肾气虚，二脏失职，是肾不能纳，脾不能摄，故主气逆上浮，涎秽泛滥而上溢也。敛摄脾肾之气，则逆气归元，涎秽下行。"

2. 现代研究 含挥发油、庚烷衍生物类、微量元素、氨基酸、脂肪酸、维生素等成分。有健胃、减少唾液分泌、抑制肠蠕动、强心、抗利尿、抗肿瘤、延缓衰老等作用。

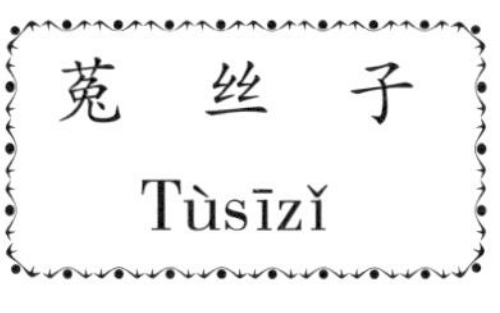


《神农本草经》

菟丝子为旋花科植物南方菟丝子 *Cuscuta australis* R. Br. 或菟丝子 *Cuscuta chinensis* Lam. 的成熟种子，在我国大部分地区均产。气微，味淡。

【主要药性】辛、甘，平。归肝、肾、脾经。

【基本功效】补益肝肾，固精缩尿，安胎，明目，止泻；外用消风祛斑。

【临床应用】

**1. 肾虚证** 本品温润不燥，补而不峻，既补肾阳，又益肾精，广泛用于肾阳不足、肾精亏虚所致腰膝酸软、阳痿遗精、遗尿尿频、崩漏带下等证。因其兼具固涩作用，故对肾虚不固证有标本兼顾之效。治肾虚遗精，可与益肾固精之枸杞子、覆盆子、五味子等同用，如《丹溪心法》五子衍宗丸；治下焦虚冷之小便不禁或遗尿，可与温肾缩尿之肉苁蓉、五味子、桑螵蛸等同用；治妇人肝肾虚损，冲任不固之崩中漏下，可与补肾固冲、温经止血之杜仲、艾叶、乌贼骨等同用；治肾虚带下，可与补肾固涩之鹿茸、沙苑子、桑螵蛸等同用，如《女科切要》内补丸。治肝肾不足、精亏血虚所致早衰，须发早白、腰膝酸软、牙齿动摇等，以之与补肝肾、益精补血之枸杞子、何首乌等配伍，如《积善堂秘方》七宝美髯丹。

**2. 冲任不固，胎动不安** 本品补肝肾、固冲任以安胎，常用于肝肾不足、冲任不固、胎失所养引起的胎动不安，常与补肾安胎之桑寄生、续断、阿胶等同用，如《医学衷中参西录》寿胎丸。

**3. 肝肾不足，目暗不明** 本品补肾养肝，益精明目，可治肾精亏虚、精气不能上荣之目暗不明、内障目昏，常与益精养血明目之熟地黄、枸杞子等同用，如《太平圣惠方》驻景丸。

**4. 脾肾虚寒，腹泻便溏** 本品温肾补脾，兼能止泻。治脾肾虚寒，腹泻便溏、腰酸肢冷者，可与温肾暖脾止泻之补骨脂、五味子、肉豆蔻等同用，如《先醒斋医学广笔记》脾肾双补丸。

此外，本品还可用于肾虚消渴，可单用为丸服，如《全生指迷方》菟丝子丸。外用治白癜风，可与补骨脂配伍。

【用法用量】6~15 g。外用适量。本品质地坚硬，难以粉碎，炒后或盐炙后易于捣碎和煎出有效成分。

【使用注意】大便燥结、小便短赤者不宜服。

【参考资料】

1. 本草摘要

《神农本草经》："主续绝伤，补不足，益气力，肥健……久服明目，轻身延年。"

《药性论》："治男子女人虚冷，添精益髓，去腰疼膝冷，久服延年，驻悦颜色，又主消渴热中。"

《日华子诸家本草》："补五劳七伤，治……泄精，尿血，润心肺。"

2. 现代研究 含黄酮类、甾体类化合物、萜类、木脂素类、糖类、生物碱类及微量元素等成分。有抗衰老、增强免疫力、调节内分泌、抗心肌缺血、降血压及性激素样作用。

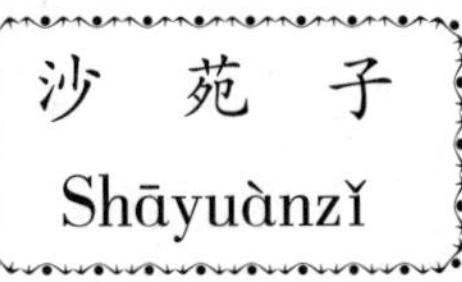


《本草图经》

沙苑子为豆科植物扁茎黄芪 *Astragalus complanatus* R. Br. ex Bunge 的成熟种子，主产于陕西、山西等地。气微，味淡，嚼之有豆腥味。

【主要药性】甘,温。归肝、肾经。

【基本功效】补肾助阳,固精缩尿,养肝明目。

【临床应用】

**1. 肾虚不固证**　本品甘涩温润,功似菟丝子唯补益之力稍逊,而以收涩见长,既补肾阳,益肾精,又善固精、缩尿、止带,对肾虚不固证有标本兼顾之效。治肾关不固,遗精滑泄,可与补肾固涩之芡实、龙骨等配伍,如《医方集解》金锁固精丸;治肾虚遗尿,可与山茱萸、桑螵蛸等配伍;治肾虚带下,可与芡实、金樱子等相伍。

此外,对肾虚腰痛,本品还略具止痛作用,单用有效。本品有补肾益精之功,可用于肾虚精亏阳痿之证,常与补阳益精之鹿角胶、枸杞子等同用。

**2. 肝肾不足,目暗不明**　本品补益肾精,养肝明目,可治肝肾不足、目失所养之目暗不明、视力减退,可与补肝肾明目之枸杞子、菟丝子等同用。

【用量】9~15 g。

【使用注意】小便不利者慎用。

【参考资料】

1. 本草摘要

《本草纲目》:"补肾,治腰痛泄精,虚损劳乏。"

《本草汇言》:"补肾涩精之药也。其气清香,能养肝明目,润泽瞳人。色黑象肾,能补肾固精,强阳有子。不烈不燥,兼止小便遗沥,乃和平柔润之剂也。"

《本经从新》:"补肾,强阴,益精,明目……性能固精。"

2. 现代研究　含氨基酸、脂肪酸、三萜类、黄酮苷类、有机酸类、鞣质、微量元素、维生素等。有增强机体免疫力、降血压、降血脂、保肝、抗利尿、抗炎、镇痛、抗疲劳、镇静等作用。

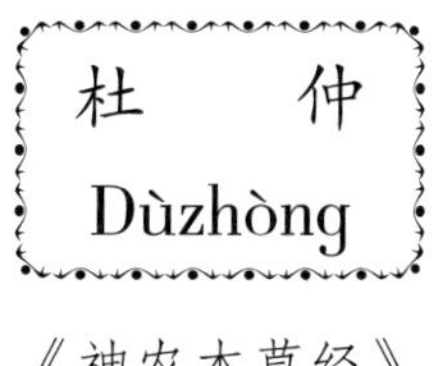

## 杜仲 Dùzhòng

《神农本草经》

杜仲为杜仲科植物杜仲 *Eucommia ulmoides* Oliv. 的树皮,主产于湖北、四川、贵州等地。气微,味稍苦。

【主要药性】甘,温。归肝、肾经。

【基本功效】补肝肾,强筋骨,安胎。

【临床应用】

**1. 肝肾不足,筋骨不健证**　本品长于补肝肾、强筋骨,为治肾虚腰痛、下肢痿软之要药,可单用,或与补肾强筋之胡桃肉、补骨脂等同用,如《太平惠民和剂局方》青娥丸。若治痹证日久,肝肾两虚,气血不足而见腰膝冷痛、下肢痿软者,可与桑寄生、牛膝、独活等配伍,如《千金要方》独活寄生汤。此外,因其具补肾阳之功,亦可用于肾阳虚之阳痿、遗精,遗尿、尿频等症,可与温补肾阳之鹿茸、菟丝子等同用。

**2. 冲任不固,胎动不安或滑胎**　本品补肝肾、固冲任以安胎,治肝肾亏虚之妊娠漏血,可单用,或与补肾固胎之菟丝子、续断等配伍,如《中医妇科治疗学》补肾安胎饮;治气血不充之滑胎,可与补气血、安胎的黄芪、当归、续断等同用,如《叶氏女科证治》固胎丸。

此外,本品还能降血压,近年来单用或配入复方治高血压有较好效果。因其长于补肾阳,故尤宜用于高血压患者有肾阳不足表现者。

【用量】6~10 g。

【参考资料】

1. 本草摘要

《神农本草经》:"主腰脊痛,补中,益精气,坚筋骨,强志,除阴下痒湿,小便余沥。"

《本草正》:"暖子宫,安胎气。"

《本草汇言》:"方氏《直指》云:凡下焦之虚,非杜仲不补;下焦之湿,非杜仲不利;腰膝之疼,非杜仲不除;足胫之酸,非杜仲不去。然色紫而燥,质绵而韧,气温而补,补肝益肾,诚为要剂。"

2. 现代研究　含木脂素类、苯丙素类、环烯醚萜类、杜仲胶、黄酮类、多糖类、杜仲抗真菌蛋白、脂肪酸、氨基酸、微量元素及维生素等成分。有增强免疫功能、抑制子宫收缩、促进骨细胞增殖、延缓衰老、升高白细胞、降血压、镇痛、镇静、抗炎、利尿等作用。

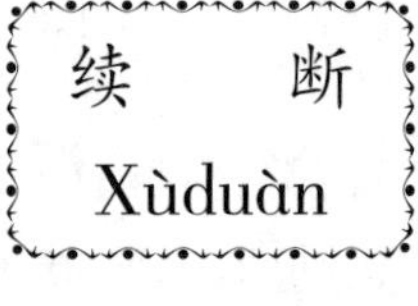

## 续　断
## Xùduàn

《神农本草经》

续断为川续断科植物川续断 *Dipsacus asperoides* C. Y. Cheng et T. M. Ai 的根,主产于四川、湖北、湖南等地。气微香,味苦、微甜而后涩。

【主要药性】苦、辛,微温。归肝、肾经。

【基本功效】补肝肾,强筋骨,续折伤,止崩漏。

【临床应用】

**1. 肝肾不足,筋骨不健证**　本品功似杜仲,补肝肾、强筋骨,又兼能活血止痛,常用于治疗肝肾不足,腰膝酸痛,可与补肝肾、强筋骨之杜仲、牛膝等同用;若治肝肾不足兼寒湿痹痛者,可与祛风散寒止痛之防风、川乌等配伍。此外,治肾阳虚所致的阳痿不举、遗精、遗尿等症,可与补肾收涩药如肉苁蓉、菟丝子、龙骨等相伍。

**2. 跌扑损伤,筋伤骨折**　本品活血止痛、强壮筋骨、续筋疗伤,故为伤科常用药。治外伤肿痛,常与活血止痛之乳香、没药、当归等同用,如《伤科补要》定痛活血汤;治骨折,常与活血化瘀、强筋续骨之自然铜、骨碎补、桃仁等同用。

**3. 崩漏下血,胎动不安**　本品补肝肾,能止血安胎。治肾虚冲任不固之妊娠下血、胎动不安、滑胎,可与补肝肾、安胎之桑寄生、菟丝子、阿胶等同用,如《医学衷中参西录》寿胎丸;治肝肾亏虚之崩漏下血不止者,常与阿胶、当归、艾叶等配伍。

【用法用量】9~15 g。或入丸、散。外用适量，研末敷。治崩漏下血宜炒用。

【参考资料】

1. 本草摘要

《神农本草经》："主伤寒，补不足，金创，痈伤，折跌，续筋骨，妇人乳难，久服益气力。"

《本草经疏》："入足厥阴、少阴，为治胎产，续绝伤，补不足，疗金疮，理腰肾之要药也。"

《本草汇言》："续断，补续血脉之药也。""大抵所断之血脉，非此不续；所伤之筋骨，非此不养；所滞之关节，非此不利；所损之胎孕，非此不安。久服常用，能益气力，有补伤、生血之效。补而不滞，行而不泄，故女科、外科取用恒多也。"

2. 现代研究　含三萜皂苷类、环烯醚萜类、生物碱类、酚醛酸类、挥发油类、胡萝卜苷等成分。有增强免疫、抗氧化、止血、镇痛、促进组织再生、促进骨损伤愈合、抗骨质疏松、兴奋子宫、抗菌、抗炎、催乳等作用。

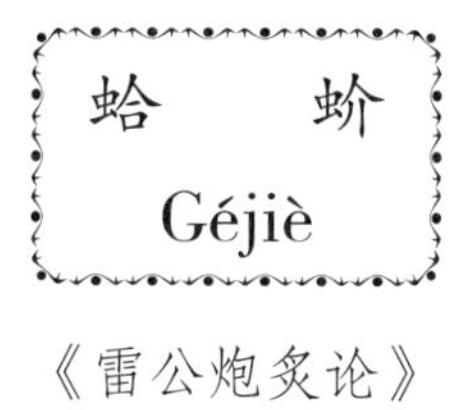


《雷公炮炙论》

蛤蚧为壁虎科动物蛤蚧 *Gekko gecko* Linnaeus 除去内脏的全体，主产于广西、云南、广东等地。气腥，味微咸。

【主要药性】甘、咸，平。归肺、肾经。

【基本功效】补肺益肾，纳气定喘，助阳益精。

【临床应用】

**1. 肺肾虚喘**　本品咸平，功长补肺肾、定喘咳，为治劳嗽虚喘之要药。治虚劳咳嗽，常与润肺止咳平喘之贝母、紫菀、杏仁等同用；治肺肾虚喘，则与补气润肺、止咳平喘之人参、贝母、苦杏仁等同用，如《卫生宝鉴》人参蛤蚧散。

**2. 肾虚阳痿，遗精**　本品质润不燥，既补肾阳，又益精血。对肾阳不足、精血亏虚所致阳痿、早泄精薄，有补阳起痿、固本培元之效，可单用浸酒服，或与补肾益精壮阳之补骨脂、益智、巴戟天等同用，如《御院药方》养真丹。

此外，本品还可用于肾虚早衰体弱者，有补益强壮的作用。

【用法用量】3~6 g，多入丸、散或酒剂。研末服，每次 1~2 g。

【使用注意】风寒证或实热咳喘者忌服。

【参考资料】

1. 本草摘要

《海药本草》："主肺痿上气，咯血咳嗽。"

《本草纲目》："补肺气，益精血，定喘止嗽，疗肺痈，消渴，助阳道。"

2. 现代研究　含肌肽、氨基酸、蛋白质、脂肪酸、胆碱、鸟嘌呤、微量元素等成分。有增强性功能、增强免疫功能、抗衰老、平喘、抗炎、降血糖等作用。

# 冬虫夏草

Dōngchóngxiàcǎo

《本草从新》

冬虫夏草为麦角菌科冬虫夏草菌 *Cordyceps sinensis* (Berk.) Sacc. 寄生在蝙蝠蛾科昆虫幼虫上的子座和幼虫尸体的复合体,主产于四川、青海、西藏等地。气微腥,味微苦。

【主要药性】甘,平。归肾、肺经。

【基本功效】补肾益肺,止血化痰,止咳平喘。

【临床应用】

**1. 肾阳不足,肾精亏虚证** 本品补肾益精,有兴阳起痿之功。治肾阳不足、精血亏虚之阳痿遗精、腰膝酸痛,可单用浸酒服,或与补阳益精之淫羊藿、巴戟天、菟丝子等同用。

**2. 劳嗽虚喘** 本品甘平,既能补肾益肺,又能止血化痰、止咳平喘,尤以治劳嗽痰血见长,可单用,或与养阴润肺、化痰止咳之沙参、川贝母、阿胶等同用。若治肺肾两虚、摄纳无权、气虚作喘者,可与补肺肾、定喘咳之人参、蛤蚧、胡桃肉等同用。

此外,本品还可用于病后体虚不复、易感外邪者,可与鸡肉、鸭肉、猪肉等炖服,或为散剂常服,有补虚扶弱之效。

【用法用量】5~10 g。可入丸、散、酒剂。

【参考资料】

1. 本草摘要

《本草从新》:"保肺益肾,止血化痰,已劳嗽。"

《药性考》:"秘精益气,专补命门。"

2. 现代研究 含核苷类、多糖类、甾醇类、糖醇类、氨基酸、脂肪酸、酯类、粗纤维、维生素、微量元素等成分。有增强肾上腺皮质激素的合成与分泌、改善肾功能、平喘、镇咳、祛痰、提高免疫功能、抗心律失常及抗心肌缺血、降血脂、抗衰老、抗肿瘤、抗菌、抗病毒、抗炎、抗放射损伤及性激素样作用。

补阳药参考药

| 药名 | 主要药性 | 基本功效 | 主治 | 用法用量 | 使用注意 |
|---|---|---|---|---|---|
| 紫河车 | 甘、咸,温。归肺、肝、肾经 | 温肾补精,益气养血 | 肾虚精亏证,肺肾虚喘,气血不足证 | 研末或装胶囊吞服,每次 1.5~3 g,每日 2~3 次。亦可用鲜品煨食 | — |
| 仙茅 | 辛,热。有毒。归肾、肝经 | 补肾阳,强筋骨,祛寒湿 | 阳痿精冷,筋骨痿软,腰膝冷痛,阳虚冷泻 | 煎服,3~10 g,或酒浸服 | 阴虚火旺者忌服;本品燥烈有毒,不宜久服 |

续表

| 药名 | 主要药性 | 基本功效 | 主治 | 用法用量 | 使用注意 |
|---|---|---|---|---|---|
| 杜仲叶 | 微辛,温。归肝、肾经 | 补肝肾,强筋骨 | 肝肾不足,头晕目眩,腰膝酸痛,筋骨痿软 | 煎服 10~15 g | 阴虚火旺者忌服 |
| 胡芦巴 | 苦、温。归肾经 | 温肾助阳,祛寒止痛 | 肾阳不足,下元虚冷,小腹冷痛,寒疝腹痛,寒湿脚气 | 煎服,5~10 g;或入丸、散 | 阴虚火旺者忌服 |
| 韭菜子 | 辛、甘,温,归肾、肝经 | 温补肝肾,壮阳固精 | 肝肾亏虚,腰膝酸痛,阳痿遗精,遗尿,尿频,白浊带下 | 煎服,3~9 g | 阴虚火旺者忌服 |
| 哈蟆油 | 甘、咸,平。归肺、肾经 | 补肾益精,养阴润肺 | 病后体弱,神疲乏力,心悸失眠,盗汗痨嗽,咳血 | 5~15 g,用水浸泡,炖服,或作丸剂服 | 外感初起及食少便溏者慎用 |
| 核桃仁 | 甘,温。归肾、肺、大肠经 | 补肾,温肺,润肠 | 肾阳不足,腰膝酸软,阳痿遗精,虚寒喘嗽,肠燥便秘 | 煎服,6~9 g;定喘嗽宜连皮用,润肠燥宜去皮用 | 阴虚火旺,痰热喘咳、湿热便溏者不宜服 |
| 海马 | 甘、咸,温。归肝、肾经 | 温肾壮阳,散结消肿 | 阳痿,遗尿,肾虚作喘,癥瘕积聚,跌扑损伤;外治痈肿疔疮 | 煎服,3~9 g。外用适量,研末敷患处。 | 孕妇及及阴虚火旺者忌服 |
| 海龙 | 甘、咸,温。归肝、肾经 | 温肾壮阳,散结消肿 | 肾阳不足,阳痿遗精,癥瘕积聚,瘰疬痰核,跌扑损伤;外治痈肿疔疮 | 煎服,3~9 g。外用适量,研末敷患处 | 孕妇及及阴虚火旺者忌服 |
| 紫石英 | 甘,温。归心、肺、肾经 | 温肾暖宫,镇心安神,温肺平喘 | 肾阳亏虚,宫冷不孕,惊悸不安,失眠多梦,虚寒咳喘 | 煎服,9~15 g;打碎先煎 | 阴虚火旺,肺热气喘者忌用 |
| 黑种草子 | 甘、辛,温。归肾、肝、膀胱经 | 补肾健脑,通经,通乳,利尿 | 耳鸣健忘,经闭乳少,热淋,石淋 | 煎服,2~6 g | 孕妇及热性病患者禁用 |

## 第三节 补 血 药

以补血为主要功效,常用于治疗血虚证的药物,称为补血药。本类药物的性味以甘温或甘平为主,均具有补血的功效,主治血虚证,症见面色苍白或萎黄,唇爪苍白,头晕耳鸣,心悸怔忡,失眠健忘,或月经先后无定期,量少色淡,甚则闭经,舌淡脉细等。

其中部分药物兼有补阴、平肝等功效，又可治肝肾阴虚、肝阳上亢等证。

本类药物有一定的滋腻性，可能妨碍脾胃运化，故湿滞脾胃，脘腹胀满、食少便溏者应慎用。必要时，可配伍行气药，以助运化。

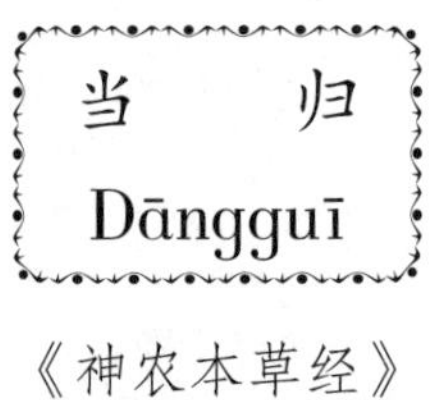

## 当归 Dānguī

《神农本草经》

当归为伞形科植物当归 *Angelica sinensis*（Oliv.）Diels 的根，主产于甘肃、四川、陕西、云南等地。有浓郁香气，味甘、辛、微苦。

【主要药性】甘、辛、温。归肝、心、脾经。

【基本功效】补血活血，调经止痛，润肠通便。

【临床应用】

**1. 血虚证** 本品长于补血，为补血要药，适用于血虚诸证，如《太平惠民和剂局方》四物汤以之与熟地黄、白芍、川芎同用。治血虚兼见气虚者，宜与补气之品同用，如《内外伤辨惑论》当归补血汤以之与黄芪同用。

**2. 月经不调，经闭，痛经** 本品补血、活血，调经止痛，为调经要药，对血虚、血瘀兼寒者尤宜。治痛经、经少甚或经闭，证属血虚者，常与补血、活血药配伍，如四物汤，以之与熟地黄、白芍、川芎同用；治兼血瘀者，可再增加活血通经之药，如《医垒元戎》桃红四物汤，以四物汤与桃仁、红花同用；治冲任虚寒，血瘀阻滞者，常配伍养血、祛寒、通经药，如《金匮要略》温经汤，以之与白芍、桂枝、吴茱萸等同用。

**3. 疼痛** 本品既善活血止痛，温散寒凝，又能补血，适用于血虚、血瘀兼寒凝所致诸痛。治虚寒腹痛，多与温中散寒药同用，如治血虚寒凝、瘀血阻滞致产后恶露不行、小腹冷痛者，可用《傅青主女科》生化汤，以本品与川芎、炮姜等同用。治风湿痹痛，肌肤麻木，多与独活、防风等祛风除湿、通络止痛药同用。治跌扑损伤、瘀肿疼痛，可与红花、骨碎补等活血疗伤止痛药同用。

**4. 痈疽疮疡** 本品既能补血以生肌托疮，又能活血以消肿止痛，其功偏于养血，故以用于血虚气弱疮疡为宜。治疮疡久溃不敛，常与补虚药配伍，如《太平惠民和剂局方》十全大补汤，以之与熟地黄、黄芪、人参等同用。治疮肿成脓不溃，常与补虚、透脓之品配伍，如《外科正宗》透脓散，本品与黄芪，皂角刺等同用。治热毒疮肿亦可使用本品，但须与清热解毒药配伍。

**5. 肠燥便秘** 本品还能润肠通便，可用于肠燥便秘。因其长于补血，故尤宜用于年老体弱、妇女产后之血虚便秘，常与地黄、火麻仁等润肠之品同用。

此外，本品还有一定的平喘作用，可用于治疗咳喘。如《太平惠民和剂局方》苏子降气汤。

【用法用量】6~12 g。补血多生用；酒炒当归长于活血。

【使用注意】本品甘温，湿热中阻、肺热痰火、阴虚阳亢等证者不宜应用。又因本品润燥滑肠，大便溏泻者忌用。

【参考资料】

1. 本草摘要

《神农本草经》:“主咳逆上气……妇人漏下,绝子,诸恶疮疡、金疮。”

《日华子诸家本草》:“破恶血,养新血,及主癥癖。”

《本草纲目》:“治头痛、心腹诸痛,润肠胃筋骨皮肤。治痈疽,排脓止痛,和血补血。”

2. 现代研究　含藁本内酯等挥发油,有机酸、多糖、维生素及氨基酸等成分。有促进造血、抗血栓、改善微循环、抗凝血、抗心肌缺血、抗心律失常、调节子宫平滑肌功能、增强免疫、抗炎、镇痛、抗辐射等作用。

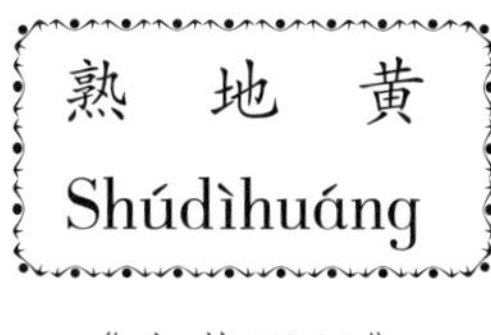

## 熟地黄 Shúdìhuáng

《本草图经》

熟地黄为玄参科植物地黄 *Rehmannia glutinosa*(Gaert.) Libosch. ex Fisch. et Mey. 块根的炮制品。气微,味甜。

【主要药性】甘,微温。归肝、心、肾经。

【基本功效】补血滋阴,益精填髓。

【临床应用】

**1. 血虚证**　本品为补血要药,适用于血虚诸证。当归补血而兼动,本品补血而宁静,对阴血俱虚者有阴血兼顾之效,二者补血常相须为用。本品可随证配伍,或以四物汤为基础,随证化裁,治各科疾病之血虚证。治气血两虚者,可与人参等补气药配伍。

**2. 肝肾阴虚证**　本品善“滋培肾水,填骨髓,宜真阴”(《景岳全书》),为治肝肾阴虚证之要药。治肝肾阴虚之腰膝酸软、遗精、盗汗、耳鸣、耳聋及消渴等,常与滋补肝肾药配伍,如《小儿药证直诀》六味地黄丸,以之与山药、山茱萸等同用。

**3. 肾精亏虚证**　本品有较强的填补精髓作用,治疗精血亏虚之眩晕、耳鸣,须发早白,腰膝酸软,可与续断、桑寄生、菟丝子等补肝肾强筋骨药同用。

【用量】9~15 g。

【使用注意】本品性质滋腻,易妨碍消化,故脾胃虚弱、中满便溏、气滞痰多者慎用。

【参考资料】

1. 本草摘要

《洁古珍珠囊》:“大补血虚不足,通血脉,益气力。”

《本草纲目》:“填骨髓,长肌肉,生精血。补五脏内伤不足,通血脉,利耳目,黑须发。”

《本草从新》:“滋肾水,封填骨髓,利血脉,补益真阴,聪耳明目,黑发乌须。”

2. 现代研究　含梓醇等环烯醚萜苷类、苯乙醇苷类、紫罗兰酮类、呋喃醛衍生物、糖类、氨基酸及微量元素等成分。有促进造血、增强免疫、降血糖、抗衰老、强心、抗焦虑、改善记忆力等作用。

# 白 芍
## Báisháo

《神农本草经》

白芍为毛茛科植物芍药 *Paeonia lactiflora* Pall. 的根，主产于浙江、安徽、四川等地。气微，味微苦、酸。

【主要药性】甘、酸，微寒。归肝、脾经。

【基本功效】养血调经，敛阴止汗，柔肝止痛，平抑肝阳。

【临床应用】

**1. 血虚证** 本品养血敛阴，调经止痛，治血虚萎黄，月经不调、崩中漏下等，常与补血药配伍，如《太平惠民和剂局方》四物汤，以之与熟地黄、当归等同用。

**2. 自汗，盗汗** 本品有敛阴止汗之功。治外感风寒，营卫不和之汗出恶风，与发散风寒药配伍，如《伤寒论》桂枝汤，以之与桂枝等同用。治阴虚盗汗，可与敛汗、补阴之品如龙骨、山茱萸等配伍。

**3. 挛急疼痛** 本品酸敛入肝，养阴血，收肝气，故能柔肝、荣筋、缓急止痛。治血虚肝郁，胁肋疼痛，常与补血、疏肝药配伍，如《太平惠民和剂局方》逍遥散，以之与柴胡、当归等同用；治脾虚肝旺，腹痛泄泻，常与健脾、理气药配伍，如《丹溪心法》痛泻要方，以之与白术、陈皮、防风同用；治疗阴血不足、筋脉失养而致手足挛急作痛，常与甘草同用。

**4. 肝阳上亢，头痛眩晕** 本品养血敛阴而制肝阳，为治肝阳上亢证常用药，多与平肝、补阴药配伍以增强疗效，如《医学衷中参西录》镇肝息风汤，以之与代赭石、龟甲、牛膝等同用。

【用量】6~15 g。

【使用注意】不宜与藜芦配伍。

【参考资料】

1. 本草摘要

《神农本草经》："止痛，利小便，益气。"

《滇南本草》："收肝气逆疼，调养心肝脾经血，舒经降气，止肝气疼痛。"

《本草备要》："补血，泻肝，涩，敛阴。"

2. 现代研究 含芍药苷等单萜类及其苷类、三萜类、黄酮及其苷类、鞣质、多糖及挥发油等成分。有保肝、镇痛、调节胃肠运动、抗炎、抗血栓、抗心肌缺血、抗动脉粥样硬化、调节免疫等作用。

## 制何首乌
## Zhìhéshǒuwū

《日华子诸家本草》

何首乌为蓼科植物何首乌 *Fallopia multiflora* (Thunb.) Harald. 的块根，主产于湖北、贵州、四川等地。何首乌气微、味微苦而甘涩，多蒸制为制何首乌用。

【主要药性】苦、甘、涩，微温。归肝、心、肾经。

【基本功效】补肝肾，益精血，乌须发，强筋骨，截疟。

【临床应用】

**1. 血虚证** 制何首乌补肝肾、益精血，在补血方中常与熟地黄、当归、龙眼肉等补血之品同用。治血虚生风化燥，肌肤失养所致皮肤瘙痒，可与当归、胡麻子、荆芥等养血润燥、祛风止痒之品同用。

**2. 精血亏虚证** 制何首乌既能补血，又能益精，性质温和，不燥不腻，临床常用于肝肾精亏血虚所致早衰诸证，尤以延缓衰老以保持须发乌黑见长，故有首乌之名，常与菟丝子、熟地黄等补肝肾、益精血之品配伍，如《医方集解》七宝美髯丹。因其能补益精血，故适用于精血不足的肠燥便秘，常与当归、火麻仁等养血润肠之品配伍。

**3. 久疟不止** 本品生用有截疟的功效；治久疟体虚者，宜与补益气血之品配伍。

此外，本品还能化浊降脂，可用于高脂血症。

【用量】6~12 g。

【使用注意】本品兼收敛之性，湿痰壅盛者不宜使用。

【参考资料】

1. 本草摘要

《开宝本草》："主瘰疬，消痈肿，疗头面风疮，五痔，止心痛，益血气，黑髭鬓，悦颜色，久服长筋骨，益精髓，延年不老；亦治妇人产后及带下诸疾。"

《本草纲目》："此物气温味苦涩，苦补肾，温补肝，能收敛精气，所以能养血益肝，固精益肾，健筋骨，乌髭发，为滋补良药，不寒不燥，功在地黄、天门冬诸药之上。"

《本经逢原》："何首乌，生则性兼发散，主寒热痎疟，及痈疽背疮皆用之。今人治津血枯燥及大肠风秘，用鲜者数钱，煎服即通。"

2. 现代研究 含大黄酚、大黄素等蒽醌衍生物，二苯乙烯苷类化合物，卵磷脂，脂肪等成分。有促进造血、提高免疫力、降血脂、抗动脉粥样硬化、泻下、抗衰老、保肝、抗菌、抗病毒等作用。

### 附药

何首乌 为蓼科植物何首乌块根的生品。

【主要药性】苦、甘、涩，微寒。归肝、心、胃经。

【基本功效与主治】解毒，消痈，截疟，润肠通便。本品可用于痈疽、皮肤瘙痒、疟疾及肠燥便秘。

【用法用量】3~6 g。大便溏薄者慎用。不宜长期、大量服用。

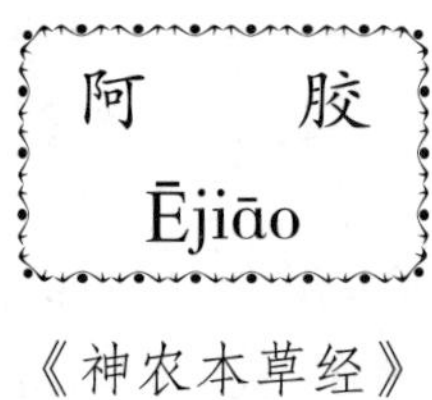

## 阿　胶
## Ējiāo

《神农本草经》

阿胶为马科动物驴 *Equus asinus* Linnaeus. 的去毛之皮经熬制而成的固体胶，主产于山东。气微，味微甘。

【主要药性】甘，平。归肺、肝、肾经。

【基本功效】补血，止血，滋阴，润燥。

【临床应用】

1. **血虚证**　本品为补血要药，适用于血虚诸证；因其又能止血，故多用于失血所致血虚证。本品单用即有一定效果，尤常与当归、熟地黄等补血药同用，如《杂病源流犀烛》阿胶四物汤，亦可配伍党参、黄芪等气血双补之药使用。

2. **出血证**　本品长于止血，适用于多种出血证。因其还长于补血、滋阴，故尤宜用于失血而有血虚、阴虚表现者，可单用或与其他止血药配伍。本品滋养生血有助于养胎，止血又可治胎漏下血，故安胎方中选用本品，如《金匮要略》胶艾汤，其与当归、地黄、艾叶等同用。

3. **阴虚证**　本品能滋养肺、肝、肾之阴，而以滋阴润肺见长。若治燥热伤肺，或肺肾阴虚、劳嗽咳血者，宜与南沙参、桑叶、杏仁等清燥润肺、止咳之品配伍。若治热病伤阴，心阴不足，心烦不眠者，常与黄连配伍；若治肝肾阴虚而肝阳上亢及虚风内动者，可与地黄、龟甲等滋阴潜阳之品配伍。

【用法用量】3~9 g，烊化兑服。本品入丸、散剂不易粉碎，可用蛤粉烫成珠，便于粉碎，并可减轻腻胃的不良反应。润肺宜用蛤粉拌炒，止血宜用蒲黄拌炒。

【使用注意】本品性滋腻，有碍于消化，脾弱便溏者慎用。

【参考资料】

1. 本草摘要

《神农本草经》："主……女子下血，安胎。"

《汤液本草》："益肺气，肺虚极损，咳嗽唾脓血，非阿胶不补。"

《本草纲目》："疗吐血、衄血、血淋、尿血、肠风下痢，女人血痛血枯，经水不调，无子，崩中带下，胎前产后诸疾。"

2. 现代研究　含胶原蛋白及其水解的多种氨基酸、微量元素等成分。有促进造血、降低血液黏滞度、抗肺损伤、增强免疫、抗缺氧、抗疲劳、抗辐射、抗炎、抗肿瘤、抗休克等作用。

补血药参考药

| 药名 | 主要药性 | 基本功效 | 主治 | 用法用量 | 使用注意 |
|---|---|---|---|---|---|
| 龙眼肉 | 甘，温。归心、脾经 | 补益心脾，养血安神 | 心悸怔忡，健忘失眠，血虚萎黄 | 煎服，9~15 g | 湿盛中满或有停饮、痰、火者忌用 |

## 第四节 补阴药

凡以补阴滋液，生津润燥为主要功效，常用以治阴虚证的药物，称为补阴药。

补阴药大多为甘寒质润之品，以滋养阴液，纠正阴虚的病理偏向为主要功效，主治热病伤阴及久病脏腑阴亏液耗之阴虚证。

补阴药多兼有润燥生津和清热之效，而其作用的脏腑不同，功效与主治有异。补肺阴者，多兼有润肺燥、清肺热之功，主治肺阴虚之干咳少痰、咯血或声音嘶哑等症；补胃阴者，多兼有生津、润肠燥、清胃热之功，主治胃阴虚之口干咽燥、胃脘隐痛、干呕呃逆、大便燥结等症；补肝肾阴者，多兼有清降虚火之功，主治肝肾阴虚之头晕耳鸣、两目干涩、腰膝酸软、手足心热、遗精盗汗等症；补心阴者，多兼有清心除烦之功，主治心阴虚之心悸怔忡、失眠多梦等症；补脾阴者，多性质平和，兼能益脾气，主治脾之气阴两虚所致食纳减少、食后腹胀、便秘、唇干燥少津、干呕、呃逆、舌干苔少等症。

本类药物大多甘寒滋腻，凡脾胃虚弱、痰湿内阻、腹满便溏者均不宜使用。

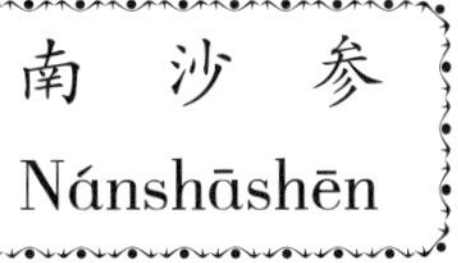

### 南沙参 Nánshāshēn

《神农本草经》

南沙参为桔梗科植物轮叶沙参 *Adenophora tetraphylla*（Thunb.）Fisch. 或沙参 *Adenophora stricta* Miq. 的根，主产于安徽、江苏、浙江等地。气微，味微甘。

【主要药性】甘，微寒。归肺、胃经。

【基本功效】养阴清肺，益胃生津，祛痰，益气。

【临床应用】

**1. 肺阴虚证** 本品有与北沙参相似的养肺阴、润肺燥、清肺热之功效，同样适用于肺阴亏虚及燥热之邪伤肺所致的干咳少痰，咳血或咽干、喑哑等症，常与养阴润肺，止咳止血之品同用。因本品兼有祛痰的作用，肺阴虚痰黏难咳者尤为适宜，常与麦冬、百合、瓜蒌仁等润肺化痰之品配伍。

**2. 胃阴虚证** 本品既能养阴生津，又能益气。治热病后气津不足或脾胃虚弱而症见咽干口燥、舌红少津、食少不饥者,如《温病条辨》益胃汤,以其与玉竹、麦冬、地黄同用,亦可与石斛、黄精等养阴生津、益气健脾药等配伍。

【用量】9~15 g。

【使用注意】不宜与藜芦同用。脾胃虚寒者慎用。

【参考资料】

1. 本草摘要

《神农本草经》:“主血积惊气,除寒热,补中,益肺气。”

《本草纲目》:“清肺火,治久咳肺痿。”

2. 现代研究 含皂苷、黄酮类、胡萝卜素、多糖、植物甾醇及淀粉等。有镇咳、祛痰、调节免疫、抗菌、镇痛、镇静、抗氧化、抗突变、抗肿瘤等作用。

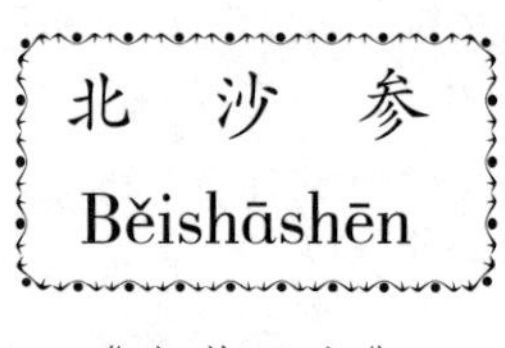

## 北 沙 参

Běishāshēn

《本草汇言》

北沙参为伞形科植物珊瑚菜 *Glehnia littoralis* Fr. Schmidt ex Miq. 的根,主产于山东、河北、辽宁等地。气特异、味微甘。

【主要药性】甘、微苦,微寒。归肺、胃经。

【基本功效】养阴清肺,益胃生津。

【临床应用】

**1. 肺阴虚证** 本品有养肺阴而清燥热之效,常用于肺阴不足或燥热伤肺,干咳少痰,或痨嗽久咳,咽干,喑哑等症。治肺热燥咳,干咳少痰,常与麦冬、桑叶等养阴清肺药配伍;治阴虚劳热,咳嗽咯血,可与阿胶、炙百部、玄参等滋阴润肺、止咳退蒸之品配伍。

**2. 胃阴虚证** 本品有养胃阴、清胃热、生津液之功,故可用于治疗热伤胃阴,津液不足的口渴咽干,舌质红绛,或胃脘隐痛、嘈杂、干呕等症,常与地黄、麦冬、玉竹、天花粉等养胃生津、清热止渴之品同用。

【用量】5~12 g。

【使用注意】不宜与藜芦同用。脾胃虚寒者慎用。

【参考资料】

1. 本草摘要

《本草汇言》引林仲先医案:“治一切阴虚火炎,似虚似实,逆气不降,清气不升,为烦、为渴、为胀、为满、不食。用真北沙参五钱水煎服。”

《本草从新》:“专补肺阴,清肺火,治久咳肺痿。”

《饮片新参》:“养肺胃阴,治劳咳痰血。”

2. 现代研究 含呋喃香豆素类、生物碱、木质素类、黄酮类、挥发油等成分。有镇咳、祛痰、调节免疫、抗菌、镇痛、镇静、抗氧化、抗突变、抗肿瘤等作用。

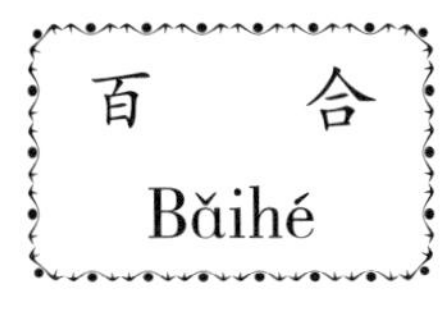

# 百　合 Bǎihé

《神农本草经》

百合为百合科植物卷丹 *Lilium lancifolium* Thunb.、百合 *Lilium brownii* F.E.Brown ex Miellez var. *viridulum* Baker 或细叶百合 *Lilium tenuifolium* Fisch. 的肉质鳞片，主产于甘肃、湖南、江西等地。气微，味微苦。

【主要药性】甘，寒。归心、肺经。

【基本功效】养阴润肺，止咳祛痰，清心安神。

【临床应用】

**1. 肺虚燥咳，劳嗽咯血**　本品味甘微寒，能养阴润肺，又兼具止咳祛痰之效，故宜用于治疗肺阴虚的燥热咳嗽及劳嗽久咳，痰中带血等。治燥热咳嗽，痰中带血，其作用平和，常与南沙参、麦冬等养阴润肺药配伍；治肺虚久咳，劳嗽咯血，常与养阴润肺，止咳化痰之品配伍，如《周慎斋遗书》百合固金汤以之与生地黄、麦冬、川贝母同用。

**2. 虚烦惊悸，失眠多梦**　本品入于心经，有清心安神之功，故可用于心阴不足或热病余热未清之虚烦惊悸、失眠多梦等，常与养阴清热之品配伍，如《金匮要略》百合地黄汤、百合知母汤以之分别与生地黄、知母同用。

此外，本品亦可用于胃阴虚者。

【用法用量】6~12 g。清心安神宜生用；润肺止咳宜蜜炙用。

【参考资料】

1. 本草摘要

《日华子诸家本草》："安心，定胆，益志，养五脏。治癫邪啼泣、狂叫，惊悸。"

《本草纲目拾遗》："清痰火，补虚损。"

2. 现代研究　含甾体皂苷类、多糖、黄酮类、生物碱类、磷脂、氨基酸等成分。有抗疲劳、抗肿瘤、抗氧化、止咳、平喘、祛痰、调节免疫、镇静等作用。

3. 其他　百合具有直接的止咳祛痰功效，《本草分经》《本草备要》、《得配本草》中记载其有"宁嗽"的功效。现代药理研究也表明百合水提物具有直接的止咳祛痰作用，且蜜炙后止咳作用增强。百合固金汤用于肺肾阴虚，燥咳少痰，痰中带血等证，百合养肺阴、清肺热作用不及方中生地黄、熟地黄、玄参等药，但却以百合命名，原因与百合既可养阴润肺，又可止咳祛痰，作用全面有关。治疗咳嗽痰多气喘之症的中成药如宁嗽化痰丸、复方川贝止咳糖浆中也有百合的配伍使用。

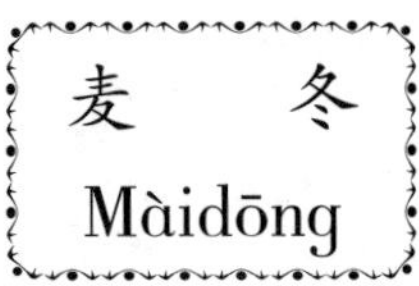

# 麦 冬 Màidōng

《神农本草经》

麦冬为百合科植物麦冬 *Ophiopogon japonicus*（Linn.f.）Ker-Gawl. 的块根，主产于浙江、四川等地。气微香，味甘、微苦。

【主要药性】甘、微苦，微寒。归心、肺、胃经。

【基本功效】养阴生津，润肺清心。

【临床应用】

**1. 肺阴虚证** 本品既养肺阴又清肺热、润肺燥，适用于肺阴不足，内有燥热的燥咳痰黏、咽干鼻燥，常与养阴清肺润燥之品配伍，如《医门法律》清燥救肺汤以之与桑叶、阿胶、杏仁等同用；治肺肾（胃）阴虚火旺，虚火上浮，咽喉燥痒疼痛，常与麦冬、玄参、桔梗等滋肾润肺、清降虚火之品配伍，如《中国药典》玄麦甘桔颗粒。

**2. 胃阴虚证** 本品善养胃生津，清热润燥，为治胃阴不足诸证之佳品。治热伤胃阴的口渴咽干，《温病条辨》益胃汤以其与麦冬、南沙参、玉竹等养胃生津之品配伍。治热病伤津之肠燥便秘，常与天冬、地黄等养阴润肠通便药配伍。

**3. 心阴虚证及温病热邪扰及心营** 本品有养阴清心除烦之效。治阴虚内热的心烦不眠，常与滋阴养血安神之品配伍，如《摄生秘剖》天王补心丹以之与生地黄、酸枣仁等同用；治邪热扰及心营，身热烦躁，舌绛而干等，常与清营解毒、透热养阴之品配伍，如《温病条辨》清营汤以之与生地黄、玄参、金银花等同用。

【用量】6~12 g。

【使用注意】风寒或痰饮咳嗽、脾虚便溏者忌服。

【参考资料】

1. 本草摘要

《名医别录》："主疗虚劳客热，口干燥渴…… 保神，定肺气，安五脏。"

《本草汇言》："麦门冬，清心润肺之药。主心气不足，惊悸怔忡，健忘恍惚，精神失守；或肺热肺燥，咳声连发，肺痿叶焦，短气虚喘，火伏肺中，咯血咳血；或虚劳客热，津液干少；或脾胃燥涸，虚秘便难，此皆心肺肾脾元虚火郁之证也。"

2. 现代研究 含麦冬皂苷 B 等甾体皂苷、黄酮、多糖、氨基酸等成分。有增强免疫、抗菌、抗变态反应、平喘、改善心功能、抗心肌缺血、抗心律失常、延缓衰老、降血糖、镇静、促进胃肠蠕动等作用。

### 附药

山麦冬 为百合科植物湖北麦冬 *Liriope spicata*（Thunb.）Lour. var. *Prolifera* Y. T. Ma 或阔叶山麦冬 *Liriope platyphylla* Wang et Tong 的块根。

【主要药性】甘、微苦，微寒。归心、肺、胃经。

【基本功效与主治】养阴生津，润肺清心。用于肺燥干咳，阴虚痨嗽，喉痹咽痛，津伤口渴，内热消渴，心烦失眠，肠燥便秘。

【用法用量】9~15 g。使用注意同麦冬。

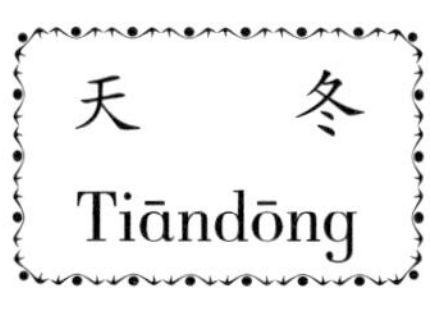


《神农本草经》

天冬为百合科植物天门冬 *Asparagus cochinchinensis*（Lour.）Merr. 的块根，主产于贵州、广西、云南等地。气微，味甜，微苦。

【主要药性】甘、苦，寒。归肺、肾经。

【基本功效】养阴润肺，滋肾降火，益胃生津。

【临床应用】

**1. 肺阴虚证** 本品既养肺阴，润肺燥，又清肺热，清润之力甚于麦冬。治燥邪伤肺，干咳无痰，或痰少而黏，或痰中带血，可单味服用，如《医学正传》天冬膏；亦可与麦冬等养阴润肺之品配伍，如《张氏医通》二冬膏；治阴虚劳嗽，痰中带血，可与阿胶、炙百部等养阴润肺、止嗽止血之品配伍。

**2. 肾阴不足，阴虚火旺证** 本品有滋肾阴、清降虚火、生津润燥之功，适用于肾阴亏虚之眩晕、耳鸣、腰膝酸痛及肾虚火旺，潮热遗精等症，常与熟地黄、枸杞子、牛膝等滋肾益精及滋阴降火之品配伍。

**3. 胃阴虚证** 本品还可益胃阴、清胃热、生津、润肠，亦用于津伤口渴、燥热消渴及肠燥便秘等症。治内热消渴，或热病伤津口渴，常配南沙参、麦冬等养阴清热、生津止渴之品；治热伤津液的肠燥便秘，可与生地黄、玄参等清热养阴润肠之品配伍。

【用量】6~12 g。

【使用注意】脾胃虚寒、食少便溏及外感风寒咳嗽者忌服。

【参考资料】

1. 本草摘要

《本草纲目》："润燥滋肾，清金降火。"

《本草汇言》："天门冬，润燥滋阴，降火清肺之药也。统理肺肾火燥为病，如肺热叶焦，发为痿痈，吐血咳嗽，烦渴传为肾消，骨蒸热劳诸证，在所必需者。"

2. 现代研究 含天冬苷Ⅳ等甾体皂苷类化合物、氨基酸、单糖、多糖等成分。有镇咳、祛痰、平喘、抗炎、抗溃疡、抗血栓、抗肿瘤、调节免疫功能及延缓衰老等作用。

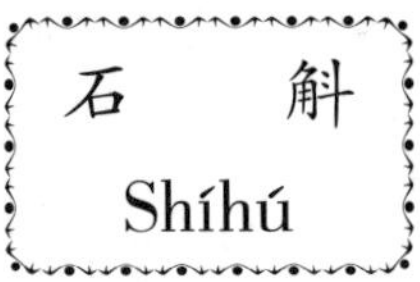

# 石　斛 Shíhú

《神农本草经》

石斛为兰科植物金钗石斛 *Dendrobium nobile* Lindl.、霍山石斛 *Dendrobium huoshanense* C.Z.Tang et S.J.Cheng、鼓槌石斛 *Dendrobium chrysotoxum* Lindl. 或流苏石斛 *Dendrobium fimbriatum* Hook. 的栽培品及其同属植物近似种的茎，主产于四川、云南、贵州等地。气微，味微苦而回甜。

【主要药性】甘，微寒。归胃、肾经。

【基本功效】益胃生津，滋阴清热。

【临床应用】

**1. 胃阴虚证**　本品长于滋养胃阴、生津止渴，兼能清胃热，适用于胃阴虚有热及热病伤津之低热烦渴，口燥咽干，胃脘嘈杂、隐痛或灼痛，舌光少苔等，亦可用于消渴。轻证可单用煎汤代茶服；重证须配伍其他养阴生津、益胃和中之品，如《时病论》清热保津法，以鲜石斛与鲜地黄、麦冬等同用。

**2. 肾阴虚证**　本品既能滋养肾阴，又能清退虚热，适用于肾阴亏虚之目暗不明、筋骨萎软及阴虚火旺之骨蒸潮热等症。治肾阴亏虚目暗不明者，多与补养肝肾、清肝明目之品同用，如《原机启微》石斛夜光丸，以本品与熟地黄、枸杞子、菟丝子等同用；治肾虚痿痹，腰脚软弱，可与杜仲、桑寄生、五加皮、牛膝等补肝肾、强筋骨之品同用；若治肾虚火旺，骨蒸潮热者，则与地黄、鳖甲、地骨皮等滋肾阴，退虚热之品同用。

【用量】6~12 g，鲜品 15~30 g。

【使用注意】温热病早期、湿温病尚未化燥伤津者，以及脾胃虚寒、便溏、苔腻者忌服。

【参考资料】

1. 本草摘要

《神农本草经》："主伤中，除痹，下气，补五脏虚劳羸瘦，强阴，久服厚肠胃。"

《药性论》："益气除热，主男子腰脚软弱……补肾积精，腰痛，养肾气，益力。"

《本草纲目拾遗》："清胃除虚热，生津，已劳损。以之代茶，开胃健脾。"

2. 现代研究　含石斛碱等生物碱、酚类、木质素类、黄酮类、多糖、黏液质等成分。有增强免疫、促进消化、调节胃肠道运动、保肝、利胆、降血糖、降血压、降血脂、抗肿瘤、延缓衰老等作用。

**附药**

铁皮石斛　为兰科植物铁皮石斛 *Dendrobium officinale* Kimura et Migo 的干燥茎。

【主要药性】甘，微寒。归胃、肾经。

【基本功效与主治】益胃生津，滋阴清热。用于热病津伤，口干烦渴，胃阴不足，食少干呕，病后虚热不退，阴虚火旺，骨蒸潮热，目暗不明，筋骨痿软。

【用法用量】6~12 g。使用注意同石斛。

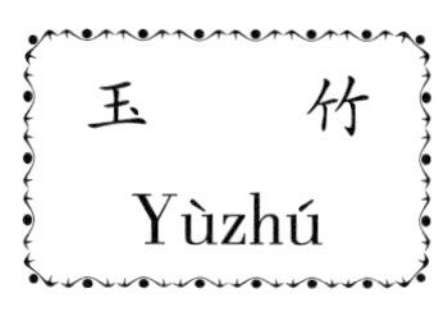


《神农本草经》

玉竹为百合科植物玉竹 *Polygonatum odoratum* (Mill.) Druce 的根茎,主产于湖南、浙江、广东等地。气微,味甘。

【主要药性】甘,微寒。归肺、胃经。

【基本功效】养阴润燥,生津止渴。

【临床应用】

**1. 肺阴虚证** 本品味甘微寒,能养阴润肺,作用较为平和,滋润而不碍邪,尤宜用于阴虚之体感受风热,兼见咽干、痰黏者,如《重订通俗伤寒论》加减葳蕤汤,本品与薄荷、桔梗等同用,发汗解表而不伤阴,养阴而不留邪。治阴虚肺燥之干咳少痰,可与南沙参、百合等养阴润肺止咳药同用。

**2. 胃阴虚证** 本品能养胃阴、清胃热,生津止渴。治热病伤津烦渴或消渴,常与养胃生津止渴药配伍,如《温病条辨》玉竹麦冬汤、益胃汤,以其与南沙参、麦冬等滋养胃阴、生津止渴药同用。

【用量】6~12 g。

【参考资料】

1. 本草摘要

《神农本草经》:"主中风暴热,不能动摇,跌筋结肉,诸不足。"

《本草正义》:"玉竹,味甘多脂,柔润之品……今惟治肺胃燥热,津液枯涸,口渴嗌干等证,而胃火炽盛,燥渴消谷,多食易饥者,尤有捷效。"

2. 现代研究 含铃兰苦苷、铃兰苷、玉竹黏多糖、玉竹聚多糖、甾体皂苷、黄酮类、微量元素、氨基酸、黏液质等成分。有增强免疫、降血糖、降血脂、抗动脉粥样硬化、扩张外周血管和冠状动脉、强心、抗肿瘤、抗氧化、抗衰老及肾上腺皮质激素样作用。

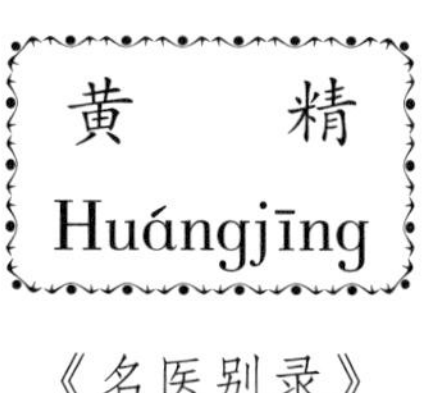


《名医别录》

黄精为百合科植物滇黄精 *Polygonatum kingianum* Coll.et Hemsl.、黄精 *Polygonatum sibiricum* Delar. ex Redoute 或多花黄精 *Polygonatum cyrtonema* Hua 的根茎,主产于贵州、云南、河北等地。气微,味甜。

【主要药性】甘,平。归脾、肺、肾经。

【基本功效】补气养阴，健脾，润肺，益肾。

【临床应用】

**1. 脾胃虚弱，胃阴不足证**　本品既能补脾益气，又能养阴润燥，适用于脾胃气阴两虚，体倦乏力，食欲不振，口干食少，大便干燥，舌红少苔者，多与人参、山药、玉竹等补气健脾、养胃生津药同用。

**2. 阴虚燥咳**　本品养肺阴虚，益肺气，适用于阴虚肺燥兼气虚者。治气阴两虚之久咳或干咳少痰、气短乏力之症，常与益气滋阴润肺之品配伍；治阴虚肺燥或肺肾阴虚，干咳少痰之症，可单用熬膏服，或配伍南沙参、百合等清肺养阴、润肺止咳之品。

**3. 肾虚精亏证**　本品滋肾阴、益肾精，治肾虚精亏的头晕、腰膝酸软、须发早白，可单用或配其他补肾填精之品，如《大德重校圣济总录》二精丸，以其与枸杞子同用。

此外，本品可用于治疗气阴两伤之消渴，可单用或与黄芪、西洋参、麦冬等补气、养阴药同用。

【用量】9~15 g。

【使用注意】本品性质黏腻，易助湿滞气，故凡脾虚湿阻，痰湿壅滞，气滞腹满者宜慎用。

【参考资料】

1. 本草摘要

《名医别录》："主补中益气……安五脏，久服轻身延年不饥。"

《本草纲目》："补诸虚……填精髓。"

《本草正义》："黄精味甘而厚腻，颇类熟地黄。""按其功力，亦大类熟地，补血补阴，而养脾胃是其专长。"

2. 现代研究　含黄芪多糖、甾体皂苷、水杨酸、木质素、黏液质、淀粉、氨基酸等成分。有调节免疫、降血糖、降血脂、增加冠状动脉血流量、强心、抗心肌缺血、抗疲劳、抗氧化、抗菌、抗病毒、延缓衰老、改善记忆力等作用。

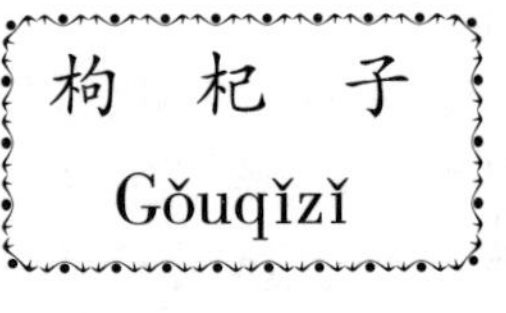

## 枸　杞　子

## Gǒuqǐzǐ

《神农本草经》

枸杞子为茄科植物宁夏枸杞 *Lycium barbarum* Linn. 的成熟果实，主产于宁夏、内蒙古、甘肃等地。气微，味甜。

【主要药性】甘，平。归肝、肾经。

【基本功效】滋补肝肾，益精明目。

【临床应用】

**1. 肝肾阴虚证**　本品味甘质润，善补肝肾精血，为治疗肝肾亏虚证之良药，尤善治肝肾不足之两目干涩，视物昏花，常与滋补肝肾药配伍，如《医级》杞菊地黄丸，以之与熟地黄、山茱萸、山药等同用；治精血亏虚，腰膝酸软、头晕眼花、须发早白、脱发及肾虚不育，常与补益肝肾精血药配伍，如《积善堂秘方》七宝美髯丹，以之与当归、制何首乌、菟丝子等同用；治疗消渴，可单用嚼食或熬膏服，也常配伍养阴生津之品。

**2. 血虚证** 本品有补血之功，治疗血虚萎黄、失眠多梦、头昏耳鸣等，可与熟地黄、当归、党参、大枣等养血、安神之品配伍。

【用量】6~12 g。

【参考资料】

1. 本草摘要

《本草经集注》:“补益精气，强盛阴道也。”

《药性论》:“能补益精，诸不足，易颜色，变白，明目，安神，令人长寿。”

《本草汇言》:“俗云枸杞善治目，非治目也，能壮精益神，神满精足，故治目有效。”

2. 现代研究 含甜菜碱，多糖，粗脂肪，粗蛋白质，核黄素，胡萝卜素，抗坏血酸及钙、磷、锌、铁等元素。有增强免疫、促进造血、抗衰老、抗突变、抗肿瘤、降血脂、降血糖、保肝、抗辐射等作用。

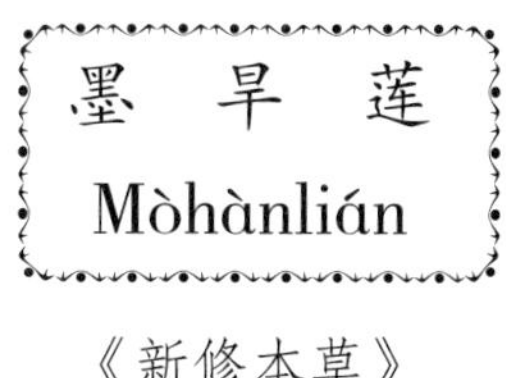

## 墨旱莲 Mòhànlián

《新修本草》

墨旱莲为菊科植物鳢肠 *Eclipta prostrata* Linn. 的地上部分，主产于江苏、浙江、江西等地。气微，味微咸。

【主要药性】甘、酸，寒。归肝、肾经。

【基本功效】滋补肝肾，凉血止血。

【临床应用】

**1. 肝肾阴虚证** 本品能滋补肝肾之阴，兼能清热。治肝肾阴虚所致的头晕目眩、视物昏花、须发早白、腰膝酸软等症，本品常与其他滋补肝肾之品配伍，如《医方集解》二至丸，以之与女贞子同用。

**2. 出血证** 本品寒凉入血，有凉血止血之功，可用于血热妄行所致吐衄、崩漏等多种出血证。因其又善滋阴，故尤宜用于阴虚血热所致出血证。本品可单用或与阿胶、地黄、白茅根等养阴、凉血止血之品同用。其鲜品捣烂外敷，尚可用于外伤出血。

【用量】6~12 g。

【参考资料】

1. 本草摘要

《新修本草》:“主血痢。针灸疮发，洪血不可止者，傅之立已。汁涂发眉，生速而繁。”

《本草纲目》:“乌髭发，益肾阴。”

《本草正义》:“鳢肠，入肾补阴而生长毛发，又能入血，为凉血止血之品。”

2. 现代研究 含旱莲皂苷、齐墩果酸等三萜类，芹菜素、槲皮素、木犀草素等黄酮类、内酯类，烟酸，鞣质，氨基酸，维生素 A 等成分。有调节免疫、保肝、延缓衰老、抗氧化、抗肿瘤、抗炎、止血、镇静、镇痛等作用。

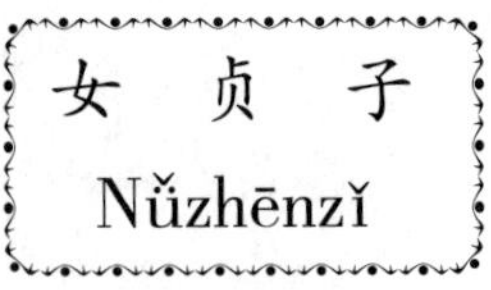

## 女贞子 Nǚzhēnzǐ

《神农本草经》

女贞子为木犀科植物女贞 *Ligustrum lucidum* Ait. 的成熟果实，主产于浙江、江苏、湖南等地。气微，味甘，微苦涩。

【主要药性】甘、苦，凉。归肝、肾经。

【基本功效】滋补肝肾，明目乌发

【临床应用】

**肝肾亏虚证**　本品善补肝肾之阴，兼能清热，为清补之品，惟药力平和，须缓慢取效。治肝肾阴虚所致的头晕目眩、视物昏花、须发早白、腰酸耳鸣等症，如二至丸，以其与墨旱莲同用；若治肝肾亏虚所致的视力减退，目暗不明，常与熟地黄、枸杞子、菟丝子等补肝肾明目之品同用；治阴虚内热之潮热、心烦等症，可与地黄、地骨皮、青蒿等滋阴、退虚热之品同用。

【用法用量】6~12 g。因本品的主要成分齐墩果酸不易溶于水，故以入丸剂为佳。本品以黄酒拌后蒸制，可增强补肝肾作用，并使苦寒之性减弱，避免滑肠。

【参考资料】

1. 本草摘要

《本草纲目》："强阴，健腰膝，变白发，明目。"

《本草备要》："益肝肾，安五脏，强腰膝，明耳目，乌须发，补风虚，除百病。"

2. 现代研究　含齐墩果酸等三萜类，棕榈酸、油酸等脂质类，以及甘露醇、葡萄糖等成分。有保肝、调节免疫、延缓衰老、降血脂、抗动脉粥样硬化、对抗化疗或放疗引起的白细胞减少、抗疲劳、抗炎、抗菌等作用。

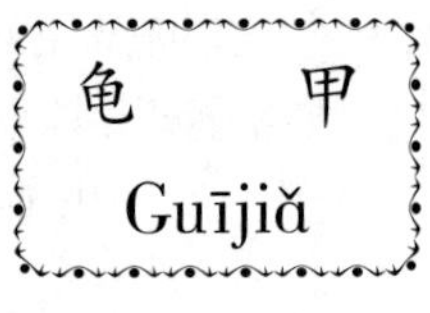

## 龟甲 Guījiǎ

《神农本草经》

龟甲为龟科动物乌龟 *Mauremys reevesii* Gray 的背甲及腹甲，主产于江苏、浙江、湖北等地。气微腥，味微咸。

【主要药性】甘、咸，寒。归肝、肾、心经。

【基本功效】滋阴潜阳，益肾健骨，养血补心，固经止血。

【临床应用】

**1. 阴虚内热证、阴虚阳亢证、阴虚风动证** 本品既能滋补肝肾之阴而退内热，又可潜降肝阳而息内风。治阴虚内热，骨蒸潮热、盗汗，常与其他滋阴退热之品配伍，如《丹溪心法》大补阴丸，以之与熟地黄、知母、黄柏等同用；治阴虚阳亢，头晕目眩，面红目赤，急躁易怒，常与滋阴潜阳、重镇降逆之品配伍，如《医学衷中参西录》镇肝息风汤，以之与玄参、天冬、代赭石等同用；治热病伤阴，阴虚风动，手足蠕动，舌干红绛，常与滋阴潜阳息风之品配伍，如《温病条辨》大定风珠，以之与生地黄、牡蛎、鳖甲等同用。

**2. 肾虚骨弱** 本品长于滋肾养肝，又能益肾健骨，适用于肾虚腰膝痿软，筋骨不健，以及小儿囟门不合、齿迟、行迟诸症，常与熟地黄、锁阳、龟甲、牛膝等补肝肾、强筋骨之品同用。

**3. 心神不宁证** 本品为血肉有情之品，有养血补心、安神之效。治心血不足、心神失养以致惊悸、失眠、健忘者，常与茯苓、炙远志等宁心安神之品配伍。

**4. 崩漏，月经过多** 本品滋肾水、制虚火，故有固冲止血之功，可用于治疗阴虚血热、冲脉不固的崩漏、月经过多，常与地黄、女贞子、墨旱莲等滋阴凉血止血之品配伍。

【用法用量】9~24 g。先煎。本品经砂烫醋淬后，更容易煎出有效成分，并可去除腥气，便于服用。

【使用注意】脾胃虚寒者忌服。《本草纲目》谓其“治难产”，故孕妇慎用。

【参考资料】

1. 本草摘要

《神农本草经》：“主漏下赤白，破癥瘕，痎疟，五痔，阴蚀，湿痹，四肢重弱，小儿囟门不合。”

《本草纲目》：“其甲以补心，补肾，补血，皆以养阴也。”

2. 现代研究 含动物胶、角蛋白、脂肪、骨胶原、氨基酸，以及钙、磷、铜等多种常量元素及微量元素等。有增强免疫、延缓衰老、增加冠状动脉血流量、调节能量代谢、提高耐缺氧能力及兴奋子宫、解热、镇静作用。

**附药**

龟甲胶 为龟甲经水煎煮、浓缩制成的固体胶。

【主要药性】咸、甘，凉。归肝、肾、心经。

【基本功效与主治】滋阴，养血，止血。用于阴虚潮热、骨蒸盗汗、腰膝酸软、血虚萎黄、崩漏带下等症。

【用法用量】烊化兑服，3~9 g。使用注意同龟甲。

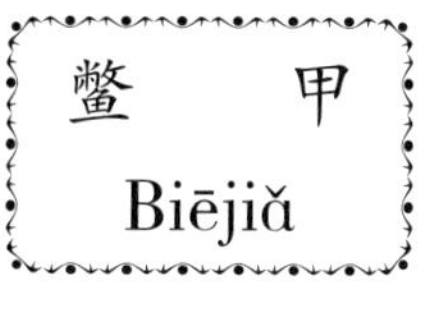


《神农本草经》

鳖甲为鳖科动物鳖 *Pelodiscus sinensis* Wiegmann 的背甲，主产于湖北、安徽、江苏等地。气微腥，味淡。

【主要药性】咸，寒。归肝、肾经。

【基本功效】滋阴潜阳，清退虚热，软坚散结。

【临床应用】

**1. 阴虚阳亢证、阴虚动风证** 本品功效类似龟甲，既可滋肝肾阴，又可潜阳息风，适用于阴虚阳亢，头晕目眩，以及阴虚风动，手足瘈疭者，常与滋阴潜阳息风之品配伍，如《温病条辨》大定风珠，以之与阿胶、生地黄、麦冬等同用。

**2. 阴虚内热证** 本品既可滋阴潜阳，又可清退虚热，且清退虚热作用较龟甲为优，为治阴虚发热之要药。治阴虚骨蒸盗汗、低热午后尤甚、唇红颧赤，常与清退虚热之品配伍；治热病伤阴，夜热早凉，形瘦脉数，舌红少苔，多与养阴清热之品配伍，如《温病条辨》青蒿鳖甲汤，以之与青蒿、生地黄、知母等同用。

**3. 癥瘕积聚** 本品味咸软坚散结。治癥瘕积聚，多与祛瘀消癥之品配伍；治疟久不愈，胁下痞块成疟母，常与其他活血化瘀之品配伍，如《金匮要略》鳖甲煎丸，以之与土鳖虫、大黄、桃仁等同用。

【用法用量】9~24 g。先煎。本品经砂烫醋淬后，更容易煎出有效成分，并可去除腥气，便于服用。本品生用滋阴潜阳，醋炙软坚散结。

【使用注意】脾胃虚寒，食少便溏者忌服。

【参考资料】

1. 本草摘要

《神农本草经》："主心腹癥瘕坚积，寒热，去痞、息肉、阴蚀、痔、恶肉。"

《本草汇言》："除阴虚热疟，解劳热骨蒸之药也……入肝，统主厥阴血分为病……厥阴血闭邪结，渐至寒热，为癥瘕，为痞胀，为疟疾，为淋沥，为骨蒸者，咸得主之。"

2. 现代研究 含动物胶、骨胶原、角蛋白、氨基酸、碳酸钙、磷酸钙、碘、维生素 D，以及锌、铜、锰等微量元素。有促进造血功能、增强免疫、抗应激、抗辐射、镇静、抗肿瘤、抗肝纤维化、抗结缔组织增生等作用。

**补阴药参考药**

| 药名 | 主要药性 | 基本功效 | 主治 | 用法用量 | 使用注意 |
|---|---|---|---|---|---|
| 枸骨叶 | 苦，凉。归肝、肾经 | 清热养阴，益肾，平肝 | 肺痨咯血，骨蒸潮热，头晕目眩 | 煎服，9~15 g | — |
| 桑椹 | 甘、寒。归肝、肾经 | 滋阴，补血，生津，润肠 | 阴血亏虚，津伤口渴，肠燥便秘 | 煎服，9~15 g | 大便溏薄者慎用 |
| 黑芝麻 | 甘、平。归肝、肾经 | 补益肝肾，润燥滑肠 | 肝肾精血亏虚证；肠燥便秘 | 煎服，9~15 g | 大便溏薄者慎用 |
| 黑豆 | 甘，平。归脾、肾经 | 益精明目，养血祛风，利水，解毒 | 阴虚烦渴，头晕目昏，体虚多汗，肾虚腰痛，水肿尿少，痹痛拘挛，手足麻木，药食中毒 | 煎服，9~30 g。外用适量，煎汤洗患处 | — |
| 楮实子 | 甘，寒。归肝、肾经 | 补肾清肝，明目，利尿 | 肝肾不足，腰膝酸软，虚劳骨蒸，头晕目昏，目生翳膜，水肿胀满 | 煎服，6~12 g | — |

**数字课程学习……**

拓展阅读　　彩图　　微视频　　自测题

# 第二十五章

# 收 涩 药

【教学要求】

掌握：收涩药（包括固表止汗药、涩肠止泻药及涩精缩尿止带药）在功效、主治、性能、配伍及使用注意方面的共性；并通过收涩有关功效，确定其性能、主治和证候禁忌。五味子、乌梅、山茱萸、桑螵蛸、莲子的功效、性能、应用及其用法用量、使用注意的特殊性。

熟悉：诃子、肉豆蔻、芡实、海螵蛸的功效、主治及用法用量、使用注意的特殊性。

了解：麻黄根、浮小麦、赤石脂、五倍子、石榴皮、覆盆子、金樱子的功效及用法用量和使用注意的特殊性。

## 一、含义

以收敛固涩为主要功效，常用以治疗各种滑脱病证的药物称为收涩药，又称固涩药。

根据收涩药应用范围的差异，可分为固表止汗药、涩肠止泻药、涩精缩尿止带药三类。

## 二、功效与主治

1. 共有功效与主治　本章药物均具有收敛固涩功效，主治久病体虚、正气不固、脏腑功能衰退所致的自汗、盗汗、久泻、久痢、遗精、滑精、遗尿、尿频、带下等滑脱不禁之症。

其中，固表止汗药主要用于气虚肌表不固，腠理疏松，津液外泄之自汗；阴虚不能制阳，阳热迫津外泄之盗汗。涩肠止泻药主要用于大肠虚寒或脾肾虚寒不能固摄所致的久泻、久痢。涩精缩尿止带药主要用于肾虚不固所致的遗精、滑精、遗尿、尿频及带下清稀等症。本类药物还有敛肺止咳平喘、收敛止血的功效，分别适用于肺虚或肺肾两虚的久咳虚喘和虚性出血。

2. 主要兼有功效与主治　本章部分药物兼有补虚功效，对于滑脱证可标本兼顾。

所谓收敛固涩，就是味酸、涩的药物，通过敛耗散、固滑脱，以治疗滑脱不禁病证的功效，简称收涩、收敛或固涩。滑脱不禁，为脏腑功能低下，气、血、津、精失于固护而过度耗散。其中主要作用于肺、心经，固护肌表、治疗虚汗不止的功效，称为固表止汗；主要作用于大肠，治疗虚性泻痢的功效，称为涩肠止泻；主要作用于肾、膀胱，治疗遗精、滑精，遗尿、尿频，带下的功效，分别称为涩精、缩尿和止带。此即陈藏器所谓“涩可固脱”，李时珍所谓“脱则散而不收，故用酸涩药，以敛其耗散。”之意。

## 三、性能特点

1. 药性　收涩药主治的滑脱病证，有寒证，也有热证，故本类药有的偏于寒凉，有的偏于温热。

2. 药味　根据"涩可固脱"、酸"能收、能涩"的理论，故本类药一般为酸味、涩味。

3. 归经　肺主气，合皮毛，司汗孔开阖。肺气虚，肌表不固，易致自汗；汗为心之液，心气虚、心阴虚皆可致虚汗，故虚汗多与肺、心有关。固表止汗药多归此二经。久泻久痢，病位在肠，既可由大肠虚寒所致，也可由脾肾虚寒所致，故涩肠止泻药主归大肠及脾、肾经。肾藏精，主水，司开阖，精、尿、带的生成和排泌为肾所主；精、尿遗滑，带下过多，多为肾虚不固所致，故涩精缩尿止带药主归肾经。

此外，本类药物具有收束内敛体内物质过度流失的效应，故其作用趋向以沉降为主。

本章中的罂粟壳易成瘾，为有毒之药。

## 四、配伍应用

滑脱病证的根本原因是正气虚弱、固摄无力，故应用收涩药治疗滑脱病证乃属于治标之法，临床应用时须与相应的补益药配伍，以标本兼顾。治气虚自汗、阴虚盗汗者，则应分别配伍补气药、补阴药；治脾肾阳虚之久泻、久痢者，应配伍温补脾肾药；治肾虚遗精、滑精、遗尿、尿频者，当配伍补肾药；治冲任不固，崩漏、带下不止者，当配伍补肝肾、固冲任药；治肺肾虚损，久咳虚喘者，宜配伍补肺益肾纳气药等。

## 五、使用注意

1. 因证选药　临床应根据不同的滑脱病证，选择不同功效的收涩药。治自汗、盗汗者，首选固表止汗药；治久泻、久痢者，首选涩肠止泻药；治肾虚遗精、滑精、遗尿、尿频、带下者，首选固精缩尿止带药；治久咳虚喘、虚性出血，则应选用具有敛肺止咳平喘或收涩止血功效的药物。

2. 证候禁忌　收涩药性涩敛邪，故凡表邪未解，湿热内蕴所致之泻痢、带下、血热出血，以及郁热未清者，均不宜用，误用有"闭门留寇"之弊。但某些收涩药除具有收涩作用之外，兼有清湿热、解毒等功效，则又当分别对待。

# 第一节　固表止汗药

以固密肌表、制止汗出为主要功效的药物，称为固表止汗药。本类药物多入肺、心二经，具有固表止汗之功，临床常用于气虚自汗、阴虚盗汗。治自汗当配补气固表药同用，治盗汗宜配滋阴除蒸药同用，以治病求本。

凡实证汗出，应以祛邪为主，非本类药物所宜。

## 麻 黄 根
## Máhuánggēn

《本草经集注》

麻黄根为麻黄科植物草麻黄 *Ephedra sinica* Stapf 或中麻黄 *Ephedra intermedia* Schrenk ex Mey. 的根及根茎，主产于河北、山西、内蒙古等地。无臭气微，味微苦。

【主要药性】甘、微涩，平。归肺经。

【基本功效】固表止汗。

【临床应用】

**自汗，盗汗** 本品甘平性涩，入肺经而能行肌表、固腠理，为敛肺固表止汗之要药。治气虚自汗，常与益气固表、敛汗之品配伍，如《太平惠民和剂局方》牡蛎散，以之与黄芪、牡蛎、浮小麦等同用。治阴虚盗汗，可与养阴敛汗之白芍、五味子、山茱萸等同用。

此外，本品单用或配伍牡蛎共研细末，扑于身上，亦可用于各种虚汗证。

【用法用量】3~9 g，外用适量。

【使用注意】有表邪者忌用。

【参考资料】

1. 本草摘要

《名医别录》："止汗，夏月杂粉扑之。"

《本草纲目》："麻黄发汗之气，驶不能御，而根节止汗，效如影响。"

2. 现代研究 含生物碱、阿魏酰组胺、麻黄酚、双黄酮等成分。麻黄根甲醇提取物能降血压，但麻黄根有升血压作用，所含生物碱能抑制低热和烟碱所致的发汗。

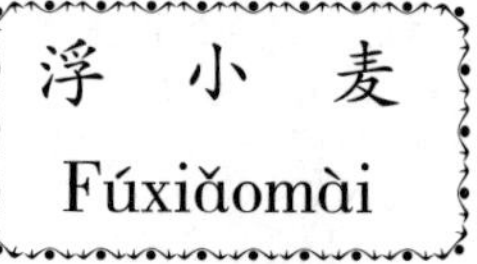

## 浮 小 麦
## Fúxiǎomài

《本草蒙筌》

浮小麦为禾本科植物小麦 *Triticum aestivum* L. 未成熟的颖果，在我国各地均产。无臭，味淡。

【主要药性】甘、微涩，凉。归心经。

【基本功效】固表止汗，益气，除热。

【临床应用】

1. **自汗，盗汗** 本品甘凉入心，能益心气、敛虚汗，为养心敛液，固表止汗之佳品。自汗、盗汗者，均可应用。如《卫生宝鉴》独圣散，单用本品炒焦研末服。治气虚自汗，常与益气、止汗药同用，如《太平惠民和剂局方》牡蛎散，以之与黄芪、煅牡蛎、麻黄根等配伍。治阴虚盗汗，可配伍养阴、敛汗之品，如五味子、白芍等。

**2. 骨蒸劳热** 本品能益气养阴除热。治阴虚发热，骨蒸潮热等症，常配伍养阴清热之品，如玄参、麦冬、生地黄等。

【用法用量】15~30 g；研末服，每次 3~5 g。

【参考资料】

1. 本草摘要

《本草蒙筌》："敛虚汗。"

《本草纲目》："益气除热，止自汗、盗汗，骨蒸虚热，妇人劳热。"

2. 现代研究 含淀粉、酶类、蛋白质、糖类、粗纤维、谷甾醇、卵磷脂、尿囊素、精氨酸及微量维生素 B、维生素 E 等。本品有参与体内三大营养物质代谢的作用。

**附药**

小麦 为禾本科植物小麦的成熟颖果。

【主要药性】甘，性微寒。归心、肺、脾经。

【基本功效与主治】养心气、除虚烦。用于心神不宁、烦躁失眠，如妇女脏躁、悲伤欲哭者。

【用量】15~30 g。

固表止汗药参考药

| 药名 | 主要药性 | 基本功效 | 主治 | 用法用量 |
|---|---|---|---|---|
| 糯稻根须 | 甘，平。归心，肝经 | 固表止汗，益胃生津，退虚热 | 自汗，盗汗，阴虚内热 | 煎服，15~30 g |

## 第二节 涩肠止泻药

以固涩肠道以治疗虚性泻痢为主要作用的药物，称为涩肠止泻药，主要用于大肠虚寒或脾肾虚寒所致的久泻、久痢。脾肾阳虚者，配伍温补脾肾药；气虚下陷者，配伍补气升提药。部分药物兼有敛肺止咳平喘的作用，可用于久咳虚喘。

虚性泻痢多为虚寒证，故本类药物多偏温性；味酸、涩；主入大肠、脾、肾经。

本类药酸涩收敛，泻痢初起，邪气方盛或伤食腹泻者一般不宜使用。

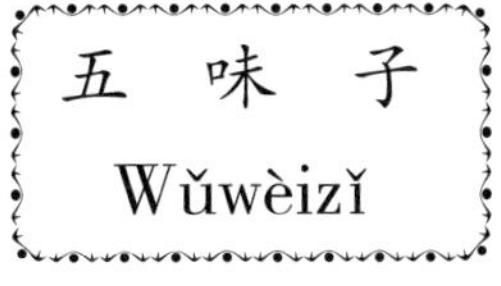


《神农本草经》

五味子为五味子科植物五味子 *Schisandra chinensis* (Turcz.) Baill. 的成熟果实，习称"北五味子”，主产于东北。本品果肉气微，味酸，种子破碎后有香气，味辛，微苦。

【主要药性】酸、甘，温。归肺、心、肾经。

【基本功效】收敛固涩（敛肺、涩肠、固精），益气生津，补肾宁心。

【临床应用】

**1. 久咳虚喘** 本品味酸收敛，甘温而润，能敛肺、止咳平喘，又能补肺气、滋肾阴，为治肺肾两虚、久咳虚喘之要药。治肺气虚咳嗽短气、神疲乏力，须与补气、止咳药同用，如《永类钤方》补肺汤，以之配伍人参、黄芪、紫菀等；治肺肾两虚咳喘，常与补益肺肾之品同用，如《医宗己任编》都气丸，以之配伍山茱萸、熟地黄、山药等。本品长于敛肺止咳，但配伍温肺化饮之品，亦可用于寒饮咳喘，如《金匮要略》苓甘五味姜辛汤，以之配伍细辛、干姜等；治外感风寒，内有水饮者，亦可与麻黄、细辛、干姜等发散风寒、化饮止咳药配伍，如《伤寒论》小青龙汤。

**2. 久泻不止** 本品能涩肠止泻。治脾虚久泻，常与温中涩肠之品同用，如《世医得效方》豆蔻饮，以之配伍肉豆蔻、赤石脂等；治脾肾虚寒久泻不止，常与温里散寒药同用，如《内科摘要》四神丸，以之与温补脾肾的补骨脂、肉豆蔻、吴茱萸等同用。

**3. 遗精，滑精** 本品能补肾涩精止遗，为治肾虚精关不固遗精、滑精之常用药，可单用熬膏服，或与温肾涩精之品同用，如《世医得效方》桑螵蛸丸，以之与桑螵蛸、附子、龙骨等同用。

**4. 自汗，盗汗** 本品善养肺气、心气，固表止汗，为治疗虚汗的常用药。治气虚自汗，可配伍补气、敛汗之品，如人参、浮小麦等；治阴虚盗汗，常与滋阴药同用，如《医级》麦味地黄丸，以之与熟地黄、山茱萸、麦冬等配伍。

**5. 津伤口渴，消渴** 本品具有生津止渴之功，又可益气以利阴津化生。治热伤气阴，汗多口渴者，常配伍补气养阴之品，如《内外伤辨惑论》生脉散，以之配伍人参、麦冬；治阴虚内热，口渴多饮之消渴证，常与清热养阴生津之品同用，如《医学衷中参西录》玉液汤，以之配伍山药、天花粉、黄芪等。

**6. 心悸，失眠，多梦** 本品既能补益心肾，又能宁心安神。治阴血亏损，心神失养，或心肾不交之虚烦心悸、失眠多梦，常与养阴、清心、安神之品同用，如《摄生秘剖》天王补心丹，以之配伍麦冬、地黄、酸枣仁等药。

此外，五味子作散剂内服，对肝炎氨基转移酶升高者，有降氨基转移酶作用。

【用法用量】2~6 g；研末服，每次 1~3 g。

【使用注意】外有表邪，内有实热，咳嗽初起，麻疹初起者，均不宜用。

【参考资料】

1. 本草摘要

《神农本草经》：“主益气，咳逆上气，劳伤羸瘦，补不足，强阴，益男子精。”

《本草备要》：“性温，五味俱全，酸咸为多，故专收敛肺气而滋肾水，益气生津，补虚明目，强阴涩精，退热敛汗，止呕住泻，宁嗽定喘，除烦渴，消水肿，解酒毒，收耗散之气。”

《医林纂要》：“宁神，除烦渴，止吐衄，安梦寐。”

2. 现代研究 果实含木脂素、挥发油等。种仁含五味子素、五味子醇等成分。有调节中枢神经、镇咳、祛痰、强心、降血压、保肝、抗氧化作用，还有与人参相似的适应原样作用。

### 附药

南五味子 为五味子科植物华中五味子 *Schisandra sphenanthera* Rehd.et Wils. 的成熟果实。

药性、功效、主治、用法用量及使用注意同五味子。

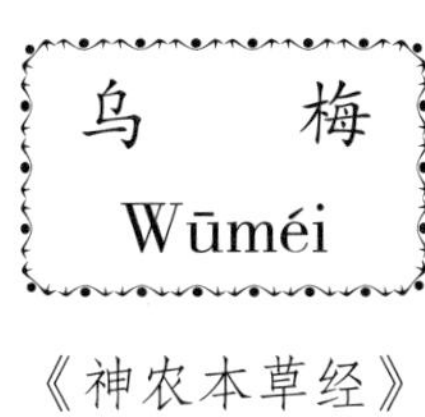


《神农本草经》

乌梅为蔷薇科植物梅 *Armeniaca mume* Sieb. 的近成熟果实，主产于浙江、福建、云南等地。具焦酸气，味极酸而涩。

【主要药性】酸、涩，平。归肝、脾、肺、大肠经。

【基本功效】涩肠止泻，敛肺止咳，安蛔，生津。

【临床应用】

**1. 久泻，久痢**　本品酸涩入大肠经，有良好的涩肠止泻痢作用，为治疗久泻、久痢之常用药，可与其他涩肠药同用，以增强止泻痢之功。如《证治准绳》固肠丸，以之配伍罂粟壳、诃子等。若用于湿热泻痢，便脓血者，则须配伍清热燥湿之品，如《太平圣惠方》乌梅丸，以之与黄连、黄柏等同用。

**2. 肺虚久咳**　本品入肺经能敛肺止咳，适用于肺虚久咳少痰或干咳无痰之症，可单用熬膏服，或其他敛肺药同用，以增强止咳之功，如《本草纲目》以之配罂粟壳等份为末服用。

**3. 蛔虫腹痛**　本品极酸，具有安蛔止痛之功，为安蛔之良药，故有蛔得酸则静之说。治蛔虫所致腹痛、呕吐、四肢厥冷的蛔厥病证，常与驱虫、温阳散寒药同用以增强疗效，如《伤寒论》乌梅丸，以之与细辛、花椒、黄连等配伍。

**4. 虚热消渴**　本品能生津止渴。治虚热消渴，可单用煎服，或与其他养阴益气药同用以增强生津止渴之效，如《沈氏尊生书》玉泉丸，以之配伍天花粉、麦冬、人参等。

此外，本品炒炭后，能收敛止血，可用于崩漏、便血、尿血等；外敷可治胬肉外突。

【用法用量】3~10 g，大剂量可用至 30 g。外用适量，捣烂或炒炭研末外敷，止泻止血宜炒炭用。

【使用注意】外有表邪或内有实热积滞者慎用。

【参考资料】

1. 本草摘要

《神农本草经》："下气，除热烦满，安心，肢体痛，偏枯不仁，死肌，去青黑痣，恶疾。生山谷。"

《本草纲目》："敛肺涩肠，治久嗽、泻痢，反胃噎膈，蛔厥吐利。"

《本草求真》："乌梅酸涩而温……入肺则收，入肠则涩，入筋与骨则软，入虫则伏，入于死肌、恶肉、恶痣则除。刺入肉中则拔。故于久泻久痢，气逆烦满，反胃骨蒸，无不因其收涩之性，而使下脱上逆皆治。"

2. 现代研究　含柠檬酸、5-羟甲基-2-糠醛、挥发油、苦杏仁苷等成分。有止血、镇咳、止泻、抑菌、增强免疫等作用。

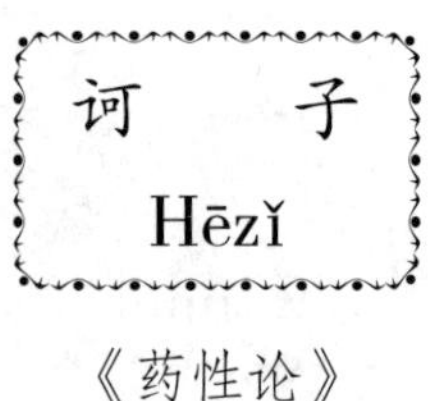

# 诃子 Hēzǐ

《药性论》

诃子为使君子科植物诃子 *Terminalia chebula* Retz. 或微毛诃子 *Terminalia chebula* Retz.var. *tomentella*（Kurz.）C.B. Clarke 的成熟果实，主产于云南及广东、广西等地。气微，微酸涩后甜。

【主要药性】苦、酸、涩，平。归肺、大肠经。

【基本功效】涩肠止泻，敛肺止咳，降火利咽。

【临床应用】

**1. 久泻，久痢** 本品酸涩收敛，入大肠，善涩肠止泻，为治疗久泻、久痢之常用药物。治虚寒者，常与温中收涩之品同用以增强疗效，如《兰室秘藏》诃子皮饮，以之与干姜、罂粟壳、陈皮配伍。治泻痢日久、脱肛者，须与补气升阳之品同用，以补气、涩肠、举陷，常配伍人参、黄芪、升麻等。

**2. 久咳，失音** 本品生用偏凉，既能敛肺下气止咳，又能清肺利咽开音。治久咳失音者，常配伍宣肺利咽之品，如《宣明论方》诃子汤，以之与桔梗、甘草同用。治气阴耗伤，肺虚久咳失音者，配伍补气敛肺之品，常与人参、五味子等同用；治久咳失音，咽喉肿痛者，常配伍清热解毒之品，如《医学统旨》清音丸，以之与硼砂、青黛、冰片等制蜜丸噙化。

【用法用量】3~10 g。涩肠止泻宜煨用，敛肺清热、利咽开音宜生用。

【使用注意】凡外有表邪、内有湿热积滞者慎用。

【参考资料】

1. 本草摘要

《本草图经》："治咳嗽咽喉不利，含三数枚殊胜。"

《本草纲目》："实大肠，敛肺降火。"

《本经逢原》："生用清金止嗽，煨熟固脾止泻。"

2. 现代研究 含鞣质及诃子素、鞣酸酶、番泻苷 A 等成分。有收敛、止泻、强心、降血糖、抗氧化、抗肿瘤、改善血液流变性、抗病原微生物等作用。

## 附药

西青果 为使君子科植物诃子的幼果，又称藏青果。

【主要药性】苦、酸、涩，平。归肺、大肠经。

【基本功效与主治】清热生津，解毒。用于阴虚白喉。

【用法用量】3~6 g。使用注意同诃子。

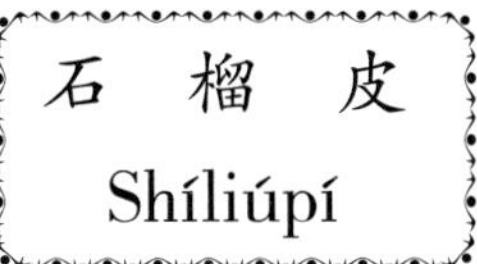

## 石榴皮 Shíliúpí

《名医别录》

石榴皮为石榴科植物石榴 *Punica granatum* Linn. 的果皮，在我国大部分地区均产。气微，味苦、涩。

【主要药性】酸、涩，温。归大肠经。

【基本功效】涩肠止泻，收敛止血，驱虫。

【临床应用】

**1. 久泻，久痢** 本品酸涩收敛，入大肠经。能涩肠道、止泻痢，为久泻久痢之常用药。治久泻属虚寒者，宜配伍干姜、附子等温里药，以温中涩肠；治久泻久痢而致气陷脱肛者，应与人参、黄芪、升麻等补气升提之品配伍，共收补气升阳、固脱止泻之功。本品若配伍黄连、黄柏等清热燥湿药，亦可治疗湿热泻痢。

**2. 便血，崩漏** 本品能收敛止血，可用于便血、崩漏。治便血，可单用煎服，或配伍地榆、槐花等止血药。治妊娠下血不止者，常与当归、阿胶、艾叶炭等补血、止血药同用，以收补血止血安胎之功。

此外，本品尚有涩精、止带作用，亦可用于遗精、带下等症。

【用法用量】3~10 g。入汤剂生用，入丸、散多炒用，止血多炒炭用。

【使用注意】

【参考资料】

1. 本草摘要

《名医别录》："疗下痢，止漏精。"

《本草纲目》："主泻痢，下血，脱肛，崩中带下。"

2. 现代研究　含鞣质、生物碱、有机酸、异槲皮苷、树脂等成分。有收敛、杀虫、抑菌、抗病毒、抗氧化、保肝、调节免疫、抑制胃酸分泌、抗胃溃疡等作用。

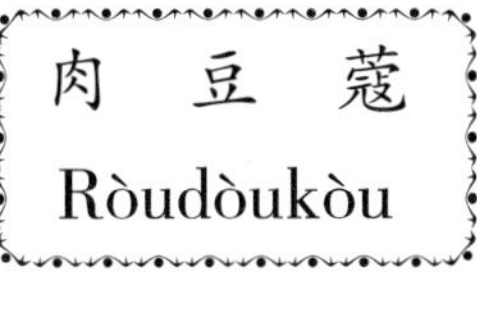

## 肉豆蔻 Ròudòukòu

《药性论》

肉豆蔻为肉豆蔻科植物肉豆蔻 *Myristica fragrans* Houtt. 的成熟种仁，主产于马来西亚、印度尼西亚等国，我国南方有栽培。味辛辣，微苦。

【主要药性】辛，温。归脾、胃、大肠经。

【基本功效】涩肠止泻，温中行气。

【临床应用】

**1. 久泻，久痢**　本品既能涩肠止泻，又能温中暖脾，为治疗虚寒性泻痢之要药。治脾胃虚寒之久泻、久痢者，常与温中健脾药同用，以收温中涩肠止泻之功，如《太平惠民和剂局方》真人养脏汤，以之与肉挂、干姜、党参、白术、罂粟壳等同用；治脾肾阳虚，五更泄泻者，常配温补脾肾之品，如《证治准绳》四神丸以之配伍补骨脂、五味子、吴茱萸。

**2. 胃寒胀痛，食少呕吐**　本品辛香温燥，能温中行气止痛。治胃寒气滞、脘腹胀痛、食少呕吐等症，常配伍温中降逆之品，如干姜、半夏、木香等。

【用法用量】3~9 g；入丸、散服，每次 0.5~1 g。涩肠止泻煨熟去油用。

【使用注意】湿热泻痢者不宜使用。

【参考资料】

1. 本草摘要

《本草纲目》："暖脾胃，固大肠。"

《本草经疏》："肉豆蔻辛味能散能消，温气能和中通畅，其气芬芳，香气先入脾，脾主消化，温和而辛香，故开胃，胃喜暖故也。故为理脾开胃、消宿食、止泄泻之要药。"

《本草备要》："治积冷心腹胀痛，又能涩大肠，止虚冷泻利。"

2. 现代研究　含脂肪油、挥发油及肉豆蔻醚、木脂素、肉豆蔻酸、三萜皂苷等成分。肉豆蔻含挥发油，少量能促进胃肠蠕动，大量则有抑制胃肠蠕动的作用，并有镇静、抗炎、抑菌等作用。

## 赤　石　脂

## Chìshízhī

《神农本草经》

赤石脂为硅酸盐类矿物多水高岭石，主产于福建、山东、河南等地。微有黏土味，味淡。

【主要药性】甘、涩，温。归大肠、胃经。

【基本功效】涩肠止泻，收敛止血，止带，外用敛疮生肌。

【临床应用】

**1. 久泻，久痢**　本品甘温、味涩，入胃肠，长于涩肠止泻，兼能止血，治虚寒泻痢尤宜，且常与禹余粮相须为用，以增强涩肠止泻之力，如《伤寒论》赤石脂禹余粮汤；治虚寒下痢，便脓血不止者，常与温中健脾之品同用，如《伤寒论》桃花汤，以之与干姜、粳米同用。

**2. 便血，崩漏**　本品收敛止血，治便血、崩漏者多用。治便血、痔疮出血，常配伍收敛止血之品，如禹余粮、龙骨、地榆等。治崩漏下血，常与收敛止血之品同用，以增强固冲止崩之效，如《太平惠民和剂局方》滋血汤，以之配伍海螵蛸、侧柏叶等。现代常用本品治疗消化道出血，常与白及、三七同用。

**3. 带下**　本品温涩，可收涩止带。治妇女肾虚而带下清稀者，须与温补固涩之品配伍，共收温补脾肾、收涩止带之功，可配伍鹿角霜、芡实、海螵蛸等。

**4. 疮疡久溃不敛，湿疹，湿疮**　本品外用有收湿敛疮生肌之功。治疮疡久溃不敛、湿疹、湿疮，可单用或与龙骨、乳香、没药等同用，研细末，撒敷患处。

【用法用量】10~20 g。入丸、散，每次 3~5 g；外用适量，研细末撒患处或调敷。

【使用注意】湿热积滞泻痢者忌服。孕妇慎用。本品畏官桂。

【参考资料】

1. 本草摘要

《神农本草经》："主黄疸，泄痢，肠澼脓血，阴蚀下血赤白。"

《名医别录》："疗腹痛肠澼，下痢赤白……女子崩中，漏下，产难胞衣不出。"

《本经逢原》："功专止血固下。仲景桃花汤下痢便脓血者，取石脂之重涩，入下焦血分固脱……火热暴注，初痢有积滞者勿用。"

2. 现代研究　主含含水硅酸铝[$Al_4(Si_4O_{10})_8(OH)_8 \cdot 4H_2O$]，尚含氧化铁、氧化硅，以及锰、镁、钙的氧化物等。本品能吸附消化道内的有毒物质、细菌毒素及代谢产物，减少对肠道黏膜的刺激，而呈止泻作用。有保护胃肠黏膜、止血等作用。

**附药**

禹余粮　为氢氧化物类矿物褐铁矿，主含氢氧化氧铁[FeO(OH)]。

【主要药性】甘、涩，微寒。归胃、大肠经。

【基本功效与主治】涩肠止泻，收敛止血。用于久泻久痢，大便出血，崩漏带下。外用有收湿敛疮生肌之功，可用于疮疡久溃不敛、湿疹、湿疮。

【用法用量】9~15 g，或入丸、散，每次 3~5 g。外用适量，研细末撒患处或调敷。湿热积滞泻痢者忌服。

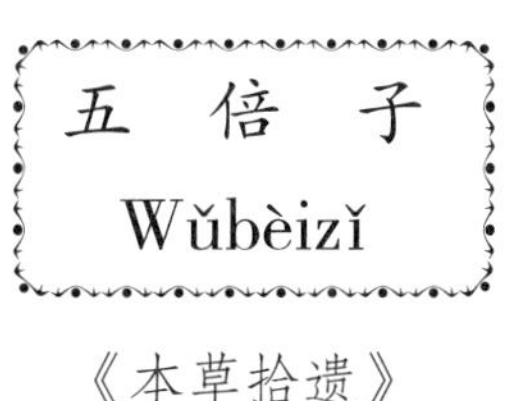

## 五　倍　子

## Wǔbèizǐ

《本草拾遗》

五倍子为漆树科植物盐肤木 *Rhus chinensis* Mill.、青麸杨 *Rhus potaninii* Maxim. 或红麸杨 *Rhus punjabensis* Stewart. *var. sinica*(Diels) Rehd. et Wils. 叶上的虫瘿，主要由五倍子蚜虫寄生而形成，主产于四川、贵州、云南等地。气特异，味涩。

【主要药性】酸、涩、寒。归肺、大肠、肾经。

【基本功效】敛肺降火，涩肠止泻，敛汗，止血，收湿敛疮。

【临床应用】

1. **咳嗽、咯血**　本品酸涩收敛，性寒清降，入肺经，既能敛肺止咳，又能清肺降火，适用于久咳及肺热咳嗽。本品能止血，故尤宜用于咳嗽咯血者。治肺虚久咳，常与敛肺止咳之品如五味子、罂粟壳等同用；治肺热咳嗽，可与清肺化痰之品，如瓜蒌、黄芩、贝母等同用。治热灼肺络咳嗽咯血，可与止血药如藕节、白及等同用。

2. **久泻、久痢**　本品酸涩入大肠，有涩肠止泻之功。治久泻久痢，可与涩肠止泻药如石榴皮、赤石脂等同用。

3. **自汗、盗汗**　本品能敛肺止汗。治自汗、盗汗，可单用研末，与荞麦面等分做饼，煨熟食之，或研末水调敷于脐处。

4. **遗精、滑精**　本品酸涩入肾，能涩精止遗。治肾虚遗精、滑精，常与收涩药物配伍，如《太平惠民和剂局方》秘传玉锁丹，以之与龙骨、茯苓同用。

5. **出血证**　本品有收敛止血作用。治崩漏，可单用，或配伍收敛止血之品如棕榈炭、血余炭等；治便血、痔疮出血，可与清肠止血之槐花、地榆等同用，或煎汤熏洗患处。

6. **湿疮、肿毒**　本品外用有收湿敛疮、解毒消肿之功。治湿疮流水、溃疡不敛、疮疖肿毒、肛脱不收、子宫下垂等，可单用或配枯矾研末外敷或煎汤熏洗。

【用法用量】3~9 g；入丸、散服，每次 1~1.5 g。外用适量。研末外敷或煎汤熏洗。

【使用注意】湿热泻痢者忌用。

【参考资料】

1. 本草摘要

《开宝本草》："主齿宣疳䘌，肺脏风毒，流溢皮肤，作风湿癣疮痒脓水，五痔下血不止，小儿面鼻疳疮。"

《本草纲目》："敛肺降火，化痰饮，止咳嗽，消渴，盗汗，呕吐，失血，久痢 .... 治眼赤湿烂，消肿毒，喉痹，敛溃疮金疮，收脱肛子肠坠下。"

2. 现代研究　含没食子鞣质、没食子酸及树脂、脂肪、蜡质、淀粉等成分。所含鞣酸可凝固皮肤、黏膜及溃疡的组织蛋白质而呈收敛止血、减少渗出、抗炎、止痛作用；本品也可减轻肠道炎症，止泻。此外，本品还有抑菌、抗病毒，杀精子等作用。

### 附药

百药煎　为五倍子与茶叶、酒曲等经发酵制成的块状物。

【主要药性】酸、涩、微甘，平。归肺、大肠、肾经。

【基本功效与主治】敛肺降火、涩肠止泻、敛汗止血、收湿敛疮，用于肺虚久咳，肺热痰嗽，久泻久痢，盗汗，消渴，便血，外伤出血，痈肿疮毒，皮肤湿烂。

【用法用量】3~9 g；含咽每次 1~3 g。湿热盛者慎用。

**涩肠止泻药参考药**

| 药名 | 主要药性 | 基本功效 | 主治 | 用法用量 | 使用注意 |
| --- | --- | --- | --- | --- | --- |
| 罂粟壳 | 酸、涩，平。有毒。归肺、大肠、肾经 | 涩肠止泻，敛肺止咳，止痛 | 久泻，久痢；肺虚久咳；胃痛，腹痛，筋骨疼痛 | 煎服，3~6 g，止咳蜜炙用，止血、止痛醋炙用 | 易成瘾。咳嗽或泻痢初起邪实者忌用 |
| 禹余粮 | 甘、涩，平。归胃经 | 涩肠止泻，收敛止血，止带 | 久泻，久痢；崩漏，便血，带下 | 煎服，10~20 g | 孕妇慎用 |
| 岩白菜 | 苦、涩，平。归肺、肝、脾经 | 收敛止泻，止血，止咳，舒筋活络。用于腹泻，痢疾，食欲不振，肺结核咳嗽，气管炎咳嗽，风湿疼痛 | 久泻，久痢；便血；胃痛，腹痛，筋骨疼痛；肺虚久咳 | 煎服，6~12 g。外用适量 | — |

## 第三节 涩精缩尿止带药

本类药物酸涩收敛，主归肾、膀胱经，具有固精、缩尿、止带的作用。某些药物兼有补肾之功，适用于肾虚不固所致的遗精、滑精、遗尿、尿频，以及带下清稀、量多等症，常与补肾药配伍使用，以标本兼治。

本类药酸涩收敛，对外邪内侵、湿热下注所致的遗精、尿频等不宜用。

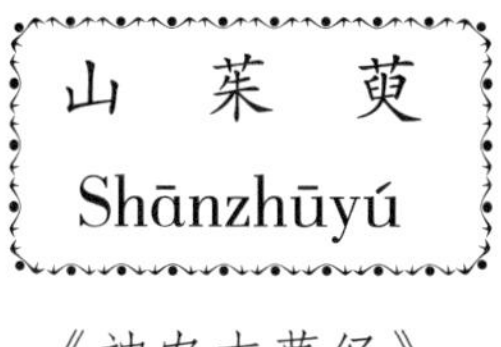


《神农本草经》

山茱萸为山茱萸科植物山茱萸 *Cornus officinalis* Sieb.et Zucc. 的成熟果肉，主产于浙江、河南、安徽等地。气微，味酸、涩、微苦。

【主要药性】酸，微温。归肝、肾经。

【基本功效】补益肝肾，收敛固涩。

【临床应用】

**1. 肝肾亏虚证** 本品酸温质润，温而不燥，补而不峻。其补益肝肾，长于益精，为平补阴阳之要药。治肝肾阴虚，头晕目眩、腰酸耳鸣者，常与滋阴药同用，如《小儿药证直诀》六味地黄丸，以之与熟地黄、山药等配伍；治肾阳不足，腰酸畏冷，小便不利或频数者，常与温里助阳药配伍，如《金匮要略》肾气丸，以之与肉桂、附子等同用；治肾阳虚阳痿者，多与补骨脂、巴戟天、淫羊藿等配伍，以补肾助阳起萎。

**2. 遗精滑精，遗尿尿频** 本品既能补肾益精，又能固精缩尿，对肾虚遗滑之证能标本兼顾，为固精止遗之要药。治肾阴不足之遗精，常配伍滋阴固肾之品，如熟地黄、枸杞子、山药等；治肾阳不足，阳痿、遗精、滑精者，常与温肾固涩之品同用，如《扶寿精方》草还丹，以之配伍补骨脂、当归等；治肾虚膀胱失约之遗尿、尿频者，常配伍补肾收敛之品，如覆盆子、金樱子、桑螵蛸等。

**3. 崩漏，月经过多** 本品能补肝肾、固冲任、收敛止血。治肝肾亏损，冲任不固之崩漏及月经过多，常与补肝肾、调经水药同用，如《傅青主女科》加味四物汤，以之配伍熟地黄、白芍、当归等药；若治脾气虚弱而漏下不止者，常与补气止血之品同用，共收益气健脾、固崩止血之效，如《医学衷中参西录》固冲汤，以之配伍黄芪、白术、五味子等。

**4. 大汗不止，体虚欲脱** 本品酸涩性温，有较强的收敛止汗之功，为敛汗固脱之药。治大汗元气欲脱或久病虚脱者，常与补气、回阳药同用，以收大补元气、回阳固脱之效，如《医学衷中参西录》来复汤，以之配伍人参、附子、龙骨等。

此外，本品亦治消渴证，多与生地、天花粉等养阴生津之品同用。

【用量】5~10 g，急救固脱 20~30 g。

【使用注意】素有湿热而致小便淋涩者不宜应用。

【参考资料】

1. 本草摘要

《神农本草经》："主心下邪气，寒热，温中，逐寒湿痹，去三虫。"

《药性论》："止月水不定，补肾气，兴阳道，添精髓，疗耳鸣……止老人尿不节。"

《汤液本草》："滑则气脱，涩剂所以收之，山茱萸止小便利，秘精气，取其味酸涩以收滑之。"

2. 现代研究　含糖苷、有机酸、鞣质、葡萄糖、维生素 A、挥发油和多种微量元素等成分。有增强免疫功能、降血糖、抑菌、抗流行性感冒病毒、抗心律失常、抗氧化、改善认知能力等作用。

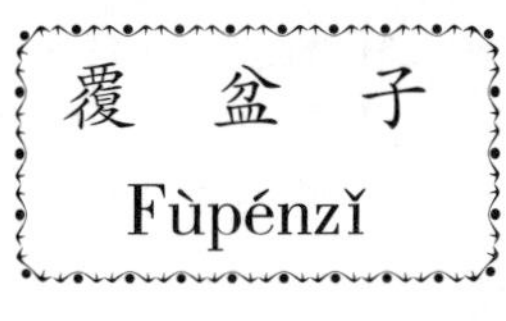

## 覆盆子 Fùpénzǐ

《名医别录》

覆盆子为蔷薇科植物掌叶覆盆子 *Rubus chingii* Hu 的果实，主产于浙江、福建等地。气清香，味微酸。

【主要药性】甘、酸，微温。归肝、肾经。

【基本功效】固精缩尿，补益肝肾，明目。

【临床应用】

**1. 遗精滑精，遗尿尿频**　本品甘酸微温不燥，主入肝、肾经，既能固精缩尿，又能补助肾阳。治肾虚阳痿遗精，可单用研末服；治肾虚遗精、滑精、阳痿、不孕，常与补肾固精之品配伍，如《丹溪心法》五子衍宗丸，以之与枸杞子、菟丝子、五味子等同用；治肾虚遗尿、尿频者，常与补肾缩尿药配伍，如桑螵蛸、益智仁、补骨脂等。

**2. 肝肾不足，目暗不明**　本品能补益肝肾而明目。治肝肾不足，目暗不明者，可单用久服，或与其他补肝肾明目药配伍，以增强明目的作用，如以之与枸杞子、桑椹、菟丝子等同用。

【用法用量】5~10 g。可单药浸酒或熬膏用。

【使用注意】阴虚火旺，小便短赤者禁服。

【参考资料】

1. 本草摘要

《名医别录》："益气轻身，令发不白。"

《本草正义》："主男子肾虚精竭，女子食之有子，主阴痿，能令坚长。"

《本草备要》："益肾脏而固精，补肝虚而明目，起阳痿，缩小便。"

2. 现代研究　含有机酸、糖类及少量维生素 C 和 β- 谷甾醇等成分。有调节下丘脑 - 垂体 - 性腺轴功能、改善记忆力、延缓衰老、抑菌、抗诱变等作用。

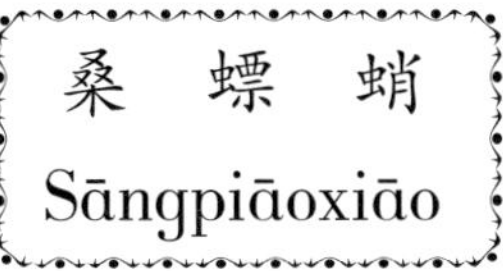


《神农本草经》

桑螵蛸为螳螂科昆虫大刀螂 *Tenodera sinensis* Saussure、小刀螂 *Statilia maculata* Thunberg 或巨斧螳螂 *Hierodula patellifera* Serville 的卵鞘,分别习称“团螵蛸”“长螵蛸”及“黑螵蛸”,在全国大部分地区均产。气微腥,味淡或微咸。

【主要药性】甘、涩,平。归肝、肾经。

【基本功效】固精缩尿,补肾助阳。

【临床应用】

**1. 遗精滑精,遗尿尿频** 本品甘涩入肾,能补肾气、固精关、缩小便,为治肾虚不固,遗精滑精、遗尿尿频、白浊之良药,而以缩尿见长。治小儿遗尿,妊娠、产后小便数或不禁,可单用本品,或配伍芡实、金樱子等益肾缩尿药使用;治肾虚遗精、滑精,常与收敛固涩之品配伍,如《世医得效方》桑螵蛸丸,以之配伍龙骨、五味子、制附子等。

**2. 肾虚阳痿** 本品有补肾助阳的功效。治肾虚阳痿,常与鹿茸、肉苁蓉、菟丝子等同用。

【用量】6~10 g。

【使用注意】本品助阳固涩,故阴虚火旺,膀胱有热者慎用。

【参考资料】

1. 本草摘要

《神农本草经》:“主伤中、疝瘕、阴痿,益精生子,女子血闭腰痛,通五淋,利小便水道。”

《名医别录》:“疗男子虚损,五脏气微,梦寐失精,遗溺。”

《本经逢原》:“肝肾命门药也,功专收涩,故男子虚损、肾虚阳痿、梦中失精遗溺白浊方多用之。”

2. 现代研究 含蛋白质、脂肪、粗纤维,并有铁、钙等成分。有抗利尿及敛汗的作用,还具有促进消化液分泌、降血糖、降血脂等作用。

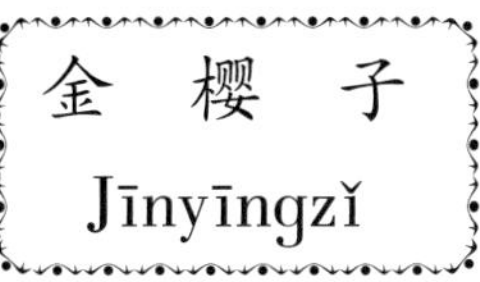


《雷公炮炙论》

金樱子为蔷薇科植物金樱子 *Rosa laevigata* Michx. 的成熟果实,主产于广东、四川、云南等地。气微,味甘、微涩。

【主要药性】酸、涩,平。归肾、膀胱、大肠经。

【基本功效】固精缩尿，固崩止带，涩肠止泻。

【临床应用】

1. **遗精滑精，遗尿尿频，带下量多** 本品味酸而涩，功专收敛固涩，入肾、膀胱经，善于固精、缩尿、止带。治肾虚遗精滑精、遗尿尿频、带下过多，可单用本品熬膏服，如《明医指掌》金樱子膏；本品也常与芡实相须而用，以增强固涩之力，如《仁存堂经验方》水陆二仙丹，若再配伍菟丝子、补骨脂、海螵蛸等补肾固涩之品，疗效更佳。

2. **久泻久痢** 本品入大肠，能涩肠止泻。治脾虚久泻、久痢，可单用浓煎服，或配伍涩肠止泻的罂粟壳以增强止泻之功；若配伍补脾涩肠之品，则能标本兼顾，如《景岳全书》秘元煎，以之配伍党参、芡实、五味子等以补脾止泻。

此外，取其收涩固敛之功，本品还可用于崩漏、脱肛、子宫脱垂等症。

【用法用量】6~12 g；散剂，每次 3~4 g。

【参考资料】

1. 本草摘要

《蜀本草》："主治脾泄下痢，止小便利，涩精气。"

《滇南本草》："治日久下痢，血崩带下，涩精遗泄。"

《本草备要》："入脾、肺、肾三经。固精秘气。治梦泄遗精，泄痢便数。"

2. 现代研究 含苹果酸，柠檬酸，鞣酸及树脂等。有收敛、止泻、抑菌、抗病毒等作用。

## 海 螵 蛸
## Hǎipiāoxiāo

《神农本草经》

海螵蛸为乌贼科动物曼氏无针乌贼 *Sepiella maindroni* de Rochebrune 或金乌贼 *Sepia esculenta* Hoyle 的内壳，主产于江苏、浙江、辽宁等省沿海。气微腥，味微咸。

【主要药性】咸、涩，微温。归肝、肾经

【基本功效】收敛止血，涩精止带，制酸止痛，收湿敛疮。

【临床应用】

1. **遗精，带下** 本品温涩收敛，有固精止带之功，而以止带见长。治肾虚带脉不固之带下清稀量多，常配伍补肾收涩之品，如以之与山药、芡实、鹿角霜等药同用；治带下，则配伍其他止带之品，如《妇人良方大全》白芷散，以之与白芷、血余炭同用。治肾失固藏之遗精、滑精，须配伍补肾固精之品，如常与山茱萸、菟丝子、沙苑子等同用。

2. **出血证** 本品有收敛止血的作用，可用于多种出血证，为止血要药。治崩漏，常与其他止血药同用以增强疗效，如《医学衷中参西录》固冲汤，以之与茜草、棕榈炭、五倍子等同用；治吐血、便血者，常与白及等份为末服；治小便血淋，可将海螵蛸研末，以地黄汁调服。

3. **胃痛吐酸** 本品能制酸止痛，为治胃痛吐酸之佳品。本品常与浙贝母同用，如乌贝散，或配伍延胡索、白及、瓦楞子等，以增强制酸止痛之功。

**4. 湿疮，湿疹，溃疡不敛** 本品外用能收湿敛疮。治湿疮、湿疹，配黄柏、青黛、煅石膏等研末外敷；治溃疡多脓，久不愈合者，可单用本品研末外敷，或配煅石膏、枯矾、冰片等共研细末，撒敷患处。

【用法用量】6~2 g；研末吞服，每次 1.5~3 g。外用适量。

【使用注意】阴虚多热者不宜用。久服易致便秘。

【参考资料】

1. 本草摘要

《神农本草经》："主女子赤白漏下经汁，血闭，阴蚀肿痛，寒热癥瘕，无子。"

《本草品汇精要》："止精滑，去目翳。"

《玉楸药解》："止吐衄崩带，磨翳障……敛疮燥脓……收阴囊湿痒，除小便血淋。"

2. 现代研究 含碳酸钙及壳角质、黏液质、氨基酸、多种微元素。有中和胃酸、促进溃疡愈合、止血、抗肿瘤等作用。

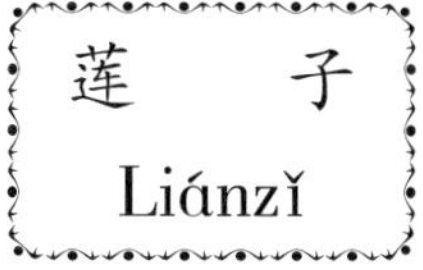


《神农本草经》

莲子为睡莲科植物莲 *Nelumbo nucifera* Gaertn. 的成熟种子，主产于湖南、福建、江苏等地。本品气微，味甘、涩。

【主要药性】甘、涩，平。归脾、肾、心经。

【基本功效】补脾止泻、止带，益肾涩精，养心安神。

【临床应用】

**1. 脾虚泻痢** 本品既补益脾气，又涩肠止泻，为治脾虚泻痢之良药。治脾虚久泻，食欲不振者，可单用本品，或与补气健脾药同用以增强疗效，如《太平惠民和剂局方》参苓白术散，以之与党参、茯苓、白术、山药等同用。

**2. 遗精滑精** 本品能益肾固精。治肾虚精关不固之遗精、滑精，常与其他固肾涩精药同用以增强疗效，如《医方集解》金锁固精丸，以之与芡实、龙骨等同用。

**3. 带下** 本品既补脾益肾，又固涩止带，为治疗脾虚、肾虚带下之常用药。治脾虚带下者，常与健脾祛湿药同用，如茯苓、白术等；治脾肾两虚，带下清稀，腰膝酸软者，常配伍补肾固涩之品以增强疗效，如山茱萸、山药、芡实等。

**4. 心悸，失眠** 本品甘平，入脾、心、肾经，能补脾养心益肾，宁心安神，莲子心又有清心除烦之功。治心肾不交之虚烦、心悸、失眠者，常与其他安神药配伍以增强疗效，如酸枣仁、茯神、远志等。

【用法用量】10~15 g，捣碎；入散剂，每次 3~5 g。治疗心肾不交虚烦不眠，不宜去心。

【参考资料】

1. 本草摘要

《神农本草经》："主补中，养神，益气力。"

《本草纲目》:“交心肾,厚肠胃,固精气,强筋骨,补虚损……止脾泻泄久痢,赤白浊,女人带下崩中诸血病。”

《玉楸药解》:“甚益脾胃,而固涩之性,最宜滑泄之家,遗精便溏,极有良效。”

2. 现代研究　含淀粉、蛋白质、脂肪、生物碱、棉子糖、钙、磷、铁等。有抗氧化、延缓衰老、增强免疫等作用。

**附药**

*莲须*　为睡莲科植物莲的雄蕊。

【主要药性】甘、涩,平;归心、肾经。

【基本功效与主治】补肾涩精。用于遗精滑精,带下,尿频。

【用量】3~5 g。

*莲房*　为睡莲科植物莲的花托。

【主要药性】苦、涩,温。归肝经。

【基本功效与主治】化瘀止血。用于崩漏,尿血,痔疮出血,产后瘀阻,恶露不尽。

【用法用量】5~10 g,炒炭用。

*莲子心*　为睡莲科植物莲的成熟种子中的幼叶及胚根。

【主要药性】苦,寒;归心、肾经。

【基本功效与主治】清心安神,交通心肾,涩精止血。用于热入心包,神昏谵语,心肾不交,失眠遗精,血热吐血。

【用量】2~5 g。

*荷叶*　为睡莲科植物莲的叶。

【主要药性】苦,平。归肝、脾、胃经。

【基本功效与主治】清暑化湿,升发清阳,凉血止血。用于暑热烦渴,暑湿泄泻,脾虚泄泻,血热吐衄,便血崩漏。荷叶炭收涩化瘀止血,用于出血证和产后血晕。

【用量】3~10 g。

*荷梗*　为睡莲科植物莲的叶柄及花柄。

【主要药性】性味苦,平;归肺、脾、胃经。

【基本功效与主治】通气宽胸、和胃安胎。用于外感暑湿、胸闷不畅、妊娠呕吐、胎动不安。

【用量】10~15 g。

*石莲子*　为睡莲科植物莲的老熟的果实。

【主要药性】甘、涩、微苦,寒;归脾、胃、心经。

【基本功效与主治】清湿热,开胃,清心宁神,涩精止遗。用于噤口痢,呕吐不食,心烦失眠,遗精,尿浊,带下。

【用法用量】9~12 g。虚寒久痢者忌服。

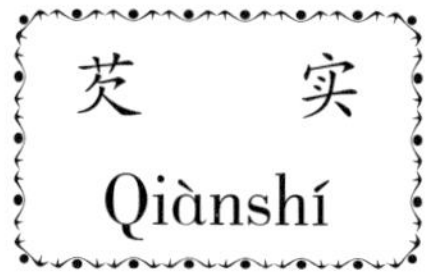


《神农本草经》

芡实为睡莲科植物芡 *Euryale ferox* Salisb. 的成熟种仁，主产于湖南、江西、安徽等地。气微，味淡。

【主要药性】甘、涩，平。归脾、肾经。

【基本功效】益肾固精，补脾止泻，除湿止带。

【临床应用】

**1. 遗精滑精** 本品甘涩收敛，善益肾固精。治肾虚不固之腰膝酸软，遗精滑精者，常与金樱子相须而用，如《仁存堂经验方》水陆二仙丹；亦可与补肾、收涩之品配伍以增强疗效，如《医方集解》金锁固精丸，以之与莲子、莲须、牡蛎等同用。

**2. 脾虚久泻** 本品既能健脾除湿，又能收敛止泻。治脾虚湿盛，久泻不愈者，常与白术、茯苓、扁豆等药同用。

**3. 带下** 本品能补益脾肾、收敛固涩，其除湿之功，为莲子所不具，故为治带下证之佳品。治脾肾两虚之带下清稀，常与补气健脾药同用，如党参、白术、山药等。若治湿热带下黄稠，则配伍清热利湿之品，如《傅青主女科》易黄汤，以之与黄柏、车前子等同用。

【用法用量】煎服，10~15 g。

【参考资料】

1. 本草摘要

《神农本草经》："主治湿痹腰脊膝痛，补中，除暴疾，益精气，强志，令耳目聪明。"

《本草纲目》："止渴益肾，治小便不禁，遗精，白浊，带下。"

《本草求真》："味甘补脾，故能利湿，而使泄泻腹痛可治……味涩固肾，故能闭气，而使遗带小便不禁皆愈。"

2. 现代研究 含淀粉、蛋白质、脂肪、维生素、胡萝卜素等。有抗氧化、降血糖、保护肾功能等作用。

**涩精缩尿止带药参考药**

| 药名 | 主要药性 | 基本功效 | 主治 | 用法用量 | 使用注意 |
|---|---|---|---|---|---|
| 椿皮 | 苦、涩，寒。归大肠、肝经 | 清热燥湿，收敛止带，止泻，止血 | 赤白带下，久泻久痢，湿热泻痢，崩漏，便血，痔血 | 煎服，6~9 g | 脾胃虚寒者慎用 |
| 鸡冠花 | 甘、涩，凉。归肝、大肠 | 收敛止带，止血，止痢 | 带下，崩漏，便血，痔血，赤白下痢，久痢不止 | 煎服，6~15 g | 瘀血崩漏者不宜使用 |
| 刺猬皮 | 苦、涩，平。归肾、胃、大肠 | 固精缩尿，收敛止血，化瘀止痛 | 遗精滑精，遗尿尿频；便血，痔血，胃痛，呕吐 | 煎服，3~10 g；研末服 1.5~3 g | — |

**数字课程学习……**

拓展阅读　彩图　微视频　自测题

# 第二十六章

# 涌　吐　药

【教学要求】

熟悉：涌吐药的适用范围、使用注意。常山的功效与主治，以及特殊的用法用量、使用注意。

了解：瓜蒂、胆矾的功效及特殊的用法用量和使用注意。

## 一、含义

以促使呕吐为主要功效，常用以治疗毒物、宿食、痰涎等停滞在胃脘或胸膈以上所致病证为主的药物，称为涌吐药，或称催吐药。

## 二、功效与主治

1. 共有功效与主治　本章药物都具有涌吐功效，主要用于治疗误食毒物，且时间不长，毒物尚在胃中，未被吸收；或宿食停滞不化，尚未入肠，胃脘胀痛；或痰涎壅盛，阻于胸膈或咽喉，呼吸急促；或痰浊上涌，蒙蔽清窍，癫痫发狂等症。涌吐，即上涌催吐之意，指通过诱发呕吐，因势利导，排出蓄积于体内的毒物、宿食及痰涎等有形实邪的治疗作用。

2. 主要兼有功效与主治　部分药物还兼有截疟，祛湿退黄，外用解毒收湿、蚀疮去腐等功效，可分别主治疟疾、黄疸及风眼赤烂、牙疳、肿毒不溃等五官或皮肤疾病。

## 三、药性

1. 四气　本章药物多为寒性。

2. 五味　本章药物多为酸、苦味。

3. 归经　本章药物主要用以涌吐胃内之毒物、宿食、痰涎，故均归胃经。

此外，涌吐的作用趋向为上，故本章药物均具升浮的性能。

本章药物均有毒性。

## 四、配伍应用

本章药物药力峻猛，奏效迅速，所服药物大部分需要随呕吐而吐出，很少能被机体吸收，而避免引起中毒反应，故本章药与其他对症药物共剂服用的意义不大。加之本章药物的涌吐作用比较强烈，单味药应用有效剂量即可取得催吐效果，故从涌吐的角度来说，一般也无须配伍他药。

在涌吐的古方中，涌吐药主要与两类药配伍：一是能增强其涌吐作用的药物，目的是在保证涌吐效果的前提下，减少单味药的用量，从而避免因单味药用量过大而导致中毒；二是降低涌吐药毒性和烈性的药物，所配伍的药物多作为赋型剂使用。

### 五、使用注意

1. 因证选药　本章药物只适用于体壮邪实者。

2. 证候禁忌　凡体质虚弱者及老人、小儿、胎前产后的妇女，以及素有失血、头晕、心悸、劳嗽喘咳者，均应忌用或慎用。

3. 中病即止　本章药物毒性较大，作用迅猛，在现代临床已很少使用，若要使用，应采用“小量渐增”的方法，切忌骤用大量；同时要注意“中病即止”，只宜暂用，不可连服或久服，谨防中毒或涌吐太过，导致不良反应。

若用药后未引起呕吐或未达到必要的呕吐程度，可饮热水以助药力，或用翎毛探喉以助涌吐；如药后呕吐不止，应立即停药，并积极采取措施，及时抢救。

呕吐之后，宜适当休息，不宜马上进食，待胃肠功能恢复后，再进食流质或易消化的食物，以养胃气，忌食油腻辛辣荤腥及不易消化之物。

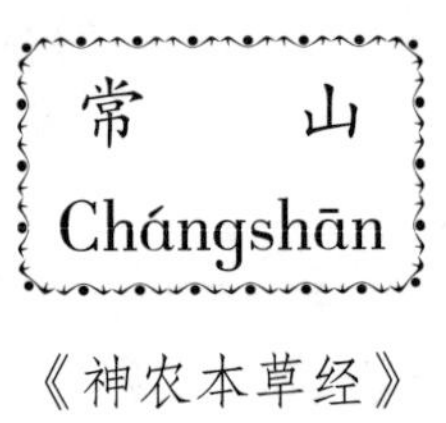


《神农本草经》

常山为虎耳草科植物常山 *Dichroa febrifuga* Lour. 的根，主产于四川、贵州、湖南等地。气微，味苦。

【主要药性】苦、辛，寒。有毒。归肺、肝、心经。

【基本功效】涌吐痰涎，截疟。

【临床应用】

**1. 痰饮停聚，胸膈痞塞**　本品辛开苦泄，善于开泄痰结，其性上行，能引吐胸中痰饮，适用于痰饮停聚，胸膈壅塞，不欲饮食，欲吐而不能吐者。《千金要方》以之与甘草配伍，水煎和蜜温服。

**2. 疟疾**　古有“无痰不成疟”之说。本品善祛痰而截疟，为治疟之要药，适用于各种疟疾，尤以治间日疟、三日疟为佳。古方常单用本品浸酒或煎服治疟，如《肘后备急方》以本品浸酒治疗疟疾。临证亦可配伍应用，若治疟疾寒热往来，或二、三日一发者，可与厚朴、草豆蔻、槟榔等同用，如《大德重校圣济总录》常山饮；若治虚人久疟不止者，可与黄芪、人参、乌梅等同用，如《医宗必读》截疟饮；治疗久疟、疟母，则与鳖甲、三棱、莪术等同用，如《丹溪心法》截疟常山饮。

【用法用量】5~9 g。涌吐可生用，截疟宜酒制用。治疗疟疾宜在寒热发作前半天或 2 h 服用。

【使用注意】用量不宜过大；孕妇忌用。

【参考资料】

1. 本草摘要

《神农本草经》:“主伤寒寒热,温疟,鬼毒,胸中痰结,吐逆。”

《本草纲目》:“常山、蜀漆,有劫痰截疟之功,须在发散表邪及提出阳分之后,用之得宜,神效立见;用失其法,真气必伤。”“常山、蜀漆,生用则上行必吐,酒蒸炒熟用则气稍缓,少用亦不致吐也。”

《医学衷中参西录》:“常山,善消脾中之痰,为治疟疾要药。少服,则痰可徐消,若多服即可将脾中之痰吐出,为其多服即作呕吐,故诸家本草谓其有毒。医家用之治疟,亦因此不敢多用,遂至有效有不效。若欲用之必效,当效古人一剂三服之法,用常山五六钱,煎汤一大盅,分五六次徐徐温饮下,即可不作呕吐,疟疾亦有八九可愈。”

2. 现代研究 含喹唑酮类生物碱(常山碱、常山次碱等),常山碱主要包括常山碱甲、常山碱乙、常山碱丙,三者为互变异构体,是抗疟的有效成分。另含酮类、香豆素类、甾体、多酚、有机酸等成分。有抗疟、催吐、解热、抗炎、降血压、兴奋子宫、抗肿瘤、抗流行性感冒病毒、抗阿米巴等作用。

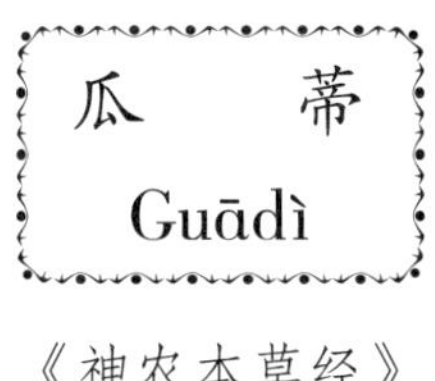

## 瓜蒂 Guādì

《神农本草经》

瓜蒂为葫芦科植物甜瓜 *Cucumis melo* Linn. 的果蒂,在全国各地均有栽培。气微,味苦。

【主要药性】苦,寒。有毒。归胃、胆经。

【基本功效】涌吐痰食,祛湿退黄。

【临床应用】

**1. 风痰、宿食停滞,食物中毒** 本品味苦涌泄,性寒泄热,能催吐壅塞之痰,或未化之食,或误食之毒物。凡宿食停滞胃脘,胸脘痞硬,气逆上冲者,或误食毒物不久,尚停留于胃中者,皆可单用本品取吐,或与赤小豆为散,用淡豆豉煎汁和服,共奏涌吐之效,如《伤寒论》瓜蒂散;若治风痰内扰,上蒙清窍,发为癫狂,或痰涎涌喉,喉痹喘息者,亦可单用本品研末服以取吐。

**2. 湿热黄疸** 本品能祛湿退黄,治湿热黄疸,可单用本品研末吹鼻,令鼻中黄水流出,以引去湿热之邪而收退黄之功,如《千金翼方》以本品为细末,纳鼻中,治疗黄疸目黄不除。

此外,本品亦可内服,如《金匮要略》以一味瓜蒂锉末,水煎去渣顿服,治疗诸黄。

【用法用量】2.5~5 g;入丸、散服,每次 0.3~1 g。外用适量,研末吹鼻,待鼻中流出黄水即可停药。

【使用注意】妊娠、体虚、失血、胃弱及上焦无实邪者忌用。

【参考资料】

1. 本草摘要

《神农本草经》:“主大水,身面四肢浮肿,下水,杀蛊毒,咳逆上气及食诸果,病在胸腹中,皆吐下之。”

《本草纲目》:“瓜蒂,乃阳明经除湿热之药,故能引去胸腔痰涎,头目湿气,皮肤水气,黄疸湿热诸证。凡胃弱人及病后、产后用吐药,皆宜加慎,何独瓜蒂为然。”

《本草正》:“甜瓜蒂,能升能降,其升则吐,善涌湿热顽痰积饮,去风热头痛、癫痫、喉痹、头目眩晕、胸膈胀满,并诸恶毒在上焦者,皆可除之。其降则泻,善逐水湿痰饮,消浮肿水臌,杀蛊毒、虫毒,凡积聚在下焦者,皆能下之。盖其性峻而急,不从上出,即从下出也。”

2. 现代研究 含三萜类成分,其中葫芦素 B 含量最高,次为葫芦素 B 苷;尚含有皂苷、氨基酸、甾醇类等。本品能刺激胃壁感觉神经,反射性地兴奋呕吐中枢而致吐;能保肝,增强细胞免疫功能、抗肿瘤、降血压、抑制心肌收缩、减慢心率、退黄疸等。

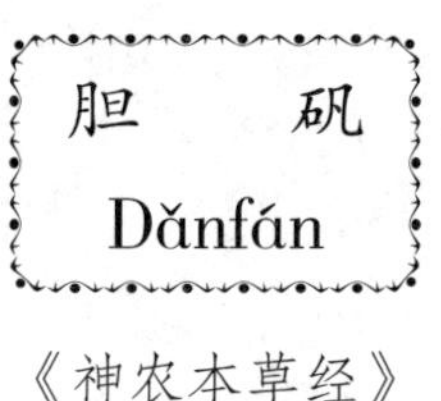

## 胆 矾 Dǎnfán

《神农本草经》

胆矾为三斜晶系矿物胆矾的矿石,主含含水硫酸铜($CuSO_4 \cdot 5H_2O$),主产于云南、山西、江西等地。无臭,味酸涩。

【主要药性】酸、涩、辛,寒。有毒。归胃、肝、胆经。

【基本功效】涌吐风痰,解毒收湿,蚀疮祛腐。

【临床应用】

**1. 风痰壅盛之喉痹、癫痫,误食毒物** 本品味酸,有强烈的涌吐作用,能涌吐风痰及毒物。治喉痹,喉间痰壅闭塞,可与僵蚕研末同用,吹喉,使痰涎吐而喉痹开,如二圣散(《济生方》);治风痰癫痫惊狂,可单用本品研末,温醋汤送服,立吐出涎;若治误食毒物,可单用本品温水化服,催吐,以排出胃中毒物。

**2. 风眼赤烂,口疮,牙疳** 本品少量外用,有解毒收湿之功,临床以本品外用治疗口、眼诸窍火热之证,如《明目经验方》用本品煅研,泡汤洗眼,治风眼赤烂;《太平圣惠方》以之与蟾皮共研末,外敷患处,治口疮;《小儿药证直诀》以本品研末,加麝香少许和匀,外敷,治牙疳。

**3. 胬肉、疮疡不溃** 本品外用有蚀疮祛腐的作用。如《大德重校圣济总录》用本品煅研外敷,治疗胬肉疼痛,脓血不止;《仁斋直指方》用其研末点疮,可蚀疮促溃,治疗肿毒不溃。

【用法用量】温水化服,0.3~0.6 g。外用适量,煅后研末涂撒、调敷或以水溶化后外洗。

【使用注意】孕妇、体虚者忌用。内服或外用解毒敛疮,浓度不可过大,以防对口腔、胃黏膜和局部的腐蚀。

【参考资料】

1. 本草摘要

《神农本草经》:“主明目,目痛,金疮,诸痫痉,女子阴蚀痛,石淋,寒热,崩中下血,诸邪毒气。”

《本草纲目》:“其性收敛上行,能涌风热痰涎,发散风木相火,又能杀虫,故治咽喉口齿疮毒有奇功也。”

《本草汇言》:"消喉痹,疗齿痛龈烂。"

2. 现代研究　主含含水硫酸铜($CuSO_4 \cdot 5H_2O$)。内服后能刺激胃壁神经,引起反射性呕吐;并能抑菌、促进胆汁分泌;外用与蛋白质结合,生成不溶性蛋白质化合物而沉淀,故其浓溶液对局部黏膜具有腐蚀作用。

**数字课程学习……**

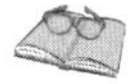 拓展阅读　 彩图　 微视频　 自测题

# 第二十七章

# 攻毒杀虫去腐敛疮药

【教学要求】

掌握:攻毒杀虫去腐敛疮药的功效、主治、性能特点、配伍原则和使用注意。

熟悉:攻毒、杀虫、去腐、敛疮等功效术语的含义;熟悉蛇床子、硫黄、雄黄、白矾、炉甘石、硼砂的功效、主治、用量、特殊用法和使用注意。

了解:攻毒药、杀虫药、去腐药、敛疮药的含义;了解土荆皮、砒石、升药、轻粉、铅丹的功效、主治、用量、特殊用法和使用注意。

## 一、含义

外用以攻毒消肿,或杀虫止痒,或去腐排脓,或生肌敛疮为主要功效的药物,分别称为攻毒药、杀虫药、去腐药、敛疮药,统称为攻毒杀虫去腐敛疮药。

上述药物以外用为主,多数的药物功效有交叉,故将其合并为一章介绍。

## 二、功效与主治

1. 共有功效与主治　本章药物分别具有攻毒消肿、杀虫止痒、去腐排脓、生肌敛疮的功效。主要适用于疮痈疔毒、疥癣、湿疹瘙痒、口疮、喉证、耳疾及痈疽疮疡溃后脓出不畅,或溃后腐肉不去,新肉难生,伤口难以生肌愈合等外科、皮肤科及五官科病证。

所谓攻毒,是指有毒的外用药对疮痈肿毒、癌毒、蛇虫毒等毒邪所致病证的治疗作用;杀虫,是指外用药对疥虫等体表寄生虫的毒杀作用;去腐排脓是外用药促使疮疡内腐肉与健康组织分离脱落,或使脓性疮疡脓栓脱落、脓液消除的治疗作用;生肌敛疮是外用药促进溃疡内新肉生长,促使疮口愈合的治疗作用。

2. 主要兼有功效与主治　本章部分药物兼有温肾壮阳、燥湿祛风、逐水通便、止血、止泻、清肺化痰等功效,宜用于肾阳虚、寒湿久痹、水肿、便秘、出血、久泻、痰热咳嗽等病证。

## 三、药性

1. 四气　攻毒消肿、杀虫止痒、去腐排脓、生肌敛疮几种外用功效对适应证的寒热无明显的选择性,故不便按外用功效标注药物的四气。

2. 五味 攻毒消肿、杀虫止痒、去腐排脓、生肌敛疮几种外用功效在五味理论中，没有与之相对应的味，故不便按外用功效标注药物的五味。

3. 归经 攻毒消肿、杀虫止痒、去腐排脓、生肌敛疮几种外用功效对机体部位也无明显选择性，故不便按外用功效标注药物的归经。

本章多数药物具有一定毒性。

## 四、配伍应用

临床使用本品时可根据疮疡的不同阶段进行配伍，疮疡初期，应配伍清热解毒药、活血化瘀药内服，以促其消散；脓成未溃者应配伍和营清热托毒药内服，以促进疮疡破溃、排脓；后期如正气虚弱，久溃不敛者，应配伍调补气血阴阳药内服，以促进生肌敛口。

## 五、使用注意

1. 因证选药 本类药物有攻毒消肿、杀虫止痒、去腐排脓、生肌敛疮等不同功效，应根据相应的功效与应用，恰当使用。

2. 证候禁忌 脓毒未清，腐肉未尽时，或已成瘘管之证者均不宜使用敛疮药，使用过早，不仅无益，反增溃烂，延缓治愈，甚至引起邪毒内攻之变。

3. 中病即止 本类药物多有毒性，外用时药剂浓度不可过大，不可大面积或长期使用。内服时应严格控制剂量，不可过量或持续应用，尤其含砷、汞、铅类成分的药物，更应慎重使用。

4. 其他 使用本类药物时应严格遵守炮制和制剂规范，降低毒性，确保用药安全。如用药者出现过敏反应，应立即停药。

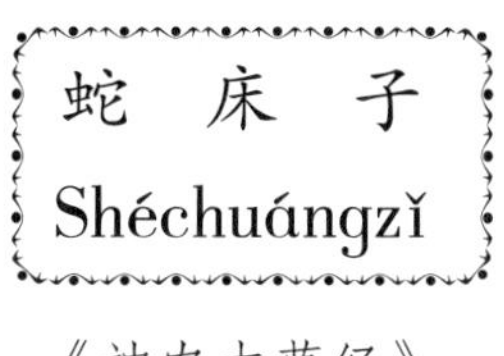


《神农本草经》

蛇床子为伞形科植物蛇床 *Cnidium monnieri*（Linn.）Cuss. 的成熟果实，主产于河北、山东、浙江等地。气特异、芳香，味辛凉、有麻舌感。

【主要药性】辛、苦，温。有小毒。归肾经。

【基本功效】外用燥湿杀虫止痒；内服温肾壮阳，燥湿祛风。

【临床应用】

**1. 阴痒带下，湿疹瘙痒** 本品外用具有燥湿、杀虫、止痒之功，是治疗瘙痒性疾病之常用药，可单用煎汤熏洗，或与其他同类药配伍。治阴痒带下，如《濒湖集简方》，以本品与白矾煎汤频洗。治湿疹瘙痒，以蛇床子粉调凡士林外涂或单用煎汤外洗。

**2. 肾阳虚证** 本品内服能温肾暖宫，壮阳起痿，常与鹿茸、肉苁蓉等补肾阳、益精血药物配伍，增强补肾助阳起痿之功。在《千金要方》主治肾虚阳痿精冷诸方中，有半数处方含有蛇床子。治宫冷不孕，如《千金要方》三子丸，以本品与菟丝子、五味子等补肾益精之品配伍，共同发挥补肾暖宫、益精血之功。

**3. 寒湿带下、久痹**　本品内服既能温肾壮阳，又能燥湿祛风，尤宜用于寒湿带下及寒湿久痹兼有肾阳不足者。治肾虚寒湿带下，如《方氏脉症正宗》治寒湿带下方，以本品与山茱萸、五味子、车前子等同用。治寒湿久痹兼肾虚者，如《太平圣惠方》杜仲浸酒方，以之与附子、杜仲、细辛等配伍。

【用法用量】外用适量，可煎汤熏洗或坐浴；或研末调敷；或制备油膏、软膏外用。内服，3~10 g。

【使用注意】阴虚火旺或湿热者不宜使用。

【参考资料】

1. 本草摘要

《神农本草经》："主妇人阴中肿痛，男子阴痿，湿痒，除痹气，利关节，癫痫，恶疮。"

《药性本草》："治男子、女人虚，湿痹，毒风，顽痛，去男子腰疼。浴男女阴，去风冷，大益阳事。主大风身痒，煎汤浴之瘥。疗齿痛及小儿惊痫。"

2. 现代研究　含挥发油、香豆素类化合物、油酸、氨基酸等成分。有雄激素样作用，有抑菌、抗炎、镇痛、抗心律失常、降血压、平喘、延缓衰老、促进记忆、抗骨质疏松等作用。

3. 其他　有关蛇床子的功效，前文将外用、内服分别表述，有别于其他教材，便于医生在临床使用时根据不同病情的需要进行精准选择。

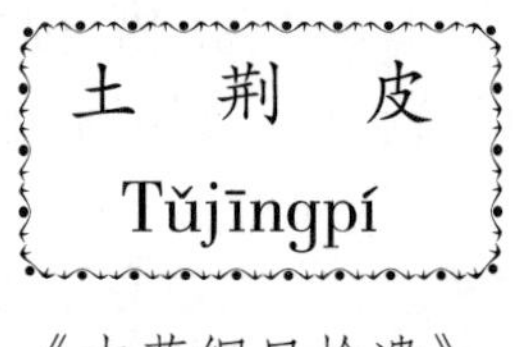

## 土　荆　皮

## Tǔjīngpí

《本草纲目拾遗》

土荆皮为松科植物金钱松 *Pseudolarix amabilis*（J. Nelson）Rehder 的根皮或近根树皮，主产于江苏、浙江、安徽等地。气微，味苦而涩。

【主要药性】辛，温。有毒。归肺、脾经。

【基本功效】杀虫、疗癣、止痒。

【临床应用】

**1. 皮癣**　本品有较好的杀虫、疗癣、止痒功效。治疗各种体癣、手足癣、头癣，可单用本品浸酒涂擦或研末加醋调敷，或配合水杨酸、苯甲酸等制成酊剂外用，如复方土荆皮酊。

**2. 湿疹及皮肤瘙痒**　本品能杀虫止痒，治湿疹及皮肤瘙痒者，可单用浸酒外擦，或与苦参、白鲜皮等制成酊剂外搽。

【用法用量】外用适量，酒或醋浸涂擦，或研末调涂患处。

【使用注意】只供外用，不可内服。

【参考资料】

1. 本草摘要

《本草纲目拾遗》："其皮治一切血，杀虫瘴癣，合芦荟、香油调搽。"

2. 现代研究　含土荆皮酸、β- 谷甾醇、鞣质、挥发油、多糖等。有抗真菌、抗肿瘤、抗血管生成等作用。

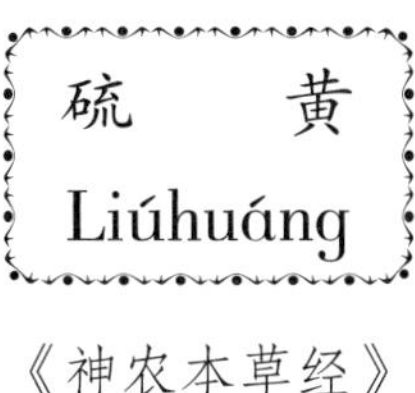

## 硫黄 Liúhuáng

《神农本草经》

硫黄为自然元素类矿物硫族自然硫，主产于山西、山东、陕西等地。具特异臭气，味淡。

【主要药性】酸，温。有毒。归肾、大肠经。

【基本功效】外用解毒杀虫疗疮；内服补火助阳通便。

【临床应用】

**1. 疥癣，湿疹，阴疽疮疡**　本品性温，外用能解毒杀虫，尤长于杀疥虫，为治疥疮要药。硫黄研为末，用麻油调涂，如《肘后备急方》；或与其他杀疥虫药同用，增强其杀虫止痒之功，如《串雅》扫疥方，与大风子、轻粉等配伍。治顽癣瘙痒，可配伍其他疗癣杀虫之品，增强其疗癣止痒之功，如《大德重校圣济总录》如圣散，与轻粉、铅丹、风化石灰为末，同生油调敷患处。治湿疹瘙痒，常配伍收湿药，增强收湿止痒之效，如与枯矾、青黛、冰片等配伍。治阴疽疮疡，如《外科正宗》真君妙贴散，与荞麦粉、白面为末，贴敷患处。

**2. 阳痿，虚冷哮喘，虚寒便秘**　本品内服能补火助阳，可用于肾阳虚衰诸证。治肾虚阳痿，常与鹿茸、淫羊藿、蛇床子等同用。治肾不纳气之虚喘，能补肾助阳，纳气平喘，如《太平惠民和剂局方》黑锡丹，与附子、肉桂、沉香等配伍。治虚冷便秘，能温肾散寒，通阳开秘，如《太平惠民和剂局方》半硫丸，以本品与半夏同用。

【用法用量】外用适量，研末敷或加油调敷患处。内服 1.5~3 g，炮制后入丸、散服。

【使用注意】孕妇慎用。《中国药典》规定本品不宜与朴硝、芒硝、玄明粉同用（十九畏）。

【参考资料】

1. 本草摘要

《神农本草经》："主妇人阴蚀，疽痔恶血，坚筋骨，除头秃。"

《本草纲目》："主虚寒久痢，滑泄霍乱，补命门不足，阳气暴绝，阴毒伤寒，小儿慢惊。"

2. 现代研究　主要成分为硫（S），另可含有砷、硒、铁、碲等成分。有溶解皮肤角质、杀疥虫、抗细菌、抗真菌、抗炎、祛痰、缓泻等作用。

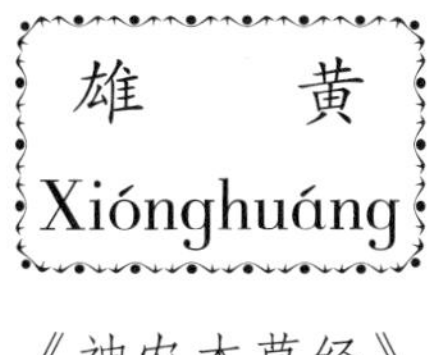

## 雄黄 Xiónghuáng

《神农本草经》

雄黄为硫化物类矿物雄黄的矿石，主含二硫化二砷（$As_2S_2$）。有特异臭气，味淡。

【主要药性】辛，温。有毒。归肝、大肠经。

【基本功效】解毒杀虫，燥湿祛痰，截疟。

【临床应用】

**1. 痈肿疔疮，湿疹疥癣，蛇虫咬伤，虫积腹痛** 本品辛温有毒，可以毒攻毒疗疮，为"治疮杀毒要药"。治痈肿疔毒，常与清热解毒药配伍外用，如《中国药物大全》化毒散，以本品与珍珠、天花粉同用。治湿疹、疥癣皮肤瘙痒者，常与收湿止痒药配伍，如《医宗金鉴》二味拔毒散，以本品与白矾为末，以清茶调涂患处。治蛇虫咬伤，轻者单用本品以香油调后局部外涂；重者内外兼施。本品能杀虫，传统用于治疗肠道寄生虫导致的虫积腹痛，现代临床较少使用。

**2. 惊痫，疟疾** 古方中有用本品内服以祛痰截疟，治疗癫痫、哮喘、疟疾等病的记载，现代临床较少使用。

【用法用量】外用适量，研末敷，香油调搽或烟熏。内服 0.05~0.1 g，入丸、散用。

【使用注意】应水飞入药，内服宜慎，且不可久服。外用不宜大面积涂敷及长期持续使用。孕妇禁用。切忌火锻。

【参考资料】

1. 本草摘要

《神农本草经》："主寒热，鼠瘘，恶疮，疽痔，死肌，杀……百虫毒。"

《日华子诸家本草》："治疥癣，风邪癫痫，岚瘴，一切蛇虫、大兽伤咬。"

《本草从新》："燥湿杀虫。治劳疳蛇伤，敷杨梅疔毒。"

2. 现代研究 含二硫化二砷（$As_2S_2$）。约含砷 75%，硫 24.5%，并含有少量硅、铅、铁、钙、镁等杂质。有抑制真菌、抗肿瘤、抗血吸虫及疟原虫等作用。

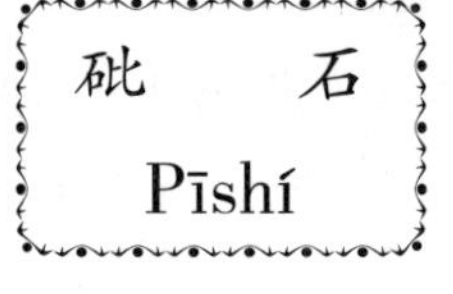


《日华子诸家本草》

砒石为矿物砷华的矿石，或为毒砂（硫砷铁矿）、雄黄等含砷矿物的加工品，主产于江西、湖南、广东等地。无臭，烧之有蒜样臭味。

【主要药性】辛，大热。有大毒。归肺、肝经。

【基本功效】外用攻毒杀虫，蚀疮去腐；内服劫痰平喘。

【临床应用】

**1. 痈疽恶疮，顽癣，牙疳，痔疮** 本品有大毒，能以毒攻毒，疮疡初起，本品可攻毒消疮；痈肿脓成不穿，或溃后腐肉不去，或久溃成管，本品能蚀死肌、去腐肉。本品多外用，其腐蚀性强，多配伍其他药物以缓其毒。治痈疽恶疮，如《卫生宝鉴》保生锭子，以本品与雄黄、硇砂等药同用涂疮上，使之溃破排脓。治痔疮，配伍清热解毒、收湿敛疮之枯矾、乌梅等，局部外用。

**2. 寒痰哮喘** 本品味辛大热，内服能祛寒劫痰平喘。主治寒痰喘咳，久治不愈，如《普济本事方》紫金丹，以本品与淡豆豉为丸服。

此外，古方还用本品治疟疾。

【用法用量】外用适量，研末撒敷，宜作复方散剂或入膏药、药捻用。入丸、散内服，每次 0.002~0.004 g。

【使用注意】本品有剧毒，内服宜慎，须严格掌握用量；外用亦应注意，以防局部吸收中毒。孕妇忌服。不可作酒剂服。不宜与水银配伍（十九畏）。

【参考资料】

1. 本草摘要

《日华子诸家本草》："治疟疾、肾气。带辟蚤虱。"

《本草纲目》："除齁喘积痢，烂肉，蚀瘀腐瘰疬。"

2. 现代研究　白砒和红砒含三氧化二砷（$As_2O_3$），红砒尚合少量硫化砷（$As_2S$）等。有杀灭病原微生物、疟原虫及阿米巴作用；有抑制肿瘤细胞、促进造血、抗组胺、平喘作用。

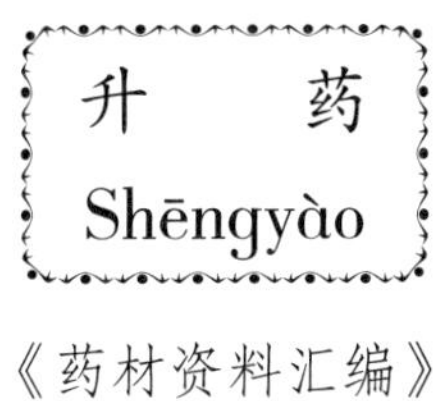

## 升　药 Shēngyào

《药材资料汇编》

升药由水银、火硝、白矾各等分混合升华制成，主产于河北、湖北、湖南等地。无臭，见光易变色。

【主要药性】辛，热。有大毒。

【基本功效】拔毒去腐。

【临床应用】

**痈疽溃后脓出不畅，或腐肉不去，新肉难生**　本品辛热大毒，有良好的攻毒排脓去腐之功，为中医外科拔毒提脓化腐之主药。本品有大毒且性峻猛，故临床较少单用，常与收湿敛疮的煅石膏同用，既增强疗效又控制升药浓度。根据病情调整二者的用量比例，如九一丹，升药与煅石膏的用量比为 1∶9，其拔毒力较轻而收湿生肌力较强。八二丹，二者用量比例为 2∶8；七三丹为 3∶7；五五丹为 1∶1；九转丹为 9∶1；随着本品用量增多，拔毒提脓去腐之力逐步增强。用时可将药物撒于患处，或将药物黏附于棉纸上，插入脓腔内。

此外，升药外用也可用于治疗湿疮、黄水疮、顽癣及梅毒等。

【用法用量】外用适量。

【使用注意】本品有大毒，只供外用，不能内服。外用亦不可过量或持续使用。本品中毒表现与轻粉相似。孕妇禁用。

【参考资料】

1. 本草摘要

《药材资料汇编》："外用为杀菌药，适用于外科治疮毒。"

2. 现代研究　含氧化汞（HgO），另含少量硝酸汞。有杀菌、改善创面微循环、减少微血栓、增加创面营养和血供等作用。

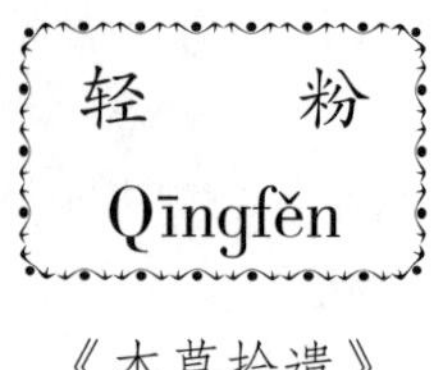

# 轻粉 Qīngfěn

《本草拾遗》

轻粉为水银、白矾（或胆矾）、食盐等用升华法制成的氯化亚汞（$Hg_2Cl_2$）结晶性粉末，主产于湖北、湖南、山西等地。无臭，味淡，遇光颜色缓缓变暗。

【主要药性】辛，寒。有毒。归大肠、小肠经。

【基本功效】外用杀虫，攻毒，敛疮；内服祛痰消积，逐水通便。

【临床应用】

**1. 疮疡溃烂，疥癣瘙痒，黄水疮，湿疹，梅毒** 本品辛寒有毒，外用有较强的攻毒杀虫止痒及收湿敛疮之功，尤宜用于治疗瘙痒性、湿烂性皮肤病。治疮疡溃烂，配伍活血生肌药，如《外科正宗》生肌玉红膏，以本品与当归、血竭、紫草等同用。治黄水疮、湿疹瘙痒者，配伍收湿药，增强收湿敛疮止痒之功，如《外科正宗》蛤粉散，以本品与黄柏、蛤粉、煅石膏共研细末，以凉水或麻油调涂。治干湿癣、疥疮，配伍杀虫疗癣药，增强杀虫疗癣止痒之功，如《大德重校圣济总录》如圣散，以本品与风化石灰、铅丹、硫黄研为细末，生油调涂。

**2. 水肿胀满，二便不利** 本品内服能通利二便，逐水退肿。治水肿便秘实证，如《丹溪心法》舟车丸，配伍大黄、甘遂、大戟等。

【用法用量】外用适量，研末调涂或干掺、制膏外贴。内服，每次 0.1~0.2 g，一日 1~2 次，多入丸、散或装胶囊服。

【使用注意】本品有毒，内服宜慎，服后应漱口。体虚者及孕妇禁服。外用不可过量及持续使用，以防中毒。

【参考资料】

1. 本草摘要

《本草拾遗》："通大肠，转小儿疳并瘰疬，杀疮疥癣虫及鼻上酒齄、风疮瘙痒。"

《本草图解》："服之过剂及用之失宜，则毒气被逼，窜入经络筋骨，莫之能出，变为筋挛骨痛，发为痈肿疳漏，经年累月，遂成废疾。因而夭枉，用者慎之。"

2. 现代研究 含氯化亚汞（$Hg_2Cl_2$）。有抑菌、泻下、利尿等作用。

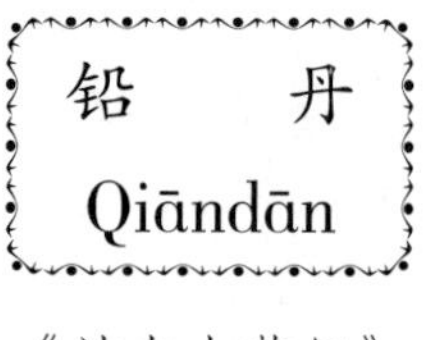

# 铅丹 Qiāndān

《神农本草经》

铅丹为纯铅加工制成的铅的氧化物（$Pb_3O_4$），主产于河南、广东、福建等地。无臭，有金属性辛味。

【主要药性】辛，微寒。有毒。归心、肝经。

【基本功效】外用攻毒化腐生肌，收湿杀虫止痒；内服坠痰镇惊。

【临床应用】

**1. 疮痈溃烂，湿疹瘙痒，疥癣**　本品外用能攻毒化腐，收湿，生肌敛疮，尤其长于治疗多种疮疡溃后，腐肉不去，久不生口之证。治痈疽溃后不敛，配伍祛腐敛疮药，增强攻毒祛腐，收湿敛疮之力，如《马氏方》桃花散，以本品与煅石膏、轻粉、冰片共研细末，外掺疮上。治疗湿疹、黄水疮，皮肤糜烂，滋水淋漓，瘙痒难忍者，与黄连、枯矾等同用，共收清热解毒，燥湿止痒之功。本品亦可杀虫止痒，治疗疥疮、顽癣等，可与硫黄配伍。

**2. 惊痫癫狂**　本品能内服坠痰镇惊，可用于治疗胸满烦惊、谵语，如《伤寒论》柴胡加龙骨牡蛎汤，与龙骨、牡蛎等同用。

此外，铅丹可作为制备外用膏药的原料，与植物油及解毒、活血生肌药熬制成外贴膏药，应用于外、内、伤科等病证。

【用法用量】外用适量，研末撒布或熬膏贴敷。内服，每次 0.3~0.6 g，入丸、散服。

【使用注意】本品有毒，用之不当可引起铅中毒，宜慎用；不可持续使用，以防铅蓄积中毒。孕妇禁用。

【参考资料】

1. 本草摘要

《神农本草经》："主吐逆胃反，惊痫癫疾，除热下气。"

《药性论》："煎膏用，止痛生肌。"

《本草纲目》："能解热拔毒，长肉去瘀，故治恶疮肿毒，及入膏药，为外科必用之物也。"

2. 现代研究　主含四氧化三铅（$Pb_3O_4$）。有杀菌、杀寄生虫、抑制黏膜分泌等作用。

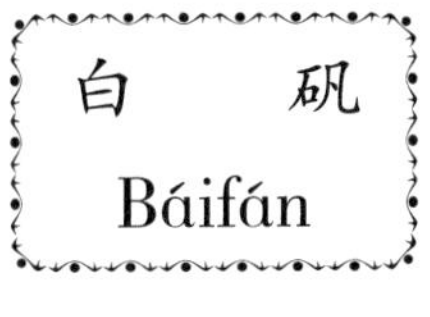

## 白　矾
Báifán

《神农本草经》

白矾为硫酸盐类矿物明矾石经加工提炼制成，主含含水硫酸铝钾［$KAl(SO_4)_2 \cdot 12H_2O$］，主产于安徽、浙江、山西等地。气微，味酸、微甘而极涩。

【主要药性】酸、涩，寒。归肺、脾、肝、大肠经。

【基本功效】外用收湿止痒，攻毒杀虫；内服止血，止泻，祛除风痰。

【临床应用】

**1. 湿疹瘙痒，疮疡疥癣**　本品性燥味酸涩，长于收湿止痒，适用于湿疹、湿疮等疮面湿烂瘙痒者。治湿疹瘙痒，可与煅石膏、冰片、黄连等药同用，共收清热燥湿，敛疮止痒之功。治疗疥癣瘙痒者，如《证治准绳》白矾散，以本品与硫黄、轻粉等同用，增强其攻毒杀虫，疗癣止痒之力。

**2. 吐衄，便血，崩漏，创伤出血**　本品内服外用均有收敛止血之功，用于治疗多种出血证。

治衄血不止，如《大德重校圣济总录》单用本品研末吹鼻；治肠风下血久不止者，与炮姜等药为丸服。治金疮出血，如《外科正宗》圣金刀散，以本品配松香研末，外敷伤处。

**3. 久泻、久痢** 本品内服既能涩肠止泻，又可攻毒治痢，对于久痢便脓血者，还能止血，以达标本兼顾之效，常与五倍子、诃子等涩肠药同用，增强涩肠止泻之功。

**4. 中风痰厥，癫痫及痰饮咳喘** 本品性寒，可清化热痰。治中风痰厥，可与其他化痰开窍药配伍，共收开窍启闭之效，如《大德重校圣济总录》救急稀涎散，以本品与牙皂同用。

此外，本品还可治疗脱肛、子宫脱垂及妇女带下阴痒等症。

【用法用量】外用适量，研末撒布、调敷或化水洗患处。内服 0.6~1.5 g，入丸、散服。

【使用注意】体虚无湿热、痰火者忌服。

【参考资料】

1. 本草摘要

《神农本草经》："主寒热泄痢，白沃，阴蚀恶疮，目痛，坚骨齿。"

《本草蒙筌》："禁便泻，塞齿疼，洗脱肛涩肠，敷脓疮收水。"

《本草纲目》："矾石之用有四：吐利风热之痰涎，取其酸苦涌泄也；治诸血痛、脱肛、阴挺、疮疡，取其酸涩而收也；治痰饮、泄痢、崩带、风眼，取其收而燥湿也；治喉痹、痈疽、中蛊、蛇虫伤螫，取其解毒也。"

2. 现代研究 含含水硫酸铝钾。枯矾为脱水白矾。有抑菌、止血、促进溃疡愈合等作用。

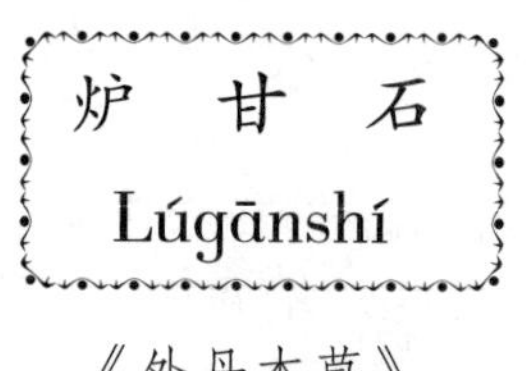

## 炉甘石 Lúgānshí

《外丹本草》

炉甘石为碳酸盐类矿物菱锌矿石，主含碳酸锌（$ZnCO_3$），主产于广西、湖南、四川等地。无臭，味微涩。

【主要药性】甘，平。归肝、胃经。

【基本功效】解毒明目退翳，收湿止痒敛疮。

【临床应用】

**1. 目赤目障，烂弦风眼** 本品甘平无毒，长于解毒明目退翳，收湿止泪止痒，常外用治疗目疾，为中医眼科常用药。治目赤翳障，如《宣明论方》，以本品与青矾、朴硝等分，沸水化开，温洗。治眼眶破烂，畏日羞明，常与解毒燥湿药同用，共收清热解毒、收湿防腐生肌之功，如《证治准绳》黄连炉甘石散，以本品与黄连、冰片等同用。

**2. 溃疡不敛，湿疮，湿疹** 本品外用能生肌敛疮，收湿止痒。治疮疡溃后脓水淋漓，疮口不敛，如《御药院方》平肌散，以之与龙骨共研极细末，干掺患处。治湿疹、湿疮，皮肤湿痒，常与青黛、黄连等清热燥湿药同用，增强燥湿止痒之功。

此外，本品可与冰片等同用，治烧烫伤。

【用法用量】外用适量，研末撒布或调敷。水飞滴眼。不内服。

【使用注意】宜炮制后用。

【参考资料】

1. 本草摘要

《本草品汇精要》："主风热赤眼，或痒或痛，渐生翳膜，及治下部湿疮。调敷。"

《本草纲目》："止血，消肿毒，生肌，明目，去翳退赤，收湿除烂。"

2. 现代研究　含碳酸锌，含铁、钙、镁、锰的碳酸盐。煅炉甘石主含氧化锌。有抑菌、防腐、收敛、消炎、止痒及保护创面等作用。

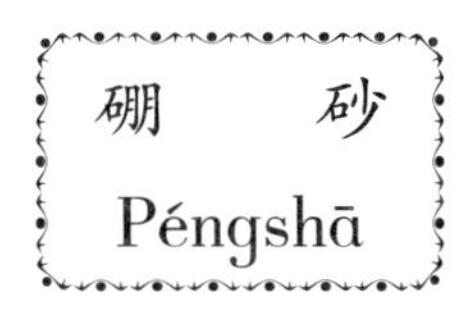

## 硼砂 Péngshā

《日华子诸家本草》

硼砂为天然矿物硼砂的矿石，经提炼精制而成的结晶体，主含含水四硼酸钠（$Na_2B_4O_7 \cdot 10H_2O$），主产于青海、西藏等地。无臭，味甜略咸。

【主要药性】甘、咸，凉。归肺、胃经。

【基本功效】外用清热解毒，内服清肺化痰。

【临床应用】

**1. 咽喉肿痛，口舌生疮，目赤肿痛**　本品能清热解毒，消肿防腐，为喉科及眼科常用药，且多为外用。治咽喉肿痛、口舌生疮，如《外科正宗》冰硼散，以本品与冰片、玄明粉、朱砂等同用。治目赤肿痛，可单用本品水溶液洗眼，或与明目退翳药同用，如《全国中药成药处方集》八宝眼药，以本品与冰片、炉甘石、珍珠等共为细末点眼。

**2. 痰热咳嗽**　本品内服可清肺化痰，解毒消肿，用于痰热咳嗽、咽喉肿痛等。临床常与桔梗、玄参、瓜蒌等清肺化痰，解毒利咽之药配伍使用。

【用法用量】外用适量，研极细末干撒或调敷患处，或化水含漱。内服，1.5~3 g，入丸、散用。

【使用注意】本品以外用为主，内服宜慎。

【参考资料】

1. 本草摘要

《日华子诸家本草》："消痰止嗽，破癥结喉痹。"

《本草纲目》："治上焦痰热，生津液，去口气，消障翳，除噎膈反胃，积块结瘀肉，阴溃，骨鲠，恶疮及口齿诸病。"

2. 现代研究　含四硼酸钠，另含少量铅、铝、铜、钙、铁、镁、硅等杂质。有广谱抑菌、防腐、收敛、保护皮肤和黏膜、抗惊厥等作用。

攻毒杀虫去腐敛疮药参考药

| 药名 | 主要药性 | 基本功效 | 主治 | 用法用量 | 使用注意 |
|---|---|---|---|---|---|
| 木鳖子 | 苦、微甘,凉。有毒。归肝、脾、胃经 | 攻毒疗疮,消肿散结 | 疮疡肿毒,瘰疬,乳痈,痔疮肿痛;干癣,白秃疮 | 外用适量,研末,用油或醋调涂患处。内服,0.9~1.2 g,多入丸、散用 | 孕妇及体虚者忌服 |
| 绿矾 | 酸,凉。归肝、脾经 | 解毒燥湿,杀虫,补血 | 疮毒疥癣;黄肿病,钩虫病 | 煅用,入丸、散剂,0.8~1.6 g。外用适量 | 有胃病及胃出血倾向者不宜服用。孕妇禁用,服药期间忌饮茶 |
| 蜂房 | 甘,平。归胃经 | 攻毒杀虫,祛风止痛 | 疮疡肿毒,乳痈,瘰疬;顽癣瘙痒;癌肿风湿痹痛,牙痛;风疹瘙痒 | 外用适量,研末用油调敷或煎水漱口,或熏洗患处。内服,3~5 g | — |
| 蜂蜡 | 甘,微温。归脾经 | 解毒,敛疮,生肌,止痛 | (外用)溃疡不敛,臁疮糜烂,外伤破溃,烧烫伤 | 外用适量,熔化敷患处或作赋形剂及油膏基质用 | — |

**数字课程学习……**

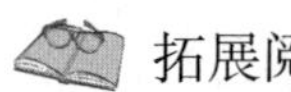 拓展阅读　　彩图　　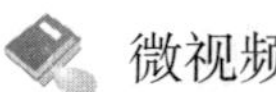 微视频　　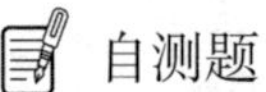 自测题

# 参考文献


1. 尚志钧,林乾良,郑金生．历代中药文献精华[M]. 北京:科学技术文献出版社,1989.
2. 甄志亚．中国医学史[M]. 北京:人民卫生出版社,1991.
3. 国家中医药管理局《中华本草》编委会．中华本草[M]. 上海:上海科学技术出版社,1999.
4. 唐德才,吴庆光．中药学[M]. 4版．北京:人民卫生出版社,2021.
5. 南京中医药大学．中药大辞典[M]. 2版．上海:上海科学技术出版社,2006.
6. 张廷模．中药学[M]. 北京:高等教育出版社,2010.
7. 张廷模．中药功效学[M]. 北京:人民卫生出版社,2013.
8. 张廷模,彭成．中华临床中药学[M].2版．北京:人民卫生出版社,2015.
9. 周祯祥,唐德才．中药学[M]. 北京:中国中医药出版社,2016.
10. 钟赣生,杨柏灿．中药学[M]. 北京:中国中医药出版社,2021.